Neuroimágenes y neurofisiología en las demencias

Gustavo Luiz Carlini Coutinho

CADUCEUS

NEUROIMÁGENES Y NEUROFISIOLOGÍA EN LAS DEMENCIAS

Editado por: Corporación Ígneo, S.A.C.
para su sello editorial Caduceus
José Olaya 169, Ofic. 504, Miraflores. Lima, Perú
Primera edición, noviembre, 2025

ISBN: 978-612-5170-31-6

Hecho el Depósito Legal en la Biblioteca Nacional del Perú N° 2025-11257

www.grupoigneo.com
Correo electrónico: contacto@grupoigneo.com | Teléfono: +51 955 071 270
Facebook: Grupo Ígneo | X: @editorialigneo | Instagram: @grupoigneo

Contenido

Prefacio

La importancia de los estudios de neuroimagen y neurofisiología de los tipos de demencia encontrados en la clínica neuropsiquiátrica es fundamental para la elaboración más detallada y completa de los diagnósticos de demencia. Al considerar que los diagnósticos en psiquiatría se basan exclusivamente en los relatos descritos por el paciente y las conductas observadas durante la consulta, los estudios neurofisiológicos y de neuroimagen están clínicamente indicados para que se descarte la presencia de patologías orgánicas.

Los exámenes mencionados son áreas centrales en el ámbito de la psiquiatría y suman sus esfuerzos para establecer los biomarcadores de trastornos mentales y una mejor elaboración del pronóstico del paciente, la progresión de la enfermedad y el desarrollo de nuevas intervenciones. En el presente estudio se plantea como necesidad la identificación relacional de hallazgos neurológicos y neurofisiológicos que faciliten establecer mayor sensibilidad a los criterios clínicos predefinidos de la demencia clínica.

Abstract

The importance of neuroimaging and neurophysiology studies of the types of dementia found in neuropsychiatric clinics is fundamental for a more detailed and complete elaboration of dementia diagnoses. Considering that diagnoses in psychiatry are based exclusively on the stories described by the patient and the behaviors observed during the consultation, neurophysiological and neuroimaging studies are clinically indicated to rule out organic pathologies.

The aforementioned examinations are central areas in the field of psychiatry and add their efforts to establish biomarkers of mental disorders and a better elaboration of patient prognoses, disease progression and the development of new interventions. The present study requires the relational identification of neurological and neurophysiological findings that facilitate establishing greater sensitivity to the predefined clinical criteria of clinical dementia.

1. Introducción

El uso de métodos y técnicas biológicas en psiquiatría que apoyen la definición y toma de decisiones de diagnóstico y tratamiento es escaso. La identificación y conclusión diagnóstica en psiquiatría generalmente se basa en la impresión general del paciente, sus comportamientos, la historia clínica cuidadosamente obtenida, la sintomatología, el examen del estado mental del paciente, conjuntamente con la información contrastada de los familiares, amigos, colegas o cuidadores.

La elaboración diagnóstica, la definición de intervenciones y la formulación del pronóstico son parte de las técnicas de entrevista diagnóstica, que tienen como objetivo la confirmación diagnóstica, utilizada en otras áreas como la medicina bioquímica, inmunológica, fisiológica o de imagen —aunque haya menor disponibilidad de esos exámenes en la gran mayoría de los casos psiquiátricos—.

Durante el período de transición de la cuarta a la quinta edición del *Manual diagnóstico y estadístico de los trastornos mentales* (DSM-IV a DSM-5, respectivamente), había muchas esperanzas de que el nuevo sistema de diagnóstico incorporara criterios biológicos y pusiera a prueba la nosología de los trastornos psiquiátricos a través de una base más objetiva y sólida.

La dificultad para elaborar una base con criterios biológicos más sólidos reside en la complejidad de la biología en la gran mayoría de los trastornos psiquiátricos, lo que ha llevado a que los diagnósticos se elaboren de forma descriptiva, con base en fundamentos empíricos, en lugar de estructurarse a partir de modelos fisiopatológicos.

La comprensión de los mecanismos biológicos de los trastornos mentales permite una elaboración más precisa y fiable de diagnósticos, una patogénesis con enfoque en la delimitación de tratamientos específicos y eficaces, así como la definición de biomarcadores con mayor especificidad y sensibilidad para el diagnóstico, el pronóstico, el registro y el seguimiento del tratamiento.

El uso de modelos neurobiológicos es fundamental en los estudios de neuroimágenes y neurofisiológicos en la investigación neuropsiquiátrica, y son técnicas que posibilitan la evaluación y valoración del cerebro humano vivo (tabla 1). El uso de técnicas de neuroimágenes y neurofisiológicas no invasivas tiene el objetivo de descartar la posibilidad de causas «orgánicas» (neurológicas) de enfermedades mentales, y forma parte de las investigaciones en psiquiatría neurobiológica.

Según Linden (2016):

> Estudiantes y practicantes de psiquiatría y disciplinas afines, por ejemplo, la psicología clínica o salud mental en enfermería, necesitan conocer no solo los usos clínicos estándar de la electroencefalografía (EEG), la tomografía computarizada (TC) y la resonancia magnética nuclear (RMN), sino también los usos clínicos más especializados, aplicaciones de las técnicas de radioligandos y la amplia gama de actividades de investigación en neurofisiología psiquiátrica y neuroimagen.

Source of material	Key techniques	Rationale
Blood, Saliva	Genotyping	Discovery of genetic associations
Blood, Saliva, Cerebrospinal fluid (CSF)	Biochemical analysis	Identification of biomarkers (e.g. hormonal, immunological, proteome, lipidome)
Skin, hair follicles	Reprogramming induced pluripotent stem cells	Cellular models of disease processes, models for drug testing
Brair (non-invasive)	*Neuroimaging, neurophysiology*	*Identification of biomarkers and treatment targets, neurobiological models of disease processes*
Brair (post-mortem)	Histology, gene expression analysis	Identification of biomarkers, neurobiological models of disease process
Animal models	Behaviour, biochemistry, genetics, histology, neuromnagng, neurophysiology (invasive or non-invasive)	Neurobiological models of disease process, models for drug testing

Tabla 1. Diagrama de técnicas de investigación biológica en psiquiatría.

1.1. Delimitaciones e interrelación entre neurología y psiquiatría

El uso de técnicas clínicas de la neurofisiología y la neuroimagen en psiquiatría puede originar dos posibilidades en la elaboración diagnóstica:

1. Las técnicas de imagen se utilizan para descartar la posibilidad diagnóstica de una patología primaria no psiquiátrica (p. ej., un cuadro clínico de delirio causado por un tumor cerebral).
2. En el segundo caso, el uso de pruebas de neuroimagen permite distinguir y definir entre dos patologías que pueden estar presentes en la clínica (por ejemplo, entre la enfermedad de Alzheimer —EA— y la demencia frontotemporal —DFT—, entre otras).

El resultado diagnóstico observado en la prueba por imágenes direccionará al paciente a la atención primaria de los neurólogos y neurocirujanos (tumor cerebral) o a los servicios de salud mental (psicosis primaria).

La demarcación entre enfermedades «neurológicas» y psiquiátricas —como en el caso mencionado de la presencia de delirios debido a una tumoración cerebral— se hace necesaria para la definición y delimitación de intervenciones mediante cirugía, radioterapia o quimioterapia, con buen pronóstico, dada la posibilidad de remisión de los síntomas psiquiátricos tras un tratamiento neurológico o neuroquirúrgico.

En el segundo caso, la distinción entre los trastornos neurológicos y psiquiátricos es menos clara, como ocurre con la enfermedad de Alzheimer y la demencia frontotemporal. Aunque se trate de enfermedades primarias no psiquiátricas, como la EA y la DFT, es posible observar características neurofisiopatológicas y sintomatológicas específicas de cada patología: su sintomatología irreversible, el deterioro de funciones neurocognitivas como la memoria de trabajo, el lenguaje, la atención, la capacidad visoespacial, entre otras, y el empeoramiento de los problemas de comportamiento a lo largo del tiempo. Todo ello hace sumamente necesaria la participación y el acompañamiento del cuadro clínico por parte de profesionales de la salud mental.

Considerando estas aclaraciones, la distinción entre patología primaria y psiquiátrica no necesariamente se definirá entre neurológica y psiquiátrica, dado que en las demencias hay presencia de discapacidades del aprendizaje y, consecuentemente, una interfaz con la neuropsiquiatría, lo cual mantiene estrecha la colaboración entre ambas especialidades, a partir de una mayor sensibilidad y especificidad en la elaboración del diagnóstico y el manejo clínico.

El inicio de las prácticas de neuroimagen y técnicas neurofisiológicas sobre alteraciones neurológicas, en la década de 1970 —como relata Johnstone (1976)—, influyó en el desarrollo de métodos investigativos de neurobiología en psiquiatría.

Uno de los objetivos de esta tesis es elaborar una comparación transversal indirecta entre sintomatología, datos y hallazgos clínicos en pruebas de neuroimagen y neurofisiología que corroboren los criterios diagnósticos clínicos para los subtipos de demencia, y evaluar la sensibilidad de ciertos biomarcadores de enfermedades mentales como complemento o alternativa a pruebas clínicas como el electroencefalograma (EEG), la resonancia magnética (RM), la tomografía computarizada (TC), la tomografía por emisión de positrones *(Positron Emission Tomography,* PET) y la tomografía por emisión de fotón único *(Single Photon Emission Computed Tomography,* SPECT).

Aunque la complejidad neurofisiológica del organismo impone un desafío a los estudios de investigación clínica, la especificidad de los biomarcadores proporciona mayor solidez a través de la neurobiología, siendo la base para la elaboración diagnóstica de los trastornos neuropsiquiátricos, la correlación en la clínica de las demencias, el establecimiento de biomarcadores que permitan la confirmación diagnóstica, el descarte de otros subtipos de demencia, y la necesidad de solicitar o evitar ciertos exámenes neurofisiológicos o de neuroimagen según la especificidad de los hallazgos y datos clínicos, en pos de tratamientos más eficaces y especializados.

En algunas líneas de investigación, los biomarcadores se utilizan como factores pronósticos que permiten trazar un espectro neurobiológico de predicción de la conversión de enfermedades, como la esquizofrenia prodrómica hacia un cuadro clínico de deterioro cognitivo leve y, consecuentemente, hacia la enfermedad de Alzheimer, considerando los trastornos como parte de un espectro.

Los estudios en trastornos neuropsiquiátricos se basan en variables poligénicas para establecer biomarcadores, junto con experimentos farmacológicos y evaluación de la eficacia de ciertas intervenciones clínicas. El establecimiento de nuevos biomarcadores facilita el estudio del efecto de la neuroplasticidad en el cerebro y de los cambios producidos a largo plazo, elaborando así una mejor predicción del éxito en los tratamientos.

En las investigaciones psicofarmacológicas, el uso de neuroimágenes y pruebas neurofisiológicas —como la resonancia magnética funcional (RMf), mediante señales neuronales— permite el mapeo de correlatos neuronales con el fin de establecer sus biomarcadores. Eventualmente, el objetivo es mejorar el tratamiento diferencial, sustituir indicadores clínicos en ensayos clínicos y favorecer al paciente en el diagnóstico temprano del cuadro clínico, lo cual reduce costos y mejora el pronóstico.

El mapeo directo de los correlatos neurales de los síntomas de los trastornos mentales se desarrolla principalmente en el dominio de la RMf y puede proporcionar una base para inferir estados mentales a partir de señales cerebrales. Una vez identificados los correlatos neurales de un síntoma específico o estado mental patológico, puede ser posible intervenir en las redes neuronales subyacentes mediante técnicas fisiológicas invasivas o no invasivas.

1.2. Neuroimagen en psiquiatría

Con el avance en el uso de métodos y técnicas de neuroimagen desde la década de 1970, y los registros iniciales de daño neurológico, las modernas e innovadoras investigaciones —como las de Johnstone *et al.* (1976)— en neuroimagen y neurofisiología han ganado terreno y han sido definidas como el patrón de uso en el ámbito clínico para los estudios neurobiológicos.

El presente trabajo utilizará una comparación transversal directa entre pacientes y grupos de control como diseño de estudio para análisis, comparación y conclusiones. Este enfoque es comúnmente aplicado en la búsqueda de biomarcadores relacionados con enfermedades mentales.

El interés investigativo es establecer marcadores que proporcionen una base neurobiológica más específica y sensible a los criterios diagnósticos psiquiátricos, y favorecer la comprensión de los mecanismos neurobiológicos patológicos subyacentes, lo que facilita la elaboración de tratamientos más direccionados y especializados.

En clínica, es posible investigar el principio de acción de un fármaco en particular mediante imágenes con radioligandos, realizar seguimientos clínicos para observar los cambios neuroplásticos producidos por tratamientos a largo plazo, y establecer biomarcadores como factores de pronóstico que beneficien el tratamiento diferencial.

La RMf permite la elaboración de mapas de redes neuronales y trayectorias con correlación a los síntomas de los trastornos mentales, y puede proporcionar una base para inferir estados mentales a partir de señales cerebrales.

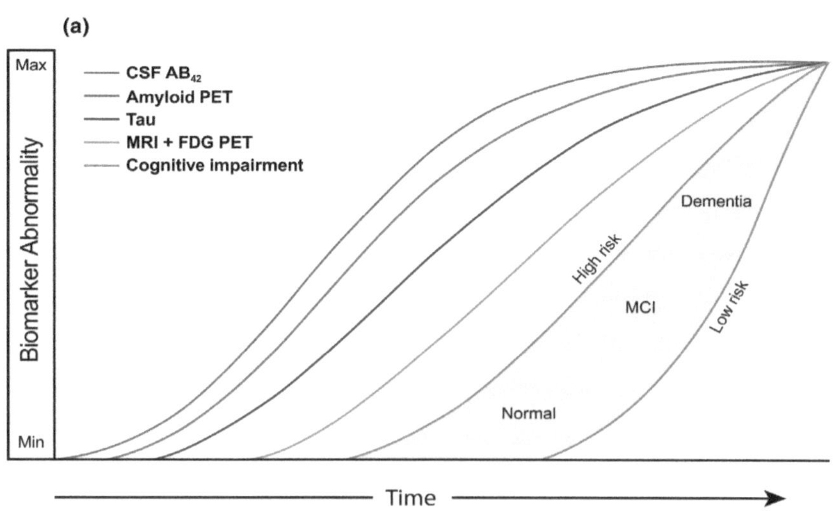

Tabla 1.2. Cambios en la progresión de los biomarcadores precedentes al inicio de los síntomas clínicos de demencia

Están incluidos la beta amiloide *amyloid-beta* (AB42) y el aumento de la proteína tau en el líquido cefalorraquídeo. Se observa, mediante PET, la presencia de depósitos amiloideos en el cerebro; hipometabolismo glucémico medido con FDG-PET; además, la reducción del volumen cerebral evaluada con RM.

1.3. Problemas frecuentes encontrados en las investigaciones de neuroimagen

El método de esta investigación en neuroimagen psiquiátrica y neurofisiología se basa en comparaciones entre grupos de pacientes y grupos control, en general obtenidos a partir de muestras de diversos estudios, cada uno con sus delimitaciones metodológicas y conclusiones específicas. Los estudios también se desarrollan entre distintos grupos genéticos o incluso con los mismos pacientes, medidos en diferentes puntos temporales, ya sea en contextos investigativos o como parte del seguimiento clínico, considerando que los efectos individuales suelen ser demasiado débiles o poco fiables para establecer patrones de biomarcadores clínicos y específicos.

Estos estudios son propensos a las trampas habituales de la investigación cuantitativa: errores tipo I y tipo II, y al sesgo de publicación, que con frecuencia se observa en la investigación biomédica. Los errores de tipo I ocurren si se rechaza la hipótesis nula —suponiendo que no existe diferencia entre grupos—, aunque esta sea verdadera («resultado falso positivo»). Esto puede suceder si los umbrales estadísticos no son lo suficientemente estrictos o si se realizan varias pruebas estadísticas (implícita o explícitamente) sin aplicar correcciones por comparaciones múltiples.

Los errores de tipo II ocurren si se acepta la hipótesis nula cuando en realidad es falsa («resultado falso negativo»). Esto puede darse si los estudios tienen poco poder estadístico, es decir, si el tamaño de la muestra es demasiado pequeño para el efecto esperado.

Aunque estos problemas son comunes a cualquier tipo de investigación biomédica, la investigación en neuroimagen psiquiátrica es particularmente vulnerable debido a:

a) la gran cantidad de pruebas posibles en regiones cerebrales y protocolos de análisis (riesgo de error tipo I), y

b) las dificultades y altos costos asociados a la obtención de muestras lo suficientemente grandes (riesgo de error tipo II).

El riesgo de error tipo I puede minimizarse mediante la definición y registro de planes de análisis previos al estudio, como se acostumbra en los ensayos clínicos, y mediante replicación en estudios con muestras independientes. Varios consorcios internacionales están abordando esta problemática a través del análisis de grandes conjuntos de datos multicéntricos con procedimientos estandarizados (Shen *et al.*, 2010; Stein *et al.*, 2012; Thompson *et al.*, 2014).

El sesgo de publicación resulta del informe selectivo de hallazgos «positivos», es decir, aquellos que parecen refutar la hipótesis nula (Joober *et al.*, 2012).

La mayoría de las técnicas de neuroimagen y neurofisiología requieren la cooperación activa del participante. El requisito inicial para obtener una exploración estructural de alta resolución representa un desafío en pacientes con trastornos mentales o problemas de comportamiento, ya que los movimientos de la cabeza afectan la calidad de la señal y la fidelidad en la localización y formación de imágenes en todos los procedimientos de neuroimagen.

Pruebas de neuroimagen y neuroquímica, como la espectroscopia de RM e imágenes con radioligandos, demandan largos periodos para ser integradas (varios minutos). Actualmente, muchas imágenes funcionales, así como los paradigmas de neurofisiología cognitiva, requieren que el sujeto realice tareas cognitivas activas, lo que exige niveles aún más altos de atención y cooperación, y puede generar nuevas fuentes de artefactos, como movimientos de extremidades y ojos.

El uso de neuroimágenes funcionales o metabólicas, como el EEG en reposo o la magnetoencefalografía (MEG), puede generar variables incontrolables derivadas de las actividades mentales de los diferentes grupos de participantes. Por ejemplo, ciertas diferencias en la captación frontal de glucosa por PET, entre pacientes con depresión y el grupo control, pueden estar influenciadas tanto por mecanismos fisiopatológicos en los lóbulos frontales como por niveles de rumiación mental durante los minutos previos al examen. Estas correlaciones son imposibles de predecir.

En los estudios de neuroimagen, el objetivo es reducir el ruido y corregir la presencia de artefactos. Los registros fisiológicos y la captación de señales constituyen desafíos constantes en estudios con pacientes psiquiátricos. La claustrofobia, por ejemplo, puede interrumpir prematuramente un examen. El uso adecuado de ansiolíticos puede mitigar los síntomas claustrofóbicos; sin embargo, la administración de cualquier medicamento adicional puede sesgar los hallazgos funcionales en técnicas como PET o SPECT.

La sintomatología ansiosa es común en pacientes psiquiátricos, lo que dificulta el reclutamiento de muestras representativas y homogéneas. Parte de la población, como los pacientes con demencia, no puede otorgar consentimiento informado para la realización de pruebas de neuroimagen, por lo que resulta imprescindible evaluar cuidadosamente la relación riesgo/beneficio, especialmente en estudios con radioligandos que implican exposición a radiación ionizante potencialmente dañina.

2. Técnicas de neuroimagen

El uso de pruebas de neuroimagen engloba la aplicación metodológica de técnicas que permiten el acceso a áreas cerebrales mediante la captación de señales neuronales como fuente de energía, lo cual posibilita la formación de imágenes que pueden ser interpretadas medianteobservación visual.

La captación y registro de estas señales facilita la elaboración de imágenes bidimensionales y tridimensionales del encéfalo, como ocurre con el uso de rayos X o la resonancia magnética (RM). Los estudios con rayos X son técnicas médicas convencionales que emplean radiación electromagnética de alta potencia y fueron desarrollados en 1895 por el físico alemán Wilhelm Conrad Röntgen.

El mecanismo de funcionamiento se basa en el principio de absorción diferencial de la radiación según la densidad de los tejidos (por ejemplo, los huesos presentan zonas de alta absorción), lo cual se traduce en hiperintensidades en el detector.

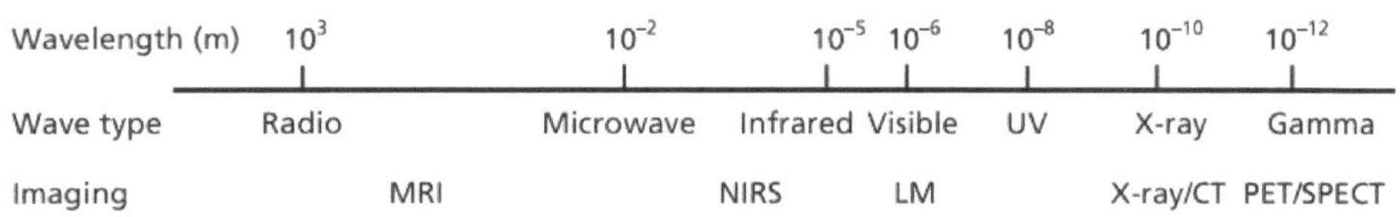

Tabla 2.1. El uso de radiación electromagnética de diferentes longitudes de onda/frecuencias en imágenes médicas. El espectro de radiofrecuencia se utiliza para resonancia magnética nuclear (RMN). Espectroscopia de infrarrojo cercano (NIRS) mide los cambios en la oxigenación de la sangre de forma no invasiva a través del cráneo utilizando luz infrarroja. La microscopía de luz (ML) usa ondas de espectro visible. Rayos X, tomografía computarizada (TC) y las imágenes de radionúclidos, las técnicas SPECT y PET utilizan radiación ionizante de alta frecuencia y alta energía del espectro.

La proyección del haz de rayos X, conjuntamente con un detector localizado detrás del paciente, se da sobre la región corporal elegida y permite la formación de las imágenes. En áreas de baja absorción donde hay la presencia de aire, como es caso de los pulmones, aparecerá oscuro. La antigua película fotográfica era utilizada como detector de imágenes, siendo sustituida por la actual radiografía digital.

Las técnicas convencionales de radiografía permiten la formación bidimensional de imágenes a partir de áreas superpuestas; la reconstrucción tridimensional puede ser elaborada con la tomografía computarizada (CT o CAT). En la TC, la movilidad del haz de rayos X alrededor del plano axial atraviesa el cuerpo del paciente, generando así imágenes detalladas del cerebro en pocos minutos, con cortes de espesura de 5 mm, como en los casos de escáneres modernos.

La distinción entre la absorción natural de la radiación electromagnética entre los tejidos seleccionados suele ser bastante baja y compleja, como, por ejemplo, la distinción de los vasos sanguíneos del tejido cerebral en las imágenes de TC.

Todavía, el uso de sustancias inyectables (contraste) puede aumentar la radioabsorción de los vasos sanguíneos debido a su número atómico ser más elevado que el de la sangre, considerando que el número de electrones a nivel del tejido produce la atenuación del haz de rayos X. El medio de contraste más utilizado es el yodo, que posee un número atómico más elevado que el hidrógeno o el oxígeno (principales constituyentes de la sangre). Por lo tanto, los vasos sanguíneos aparecen brillantes en una tomografía computarizada con contraste.

De acuerdo con la Sociedad de Neurorradiología americana, las técnicas como la TC de cerebro, con o sin uso del contraste, son comúnmente utilizadas en neurología y traumatología, para evaluación de cuadros clínicos como el traumatismo craneoencefálico agudo, la confirmación de hemorragia intracraneal, otras lesiones vasculares y malformaciones craneales. Con el uso del contraste se puede delimitar la vascularización o el líquido cefalorraquídeo a través de la vía intravenosa o intratecal (inyectado en el espacio subaracnoideo).

Algunas lesiones cerebrales pueden producir estados mentales alterados, y el clínico, al depararse con pacientes que han hecho una TC de cráneo, debe, para la elaboración del diagnóstico diferencial, optar por la resonancia magnética nuclear (RMN), que es el método de elección. Es conveniente optar por técnicas como la TC en casos donde la RM está contraindicada, debido a la seguridad del paciente, como, por ejemplo, pacientes con marcapasos cardíacos o implantes ferromagnéticos.

2.1. Conceptos de imagen en la resonancia magnética

Con el inicio de la resonancia magnética nuclear (RMN) en 1970, los diagnósticos en radiología se hicieron una realidad, a través del magnetismo nuclear, donde la resonancia es elaborada a partir de núcleos atómicos con una probabilidad numérica de protones o neutrones dentro de un campo magnético. Los núcleos que se encuentran en la red nuclear giran y, por lo tanto, se comportan como pequeños imanes. La proporción entre la fuerza del campo magnético estático es establecida a partir de la relación entre la absorción y reemisión electromagnética de frecuencias específicas.

El hidrógeno (^{1}H) es formado por un único protón y es uno de los núcleos atómicos frecuentemente utilizados en resonancia magnética. Se estableció como patrón clínico el campo magnético estático de 1,5 Tesla, y 64 (MHz) para la intensidad de campo en el uso de la RM, considerado parte del espectro electromagnético de la radiofrecuencia (RF). La frecuencia en la cual los protones giran alrededor del eje del campo magnético estático es expuesto en la figura (ver fig. 2.1.1), y la diferencia en el número de spines alineados paralelos y antiparalelamente al campo magnético estático a él da lugar a una magnetización neta (fig. 2.1.1a), y la magnetización alejada de su alineación de equilibrio (fig. 2.1.1b). La aplicación de pulsos de RF altera la magnetización neta al producir un giro en la magnetización, modificando su alineación de equilibrio (fig. 2.1.1c).

La cantidad de rotación de la red del vector de magnetización se denomina «ángulo de giro». La rotación del vector magnético generada por la alteración del campo electromagnético es captada por una bobina receptora. El cambio en la señal electromagnética producido por la rotación del vector cambia a los campos magnéticos e induce corrientes eléctricas, en acuerdo con los principios de la ley de inducción de Faraday. El tiempo de los spins del protón influye en la captación de la bobina del receptor y vuelven a su alineación con el campo electromagnético estático después de cierto tiempo;

el proceso es denominado relajación de espín o relajación magnética longitudinal, referida como la constante de tiempo T1, después que el pulso de RF es interrumpido.

Además, cada giro de los spines influye en el campo magnético e interactúa con los demás spines que se están produciendo a su alrededor. Los spines precedentes de frecuencias ligeramente distintas alteran la coherencia de la interacción con los otros spines, resultando en la reducción de la magnetización neta (volumen de magnetización total). La alteración de la coherencia en la interacción de los spines produce un desfase a través de una constante de tiempo T2 (tiempo de relajación transversal). Alteraciones locales en el campo magnético producen un desfase aún más rápido y un T2 más corto, identificado como tiempo de relajación transversal efectivo T2*.

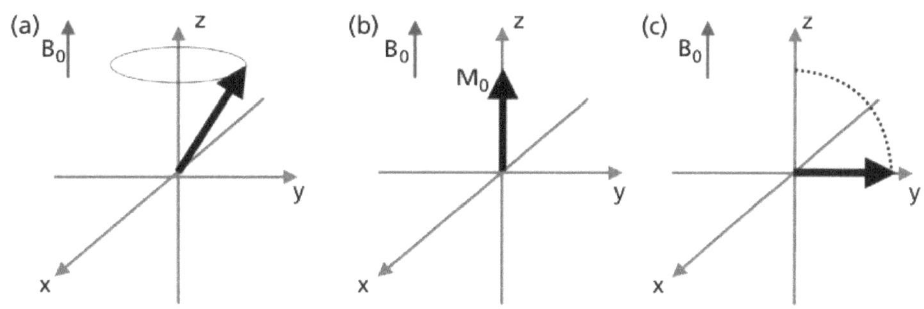

Fig. 2.1.1. Magnetización transversa y longitudinal.

2.1.1a
A través del campo magnético de B_0, los *spins* giran lentamente a lo largo del eje del campo electromagnético aplicado (z), a partir de frecuencias específicas definidas como frecuencia de Larmor.

2.1.1b
El conjunto de *spins* genera una red de magnetización (M_0) que se alinea con el campo de B_0.

2.1.1c
La aplicación de pulsos de RF de frecuencias Larmor altera la magnetización del plano cartesiano *x-y*.

Los desfases de T1 y T2 son influenciados por la interacción molecular entre los protones y por el tipo de tejido. La **tabla 2.2.** proporciona ejemplos de valores aproximados. En T1 y T2 se utiliza el valor de 1,5 Tesla, siendo T2* siempre más corto que T2, calculado alrededor de 65 ms para la sustancia gris cerebral.

Debido a la dificultad de distinción entre los tejidos cerebrales con T1 o T2, el uso del contraste en la imagen facilita la diferenciación a partir de la constante de tiempo, que está en función del tejido de interés. El contraste entre la sustancia blanca y la gris en las imágenes de resonancia magnética ponderadas en T2 es mínimo.

La selección de las imágenes para escaneo se puede «ponderar» de acuerdo con la elección específica del contraste, como en el caso de las imágenes T1 o T2, establecida por parámetros adecuados de la secuencia RM y determinados a partir del tiempo de generación de pulsos de RF y la captación de señal.

Las técnicas mencionadas del contraste de imagen entre los tipos de tejido son facilitadoras, pero no permiten la localización. La información espacial del pulso de RF permite la reconstrucción de datos específicos y detallados en imágenes tridimensionales, y estas son posibles mediante las variaciones espaciales de la intensidad del campo magnético estático.

En los gradientes adicionales del plano cartesiano, el vóxel —que es un elemento de volumen en la formación de la imagen— es definido a partir de una frecuencia de resonancia y permite la «codificación espacial» de la señal de RM captada (véase fig. 2.2.1).

	Grey matter	White matter	CSF	Fat	Blood
T1	900ms	600ms	4000ms	250ms	1200ms
T2	100ms	80ms	500ms	110ms	360ms

Tabla 2.2. Valores aproximados de las constantes de tiempo de recuperación de magnetización longitudinal (T1) y caída de la magnetización transversal (T2) a 1,5 Tesla. Los valores T1 aumentan con la intensidad del campo magnético estático, mientras que los valores T2 no se ven muy afectados por dicha intensidad.

2.2. Resonancia magnética espectroscópica

La captación de señal de RM en la espectroscopia permite la obtención de los compuestos bioquímicos de un vóxel específico al utilizar la señal del protón (^{1}H) o a través de núcleos *in vivo*, como el ^{31}P (fósforo). La resonancia magnética espectroscópica (RME), al hacer uso de las señales de protones (^{1}H), genera diferencias sutiles en las frecuencias de resonancia de los mismos protones en diversas moléculas y manifiesta lo que se denomina «desplazamiento químico», a partir de la interacción de los *spines* nucleares intramoleculares debido al intenso campo magnético generado por el escáner.

Las distintas fracciones del campo magnético principal son expresadas por partes por millón (*ppm*). Considerando la gran cantidad de agua en el cuerpo, es necesario suprimir la señal proveniente del agua para que no se produzcan artefactos en la línea de base del espectro a ser analizado y cuantificado.

Los metabolitos poseen características específicas en función de sus picos de resonancia, y sus concentraciones locales son indicadas en el área debajo de estos picos (véase fig. 2.2.3). Los picos de resonancia son asociados con cada metabolito al espectro medido *in vivo*, facilitando la elaboración semicuantitativa de sus concentraciones.

Debido a la baja relación señal/ruido de la resonancia magnética por espectroscopia, la adquisición tarda varios minutos para procesar los datos, y se requieren grandes vóxeles debido a esa baja relación señal/ruido. Un único vóxel con buena captación necesita entre 1 y 27 centímetros cúbicos.

Los metabolitos como el N-acetilaspartato (NAA), el mioinositol y la colina pueden ser captados mediante la MRS a intensidades de campo estándar y reflejar el metabolismo cerebral y la división celular, siendo una herramienta útil para la elaboración del diagnóstico diferencial clínico de tumores cerebrales (Ryken *et al.*, 2014).

Los biomarcadores comúnmente estudiados mediante RME en neuropsiquiatría, neurología y neuropsicología clínicas se refieren a la integridad neuronal (NAA) y a neurotransmisores (GABA, glutamato/glutamina; Wijtenburg *et al.*, 2015; Spencer, 2014).

La creciente disponibilidad de sistemas de RM de 7 Tesla para la investigación probablemente aumente aún más este campo, porque las intensidades de campo más altas permiten una diferenciación más fina de los espectros moleculares.

Lo que ocurre es el desplazamiento químico, que es medido a partir de partes por millón del campo magnético principal. Al aumentar dicho campo, la frecuencia electromagnética resuena con las sustancias individuales analizadas entre picos, lo que permite identificarlas y, consecuentemente, aumentar su propia discriminabilidad, facilitando su diferenciación, como en el caso del glutamato y de la glutamina, que no son fácilmente obtenibles a intensidades de frecuencias electromagnéticas que producen un campo magnético más bajo (Fig. 2.2.1.)

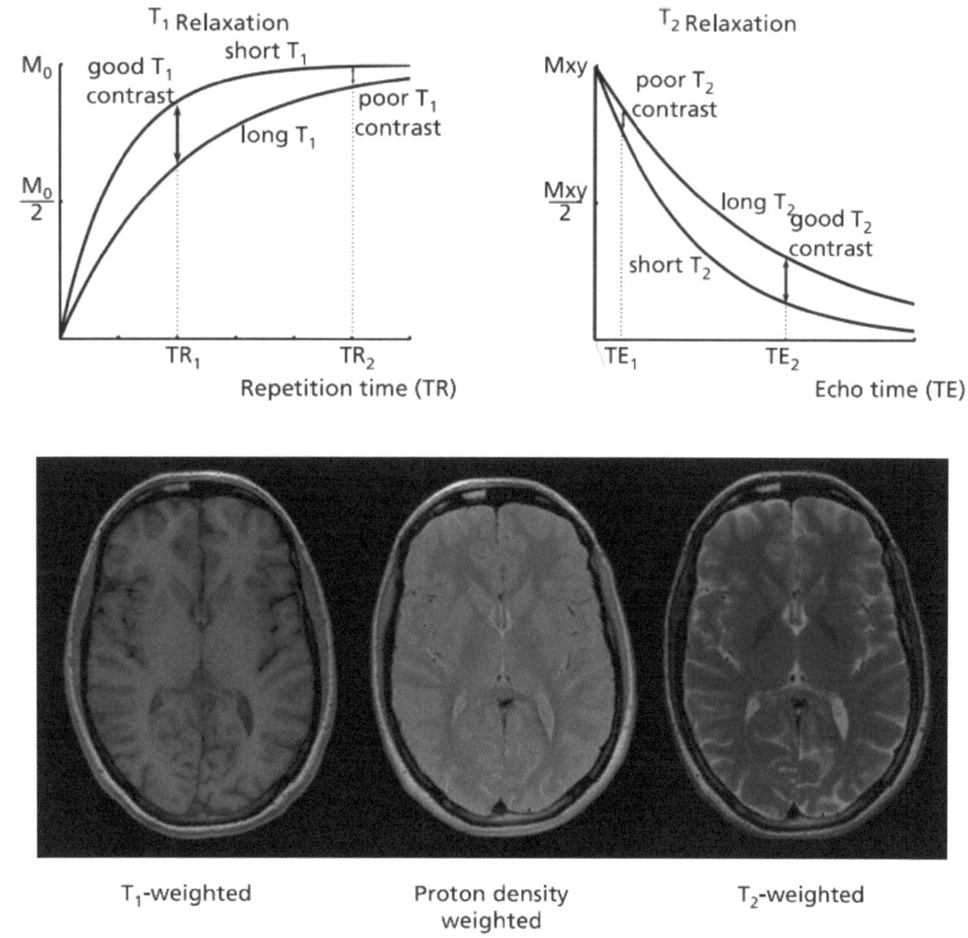

Fig. 2.2.1. Los tipos de contrastes utilizados en RM en neurorradiología. Los contrastes y la secuenciación en (*Time Repetition; Time Echo*) y contraste T1 y T2 óptimos. Imágenes con uso de contrastes del tejido cerebral adquiridas en secuencias ponderadas en T1, *Proton Density* (PD) y T2 ponderada de RM.

Las secuencias y parámetros son descritas:

- **T1:** eco de gradiente estropeado rápido; TR = 8 ms; TE = 3 ms; tiempo de inversión = 450 ms; ángulo de giro = 20°.
- **PD:** eco de espín rápido; TR = 3000 ms; TE = 9 ms; ángulos de giro = 90°, 180°.
- **T2:** eco de espín rápido; TR = 3000 ms; TE = 81 ms; ángulos de giro = 90°, 180°.

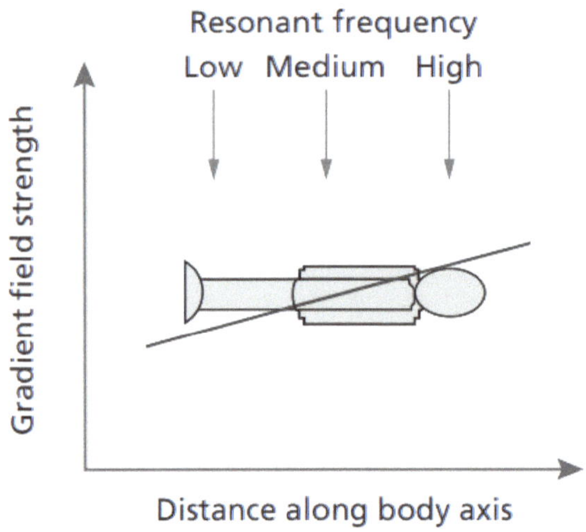

Fig. 2.2.2. Fundamentos de captación espacial a través de campos de gradiente. La variación de la fuerza del campo de gradiente difiere a lo largo del eje del cuerpo, resultando en alteraciones de los campos magnéticos locales y de las frecuencias de resonancia espacialmente específicas. La captación espacial de las señales es emitida por la RM en la dirección del plano tridimensional del cuerpo, utilizando la coordenada cartesiana.

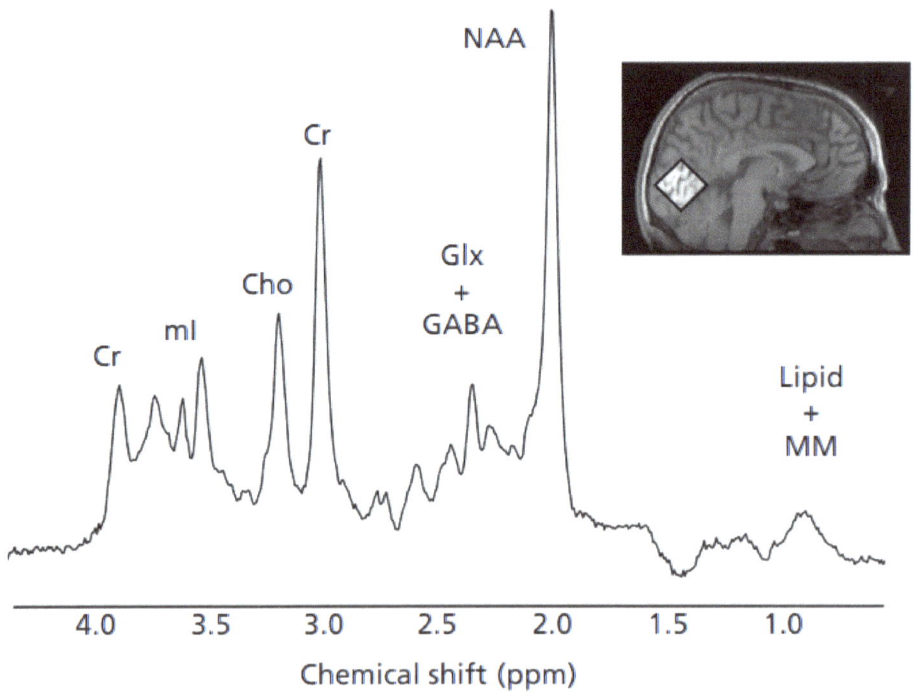

Fig. 2.2.3. Espectro estándar con uso por ^{1}H-MRS a 3 Tesla en el cerebro humano en la región del lóbulo occipital, seleccionada en la figura del recuadro. Se identifican los índices espectrales de: Cho = colina; Cr = creatina; Glx = glutamato/glutamina; mI = mioinositol; MM = macromoléculas; NAA = N-acetilaspartato.

2.3. DWI

Las técnicas de neuroimagen anisotrópica (DWI, *Diffusion Weighted Image*) en la sustancia blanca actúan principalmente a través de las membranas celulares y, en menor medida, a través de las vainas de mielina. Aunque en principio esto se aplica al tejido cortical, así como a la sustancia gris —que normalmente se considera isotrópica en la resolución espacial y es obtenida por imágenes estándar con el uso de protocolos—, las secuencias de pulsos son generalmente sensibles a los efectos de la difusión, porque el movimiento incoherente de las moléculas de agua dentro de la presencia de un gradiente conducirá a un desfase de señal adicional, más allá de T2/T2*.

Como la ponderación de difusión es generada por el uso de secuencias como los gradientes, el uso de la DWI, al producir gradientes de altas amplitudes, puede impactar de forma más intensa el movimiento inconsistente *intravoxel*.

La DWI es clínicamente útil en la detección temprana de isquemia e hipoxia cerebrales, y lesiones cerebrales traumáticas. Para calcular la difusividad promedio en un vóxel, es suficiente aplicar pulsos DWI en tres direcciones ortogonales.

Estimaciones rápidas de la difusividad media del tejido cerebral pueden ser obtenidas con un solo pulso (Mori y van Zijl, 1995; Wong *et al.*, 1995). La DWI es dispuesta en al menos seis direcciones, y actualmente es común el uso de 30 o 60 direcciones para la reconstrucción de la orientación de las vías de fibra a través de la sustancia blanca del cerebro.

A través del cálculo del tensor de difusión, los tractos fibrosos del vóxel son reorientados por la aplicación de un elipsoide a la difusión de cada vóxel (véase fig. 2.3.1). Los datos cuantitativos se obtienen en función de la difusividad local: anisotropía fraccional, difusividad axial y radial.

Los datos de imágenes de tensor por difusión (DTI) facilitan reconstruir la médula espinal (véase fig. 2.3.2). Hay ciertas limitaciones del modelo de tensor, siendo posible reconstruir la orientación dentro de un vóxel, pero no reorientar las fibras cruzadas, encontradas de forma abundante en el cerebro.

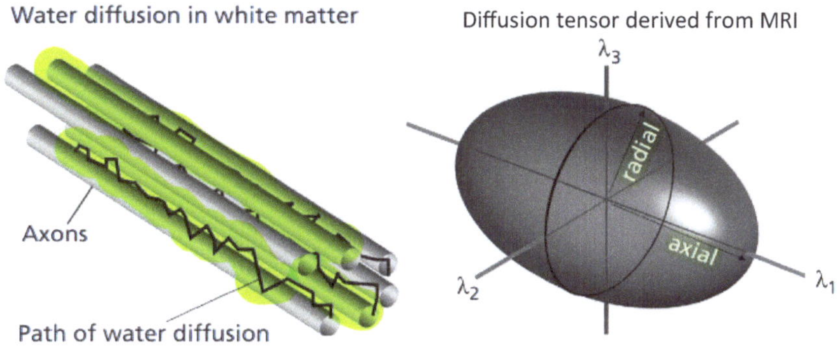

Fig. 2.3.1. Tractos fibrosos del vóxel son reorientados por la aplicación de un elipsoide a la difusión de cada vóxel.

2.4. Imágenes funcionales

Las imágenes funcionales son generadas a partir del flujo sanguíneo o de procesos electroquímicos en el tejido. El metabolismo cerebral de glucosa y oxígeno, así como niveles identificados de neurotransmisores y otras moléculas de señalización, son identificados en la resonancia magnética funcional a través de imágenes de perfusión (*Perfusion Weighted Image*, PWI) con agente de contraste; imágenes de resonancia magnética funcional (RMf); y marcaje de espín arterial (ASL, *Arterial Spin Labeling*), una técnica de perfusión ponderada que utiliza la sangre como contraste endógeno.

Las imágenes en PWI utilizan un agente de contraste paramagnético, que es distinto del gadolinio. Los campos magnéticos atraen los materiales paramagnéticos, produciendo alteración en la homogeneidad local del campo magnético estático, lo que resulta en un T2* reducido y pérdida de señal.

Con el uso de técnicas como las imágenes ponderadas por difusión, es posible detectar las regiones cerebrales que presentan disminución del suministro de sangre antes de que el cerebro presente alguna lesión neurológica. Las imágenes en resonancia magnética ponderadas por difusión (*Diffusion Weighted Image*, DWI) facilitan la elaboración diagnóstica temprana del accidente cerebrovascular y posibilitan la valoración del riesgo de aumento de la extensión de futuras lesiones.

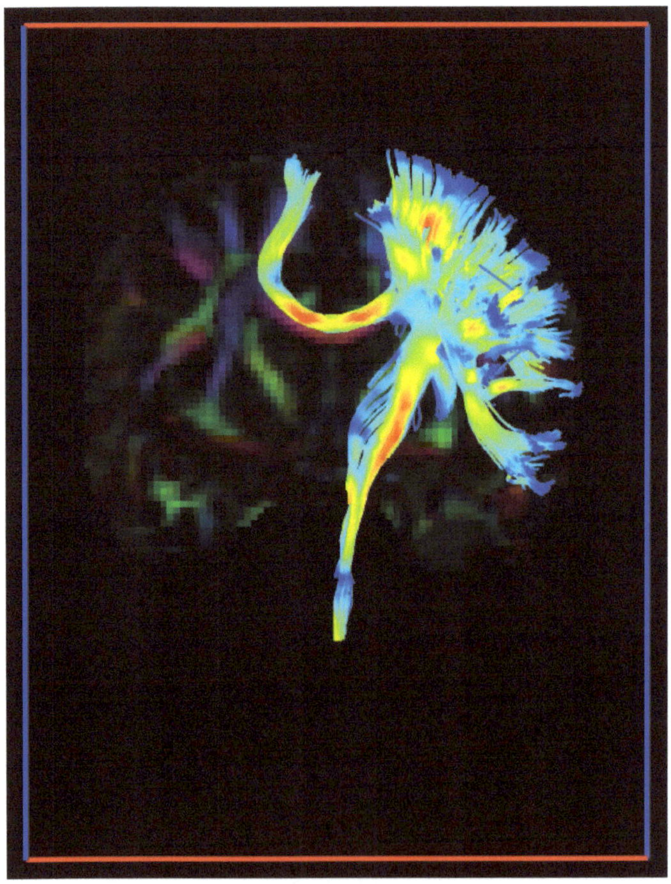

Fig. 2.3.2. Imagen de tractografía en DTI. La imagen tensorial utiliza la difusividad en el plano cartesiano identificada por colores. El cuerpo calloso conecta los dos hemisferios, la médula y el tracto corticoespinal. El área seleccionada para la obtención de la imagen ha sido la corteza motora izquierda, indicada contralateralmente a través del software de tractografía ExploreDTI.

El uso de las neuroimágenes estructurales no permite la detección y localización de la activación cerebral durante la ejecución de tareas cognitivas. A inicios de los años 1990, las técnicas comúnmente utilizadas eran funcionales y posibilitaban el registro de la actividad neuroelectrofisiológica cerebral mediante electroencefalografía (EEG). Posteriormente, se desarrolló la magnetoencefalografía (MEG), que registra la actividad metabólica cerebral por el uso de inyección de medios de contraste radiactivos, así como la tomografía computarizada por emisión de fotón único (*Single Photon Emission Tomography*, SPECT) y la tomografía por emisión de positrones (*Positron Emission Tomography*, PET).

La resolución temporal del EEG y la MEG es excelente, del orden del milisegundo, pero presentan peor calidad en la resolución espacial. Sin embargo, el uso de la PET y la SPECT, por su parte, presenta una resolución temporal baja y buena resolución espacial, en un orden de varios segundos en general, con resolución espacial del orden de medio centímetro, siendo necesaria la inyección de trazadores radioactivos. El uso de radiotrazadores limita la repetición del examen de neuroimagen; debido a esa dificultad, los estudios clínicos se basan en estadísticas intersujeto para la valoración de los hallazgos clínicos.

La ventaja de la resonancia magnética funcional (RMf) es la posibilidad de adquisición en diversas modalidades, y la facilidad de acceso por hospitales y clínicas que disponen de una máquina con campo magnético de 1,5 T o 3 T (utilizados en algunas investigaciones para neuroimágenes de alta resolución). Además, la repetición de los exámenes no presenta ninguna limitación, al no utilizar radiación ionizante, y favorece una buena resolución temporoespacial.

En el caso de la RMf, la valoración de la actividad neuronal se basa en el fenómeno de liberación de sustancias vasoactivas producidas por la vasodilatación, y los impulsos e informaciones sinápticas facilitan el control por los músculos lisos de los vasos, en los astrocitos y las neuronas.

El proceso de glucólisis aeróbica es fundamental para la producción de oxígeno en el cerebro y la restauración de la membrana, y se asocia al sistema de ATPasa, que es dependiente de energía (Linden, 2012a). La vasodilatación asociada a la actividad neuronal produce oxigenación del cerebro y altera los niveles de la relación entre oxihemoglobina y desoxihemoglobina, en favor de la oxihemoglobina. La hiperintensidad encontrada en imágenes de señal ponderada en T2* se debe al factor paramagnético de la desoxihemoglobina.

El aumento de la señal —positiva— en RM se debe a la oxigenación cerebral y es identificado como BOLD (*Blood Oxygenation Level Dependent*). El nivel de BOLD es un marcador fundamental correlacionado con la actividad neuronal en las neuroimágenes clínicas.

La RMf es una técnica no invasiva, empleada comúnmente en neurociencias cognitivas, que permite el análisis de las redes corticales y subcorticales que forman parte de los procesos cognitivos sensoriales, motores o de orden superior.

Los estudios de RMf se realizan en el córtex primario y en sus modalidades visual, sensorial, motora y auditiva, siendo posible la detección de zonas cerebrales en actividad durante la ejecución de tareas más complejas, como el lenguaje, la memoria de trabajo o la memoria procedural.

La neuropsicología es el estudio de pacientes con alteraciones funcionales, en donde se debe considerar la mayor profundidad posible al investigar la neurofisiopatología en cada caso clínico. El desarrollo de los modelos de localización anatómica neurológica y de procesos neurocognitivos son contribuciones provenientes de las investigaciones en neuropsicología.

Los pacientes que presentan alteraciones en algún proceso cognitivo —como lenguaje, memoria visual, funciones ejecutivas, atención, capacidades visoespaciales, entre otras habilidades— debido a una lesión cerebral, pasan por la RMf para que sea contrastado el nivel de la lesión con las habilidades cognitivas. En las imágenes obtenidas, ya se espera la presencia de déficits, tomando como base los hallazgos encontrados en la RMf.

Algunos de los principios del análisis RMf se pueden ilustrar a través de un experimento. El mapeo cerebral funcional estándar de RMf permite realizar la valoración de los datos y hallazgos entre posibles diferencias en la respuesta hemodinámica (hipótesis clínica/investigación) en cada vóxel del cerebro seleccionado durante la investigación.

Para calcular tales contrastes, hay que generar un modelo de regresión del experimento que tenga en cuenta los períodos en los que se presentó uno u otro tipo de estímulo y el retraso hemodinámico, así como la aplicación de modelos que correlacionen las actividades ejecutadas y las zonas cerebrales de hipoperfusión con los datos, que permiten indicar la disminución del flujo sanguíneo cerebral en la región indicada por el vóxel.

La tabla de colores indicada para la codificación estadística de las imágenes permite el mapeo cerebral para contrastar el emparejamiento de estímulos presentados durante las actividades cognitivas propuestas y las áreas que presentaron mayor activación durante las respuestas del sujeto.

Para contrastar los datos obtenidos en imagen de RMf con otros grupos, se elabora una comparación beta a través del análisis de varianza (ANOVA). La restricción del análisis a una región de interés (*Region of Interest*, ROI) preespecificada y localizada facilita la comparación múltiple entre los datos de imágenes estructurales.

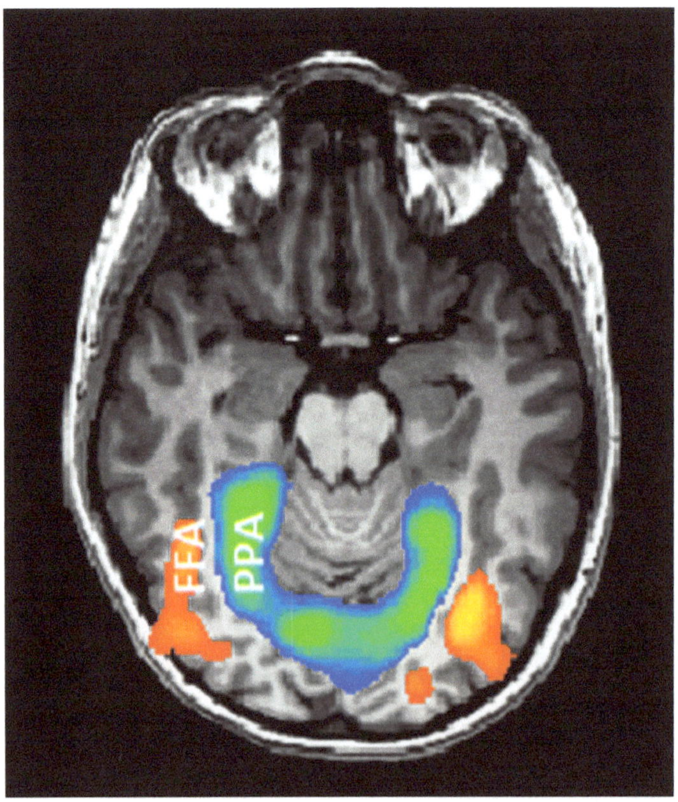

Fig. 2.4.1. Mapeo de activación cerebral mediante *fMRI*. La imagen ilustra los lóbulos occipitales y temporales marcados con coloración cálida, indicada por la activación del área fusiforme (*FFA - Fusiform Face Area*) durante la presentación de rostros; y con colores fríos, la activación del área parahipocampal (*PPA - Parahippocampal Place Area*) en la presentación de imágenes de casos.

2.5. Contraste BOLD

Se han propuesto diferentes métodos para determinar la actividad cerebral con imágenes de RM. La diferencia entre ambos juegos de imágenes representa, en un caso ideal, la zona activada del cerebro.

Se utiliza el método de perfusión, basado en la inyección de un bolo de gadolinio (contraste paramagnético utilizado habitualmente en imágenes de resonancia). El tránsito del bolo a través de la microvasculatura provoca un descenso de señal en la imagen, debido a la diferencia de susceptibilidad magnética entre los capilares llenos de gadolinio y el tejido circundante.

Un claro inconveniente de este método es la necesidad de inyectar un bolo de contraste cada vez que se ejecuta una tarea, lo que dificulta las repeticiones en un mismo paciente, al igual que ocurre en el caso de la PET y la SPECT.

La técnica más usada en estos momentos no requiere inyección de contraste exógeno, sino que se basa en la detección de la diferente proporción entre oxihemoglobina y desoxihemoglobina en los estados de reposo y activación cerebral. Esta técnica se conoce como BOLD (*Blood Oxygenation Level Dependent*).

La oxihemoglobina y la desoxihemoglobina tienen diferentes propiedades magnéticas. La oxihemoglobina es diamagnética, y por lo tanto no es visible en la imagen de RM, mientras que la desoxihemoglobina es paramagnética (se magnetiza ligeramente dentro de un campo magnético) y, por lo tanto, puede detectarse su presencia en una imagen de RM.

La desoxihemoglobina, por tanto, actúa como una sustancia de contraste natural, endógena, cuya concentración depende del equilibrio entre el aporte de oxígeno (flujo sanguíneo) y su consumo (metabolismo del tejido). La diferencia de concentraciones relativas de oxihemoglobina y desoxihemoglobina cuando el tejido está en reposo y cuando está activado define el contraste *BOLD*.

Cuando una zona se activa, se produce fisiológicamente un incremento del flujo para aumentar el aporte de oxígeno; sin embargo, el incremento del consumo de oxígeno es menor que el aumento del aporte, con lo que se produce un exceso de oxihemoglobina, que se traduce en un ligero cambio de intensidad detectable en la imagen.

El uso de la angiografía por RM se encuentra entre otras posibilidades metodológicas para la delimitación de los vasos sanguíneos e identificación de rupturas en la barrera hematoencefálica, la cual está formada por células endoteliales de los capilares y astrocitos, separadas del flujo sanguíneo del líquido extracelular del cerebro, y es generalmente impermeable a los agentes de contraste a base de gadolinio.

Los hallazgos de hiperintensidades en las imágenes de RM, debidas al contraste por gadolinio, pueden indicar ciertos tumores o áreas de inflamación aguda, y son un indicativo de ruptura de la barrera hematoencefálica.

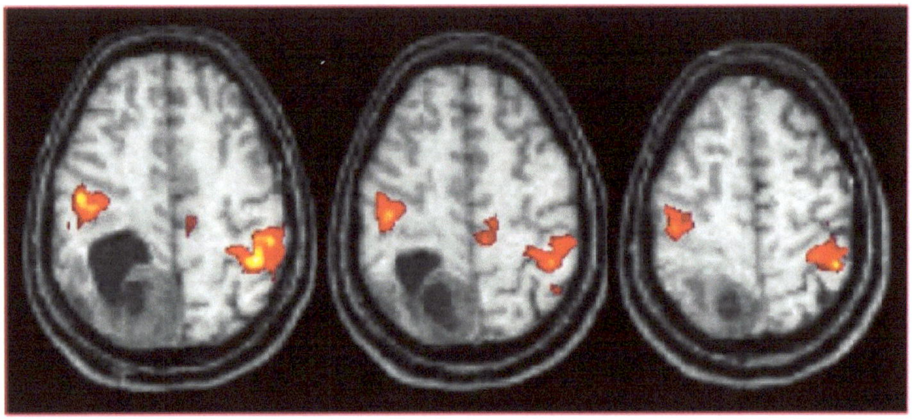

Fig. 2.5.1. Selección de cortes axiales contiguos del cerebro con técnica de RMf y las áreas activadas en color rojo y amarillo intensos, durante un paradigma de *finger tapping* bilateral.

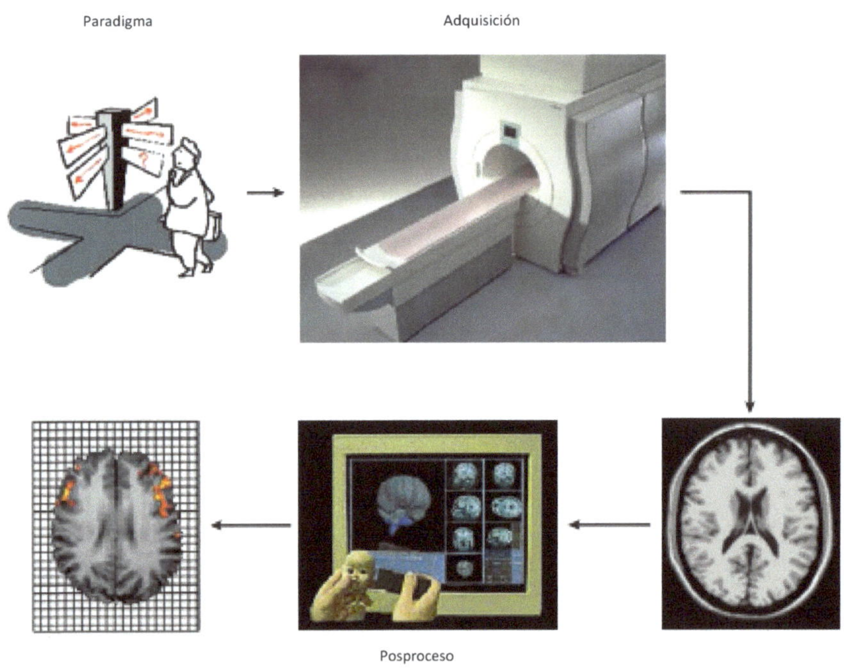

Fig. 2.5.2. Esquema de las etapas de un experimento de imagen funcional. El posproceso incluye las etapas de registro y análisis estadístico.

La resolución temporal en RMf se debe a una hemodinámica de retardo para que ocurra la neuroactivación a partir del efecto BOLD (véase fig. 2.5.2). A diferencia de la RMf, otro método de RM es utilizado para la captación de la distribución de sangre, como la ASL. Esta técnica no necesita de agente de contraste externo y capta el flujo de la sangre antes de que ingrese al cerebro, a través de un pulso de radiofrecuencia que invierte los giros del hidrógeno en sus moléculas de agua (Jahng *et al.*, 2014). Algunos spines, al viajar por el cerebro, se intercambian entre el tejido cerebral y permanecen en él para que sean adquiridas las imágenes mediante la sustracción de una imagen de referencia, con indicación por un mapa que señala el flujo sanguíneo cerebral regional (FSCr).

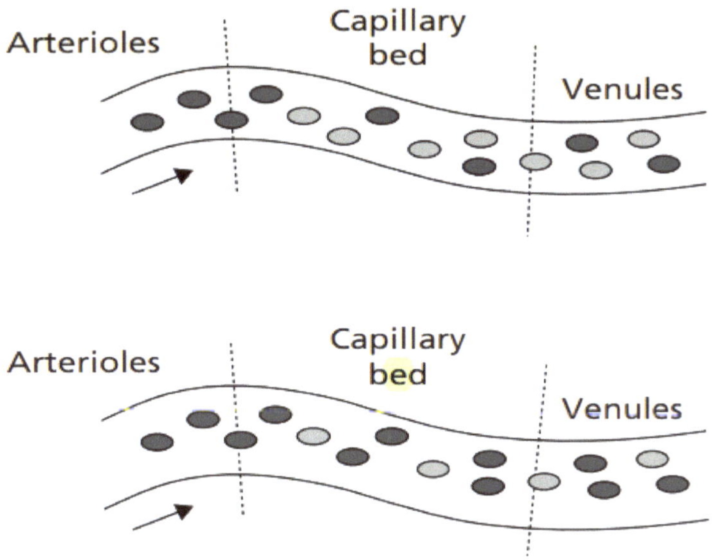

Fig. 2.5.3. El efecto BOLD de RMf. Imagen superior: dispersión de hemoglobina oxigenada (gris oscuro) y desoxigenada (gris oscuro y gris claro, respectivamente) durante el estado de base. Imagen inferior: el flujo sanguíneo durante la actividad física o la presencia de estimulación externa facilita la vasodilatación y permea distintas regiones cerebrales, alterando la proporción entre moléculas de hemoglobina oxigenadas y desoxigenadas. Esto favorece el aumento de la señal de RM de relajación transversal efectiva en T2*.

El uso clínico de la modalidad ASL es indicado en accidentes cerebrovasculares y trastornos neurodegenerativos, además de permitir el registro de mapas de activación cerebral durante la ejecución de tareas perceptivas y cognitivas, e incluso en la administración de fármacos (Detre *et al.*, 2009; Detre *et al.*, 2012). Sin embargo, el uso de la ASL, en lo que concierne a su resolución temporal y relación señal/ruido, es inferior al de BOLD presente en la RMf. El uso de ambas técnicas en un panorama clínico amplía la definición diagnóstica y el análisis de ASL para ponderar el BOLD de RMf. La investigación con ASL es administrada con dióxido de carbono, lo que facilita una inducción de hipercapnia, es decir, el aumento del dióxido de carbono en la sangre y la consecuente vasodilatación.

Los procesos de hipercapnia y la hiperoxia (donde se induce, mediante la respiración, el aumento de los niveles de oxígeno) permiten la valoración del metabolismo cerebral local de oxígeno ($CMRO_2$), la fracción de extracción de oxígeno, el flujo sanguíneo cerebral (FSC) y el volumen sanguíneo cerebral (CBV/VSC; Wise *et al.*, 2013). La calibración facilita la captación paralela del efecto BOLD y de ASL en RMf.

Las hiperintensidades son producidas por el BOLD en distintas áreas cerebrales, correlacionándolas con la emisión de respuestas frente a actividades o imágenes —por ejemplo— que son presentadas durante la adquisición de las imágenes en RMf e interfieren en el metabolismo cerebral.

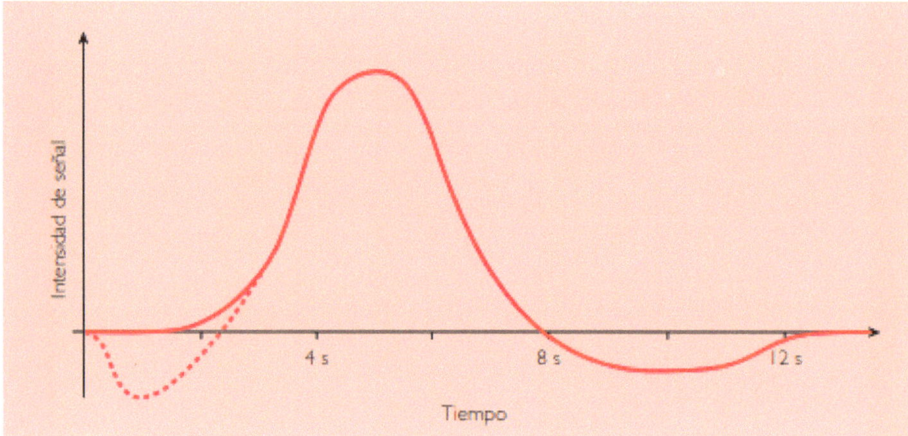

Fig. 2.5.4. Evolución temporal de la respuesta BOLD con representación gráfica de la intensidad de señal en el transcurso del tiempo. Se observa un retraso de aproximadamente 5 s entre el pico e inicio de la respuesta.

2.6. Imágenes por radiotrazadores

El inicio del uso de neuroimagen funcional se desarrolló entre las décadas de 1960 y 1980, utilizando radiactividad como base. La inyección del contraste con moléculas radiactivas permite identificarlas en el cuerpo a partir de la radiactividad emitida a medida que los marcadores radiactivos disminuyen. La PET y la SPECT son modalidades técnicas importantes para la evaluación de anormalidades neurofisioquímicas en pacientes con trastornos neuropsiquiátricos y para el contraste de efectos de ciertos fármacos utilizados en la clínica con los producidos en experimentos con ratones (Linden, 2012b).

Las técnicas de imagen funcional como la PET y la SPECT presentan una resolución inferior a la calidad de imágenes neuroanatómicas en comparación con las modalidades estructurales como la TC y la RM. Con ambas técnicas es posible obtener datos sobre el funcionamiento de diversos sistemas del paciente. La fusión de imágenes permite acoplar las informaciones y hallazgos de forma independiente, integrando las imágenes neuroanatómicas en paralelo con distintas modalidades de imagen médica. Los análisis de procedimientos matemáticos facilitan la operación con eficacia y precisión de forma automatizada.

La PET y la SPECT se basan en la detección de productos de desintegración radiactiva a partir de trazadores marcados radiactivamente. Estos son producidos añadiendo un isótopo radiactivo —por ejemplo, ^{18}F (flúor) para PET o ^{123}I (yodo) para SPECT— a una molécula biológicamente activa. Al agregar el ^{18}F a la desoxiglucosa para producir fluoro-desoxiglucosa (FDG), se permite cruzar la barrera hematoencefálica e incorporarse a las células cerebrales. La diferencia entre la glucosa y la desoxiglucosa es que, al haber una menor captación de FDG, se facilita una medición del flujo regional de glucosa. Se considera al ^{18}F como inestable: uno de sus protones se transforma en un neutrón, lo que genera ^{18}O (oxígeno). Durante el proceso de esta conversión se emite un neutrino y un positrón.

El positrón se desplaza unos pocos milímetros antes de reaccionar con un electrón (aniquilación), proceso en el que se producen fotones que se mueven en direcciones opuestas y son detectados por la técnica PET. La cámara contiene detectores de fotones que registran coincidencias en extremos opuestos, permitiendo calcular la posición del emisor del positrón en el punto de cruce de esas líneas, con resolución espacial milimétrica.

En la SPECT, los isótopos emiten un único fotón captado por una cámara gamma a través del uso de un colimador y un cristal que procesa las emisiones fotónicas, las cuales son emitidas perpendicularmente al plano del cristal. La elaboración de imágenes es lineal y se aplican otras modalidades de escaneo, como en las imágenes tridimensionales, donde la cámara gamma gira alrededor del objeto de estudio para realizar la captación de imágenes, proceso que tarda más que en la PET.

La disponibilidad de la SPECT suele ser más común, a pesar de su baja resolución espacial. Para establecer las dosis efectivas de radiación, ambas modalidades —PET y SPECT— contemplan un rango de 8 milisievert (mSv) para una exploración FDG-PET estándar y 4 mSv para DaTSCAN basado en SPECT. Las técnicas frecuentemente aplicadas en clínica para investigaciones neuropsicofarmacológicas son la PET y la SPECT, específicamente en los sistemas dopaminérgico, serotoninérgico, colinérgico, gabaérgico, glutamaérgico y opiáceo (Nikolaus *et al.*, 2009).

Los niveles sinápticos de neurotransmisores solo pueden medirse indirectamente a través de cambios en la ocupación del receptor. Para el sistema de dopamina, existen varios radioligandos del receptor D2, incluyendo ^{11}C-raclopride y ^{18}F-fallypride para PET, y ^{123}I-IBZM (yodobenzamida) para SPECT. El modelo elaborado para la ocupación indica niveles más bajos de neurotransmisores sinápticos cuando hay mayor ocupación de los radioligandos, y viceversa (Laruelle, 2000).

En la medición a nivel presináptico, se puede observar la síntesis de dopamina mediante la actividad de la descarboxilasa de DOPA, y su almacenamiento se evalúa a través de la captación de ^{18}F-DOPA.

2.7. Fusión de imágenes multimodales en PET/SPECT

Aun con los avances tecnológicos, se presentan algunos factores que pueden dificultar la adquisición de imágenes comparables entre modalidades, como el tamaño y la diferente posición de la cabeza del paciente. Debido al distinto campo de visión empleado en cada prueba de neuroimagen, la cabeza puede no presentar las mismas dimensiones en ambas modalidades, lo que complica la obtención de registros equivalentes.

El uso del registro orienta y dispone las imágenes, y los algoritmos generan rotaciones, desplazamientos y escalados para acoplar las imágenes de distintas modalidades y lograr congruencia geométrica. La fusión de imágenes se realiza mediante alineación con una técnica comúnmente utilizada, en la que la RM actúa como plantilla anatómica caracterizada con niveles de gris, sobre los que se sobrepone una PET o SPECT en escala de colores.

La fusión facilita la identificación de regiones neuroanatómicas con alteraciones patológicas en la actividad cerebral. La interpretación y análisis de las imágenes deben realizarse mediante una inspección visual del registro, aun cuando los algoritmos de registro actúen automáticamente. Una forma eficaz de comprobar la calidad del registro es dividir el campo visual de las imágenes y verificar si los bordes del tejido están alineados y superpuestos.

La práctica clínica y sus horizontes se amplían con el uso de la fusión multimodal, aunque deben considerarse sus limitaciones prácticas, debido a la posibilidad de hallazgos inexactos o inespecíficos, que continúan siendo objeto de investigación para el desarrollo de algoritmos de registro cada vez más precisos y softwares con control de calidad efectivo.

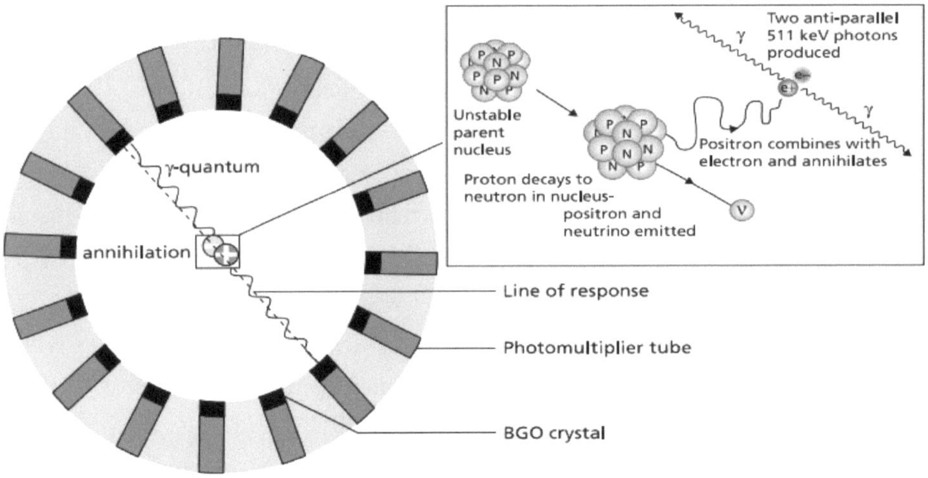

Fig. 2.7.1. Fundamentos de la PET. El esquema elaborado expone el momento de desintegración radiactiva del núcleo padre inestable mediante la conversión de un protón (P) en un neutrón (N), cuyo resultado es la emisión de un neutrino (v) y un positrón. Al momento del encuentro del positrón (e^+) con un electrón (e^-), se produce la aniquilación, dando como resultado la producción de dos fotones (gamma, γ), captados por los cristales en el anillo detector.

BGO: óxido de germanio de bismuto, un cristal de centelleo utilizado en los sistemas de PET.

2.8. Indicaciones clínicas del uso de la PET en patologías neurológicas y psiquiátricas

La PET, por ser una técnica de neuroimagen no invasiva, presenta diversos beneficios para la práctica clínica y aporta información metabólica, bioquímica y molecular sobre el funcionamiento del cerebro *in vivo*, facilitando el análisis fisiopatológico de los trastornos mentales y el mecanismo de acción de los fármacos que actúan a nivel del SNC.

El uso de la modalidad PET permite la diferenciación entre receptores neuronales monoaminérgicos, benzodiazepínicos y opioides, así como la evaluación del flujo sanguíneo cerebral (FSC) y del metabolismo de la glucosa y el oxígeno. En los estudios de activación, se le pide al sujeto que realice una tarea cognitiva, como repetir palabras o ejecutar un test específico, por ejemplo, el test de clasificación de tarjetas de Wisconsin (*Wisconsin Card Sorting Test*, WCST) o el de la Torre de Hanói.

El objetivo del estudio mediante PET es la determinación del metabolismo o del flujo sanguíneo cerebral regional (FSCr) como indicadores de la actividad neuronal local.

Indicaciones clínicas del uso de la PET:

1. **Estudios en sujetos sanos**, cuyo objetivo es identificar la anatomía funcional de diferentes regiones cerebrales supuestamente afectadas en trastornos neurológicos o psiquiátricos.
2. **Estudios de pacientes en situación basal o de reposo**, comparados con sujetos sanos.
3. **Estudios de correlación entre variables biológicas y clínicas**, por ejemplo, entre el flujo sanguíneo regional y la presencia de alucinaciones auditivas.
4. **Estudios longitudinales**, en los que se comparan los resultados de un paciente antes y después de un determinado tratamiento.
5. **Estudios de activación en pacientes**, comparados con un grupo control.

2.9. El uso de imágenes estructurales en la clínica

El volumen del cerebro humano adulto tiene aproximadamente entre 1 y 1,5 litros, lo que permite que la resonancia magnética estructural, con un estándar de resolución de 1 mm × 1 mm × 1 mm (= 1 microlitro), cubra toda la superficie cerebral con más de un millón de elementos volumétricos (*vóxeles*), captando información relevante sobre las diferencias entre pacientes y controles.

Para realizar la fusión de imágenes, dada la variación morfológica entre los distintos cerebros, se adoptan algunas estrategias fundamentales:

a) Alineación anatómica basada en plantillas y análisis de regiones de interés (*ROI*; véase Fig. 2.9.1).

La **morfometría basada en vóxeles** (MBV o VBM) utiliza plantillas de alineación con el objetivo de normalizar las estructuras escaneadas. La segmentación automática de la sustancia blanca, la gris y el líquido cefalorraquídeo (LCR) se relaciona con la comparación de densidades de los vóxeles de la sustancia gris. El **suavizado espacial** es útil para controlar desalineaciones específicas que pueden ocurrir durante la deformación de la plantilla (véase Fig. 2.9.2).

La técnica utilizada en MBV se basa en una metodología matemática denominada **teoría de campos aleatorios**, con el propósito de resolver los múltiples problemas derivados de comparaciones estadísticas. Otros métodos proponen soluciones similares, como la **corrección de Bonferroni**, la **tasa de descubrimiento falso (FDR)** y los **métodos de permutación** (Poldrack *et al.*, 2011; Huettel *et al.*, 2014; Friston *et al.*, 2007).

La MBV regula las diferencias particulares de cada sujeto analizado, como los patrones individuales de plegamiento cortical (Goebel *et al.*, 2006; Dale *et al.*, 1999).

En la aplicación **ROI**, las mediciones y factores anatómicos se localizan en áreas predeterminadas como el hipocampo, la circunvolución del cíngulo, subcampos del lóbulo frontal o núcleos de los ganglios basales. Tanto la **segmentación manual** como los **procedimientos automáticos de segmentación y parcelación** permiten determinar el espesor de regiones corticales o el volumen de la sustancia gris mediante un análisis cuantitativo.

Los resultados volumétricos pueden integrarse en **pruebas estadísticas** para realizar comparaciones entre pacientes y controles, o mediante análisis de regresión para correlacionar variables continuas (por ejemplo, volumen cerebral regional y enfermedad de Alzheimer).

El uso de hipótesis sobre **regiones cerebrales específicas** orientadas a estudios clínicos puede facilitar la segmentación y parcelación en las regiones de interés.

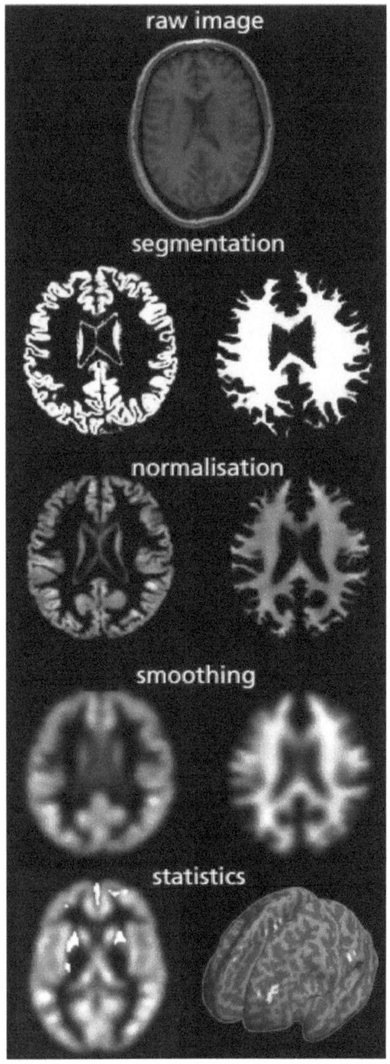

Fig. 2.9.1. Análisis *pipelines* para MBV con uso del software *Statistical Parametric Mapping* (SPM) 8 (http://www.fil.ion.ucl.ac.uk/spm/software/spm8/). El análisis es producido por la segmentación automática de sustancia gris (columna izquierda) y sustancia blanca. En secuencia, ocurre la normalización y el suavizado realizado para la comparación de datos entre la densidad o volumen de materia gris o blanca. La interrelación de las diferencias estadísticas puede ser establecida a partir de la codificación por colores.

La mayoría de las interpretaciones clínicas de datos de neuroimagen o de pruebas neurofisiológicas se basa en la inspección visual de las neuroimágenes o en patrones clínicos predeterminados, teniendo como principal excepción los estudios de sueño-EEG, donde se utiliza el análisis automatizado para determinar las etapas del sueño. Sin embargo, la investigación en imágenes neuropsiquiátricas y en neurofisiología se basa en gran medida en la comparación de datos de grupo (grupos de pacientes y controles, o comparación longitudinal de resultados clínicos en cohortes), lo que requiere análisis estadístico. Los resultados encontrados en las técnicas mencionadas son sometidos a un metaanálisis con el objetivo de entrecruzar datos y variables involucradas en las investigaciones multicéntricas, de modo que se elaboren posibles interrelaciones entre los hallazgos de neuroimagen. En comparación con la MBV, los análisis de ROI tienen menor sensibilidad para detectar pequeños efectos dentro de la región.

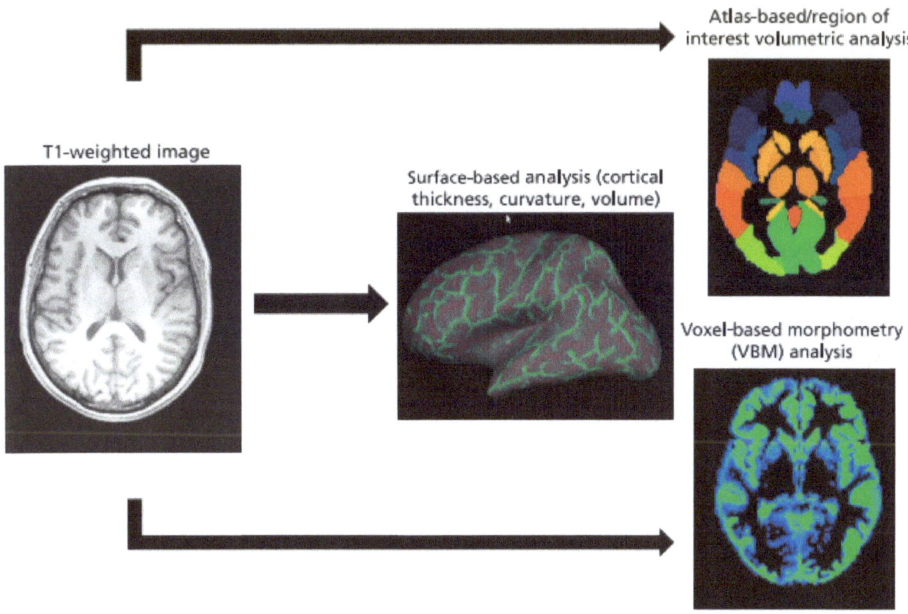

Fig. 2.9.2. RM estructural de imágenes ponderadas en T1 con parcelación del cerebro de acuerdo con las regiones de interés, como la posibilidad de seleccionar la anatomía de forma automatizada (Tzourio-Mazoyer *et al.*, 2002) o con MBV. Durante el análisis de imágenes ocurre la segmentación de la corteza, lo que posibilita el acceso a datos como el espesor cortical y las circunvoluciones. La reconstrucción de imágenes cerebrales ha sido posible gracias al software *Freesurfer* (http://surfer.nmr.mgh.harvard.edu/; Dale *et al.*, 1999).

3. Imagen por tensor de difusión

Los mapas de difusividad por vóxeles producidos por DTI realizan la comparación entre las intensidades de señal para valores B, y son mensurados a través de un coeficiente de difusión aparente (CDA). Se adquieren siempre imágenes de difusión en las tres direcciones del espacio, además de otra imagen sin ponderar, para poder caracterizar la difusión de manera isotrópica. En áreas isquémicas o infartadas, la difusión está restringida en cualquier dirección, mientras que en las fibras de sustancia blanca la difusión sigue obligatoriamente la dirección de las fibras (López *et al.*, 2003, p. 11).

Aunque la selección de tres direcciones de imagen permite la valoración relativa, al menos seis direcciones son necesarias para el modelado de fibras paralelas y el cálculo especializado de la difusividad del tejido. La anisotropía fraccional (FA), la media difusividad (MD), la difusividad axial (AD) y la difusividad radial (RD) se generan a partir del cálculo del tensor de difusión observado en forma de elipse para cada vóxel utilizando seis o más posibilidades de medición. AD se refiere a la difusión a través del eje principal del tensor; la difusión perpendicular a este eje se denomina RD, y MD corresponde a la difusividad media calculada para todas las direcciones.

Cuando AD es mayor que RD, los valores de FA se consideran máximos (lo que indica difusión principal unidireccional en una población de axones); en cambio, valores bajos reflejan difusión de agua en todas las direcciones, como ocurre en el LCR. Los valores indicados para FA varían de 0 a 1, y los valores típicos para la sustancia blanca están entre 0,3 y 0,6. La integridad de los haces de axones puede ser medida mediante los valores de FA, facilitando comparaciones entre mapas y los valores típicos de FA entre pacientes y controles. Así, es posible la identificación de alteraciones en la microestructura de la sustancia blanca en los trastornos mentales, a veces denominados trastornos de conectividad.

Sin embargo, el uso de tales mediciones es vulnerable a los efectos de volumen parcial. Por ejemplo, en la comparación entre grupos de estudio para la medición del tamaño ventricular, si estos difieren en tamaño, la identificación de los vóxeles anatómicamente elaborados a través del procedimiento de normalización puede diferir sistemáticamente en los niveles encontrados de LCR entre un grupo y otro. El uso de imagen de difusión permite identificar de manera temprana los infartos cerebrales y contrastar los hallazgos en la sustancia blanca, considerándose la posibilidad de aplicación de la DWI en pacientes con esquizofrenia.

Smith (2006) menciona:

> Sin embargo, los valores de FA pueden no reflejar necesariamente ningún cambio en la verdadera arquitectura de fibra. Una forma atractiva de reducción de datos que también reduce el problema del efecto de volumen parcial restringe el análisis a un esqueleto de los principales tractos de fibra del cerebro. Usando este análisis de estadísticas espaciales basadas en tractos (TBSS), implementado en el software FSL, los investigadores pueden

> estar razonablemente seguros de que cualquier diferencia en la FA emerge a partir de la sustancia blanca, y puede verse alterada debido a la presencia de marcadas distorsiones anatómicas (p. 29).

Los FA son calculados a partir de la sustancia blanca. Con el uso de *softwares* como el TBSS y gracias a su capacidad de especificación anatómica, se facilita el análisis completo del cerebro (*Whole Brain Analysis,*), lo cual eleva el poder estadístico de los resultados. Los análisis tractográficos realizan trazados de fibras de determinadas regiones mediante algoritmos que mantienen la dirección seleccionada de difusión. Por ejemplo, mediante el uso de una región en la corteza motora y la protuberancia anterior ipsilateral, puede rastrearse el tracto corticoespinal basado en el modelo de tensor de difusión (fig. 2.3.2).

En las DTI se extraen la FA media, los valores de difusividad y otros valores como los de mielinización (Deoni *et al.*, 2008) durante la selección de un tracto de fibra completo. Las lesiones que afectan los trayectos de fibras pueden ser mapeadas para evaluación preoperatoria. Los mapeos que permiten la reconstrucción de la sustancia blanca con mejor definición y calidad de neuroimágenes utilizan al menos 30 direcciones de difusión, como es el caso de la resolución angular alta en imágenes ponderadas por difusión (HARDI; Abhinav *et al.*, 2014). Los modelos de tensor utilizados de forma estándar emplean una difusión principal unidireccional; sin embargo, miden la dirección de los tractos de fibra a través de un vóxel.

3.1. Resonancia magnética funcional

Algunos de los principios del análisis *fMRI* se pueden ilustrar a través de un experimento estándar de mapeo cerebral funcional. Si el experimentador alterna la presentación de casas y caras en la pantalla de proyección durante la sesión de resonancia magnética funcional, podrá calcular las diferencias en la respuesta hemodinámica (hipótesis) en cada vóxel del cerebro.

Para calcular tales contrastes, es necesario generar un modelo de regresión del experimento que tenga en cuenta los períodos en que se presentó uno u otro tipo de estímulo y el retraso hemodinámico, y aplicar este modelo a los datos. Las diferencias en la respuesta hemodinámica entre estas condiciones en cada vóxel del cerebro se pueden resumir en un mapa de contraste que resalta (con valores estadísticos codificados por colores) las áreas donde la presentación de un conjunto de estímulos (por ejemplo, caras) provoca una mayor respuesta.

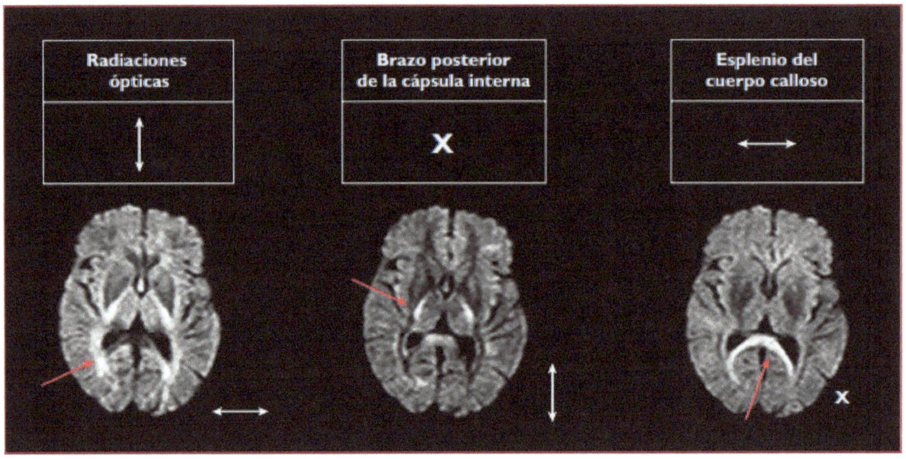

Fig. 3.1.1. Imágenes de difusión expuestas en tres direcciones perpendiculares. Las flechas blancas indican la dirección de la medición de difusión. Las flechas rojas se refieren a la región y a la dirección de las fibras. La hiperintensidad de color blanquecino de las fibras se debe a la dirección perpendicular de difusión.

3.2. La elaboración del neurodiagnóstico y del pronóstico vía neuroimágenes

Las metodologías de neuroimagen actualmente utilizan estudios de imágenes estructurales, a partir de los volúmenes de distintas áreas cerebrales.

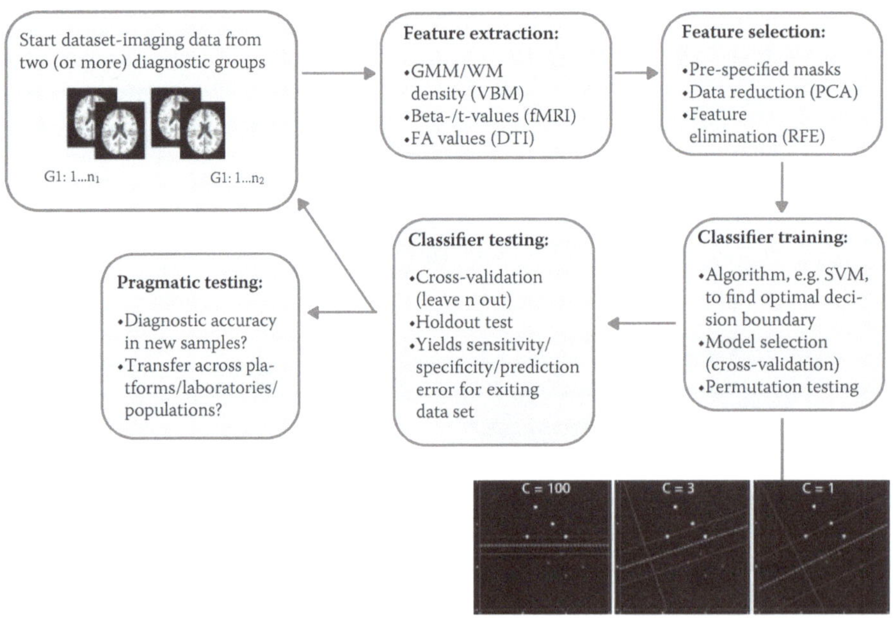

Fig. 3.2.1. Flujo de MVPA (Multi-Voxel Pattern Analysis / Análisis por patrón multivóxel) de datos de imágenes cerebrales que permiten la clasificación diagnóstica. La imagen menciona el proceso de elaboración inicial de imágenes a ser obtenidas en los grupos de estudio, con la capacidad específica de cada metodología de neuroimagen para facilitar la extracción y elaboración de imágenes, como el análisis de componentes principales (PCA) y la eliminación iterativa no discriminante de características a través de la eliminación recursiva de características (RFE; De Martino *et al.*, 2008), que requieren reducción de datos para concluir el proceso y pueden seleccionar, incluso, su modalidad de extracción, como el volumen de masa gris (GMM, *Gray Matter Mass*), la densidad de la sustancia blanca (*WM density, White Matter Density*) mediante morfometría basada en vóxeles (VBM, *Voxel-Based Morphometry*), los valores beta y valores T en la RMf, y la anisotropía fraccional (FA) en DTI (*Diffusion Tensor Imaging*).

El test pragmático definirá si hay agudeza y precisión en los datos de las muestras, con el objetivo de comparar poblaciones específicas, resultados laboratoriales y fuentes externas que posibiliten una validación cruzada (*cross-validation*), como entrenamiento clasificatorio en el caso de las Máquinas de Soporte por Vectores (SVM, *Support Vector Machines).* El test clasificatorio permite evaluar el aumento de la especificidad y sensibilidad al comparar los datos y permite la predicción de errores para los datos establecidos ya encontrados, en contraste con los hallazgos de neuroimagen de los diversos subtipos de demencia propuestos como problemática en la elaboración de la presente tesis. La comparación de dos o más diagnósticos cerebrales permite la obtención de datos para la clasificación clínica de los subtipos de demencia.

El enfoque es similar para un mayor número de características, excepto que los hiperplanos, en lugar de las líneas, constituirán los límites de decisión. El rendimiento del clasificador entrenado tiene que ser probado en datos independientes. Incluso un buen desempeño en la validación cruzada no implica relevancia clínica, porque los efectos pueden ser específicos de la plataforma.

En la etapa pragmática, es fundamental elaborar la prueba de las predicciones del clasificador a partir de muestras independientes, al contrastarlas con diversos datos de otros centros de imagen, añadiendo la modificación de parámetros con menores alteraciones para testear la robustez.

En los estudios de RMf, DTI y MBV, la agudeza en precisar el diagnóstico de la enfermedad o descartarla es del 80 % al 90 %. Esta óptima clasificación permite la definición del diagnóstico clínico que se utiliza para validarlo. Sin embargo, las características y categorías diagnósticas fueron cuestionadas entre especialistas clínicos en psiquiatría, considerando que los hallazgos biológicos son distintos de los mentales y demasiado complejos para ser definidos en términos de sus posibles mecanismos causales e interrelaciones. Por ello, se exige la elaboración de un nuevo enfoque dimensional basado en la investigación, como es el caso de los criterios de dominio (*Research Domain Criteria*, RDoC). Estos criterios permiten clasificar a los pacientes dentro de categorías diagnósticas tradicionales mediante el análisis de patrones de imágenes cerebrales, lo que permite la creación de hipótesis de patrones entre los hallazgos de neuroimágenes y la posibilidad de identificar alteraciones cerebrales antes de que aparezcan los síntomas, facilitando la intervención temprana como prevención del avance y empeoramiento del cuadro clínico.

Gracias a las investigaciones, se ha observado que los pacientes con alto riesgo de desarrollar un trastorno mental o neurodegenerativo —por ejemplo, esquizofrenia prodrómica (usando imágenes estructurales; Koutsouleris, 2009) o leve deterioro cognitivo (MCI; usando FDG-PET; Mosconi *et al.*, 2010)— pueden ser detectados precozmente. Aunque es complejo pronosticar a través del uso de técnicas de neuroimágenes, hay que considerar el pequeño porcentaje de falsos positivos (individuos sin neuropatología clasificados como afectados por la enfermedad debido a los hallazgos de neuroimágenes) y los erróneamente diagnosticados. La eficacia y utilidad diagnóstica, en el panorama actual de las neuroimágenes, se elaboran mediante escáneres cruzados estables y laboratorios (Klöppel *et al.*, 2008).

3.3. Neuroestimulación y neuroelectrofisiología clínica aplicada

La electroencefalografía (EEG) mide los cambios de excitabilidad potencial cortical en la superficie del cuero cabelludo y requiere la suma espacial de un gran número de potenciales postsinápticos sincrónicos para que haya una relación señal-ruido suficiente. Los electrodos del EEG están elaborados a partir de materiales como plata, plomo, zinc o platino, y se conectan a amplificadores que permiten el almacenamiento y análisis de datos al estar vinculados a una computadora, para que la captación de las señales cerebrales se convierta en una imagen visual de las ondas cerebrales.

El EEG fue desarrollado por el psiquiatra alemán Hans Berger (1873-1941), quien observó las alteraciones de los patrones de ondas cerebrales cuando el paciente realizaba una actividad mental, en comparación con el estado de reposo. El ritmo de reposo del organismo debe permanecer entre la frecuencia alfa (8-12 Hz) y beta (12-30 Hz) para la actividad cognitiva y la atención, necesitando una onda de menor amplitud y actividad más rápida. Las ondas theta (3,5-7,5 Hz) y delta (<3,5 Hz) indican un rango de frecuencia más lento, típico de la relajación profunda y el sueño, y se presentan también en casos psicopatológicos como el uso continuado de psicotrópicos o estupefacientes. Frecuencias incluso superiores a beta (gama: 30-100 Hz) también se han asociado con actividades cognitivas, aunque esta actividad de alta frecuencia tiene una amplitud relativamente baja y, por lo tanto, solo puede extraerse mediante análisis informático.

Para Linden (2016):

> Muchas drogas recetadas e ilícitas conducen a cambios en el EEG: por ejemplo, las benzodiacepinas aumentan la actividad beta; los anticonvulsivos pueden ralentizar el ritmo de fondo de las frecuencias alfa a theta; y los antipsicóticos también están asociados con la ralentización del EEG, así como aumentos en la actividad epileptiforme (p. 40).

El aumento en la actividad epileptiforme es similar al de la onda aguda sincronizada encontrada en pacientes con síndromes epilépticos, donde se pueden identificar fenómenos como las ondas-punta, como se muestra en la fig. 3.3.1. Esta actividad epileptiforme es comúnmente observada en poco más del 30 % de los pacientes medicados con clozapina y olanzapina, y refleja un umbral convulsivo y una actividad epiléptica reducidos. Los cambios subclínicos en el EEG pueden presentarse en pacientes tratados con antipsicóticos y antidepresivos, debido a que existe un mínimo riesgo de producir convulsiones.

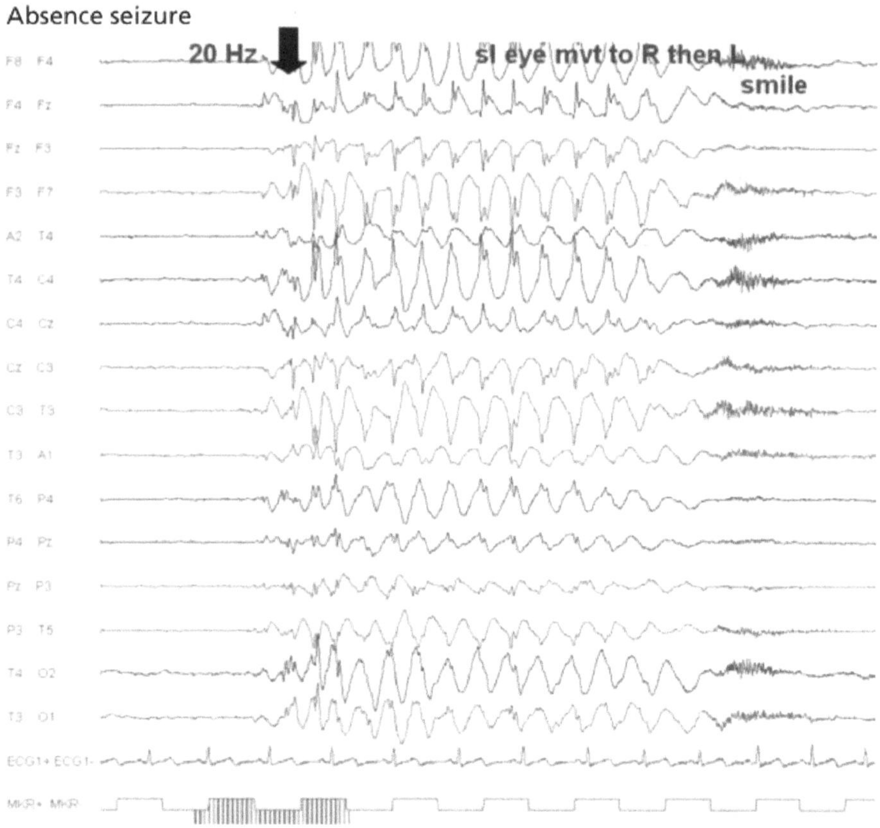

Fig. 3.3.1. La imagen muestra el EEG clínico con complejos punta-onda durante el registro electroencefalográfico durante la presencia de una crisis de ausencia en una paciente de 11 años. La paciente no responde durante la crisis y realiza algunos movimientos oculares laterales lentos. El EEG evidencia una crisis de ausencia de duración de 4 segundos con episodios de complejos punta-onda generalizados, indicados con la marcación de una flecha. Los trazados del EEG previos y posteriores a la descarga epileptógena se mantienen normales. La traza inferior muestra la calibración a 100 microvoltios.

3.4. EEG en las demencias

A diferencia del delirio, la demencia es un proceso neuropatológico insidioso, que interrumpe las funciones corticales superiores en lugar del nivel de conciencia (Wells *et al.*, 1977, 1978). Este deterioro en la función cortical superior puede manifestarse en una o varias de las siguientes formas: disminución de la capacidad de abstracción, falta de juicio, afasia, apraxia, agnosia y cambios de personalidad. Al igual que en el delirio, puede presentarse también disfunción de la memoria. Aunque la presencia de una etiología orgánica objetivamente definida es útil, no es indispensable para el diagnóstico de demencia (APA, 1980).

En el 50 % de los casos, la demencia se debe a causas secundarias vinculadas a patologías seniles o preseniles del tipo Alzheimer, seguidas por la etiología cerebrovascular y la demencia por cuerpos de Lewy. El delirio, a diferencia de la demencia, puede revertirse si se trata su proceso patológico subyacente. Aunque en general el delirio se asocia con una etiología reversible, el 15 % de las demencias también son potencialmente reversibles y, en más del 20 al 25 % de los casos —como afirma Wells (1978, p. 4)—, el cuadro clínico de demencia se debe a hipertensión, enfermedad tromboembólica, abuso de drogas, infecciones, tumores cerebrales e hidrocefalia normotensiva (NPH), y puede tratarse en el ámbito clínico.

Es importante considerar que el delirium y la demencia pueden coexistir de forma paralela y que la presencia de uno no excluye necesariamente la del otro.

3.5. El EEG en los síndromes orgánicos cerebrales

Las alteraciones en el EEG comúnmente asociadas con los síndromes cerebrales orgánicos son la generalización difusa y el enlentecimiento irregular. Sin embargo, la mayoría de los hallazgos suelen ser inespecíficos. Como excepciones a esta regla se incluyen la enfermedad de Creutzfeldt-Jakob, la encefalitis por herpes, la encefalopatía hepática y algunos tipos de intoxicación por drogas. Aunque las alteraciones encontradas en el EEG en los síndromes cerebrales orgánicos ocurren con frecuencia, no siempre se relacionan con una alteración morfopatológica evidente, como puede suceder en las etapas tempranas de la enfermedad (Pro y Pozos, 1977).

Por esta razón, se recomienda altamente la utilización del EEG de forma seriada en la evaluación y seguimiento clínico de estos trastornos. El delirio se comprende como un cuadro clínico agudo, con presencia de deterioro metabólico cerebral difuso, capaz de alterar el nivel de conciencia y de modificar los registros del EEG del funcionamiento neurofisiológico a nivel del cuero cabelludo.

Fue demostrado por Engel y Romano (1944, 1959) y por Lipowsky (1967) que el grado de disminución de la ralentización en el EEG se correlaciona con el nivel de mejora en la funcionalidad conductual, mientras que su aumento se asocia al deterioro clínico en los pacientes con delirio.

En el caso de la demencia, la correlación entre la gravedad del deterioro clínico y el grado de alteraciones patológicas observadas en el EEG es menos clara. En un intento de comprender la manifestación aguda del proceso subyacente, Kiloh *et al.* (1981) afirman que la extensión de la anormalidad en el EEG puede estar más relacionada con la evolución del deterioro que con su grado. Sin embargo, Harner (1975) sugiere que la presencia de anomalías en el EEG puede funcionar como un factor de medición para estimar la posibilidad de reversión de la afección. Aun así, probablemente no sea prudente generalizar tales afirmaciones a casos individuales, dada la relativa ausencia de datos definitivos en la investigación.

Markand (1979) propuso la elaboración de una posible definición para calificar los grados de severidad de la demencia a partir de las alteraciones en el EEG y su interrelación con las alteraciones conductuales debidas a disfunción del sistema nervioso central (SNC).

3.5.1. Grados de severidad de la demencia a partir de las alteraciones en el EEG y su interrelación con las alteraciones conductuales debidas a disfunción del SNC

Grado de deterioro	Alteraciones conductuales	Cambios encontrados en el EEG
Leve	Leve deterioro del comportamiento	EEG inicial consiste en la desaceleración del ritmo alfa posterior, seguido de la generalización de la ralentización theta, la disminución del nivel de reactividad del EEG y, finalmente, la pérdida del ritmo rápido. (alfa y beta) junto con una acumulación difusa con ralentización marcada de la actividad de ondas (delta)
Moderado	Nivel moderado de del comportamiento	Presencia de fluctuaciones de actividad delta rítmica frontal intermitente (FIRDA) superpuesta a una actividad de fondo lenta.
Severo	Estados comatosos	Frecuentemente se observa actividad delta irregular de bajo voltaje, junto con la actividad de estallido de supresión a medida que la enfermedad progresa.

Tabla 3.1. Grados de severidad de la demencia a partir de las alteraciones en el EEG y su interrelación con las alteraciones conductuales debidas a disfunción del SNC.

El uso del EEG para la definición y delimitación de síndromes epilépticos versus no epilépticos también es útil para discriminar entre etiopatología generalizada versus focal; sin embargo, existen excepciones a la regla. Las alteraciones focales encontradas en el EEG no descartan la presencia de una patología difusa primaria, como el delirio o la demencia. En algunos casos, alteraciones sutiles en la actividad de fondo pueden presentarse como alteraciones focales, como sucede en el cuadro clínico de alteración metabólica cerebral difusa, según Markand (1979).

Enfermedades focales pueden resultar en hallazgos difusos en el EEG, como ocurre en un infarto hemisférico agudo. Aun así, la actividad epileptiforme, incluso con distribución focal, puede presentarse en trastornos no epilépticos, como en enfermedades metabólicas o estructurales. Los estados postictales en pacientes con síndrome epiléptico, y con frecuencia en el síndrome cerebral orgánico, se caracterizan por la marcada presencia de un enlentecimiento del EEG más que por la aparición de ondas epileptiformes trifásicas transitorias de contornos nítidos.

Gloor *et al.* (1968) propusieron la interrelación entre la patogénesis de los hallazgos del EEG y la distribución de los cambios neuropatológicos en las encefalopatías degenerativas. A partir de esta conjetura, los autores definen que las enfermedades que involucran específicamente la sustancia gris cortical, como el Alzheimer y la enfermedad de Pick, se caracterizan inicialmente por la presencia de un enlentecimiento irregular de bajo voltaje; mientras que, en las enfermedades que afectan la sustancia blanca cerebral, como la leucoencefalopatía multifocal, se observa la presencia de actividad delta polimórfica de alto voltaje. En patologías que afectan tanto la sustancia gris como la blanca, como en la enfermedad de Jakob-Creutzfeldt, se registran ondas FIRDA o complejos epileptiformes sincrónicos bilaterales.

3.7. EEG en etiopatologías específicas

3.7.1. Demencia senil y presenil de tipo Alzheimer

La demencia senil es un síndrome cerebral orgánico comúnmente encontrado en la clínica. Las únicas características clínicas diferenciadoras entre la demencia senil y la presenil del tipo Alzheimer están asociadas a la edad de aparición y a la rapidez de progresión, siendo esta última más representativa de la demencia presenil.

El registro encefalográfico de prácticamente todos los pacientes con demencia presenil en fase inicial presenta actividad patológica (Letemendia y Pampiglione, 1958; Gordon y Sim, 1967). En la demencia senil temprana y en la de manifestación tardía, las alteraciones electroencefalográficas con frecuencia están presentes, aunque pueden, en casos excepcionales, no manifestarse dentro de un espectro patológico.

Tanto en la demencia senil como en la presenil, los hallazgos en el EEG se definen por una disminución de la frecuencia del ritmo posterior, conjuntamente con una reducción de la amplitud de toda la actividad de fondo, como afirma Harner (1975). Al progresar la demencia, los pacientes presentan un aumento del enlentecimiento irregular generalizado y desaparición de la actividad rápida (Weiner y Schuster, 1956), aunque debe tenerse en cuenta que la aparición de estos cambios enlentece la manifestación clínica del deterioro.

En los casos de demencia grave, son comúnmente observadas alteraciones con patrones paroxísticos y trifásicos. La actividad de fondo lenta se encuentra en apenas el 10 % de los casos clínicos. La correlación entre la actividad de fondo lenta generalizada y la desaparición de la actividad rápida podría indicar una posible relación con el nivel de deterioro cognitivo. El grado de enlentecimiento de la actividad de fondo puede relacionarse con el grado de progresión de la demencia. La presencia de alteraciones durante el examen neurológico tiende a asociarse con la presencia de actividad de fondo lenta.

Considerando las distinciones entre la demencia senil y presenil a partir de las alteraciones en el EEG, su diferenciación en casos individuales puede resultar compleja. El estudio de Harner (1975) informó sobre la utilidad clínica del EEG para el diagnóstico de un trastorno metabólico subyacente en pacientes con demencia senil, específicamente en aquellos casos en los que se registran alteraciones marcadas desde el inicio de la patología. El EEG permite la diferenciación entre patologías orgánicas y funcionales: en las enfermedades orgánicas, el EEG puede presentarse normal a pesar de la existencia de severas alteraciones cognitivas.

El Alzheimer senil y presenil afecta relativamente el sueño; el EEG patológico presenta husos del sueño, complejos K e interrupciones frecuentes en las fases del sueño. Además, la ralentización observada durante el estado de vigilia se acentúa con la somnolencia, afectando directamente la actividad de fondo y relacionándose con la edad. Según los estudios realizados en la década de 1970 (Stefoski *et al.*, 1976), es posible que en la EA avanzada (enfermedad de Alzheimer) se presenten alteraciones como la hiperplasia ventricular. El grupo de estudio estaba conformado por una población senil de edad avanzada.

Las alteraciones en la actividad de fondo se correlacionan objetivamente con el deterioro cognitivo (Obrist y Busse, 1965). La aplicación de oxigenación hiperbárica en pacientes con Alzheimer no produce alteraciones cognitivas ni anomalías asociadas al EEG.

Finalmente, es importante mencionar que la enfermedad de Alzheimer, al presentarse frecuentemente con una sintomatología demencial difusa severa, puede —al menos durante las fases iniciales— manifestarse como un síndrome orgánico delirante o de personalidad.

3.8. Delirium y demencia

El delirio se caracteriza por ser una enfermedad que produce el deterioro agudo de la atención, con una prevalencia del 10 al 30 % en pacientes hospitalizados, llegando a rangos de hasta un 70-90 % en pacientes en unidades de cuidados intensivos, en pacientes quirúrgicos, adultos mayores en condición crítica y pacientes terminales. Es sumamente importante considerar la etiología multifactorial del delirio para su diagnóstico y tratamiento. Entre las posibles causas están: infecciones, trastornos metabólicos-endocrinos, estado epiléptico estructural, tóxico, de abstinencia, nutricional o no convulsivo (NCS).

Los medicamentos son potencialmente tóxicos en pacientes geriátricos. La polifarmacología debe ser evitada en pacientes con disfunción hepática o renal. La toxicidad de las drogas representa alrededor del 30 % de todas las causas de delirio. El clínico debe elaborar una anamnesis detallada como requisito importante en el diagnóstico del delirio.

El deterioro cognitivo en la demencia tiende a desarrollarse y evolucionar durante meses o años. En contrapartida, los cambios agudos observados en el delirio son abruptos, de corta duración y con resolución rápida. El deterioro cognitivo se caracteriza fundamentalmente por una disfunción de la memoria, alteraciones del lenguaje y apraxia —común en la fase temprana de la enfermedad de Alzheimer— u otras manifestaciones de demencia, dependiendo de la etiología subyacente. El pronóstico en los distintos tipos de demencia varía de acuerdo con la etiología y sus mecanismos de acción.

Más de seis millones de personas en los EE. UU. son diagnosticadas con la enfermedad de Alzheimer, y el Alzheimer y otras demencias le costarán 321 mil millones de dólares a los EE. UU., con estimaciones que alcanzan la cifra de un billón de dólares hasta 2050 (Alzheimer Association, 2022).

La clasificación de la demencia se hace en tres subtipos principales: cortical, subcortical y mixta. Las demencias corticales pueden presentarse con alteraciones de la memoria, el lenguaje, apraxia, agnosia, deterioro de la capacidad para pensamientos abstractos o alteraciones del comportamiento. La enfermedad de Alzheimer (EA), el tipo más común de demencia cortical, representa alrededor del 70 % de todas las demencias. La demencia de tipo vascular —infartos múltiples y la enfermedad de Binswanger— representa alrededor del 13 % de todos los casos. La demencia frontotemporal, considerada un subtipo de demencia cortical, representa entre el 2,8 y el 4,0 %. La hidrocefalia normotensiva alcanza entre un 1,5 y un 5,4 %, y la enfermedad de Creutzfeldt-Jakob, menos del 1 %.

Las demencias subcorticales se caracterizan principalmente por apatía, olvido y lentitud en el proceso del pensamiento y el habla. El tipo más común de demencia subcortical es la demencia por cuerpos de Lewy, que representa alrededor del 6,1-22,4 % de todas las demencias. Otros tipos incluyen la demencia por Parkinson, la parálisis supranuclear progresiva (PSP), la enfermedad de Huntington y la demencia por VIH. Las demencias mixtas contienen características tanto de demencia cortical como subcortical.

3.9. Tipos comunes de delirio

El delirio puede manifestarse por razones infecciosas como la neumonía, la infección del tracto urinario, la sepsis, la meningitis/encefalitis, la hipertermia o la hipotermia. En el caso de delirio debido a factores metabólicos y endocrinos, los ejemplos incluyen la hiponatremia o hipernatremia, hipoglucemia o hiperglucemia, insuficiencia hepática o renal, trastornos electrolíticos, endocrinopatías (hipotiroidismo e hipertiroidismo), coma mixedematoso e hipoxia/anoxia.

Por consecuencia de lesiones estructurales del SNC, las lesiones ocupantes de espacio, las complicaciones de procedimientos neuroquirúrgicos y las convulsiones —especialmente el estado epiléptico no convulsivo— son posibles determinantes.

Debido a toxicidad o abstinencia de drogas, el delirio puede manifestarse por abuso de sustancias (p. ej., alcohol, heroína, alucinógenos), medicamentos prescritos (sedantes/narcóticos, anticolinérgicos), abstinencia (p. ej., alcohol, benzodiacepinas), polifarmacología, efectos secundarios de medicamentos (litio, ácido valproico, carbamazepina, toxicidad por fenitoína y fármacos de acción serotoninérgica), entre otros.

La cirugía iatrogénica y factores ambientales, como los procedimientos ortopédicos y cardíacos, y las deficiencias nutricionales pueden ocasionar delirio, como ocurre en la encefalopatía de Wernicke, y en deficiencias de vitamina B12 y folato.

Cause	Examples
Neurodegenerative	• Alzheimer's disease • Parkinson's disease • Huntington disease • Pick's disease • Lewy body dementia
Vascular	• Multi-infarct dementia • Subcortical small vessel
Infectious	• Creutzfeld-Jakob disease • HIV dementia • Progressive multifocal encephalopathy
Normal pressure hydrocephalus	• Normal pressure hydrocephalus
Nutritional/alcoholic	• Wernicke-Korsakoff • B12, thiamine, folate deficiency
Metabolic	• Hepatic disease • Thyroid disease • Renal disease
Traumatic	• Head injury

Tabla 3.2. Clasificación de las demencias por causas.

4. Diagnóstico clínico del delirio

El diagnóstico de delirio puede pasar desapercibido por los servicios de medicina general y cirugía. Un 40-60 % de los casos remitidos a la consulta psiquiátrica son infradiagnosticados en los servicios de medicina general y cirugía. La elaboración del diagnóstico de delirio se vuelve compleja debido al hecho de su amplio espectro de manifestación sintomatológica clínica. En las diversas manifestaciones clínicas del delirio, la incapacidad de mantener la atención o concentrarse en una tarea, la inversión del ciclo de sueño y vigilia, los cambios conductuales y la desorientación están presentes.

El deterioro de la atención interfiere en la capacidad del paciente para procesar información. Como consecuencia, los pacientes no pueden almacenar o recuperar información, aunque no sufran un proceso de demencia. A veces, el clínico puede malinterpretar los cambios cognitivos como una negativa a cooperar con la entrevista o el examen. A partir de la definición de Sophia Wang y Silvana Riggio (2011), los pacientes con delirio pueden presentar síntomas psicóticos, síntomas maníacos o depresivos, que pueden confundirse con un trastorno psicótico o del estado de ánimo primario. La mitad de los casos de delirio considerados delirio hipoactivo, en diversos casos, están relacionados con un diagnóstico erróneo de depresión en la consulta psiquiátrica inicial. Las características clínicas del delirio —el inicio rápido, la breve duración, el curso fluctuante y el nivel de conciencia alterado— son fundamentales en el diagnóstico diferencial del delirio frente a la demencia, aunque a veces pueden coexistir. Además, en los pacientes con demencia subyacente, la sintomatología del delirio puede persistir hasta 12 meses o más, lo que hace el diagnóstico más difícil.

El apoyo de familiares y amigos ayuda a maximizar el diagnóstico y facilita la elaboración del plan de tratamiento. Para eso, se debe elaborar una anamnesis clínica detallada, incluir las comorbilidades médicas y psiquiátricas, el historial de drogas, la farmacoterapia e información adicional y corroborativa de los familiares, amigos y cuidadores. A lo largo de las consultas se debe elaborar la documentación cuidadosa del estado mental de los pacientes a partir del enfoque multidisciplinario, para facilitar la identificación y el registro de las fluctuaciones en el estado mental del paciente. A menudo, se consulta a los servicios de psiquiatría o neurología cuando se ha realizado el trabajo inicial negativo. El estudio debe incluir hemograma completo, electrólitos, mediciones del perfil renal y hepático, pruebas de función tiroidea, vitamina B12 y folato. En casos donde sea necesario, los exámenes toxicológicos de orina, neuroimagen y punción lumbar; el EEG también debe ser utilizado para la corroboración del diagnóstico clínico o diferencial, especialmente entre delirio y demencia.

El deterioro cognitivo de base en algunos pacientes presupone un desafío para el diagnóstico de delirio en esa población. Aproximadamente un 25 % de los pacientes con delirio presentan también demencia. El diagnóstico precoz posibilita el tratamiento específico y necesario de la lesión subyacente según su causa. Aunque haya constantes fluctuaciones del estado mental y atencional del paciente, la corta duración, que es característica del cuadro, facilita la recuperación del paciente al regresar a su línea de base después de corregida la causa del delirio. En los cuadros de delirio de causa orgánica debido al deterioro neurológico adyacente, es complejo predecir el curso clínico del delirio. Algunos estudios de Fong *et al.* (2009) confirman que la presencia de episodios de delirio acelera el deterioro cognitivo.

El EEG es una herramienta técnica que permite al clínico identificar los cambios inexplicables en el estado mental y es fundamental como examen complementario en la práctica clínica neuropsiquiátrica en cuadros de delirio. Aunque el enlentecimiento de la actividad de fondo del EEG durante el sueño, la somnolencia o la hiperventilación es un patrón normal, alteraciones como el enlentecimiento del ritmo alfa posterior durante la vigilia sugieren una enfermedad con alteración electroencefalográfica difusa, que puede cursar paralelamente con los cuadros de delirio. El enlentecimiento difuso y la pérdida de reactividad al abrir y cerrar los ojos se agravan al paso que progresa el cuadro de encefalopatía. El enlentecimiento observado suele ser intermitente o periódico, como en la actividad delta rítmica intermitente frontal (FIRDA; Niedermeyer y Lopes da Silva, 2005). Las alteraciones encontradas, como la FIRDA en el EEG, generalmente se asocian al grado de afección a nivel de conciencia, independientemente de la etiología subyacente. En casos excepcionales, como en pacientes con delirio secundario a la abstinencia de alcohol o drogas, se registra predominantemente la actividad rápida de bajo voltaje (Boutros, 1996).

Es importante atentarse al hecho de que los niveles no tóxicos de psicotrópicos no causan un enlentecimiento significativo en los registros de EEG. En pacientes neuropsiquiátricos con delirio de inicio agudo y enlentecimiento difuso en el EEG, estas alteraciones indican la presencia de delirio y no necesariamente alteraciones decurrentes del uso de psicotrópicos. Determinadas alteraciones de EEG pueden correlacionarse con otras causas subyacentes específicas, como la encefalopatía tóxico-metabólica, la encefalitis herpética, la toxicidad por litio u otros medicamentos, o trastornos convulsivos.

Las alteraciones comúnmente encontradas en pacientes con delirio son descritas en la Tabla 4.1. Un resultado de EEG considerado normal no excluye el diagnóstico de delirio; además, puede ser definitivo al confirmar o descartar una enfermedad neuropsiquiátrica, como el delirio o incluso trastornos del estado de ánimo, ansiedad o trastorno psicótico, como factor causante del cambio en el estado mental.

Si el trabajo inicial para el delirio es negativo, una causa importante que debe ser descartada en el EEG es el estado epiléptico no convulsivo (NCS). En el NCS son característicos los cambios en el estado mental de diversos grados y sin actividad motora o con actividad motora limitada, de diagnóstico electroencefalográfico asociado. Son dos los tipos principales de NCS:

1. **Estado de ausencia**: hay presencia de crisis continuas o casi continúas generalizadas, rítmicas, bilateralmente sincrónicas, con descargas de punta-onda de 3 por segundo, específicamente sobre las regiones frontales. A veces, 2 o 3 complejos de ondas-punta por segundo, como disparos de actividad rítmica, punta-onda arrítmicas o actividad polipunta.
2. **Estado parcial complejo**: el EEG tiende a caracterizar un enlentecimiento rítmico, ondas agudas y lentas rítmicas o picos rítmicos.

Además del diagnóstico de NCS, el EEG puede ser especialmente útil para el trabajo diagnóstico del delirio de otras causas, sobre todo metabólicas, endocrinas, infecciosas y tóxicas. Las alteraciones metabólicas a menudo se deben a alteraciones electrolíticas y fallo de órganos diana. Las anormalidades electrolíticas son frecuentes, con mayor prevalencia entre los adultos mayores o médicamente enfermos. La hiponatremia y la hipocalcemia pueden conducir a EEG difuso lento y actividad epileptiforme.

Causas y hallazgos en el EEG
Infección: **Meningitis bacteriana aguda/encefalitis:** enlentecimiento de la actividad fondo difusa de leve a grave: actividad epileptiforme paroxística de fondo **Encefalitis por herpes simplex:** desorganización del ritmo de fondo con excesiva actividad delta mixta y complejos periódicos de alta amplitud. Los cambios pueden ser focalizados o lateralizados con predominio sobre la región temporal, complejos focales nítidos, nítidos y lentos o el pico de la actividad puede estar presente en la región temporal; descargas epileptiformes lateralizadas periódicas.
Metabólico y endocrino:
Hipoglucema: diferentes grados de desaceleración a veces combinados con actividad epileptiforme.
Hiperglucemia/ diabético avanzado: coma, enlentecimiento mixto de la actividad de fondo, actividad de punta onda excesivamente rápida.
Encefalopatía hepática: ondas trifásicas, en etapas posteriores, enlentecimiento excesivo con predominio de frecuencias theta y delta
Uremia aguda: enlentecimiento del ritmo básico posterior y exceso de disparos de ondas theta mixtas, disparos de actividad lenta y aguda, bilateralmente sincrónicas y actividad de onda punta.
Uremia crónica: enlentecimiento difuso, cambios en el sueño; disparos generalizados de onda punta; Actividad aguda del vértice de alta voltaje durante el sueño; falta de husos en la etapa 2 del sueño; disparos de ondas lentas paroxísticas de alto voltaje al despertar.
Hipocalcemia/hiponatremia: enlentecimiento difuso
Hipertiroidismo aumento de la frecuencia alfa y de las actividades rápidas
Hipotiroidismo/coma mixedematoso: Actividad lenta de bajo voltaje, respuesta al bloqueo alfa es pobre o ausente.
Toxicidad de drogas:
Abstinencia de barbitúricos: actividades paroxísticas generalizadas transitorias con presencia de puntas, especialmente con estimulación fótica.
Toxicidad por litio: enlentecimiento del ritmo alfa y enlentecimiento generalizado paroxístico, generalmente acompañado de puntas.

Tabla 4.1. Causas y hallazgos en el EEG

4.2. Diagnóstico clínico y EEG en la demencia

El EEG es una herramienta valiosa en el tratamiento de la demencia, ya que puede distinguirla del delirio o de un diagnóstico psiquiátrico primario, como un trastorno del estado de ánimo, de ansiedad o psicótico. Los psiquiatras son consultados con frecuencia en pacientes con alteraciones del comportamiento, especialmente en la población geriátrica, y se les solicita que evalúen el posible origen de sus síntomas. Un gran desafío diagnóstico es determinar si un trastorno psiquiátrico primario, una demencia o ambos contribuyen a estas manifestaciones clínicas. El EEG puede formar parte de un enfoque multidisciplinario para abordar esta cuestión.

Puede detectar comorbilidades subyacentes que desempeñan un papel en la presentación clínica, mejorar la precisión diagnóstica en pacientes con trastornos cognitivos, proporcionar información pronóstica en ciertos casos de demencia y guiar a los médicos en la planificación del tratamiento. La correlación clínica es esencial, ya que el momento del proceso y los síntomas asociados suelen ser fundamentales para distinguir la demencia del delirio. La precisión en la interpretación del EEG depende de la experiencia del clínico, pero, más importante aún, de la historia clínica que se proporcione, de modo que los hallazgos puedan contextualizarse clínicamente.

El EEG en la demencia se caracteriza inicialmente por un enlentecimiento del ritmo de fondo con una frecuencia inferior a 8 Hz. Este patrón puede asociarse con una disminución de la actividad beta y con actividad theta y delta excesiva entremezclada, cuya cantidad varía según la severidad. A medida que la enfermedad progresa, el ritmo de fondo se vuelve más desorganizado y, en ocasiones, incluso desaparece. Los mecanismos cerebrales responsables de la mayoría de estos patrones de enlentecimiento aún se desconocen.

4.3. La neuroimagen estructural en la enfermedad de Alzheimer

Muchos investigadores han estudiado la morfometría cerebral utilizando imágenes por resonancia magnética (RM), ya que la resolución de una exploración anatómica de todo el cerebro aumenta con un tiempo de adquisición más corto. La enfermedad de Alzheimer (EA) se caracteriza por el grado de afectación y una progresión que pueden evaluarse con precisión mediante un examen de atrofia basado en RM, según Frisoni *et al.* (2010). Sin embargo, la evaluación visual puede pasar por alto cambios estructurales debido a variaciones en la configuración neuroanatómica de distintos cerebros. Además, el examen ocular apenas puede detectar pequeños cambios de atrofia longitudinal y transversal en la EA.

En el pasado, se ha utilizado la volumetría manual para detectar la atrofia hipocampal, uno de los indicadores clave en los criterios de diagnóstico actualizados del Instituto Nacional sobre el Envejecimiento-Asociación de Alzheimer (National Institute on Aging-Alzheimer's Association), para sortear estas limitaciones de la inspección visual. Varios ensayos clínicos con posibles modificadores de la enfermedad emplean actualmente la tasa de atrofia del hipocampo como medida de resultado secundaria. Aunque se utilice el método establecido para evaluar la atrofia del hipocampo por un especialista, pueden presentarse diferencias no deseadas en las mediciones volumétricas. Se ha realizado un esfuerzo internacional reciente para unificar las técnicas actuales de volumetría manual del hipocampo con el objetivo de reducir dichas diferencias entre evaluadores humanos. No obstante, la volumetría manual aún requiere mucho tiempo, lo que impide su uso como método estándar en la práctica clínica.

En los últimos 15 años, los métodos de morfometría basados en superficies han permitido una cuantificación más precisa de la materia gris en el cerebro humano. Gracias a los avances tecnológicos, ahora es posible cuantificar la materia gris de forma más automatizada. Basándose en datos de RM, programas de software como **FreeSurfer** (Fischl *et al.*, 2002; http://surfer.nmr.mgh.harvard.edu/) ofrecen medidas de las características de la materia gris cortical y subcortical. Esta morfometría basada en la superficie es capaz de medir no solo el volumen, sino también el grosor cortical.

Utilizando este método, Fujishima *et al.* (2002) descubrieron que las personas con deterioro cognitivo leve presentan cortezas más delgadas en el área entorrinal izquierda, el lóbulo temporal medial anterior y la circunvolución próxima a la amígdala, lo cual se correlacionó con una memoria episódica deficiente y un estado depresivo. Además, se ha desarrollado recientemente un análisis de resonancia magnética llamado **segmentación automática de subcampos del hipocampo (ASHS)**. Este puede consultarse en el enlace: [https://sites.google.com/site/hipposubfields/], que permite evaluar automáticamente los subcampos del hipocampo y las subregiones corticales circundantes (fig. 4.3.1).

Sin embargo, estas herramientas de software tampoco se usan con frecuencia, ya que el flujo de trabajo volumétrico para una sola investigación de RM puede tardar entre 10 y 30 horas. La **morfometría basada en vóxeles (MBV o VBM)** puede utilizarse actualmente para diagnosticar la EA en entornos clínicos típicos, aunque solo ofrece indicadores estadísticos en lugar de mediciones de volumen absoluto.

Sobre esta técnica, Ashburner (2000) concluye que es importante porque proporciona un examen imparcial y exhaustivo de las variaciones estructurales en todo el cerebro, sin favorecer ninguna estructura en particular. El objetivo es aplicar los métodos estándar de VBM, que incluyen RM y el software de mapeo paramétrico estadístico (SPM), para estudios de comparación entre el envejecimiento normal y la EA (http://www.fil.ion.ucl.ac.uk/spm/). Como alternativa a la RM, se sugiere un nuevo método de VBM basado en **tomografía computarizada (TC) de rayos X**.

Finalmente, como complemento a la evaluación clínica de la EA, se presenta en detalle un software independiente de VBM que puede ejecutarse en sistemas operativos Windows.

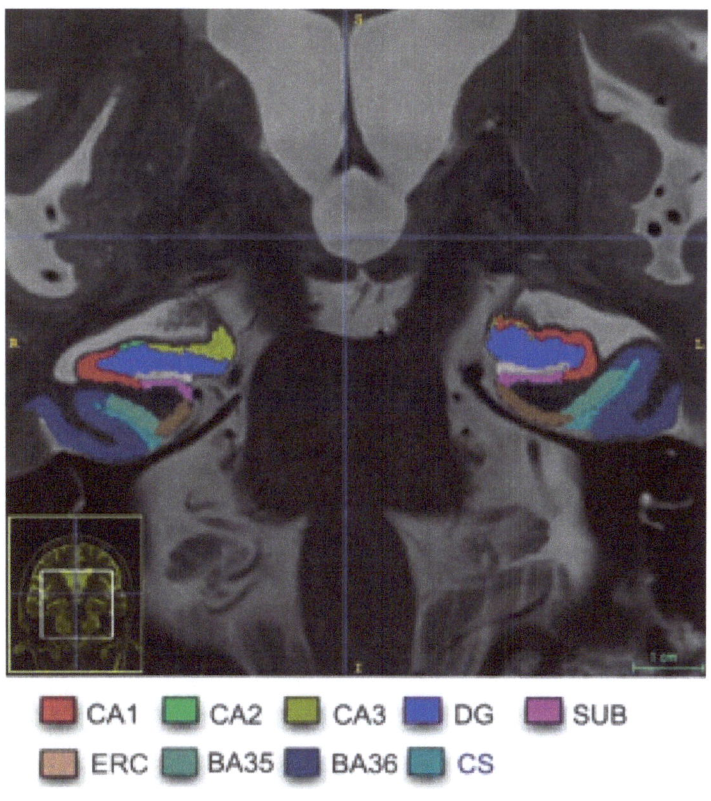

Fig. 4.3.1. Segmentación del subcampo a partir de una imagen ponderada en T2 de alta resolución. En las subregiones corticales circundantes y los subcampos del hipocampo, es concebible la volumetría automática. La corteza perirrenal está formada por las siguientes estructuras: CA (cornu ammonis), DG (dentate gyrus), SUB (subiculum), ERC (entorhinal cortex), BA35/36 (Brodmann area 35/36) y CS (colateral sulcus).

4.4. Morfometría basada en vóxeles y optimizada

La MBV (morfometría basada en vóxeles) en la RM se utiliza para obtener datos de MRI ponderados en T1 volumétricos tridimensionales para MBV con imágenes de grosor de 1-1,5 mm sin espacio entre los cortes. Por lo general, la matriz de imágenes es 256 × 256, con partición de la sustancia gris, materia blanca y líquido cefalorraquídeo (LCR), a través de estandarización anatómica de todas las imágenes en el mismo espacio estereotáctico, mediante una transformación lineal, deformación y suavizado no lineal y, finalmente, un análisis estadístico que compone el mapeo cerebral volumétrico (VBM) de datos de resonancia magnética. La técnica produce como resultado un mapa paramétrico estadístico.

La técnica de MBV optimizada fue creada para eliminar áreas con materia no gris mal segmentada. Antes de la normalización anatómica y la posterior segmentación, los vóxeles no cerebrales se eliminan con la adición de procedimientos de preprocesamiento adicionales. Se utiliza una serie de operaciones morfológicas completamente automatizadas después de la segmentación inicial para eliminar los vóxeles no cerebrales desconectados en el cráneo y el seno venoso dural de las imágenes segmentadas. La segmentación inicial consiste en segmentar las imágenes de RM estructurales originales en el espacio originario, en imágenes de materia gris y blanca. Las divisiones de materia gris y blanca en el espacio nativo se recuperan de las imágenes generadas.

Las plantillas de materia gris/blanca se utilizan para estandarizar las imágenes de materia gris/blanca segmentadas recuperadas, evitando cualquier contribución de vóxel no cerebral y permitiendo la mejor estandarización anatómica de la materia gris y blanca. Las imágenes estructurales originales de todo el cerebro en el espacio nativo se someten una vez más a los parámetros de estandarización ajustados para permitir una segmentación ideal. Las particiones segmentadas de materia gris y blanca y LCR de las imágenes estructurales del cerebro completo, óptimamente estandarizadas en el espacio estereotáctico, se someten a continuación a una segunda extracción de imágenes de materia gris/blanca segmentadas estandarizadas.

Debido a que los vóxeles no cerebrales del cuero cabelludo, el cráneo o los senos venosos en las imágenes normalizadas de todo el cerebro aún pueden estar presentes fuera de los bordes del cerebro en las imágenes segmentadas de materia gris/blanca, el procedimiento de extracción del cerebro se repite en esta etapa. El tamaño de algunas regiones del cerebro puede aumentar, mientras que el de otras regiones puede disminuir como resultado de la normalización espacial no lineal basada en transformadas de coseno discretas. Se agrega una etapa de procesamiento adicional para mantener el volumen de un determinado tejido dentro de un vóxel. Para hacer esto, los valores de vóxel de las imágenes segmentadas deben multiplicarse (o modularse) por los determinantes jacobianos obtenidos del paso de estandarización anatómica.

En la práctica, los estudios de datos modulados prueban la concentración de materia gris, mientras que los análisis de datos no modulados prueban la cantidad absoluta (volumen) de materia gris. A continuación, cada imagen segmentada, modulada y correctamente estandarizada se suaviza utilizando un núcleo gaussiano isotrópico con un ancho total máximo de 12 mm (full width at half maximum, FWHM). El proceso de suavizado ayuda a compensar la falta de precisión de la estandarización anatómica. Además, hace que los datos se distribuyan de forma más normal, mejorando la validez de las pruebas estadísticas paramétricas.

4.5. MVB en el uso de SPM8 y DARTEL (registro anatómico difeomorfo usando álgebra de Lie exponencial)

DARTEL es un enfoque de registro de imágenes difeomorfas que se implementa en SPM8, como relata Ashburner (2007). Se ha incorporado a la formulación una opción para estimar deformaciones consistentes inversas. El método de Levenberg-Marquardt se utiliza para resolver este registro no lineal, que se ve como un problema de optimización local. Los cálculos pueden usar un método rápido de escalado y cuadratura porque el marco de velocidad euleriana es constante. El registro entre sujetos se mejora con este método.

Para MBV que emplea SPM8 más DARTEL tanto para investigación transversal como longitudinal, la caja de herramientas MBV8 está disponible en http://dbm.neuro.uni-jena.de/vbm8/. El proceso de segmentación implementado en SPM8 se utilizó para clasificar las imágenes ponderadas en T1 en materia gris, materia blanca y LCR, en el procedimiento SPM8 más DARTEL, cuyos tejidos son importados de DARTEL, así como las versiones espaciales originales.

En comparación con la biblioteca de software de FMRIB y las aplicaciones de software FreeSurfer, la caja de herramientas SPM8 y MBV8 ofrece una precisión y confiabilidad de segmentación superiores. Se utilizó el procedimiento «DARTEL (hacer plantillas)» para generar los campos de flujo (que codifican las formas) y una serie de imágenes de plantilla, utilizando las versiones importadas de DARTEL de materia gris y blanca. Usando millones de parámetros para modelar la forma de cada cerebro, DARTEL mejora la precisión de la alineación entre sujetos en esta etapa. La materia gris y la materia blanca se alinean simultáneamente en DARTEL para alinear las imágenes.

Los campos de flujo final y las plantillas obtenidas en la etapa mencionada anteriormente se emplean para producir imágenes suavizadas (FWHM de 8 mm), moduladas, normalizadas espacialmente y con escala jacobiana de materia gris y blanca, recortadas a tamaño de vóxel isotrópico en el espacio del Instituto Neurológico de Montreal. Otros métodos populares de deformación no lineal, como MBV optimizado, no alcanzan a DARTEL en términos de precisión de registro (Klein *et al.*, 2009).

4.6. MVB en el envejecimiento normal

Comprender los mecanismos que subyacen a estos cambios y caracterizar mejor las enfermedades neurológicas cuyo riesgo aumenta con la edad requiere un estudio de la distribución y del curso temporal de las alteraciones que tienen lugar en el cerebro normal con el envejecimiento. El desarrollo de algoritmos MVB para datos estructurales de MRI ha permitido discernir patrones regionales de cambios en el volumen de la sustancia blanca y gris con mayor sensibilidad.

La mayoría de los estudios han utilizado un corte transversal, en el que las conclusiones sobre cómo el proceso de envejecimiento altera la estructura del cerebro a lo largo del tiempo se extraen de las correlaciones entre el volumen y la edad en puntos de tiempo particulares. Los estudios transversales invariablemente muestran cierta superposición en los cambios de volumen regionales que ocurren con la EA y el envejecimiento normal, aunque, para Raji *et al.* (2009), las mismas muestras de sujetos deben usarse para grandes estudios MVB longitudinales que recopilen mediciones de resonancia magnética en serie a lo largo del tiempo (Raz *et al.*, 2005).

Los cambios en el volumen de materia gris con el envejecimiento han sido objeto de numerosos experimentos usando MVB (fig. 4.6.1). Se ha observado una correlación negativa lineal entre el volumen y la edad en la mayoría de las regiones corticales, particularmente en las regiones frontal e insular, como relata Resnick *et al.* (2003). Por el contrario, numerosos informes han descubierto la preservación del volumen de materia gris en estructuras particulares, incluidos el hipocampo, el tálamo y la amígdala (Matsuda *et al.*, 2003).

La importancia funcional de los circuitos límbico-tálamo en la integración sensorial, la excitación, la emoción y la memoria es consistente con la conservación relativa de estas regiones subcorticales paralímbicas o límbicas. Esta preservación en regiones con maduración temprana puede apoyar la idea de que las regiones corticales con maduración tardía son más susceptibles a las alteraciones morfológicas provocadas por el envejecimiento. Estas características relacionadas con la edad podrían haber existido en etapas más tempranas de la edad adulta. Las áreas prefrontales durante la vida no anciana exhibieron una pérdida de volumen lineal con el envejecimiento, pero la región temporal media mostró retención de volumen (Terribilli *et al.*, 2011). Incluso durante la adolescencia, el volumen de la corteza disminuyó con la edad.

En la radiación talámica anterior, las cantidades intrínsecas de materia blanca mostraron de manera similar una asociación negativa lineal con el avance de la edad a lo largo de la edad adulta en las cápsulas externa e interna, el cerebelo y el pedúnculo cerebral, en estudios de Giorgio *et al.* (2010). Por el contrario, el fascículo longitudinal superior y la corona radiada superior mostraron conexiones no lineales entre el volumen de sustancia blanca y la edad. La idea de que la sustancia blanca continúa desarrollándose más allá de la adolescencia y alcanza su punto máximo en la cuarta década es compatible con la asociación no lineal en forma de U invertida entre la edad y un pequeño aumento durante la edad adulta.

Se descubrió un aumento considerable de sustancia blanca en la sustancia blanca frontal que está conectada bilateralmente por el cuerpo calloso en un estudio longitudinal realizado durante un período de 2,5 años durante la adolescencia (Giorgio *et al.*, 2010). Es importante tener en cuenta que, en las cápsulas externa e interna, el cerebelo y el pedúnculo cerebral, en las regiones temporoparietales, la deshidratación puede causar una pérdida considerable y generalizada del volumen de la sustancia blanca (Streitbürger *et al.*, 2012).

Por lo tanto, para prevenir los posibles efectos adversos de la deshidratación, se debe controlar el estado de hidratación de las personas en las investigaciones de MVB que buscan alteraciones de la sustancia blanca. Como se indicó anteriormente, las mediciones tanto del grosor cortical como del MVB se utilizan para evaluar la morfología de la materia gris cerebral. Los cambios de volumen de materia gris locales encontrados usando MVB se comparan con los cambios de materia gris identificados usando mediciones de espesor cortical basadas en vóxeles.

Al examinar el envejecimiento saludable, tanto el grosor cortical basado en vóxeles como el MVB producen resultados que, en general, son consistentes. Sin embargo, el grosor cortical basado en vóxeles ofrece una medición más sensible de la pérdida de materia gris relacionada con la edad en comparación con el MVB. Mientras que el MVB proporciona una medida mixta de materia gris que comprende el área de la superficie cortical o el pliegue cortical, así como el grosor cortical, el grosor cortical basado en vóxeles mide únicamente el grosor cortical.

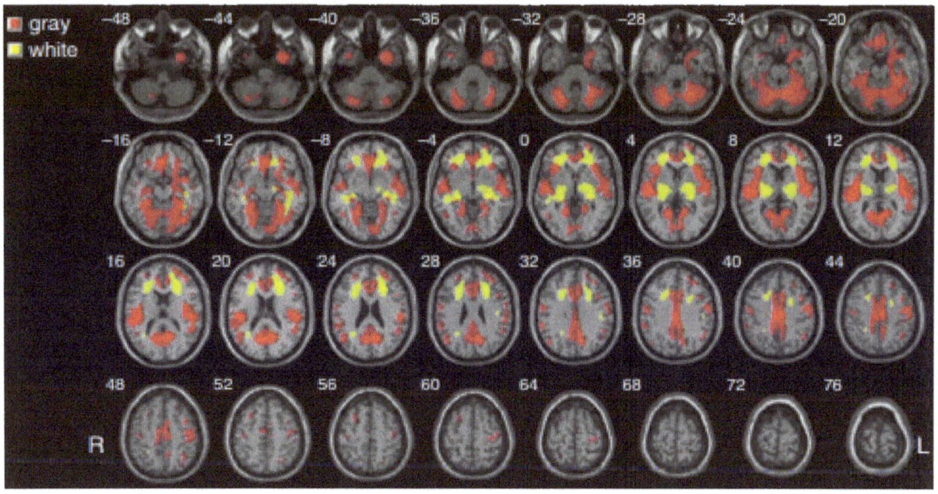

Fig. 4.6.1. La materia gris y blanca en controles sanos muestra atrofia debido al envejecimiento. La ínsula y la corteza frontal (rojo), la radiación talámica y la sustancia blanca frontal profunda (amarillo), respectivamente, mostraron la correlación negativa más fuerte entre el volumen de la materia gris y la materia blanca con el avance de la edad en 93 voluntarios sanos de entre 38 y 85 años, utilizando el umbral de H. Matsuda y E. Imabayashi para los síntomas clínicos.

4.7. MVB en la enfermedad de Alzheimer

Los datos de resonancia magnética estructural de atrofia cerebral son biomarcadores prospectivos para monitorear la progresión de la enfermedad del paciente con EA. De acuerdo con el método de estadificación de Braak (2009), el desarrollo de atrofia sigue el patrón convencional de aumento de los ovillos neurofibrilares.

Según la teoría, la producción de ovillos neurofibrilares ocurre en seis etapas. Las etapas I y II involucran el área transentorrinal, que está ubicada en el borde lateral de la corteza entorrinal y funciona como un puente entre la neocorteza temporal y la alocorteza entorrinal. El área entorrinal, que se encuentra entre el hipocampo y la región transentorrinal, cubre tanto la circunvolución ambiental como las áreas anteriores de la circunvolución parahipocampal.

Se puede observar una afectación significativa de las áreas entorrinal y transentorrinal en los estadios III y IV, junto con cambios mínimos en el hipocampo y esencialmente sin anomalías neocorticales. Según sus evaluaciones clínicas, muchas personas en esta etapa de la vida tienen funciones cognitivas deterioradas. Los estadios V y VI demuestran la participación de las regiones de asociación neocorticales. Estas etapas están de acuerdo con los criterios normativos para la validación neuropatológica del diagnóstico clínico de EA.

Numerosos estudios han utilizado MVB para demostrar cómo estos estadios de Braak se corresponden con la progresión de la atrofia en la EA. En un estudio de la Iniciativa de Neuroimagen de la Enfermedad de Alzheimer (ADNI), Noh (2012) informó que las puntuaciones compuestas de la función ejecutiva y la atrofia de la materia gris en los lóbulos parietal y temporal están significativamente correlacionadas, al igual que las puntuaciones compuestas de memoria de la batería neuropsicológica ADNI.

Las investigaciones de MVB ante mortem de Whitwell (2012) en pacientes con patología de EA distinguieron tres subtipos: EA normal, EA que respeta el hipocampo y EA con predominio límbico, en función de la distribución de los ovillos neurofibrilares. La EA con preservación del hipocampo difiere de la EA convencional en que exhibe el patrón opuesto, con más ovillos neurofibrilares y atrofia en la corteza, y menos en el hipocampo.

Entre los subgrupos, la EA con predominio límbico suele ser de inicio tardío, mientras que la EA con preservación del hipocampo es de inicio temprano. Esta distinción aclara por qué los pacientes con EA de inicio temprano muestran síntomas clínicos distintivos asociados con una afectación significativa de la corteza de asociación. La afectación de la materia gris difiere topográficamente entre la EA de inicio temprano y la de inicio tardío, según numerosos investigadores (Ishii, 2005; Frisoni, 2007).

Según los informes, los cambios en la materia gris en la EA son más prominentes que los cambios en la materia blanca. En un metanálisis de investigaciones de MVB de anomalías en el volumen de la sustancia blanca en la EA, el cuerpo calloso posterior, la sustancia blanca temporal derecha que se extiende hasta la circunvolución parahipocampal, y la circunvolución parahipocampal izquierda revelaron disminuciones de volumen significativas. Alrededor de estos déficits en el volumen de la materia blanca hay una serie de regiones formadoras de memoria, incluidas la corteza entorrinal, la amígdala y las regiones del hipocampo.

Se desconoce el mecanismo subyacente a la atrofia de la sustancia blanca relacionada con la EA. Según una explicación, la degeneración de la materia gris provoca la desmielinización, lo que da como resultado la atrofia de la materia blanca, porque estas regiones albergan conexiones eferentes tanto del hipocampo como de la amígdala. Otra afirmación es que la pérdida de sustancia blanca en la EA contribuye a la aparición de disfunción cortical. La degradación de la materia blanca en la EA hace que las redes cognitivas en áreas corticales y subcorticales se desconecten, lo que afecta la función cognitiva en los pacientes con EA.

4.8. MVB en el uso de la tomografía computarizada de rayos X

Básicamente, la tomografía computarizada de rayos X se utiliza en procedimientos de diagnóstico de demencia para detectar anomalías estructurales significativas en el cerebro, causadas por hemorragias intracraneales e intracerebrales, tumores, edema o enfermedades orgánicas. Sin embargo, en la actualidad, la resonancia magnética se emplea principalmente para esos fines.

En términos de costo, disponibilidad y resolución espacial, la tomografía computarizada de rayos X todavía tiene una ventaja sobre la resonancia magnética. Aunque se escanean con diferentes equipos o procedimientos, las imágenes de rayos X del cerebro por TC son más homogéneas y muestran menos distorsión que las imágenes de RM. Además, las nuevas investigaciones que utilizan máquinas híbridas, como la tomografía computarizada por emisión de fotón único (SPECT/TC) o la tomografía por emisión de positrones (PET/TC), han producido datos de TC de rayos X.

Godfrey Hounsfield, un ingeniero eléctrico de Inglaterra creó la tomografía computarizada de rayos X en 1967. La unidad Hounsfield (HU), que sirve como definición de la escala utilizada para cuantificar la radiodensidad, lleva su nombre. El método de escala proporcional se utiliza para calcular la atenuación de los rayos X. El grado de HU del aire y del agua se define como −1000 y 0 HU, respectivamente. Aunque la capacidad de la tomografía computarizada de rayos X para diferenciar los tipos de tejido es menor que la de la resonancia magnética, todavía es de 2 a 4 HU, lo que representa más del 10 % de diferencia entre la sustancia gris y la blanca. En la tomografía computarizada de rayos X del cerebro, esta diferencia puede aprovecharse para separar la materia gris y blanca y habilitar la MVB.

4.9. Parámetros del escaneo

Desde la perspectiva de la protección radiológica, la dosis de radiación para la captura de datos de TC de rayos X debe mantenerse lo más baja posible en la práctica. Si bien la TC de rayos X de baja dosis utilizada para PET/TC o SPECT/TC no es suficiente para la segmentación, la dosis típica de rayos X cerebrales utilizada en radiología clínica sí lo es.

Las especificaciones de ejemplo incluyen un avance de mesa de 3 mm por revolución del pórtico, una configuración de detector de 6 por 2 mm, un tiempo de rotación del pórtico de 1,0 s, 130 kV, 150-240 mA·s y un paso de haz de 0,5:1. Con retroproyección filtrada, un campo de visualización de 25 cm y un tamaño de matriz de reconstrucción de 512 × 512, las imágenes se reconstruyeron con un grosor de 3 mm. Los factores importantes son la calidad de la imagen y el grosor de los cortes pequeños. Finalmente, el proceso de segmentación reduce el tamaño del vóxel de la imagen a unos 2 mm. A la luz de esto, aunque la resolución de los ejes x e y es suficiente, el eje z debe intercalarse.

5. Segmentación y preprocesamiento de imágenes

Las imágenes de TC de rayos X se preprocesaron con Image J (http://rsb.info.nih.gov/ij) antes de segmentarlas con SPM12. Este software se utiliza para cambiar la escala de los tamaños de vóxel a aproximadamente 2 × 2 × 2 mm, que es el tamaño de los mapas de probabilidad de tejido en SPM12, y para recortar los márgenes de la cabeza.

Se emplea el módulo de segmentación de SPM12 para extraer materia gris y blanca. El elemento de regularización de sesgo se estableció en «Regularización extremadamente fuerte»; el FWHM de sesgo, en «Sin corrección»; el número de gaussianas para cada mapa de probabilidad de tejido, en «No paramétrico», y la distancia de muestreo se redujo a «2».

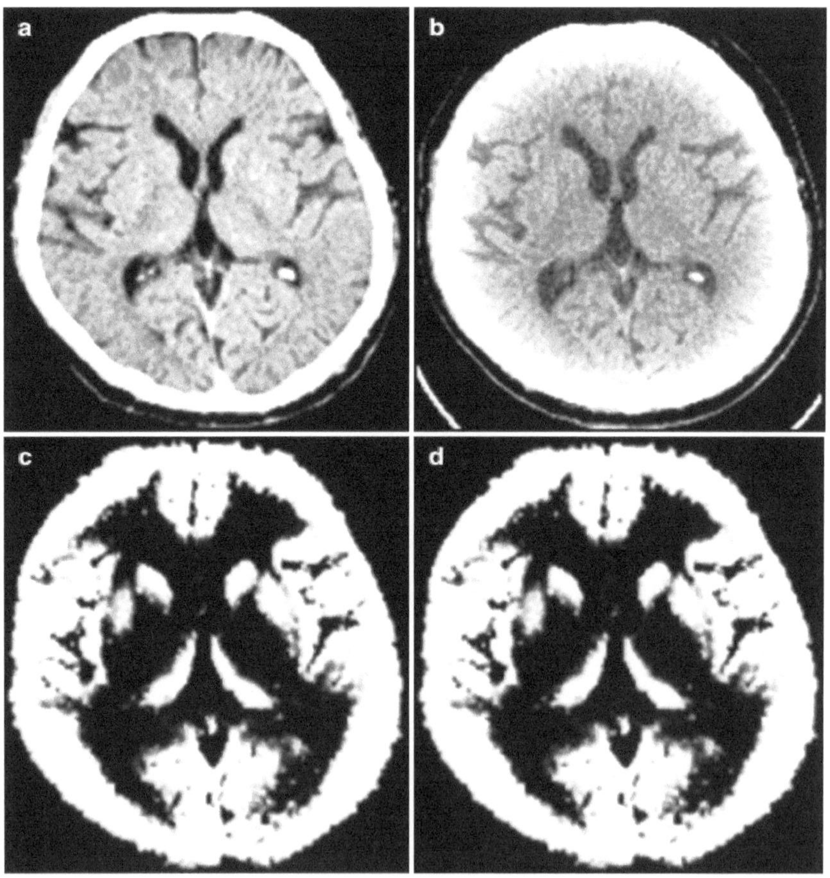

Fig. 5.1. Imágenes de TC que se pueden segmentar bien (a) y mal (b). Ambas imágenes se obtienen del mismo sujeto con diferentes parámetros. Un ejemplo de parámetros de escaneo se muestra en la imagen (a): en el modo de exploración helicoidal, tiempo de rotación del pórtico de 1,0 s, 130 kV, 150-240 mA·s (miliamperios por segundo), paso de haz de 0,5:1, avance de mesa de 3 mm por rotación del pórtico y una disposición de detector de 6 × 2 mm.

(c) Imagen cortical segmentada de (a).
(d) Imagen cortical segmentada de (b).
Para MVB, la calidad de imagen en (d) es insuficiente.

En la Figura 5.1.1. se muestra una imagen de muestra del resultado de la segmentación aplicada en una tomografía computarizada en comparación con una resonancia magnética. A la estandarización anatómica de las imágenes segmentadas de materia gris de la tomografía computarizada de rayos X le siguió un suavizado con un núcleo gaussiano isotrópico, para aprovechar el efecto de volumen parcial y producir un espectro de intensidades de materia gris. Las densidades de la materia gris son comparables al promedio ponderado de gris. Las intensidades regionales pueden considerarse comparables a los volúmenes de materia gris en resonancia magnética, ya que corresponden a vóxeles dentro del volumen determinado por el núcleo de suavizado (Ashburner, 2000; Ohnishi, 2001). Estas imágenes pueden ser sometidas a un análisis basado en vóxeles.

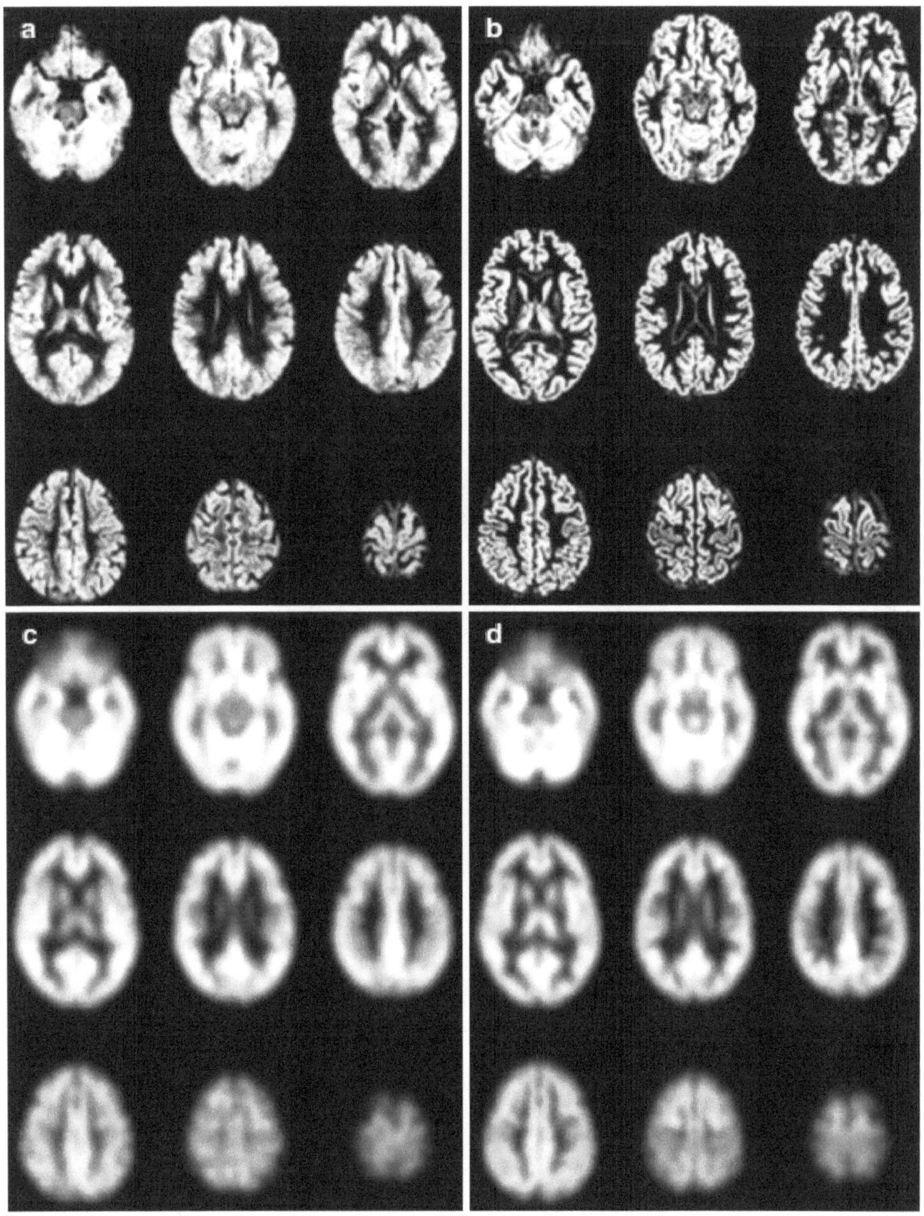

Fig. 5.1.1. Las imágenes del mismo individuo que se suavizaron con un núcleo gaussiano isotrópico y se segmentaron en la corteza por TC y RM se muestran en (a) y (b), respectivamente. Las imágenes suavizadas demuestran que la distribución de la materia gris en las exploraciones de resonancia magnética y tomografía computarizada es esencialmente comparable.

5.1. Áreas con tejido atrofiado en la EA con uso de rayos X TC-MBV

En la figura 5.1.2 se muestra el contraste entre los pacientes con EA con ^{11}C-PiB positivos y los controles cognitivamente normales, que eran ^{11}C-PiB negativos. Al comparar a los participantes con EA con un grupo cognitivamente normal, el MBV basado en TC reveló una pérdida significativa de volumen de materia gris en la corteza entorrinal bilateral, el hipocampo, la circunvolución cingulada anterior, la región temporopolar y la cabeza del núcleo caudado.

Se observó una atrofia significativa en la corteza entorrinal izquierda, en el área 28 de Brodmann, tanto con MBV basado en TC como en RM. El grupo con EA mostró una disminución significativa en el volumen de materia gris en un área pequeña más concentrada —el hipocampo bilateral y la corteza entorrinal izquierda— en comparación con los controles cognitivamente normales.

En esta investigación, solo se utilizó TC-MBV para detectar atrofia en el polo temporal, el cíngulo anterior y la cabeza del caudado. Tanto el depósito de amiloide como las alteraciones neurofibrilares han sido encontrados en estas regiones, que se cree que están relacionadas con la patogénesis de la EA.

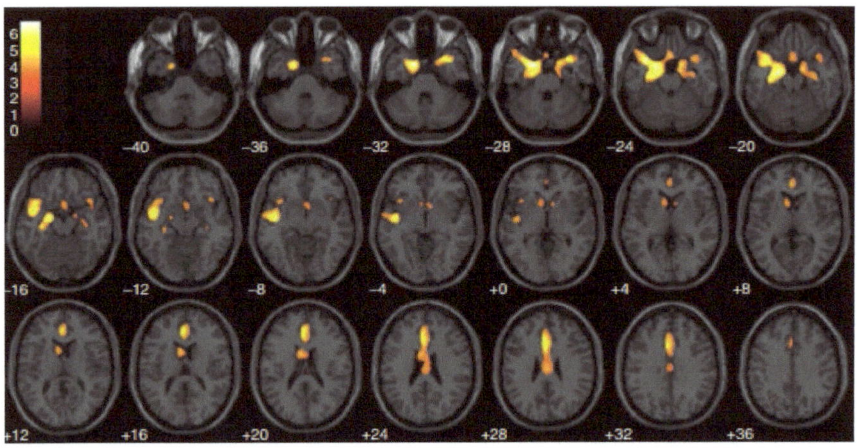

Fig. 5.1.2. Se compararon 14 pacientes con EA (8 mujeres y 6 hombres, de 66,7 ± 8,37 años) y 14 controles cognitivamente normales (CN; 5 mujeres y 9 hombres, de 65,3 ± 4,73 años). Los controles cognitivamente sanos y los pacientes con EA se compararon en un análisis grupal del volumen de materia gris utilizando un umbral de extensión espacial de 341 vóxeles continuos. Se emplearon análisis de cerebro completo con un umbral de $p < 0{,}001$ a nivel de vóxel y una tasa de descubrimiento falso (FDR) de grupo de 0,05 para los efectos principales, con corrección por comparación múltiple.

Según ciertos estudios de MBV basados en MRI, el polo temporal y el cíngulo anterior presentan atrofia. Además, Madsen *et al.* (2010) demostraron una disminución del volumen caudado en personas con deterioro cognitivo leve (DCL), y una disminución aún mayor en pacientes con enfermedad de Alzheimer (EA). Estos resultados podrían verse oscurecidos por falta de homogeneidad, distorsión u otros artefactos en MBV basado en MRI.

5.1.2. Hallazgos clínicos

El análisis de puntuación Z se utiliza para comparar los datos de una sola persona con una base de datos normal formada por múltiples individuos de control, y mide cuántas desviaciones estándar se aleja el valor de vóxel de un paciente respecto del valor medio normal.

La figura 17.9.1 muestra los resultados de una comparación de puntuación *Z* entre un solo paciente con EA positivo para ^{11}C-PiB y una base de datos con pacientes sanos. La materia gris se extrajo de las tomografías computarizadas de 14 personas cognitivamente normales para crear esta base de datos normal. El tinte azul en las áreas temporales mediales bilaterales indica una pérdida en el volumen de materia gris superior a 2 desviaciones estándar en un paciente con EA. Este hallazgo sugiere que, en algunos casos, la MBV basada en TC puede diagnosticar la EA en lugar de la MBV basada en RM.

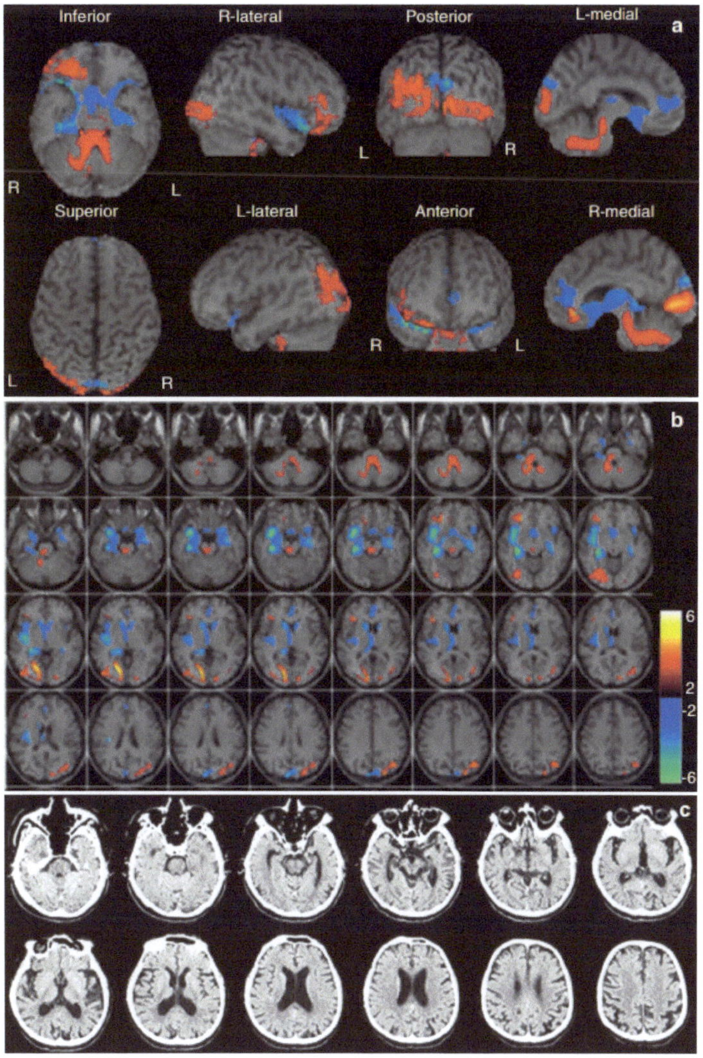

Fig. 5.1.3. Paciente con EA con una imagen de puntuación *Z* positiva para ^{11}C-PiB colocada en una plantilla de resonancia magnética. La imagen de TC de rayos X original: (a) imágenes transaxiales y (b) imágenes de renderizado. Hay una atrofia notable de más de 2 DE (*desviaciones estándar*) en la cabeza del caudado bilateral, el polo temporal y la región temporal medial.

5.1.3. Sistema de análisis regional específico basado en vóxeles para la enfermedad de Alzheimer (VSRAD)

Los investigadores han descubierto que la técnica MBV funciona con mayor precisión que el análisis basado en VOI para distinguir entre la EA y los controles (Matsuda, 2012). La creación del programa de Windows independiente para el análisis de MBV basado en *SPM8* con *DARTEL* permite que el enfoque de MBV sea más accesible para su aplicación individual, con el fin de diferenciar a los pacientes de los controles sanos (Testa, 2004), como se muestra en la fig. 5.1.5.

Para observar las variaciones en el tamaño del cerebro, los datos de resonancia magnética primero se normalizan anatómicamente utilizando simplemente una transformación afín de 12 parámetros a la plantilla *SPM*. Después de corregir la falta de uniformidad en la intensidad de la imagen, las imágenes de RM se segmentaron en materia gris, materia blanca y LCR, utilizando un enfoque unificado de segmentación de tejidos.

Estas imágenes segmentadas y convertidas linealmente se someten a procesos *DARTEL* para la transformación no lineal, junto con la modulación mediante una plantilla *DARTEL* adaptada y un suavizado con un núcleo *FWHM* de 8 mm. Mediante el análisis de puntuación *Z* vóxel por vóxel —con y sin normalización global de intensidades medias—, cada imagen segmentada procesada se comparó con la media y la desviación estándar de imágenes de sustancia gris o blanca provenientes de 80 voluntarios sanos:

Puntuación Z = ([media de control] - [valor individual]) / (desviación estándar de control)

La representación superficial del cerebro estandarizado y las secciones tomográficas se utilizan para superponer estos mapas de puntuación *Z*. Gracias a la deformación inversa, los mapas se pueden visualizar en las secciones tomográficas de cerebros individuales.

Este programa registró el volumen del objeto de interés (VOI) en las estructuras temporales mediales, determinado a partir de la comparación entre grupos de pacientes con EA temprana y controles sanos. Con una computadora de 64 bits y una CPU Intel® Core™ i7 a 3,33 GHz y 6 GB de RAM, este software tarda aproximadamente 9 minutos en completar todas las tareas.

Se identificaron cuatro marcadores de atrofia, tanto en el VOI como en todo el cerebro:

1. **El grado de atrofia**, determinado por la puntuación *Z* positiva promediada del VOI.
2. **El tamaño de la región con atrofia severa en el VOI**, expresado como el porcentaje de coordenadas dentro del VOI con un valor *Z* superior al umbral de 2.
3. **El tamaño de la región con atrofia severa en todo el cerebro**, definido por el porcentaje de coordenadas con un valor $Z > 2$.
4. **La relación entre la atrofia del VOI y la atrofia cerebral global**, es decir, el cociente entre la gravedad de la atrofia en el VOI y en todo el cerebro.

El diagnóstico temprano —como se demuestra en la fig. 18.0.2— y la evaluación longitudinal de la EA pueden beneficiarse de estos tres marcadores de severidad y extensión, tanto en el VOI como en el cerebro completo (fig. 18.0.3). La cuarta proporción puede ser útil para diferenciar la EA de otras afecciones neuropsiquiátricas causantes de demencia.

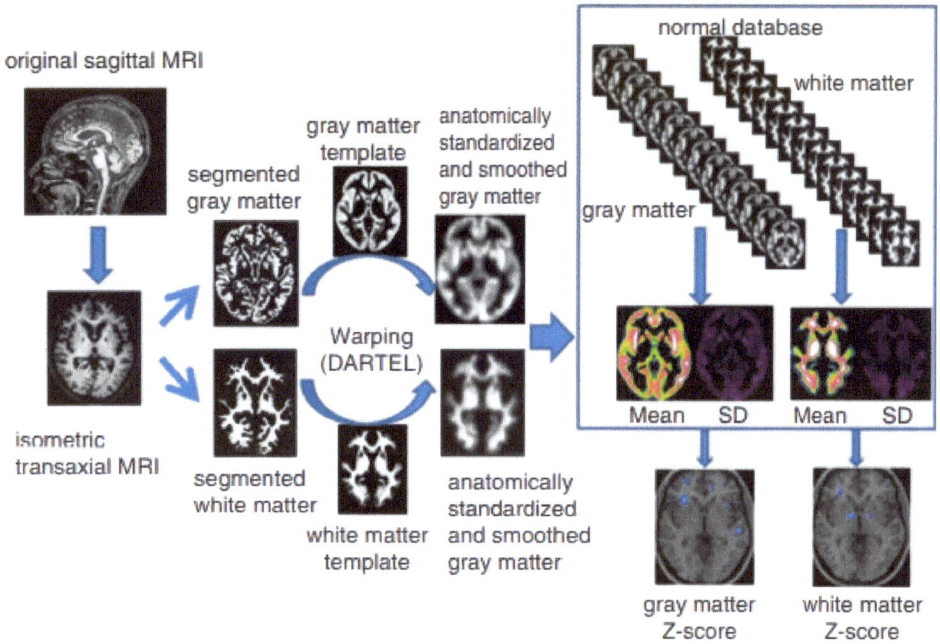

Fig. 5.1.4. Pipeline de procesamiento de datos para VSRAD, un programa independiente. Usando el análisis MBV basado en SPM8 con DARTEL, la comparación de la RM del paciente con la base de datos normales de RM brinda como resultado los mapas de puntuación Z, codificados por colores de la materia gris y la materia blanca del paciente.

Desarrollar biomarcadores que puedan ayudar en el diagnóstico, categorización y pronóstico de las enfermedades mentales es uno de los principales objetivos de la investigación en psiquiatría biológica. De acuerdo con la definición de trabajo de definiciones de biomarcadores, un biomarcador es objetivamente probado y analizado como una indicación de procesos biológicos normales, procesos patogénicos o reacciones farmacológicas a una intervención terapéutica. La mayoría de las categorías de enfermedades psiquiátricas están completamente determinadas por los síntomas informados por los pacientes y los comportamientos que exhiben, más que por indicadores o suposiciones sobre la biología subyacente. Esto distingue a la psiquiatría de otras disciplinas de la medicina.

Actualmente no existe alternativa al uso de neuroimágenes e indicadores diagnósticos de enfermedad en el sistema de categorización diagnóstica más reciente, el DSM-5 de la Asociación Estadounidense de Psiquiatría (American Psychiatric Association, 2013). Un enfoque más basado en la biología para la categorización de enfermedades puede mejorar la validez y confiabilidad de los diagnósticos, facilitar la definición del tratamiento y eventualmente conducir al desarrollo de nuevas modalidades terapéuticas. Es crucial tener en cuenta que «biológico» no equivale a «genético» en este contexto. Los factores ambientales que afectan la salud mental también tienen una base biológica, y si su manifestación biológica es razonablemente constante entre los individuos, luego los estudios de biomarcadores pueden ser identificados. La extensa colección de estudios en animales que examinan los efectos del estrés en el volumen y la integridad del hipocampo indica ser factible, al menos en teoría, identificar los impactos de los factores estresantes ambientales en el cerebro (McEwen, 2007). Más allá de la categorización y el diagnóstico, otro uso potencial significativo de los biomarcadores es la detección temprana de aquellos que tienen un alto riesgo de desarrollar un trastorno mental. La investigación más actual en esta área es sobre la predicción de la progresión del deterioro cognitivo leve (DCL) a la enfermedad de Alzheimer y los síntomas prodrómicos a la esquizofrenia (EA). Dichos biomarcadores predictivos se usan principalmente para ampliar los ensayos terapéuticos para la intervención temprana y la prevención de estas enfermedades con personas que, aunque se encuentran en las fases preclínicas, tienen un riesgo extremadamente alto y, por lo tanto, se beneficiarían más de tales tratamientos.

5.1.4. Demencia

Uno de los síndromes más prevalentes en la práctica neuropsiquiátrica es la demencia. Además de ser fundamental por razones pronósticas, el diagnóstico certero también lo es porque un número importante de enfermedades capaces de causar la demencia son tratables. La demencia es un síndrome con numerosas etiologías que se caracteriza por una disminución general de la función cognitiva (Cummings, 1987). Los pacientes con diagnóstico de demencia presentan deficiencias en la memoria, el pensamiento abstracto, el cálculo y el juicio. La pérdida de memoria a corto plazo es el deterioro de la memoria que más se destaca, como se muestra durante el examen por la incapacidad de recordar las tres palabras después de cinco minutos; esta pérdida de memoria también puede notarse cuando uno obtiene un historial y descubre que los pacientes con frecuencia olvidan dónde pusieron sus llaves o billeteras o lo que los miembros de la familia les dijeron previamente. Aunque no tanto como la memoria a corto plazo, la memoria a largo plazo también puede estar comprometida. Es posible que los pacientes no puedan recordar detalles personales como su último lugar de trabajo o la escuela a la que asistieron, así como información pública como los nombres de los últimos cuatro presidentes. El deterioro de la memoria suele ir acompañado de una desorientación parcial o total en el tiempo y, con menos frecuencia, en el lugar.

A los pacientes se les evalúa formalmente su capacidad de abstracción haciéndoles interpretar adagios comunes como «no cuentes tus pollos antes de que nazcan», mientras buscan una respuesta «concreta» en lugar de una «abstracta» como «no cuentes con las cosas».

Dependiendo de las demandas cognitivas provocadas por la vida diaria del paciente, este también puede experimentar dificultad con el pensamiento abstracto. Por ejemplo, es posible que un jugador de ajedrez ya no pueda planificar movimientos y que un contador ya no pueda comprender fórmulas contables complicadas. Los pacientes son probados en su destreza matemática haciéndoles realizar cálculos básicos como restar 8 de 12, y si les va bien en esta tarea, haciéndoles realizar la «serie 7» restando primero 7 de 100, luego 7 de esa respuesta, etc. Cualquier deficiencia debe evaluarse a la luz de las habilidades previas y la formación académica de los pacientes. Los pacientes que tienen problemas para hacer el cambio o hacer el balance de una chequera pueden mostrar signos de dificultades de cálculo. Es común que los pacientes busquen ayuda médica por primera vez debido a una pérdida de juicio. Los pacientes pueden entrar en arreglos financieramente desastrosos o consentir en ser engañados de varias maneras.

Algunos pacientes pueden tener una «reacción catastrófica» como resultado de estas deficiencias cognitivas. Estos pacientes se agitan intensamente cuando son incapaces de completar una actividad cognitiva que, de manera premórbida, les habría resultado fácil de completar. Además de estos síntomas, se observa con frecuencia un cambio de personalidad. Aunque con frecuencia es inespecífico, puede ser de carácter específico, como el síndrome del lóbulo frontal. Cuando una persona se vuelve demasiado frugal y avara, por ejemplo, las cualidades que antes no se adaptaban a veces pueden volverse más prominentes. En otras situaciones, podrían aparecer características completamente nuevas: una persona que alguna vez fue tímida puede volverse extremadamente amigable, o una persona con buenos modales puede volverse descuidada y desagradable.

Dependiendo de la etiología subyacente de la demencia, otras deficiencias, como afasia, apraxia o agnosia, pueden estar presentes o no. La agitación, las alucinaciones y los delirios también pueden acompañar a la demencia. Los que sufren pueden acusar a otros de robarles en sus delirios de perseguidores. Además, los pacientes pueden experimentar delirios de infidelidad. El delirio en el cual los pacientes creen que alguien está escondido dentro de la casa, posiblemente en el sótano o en el ático, es otra posibilidad. Los pacientes pueden ver personas o animales en alucinaciones, que con frecuencia son visuales y pueden ser extremadamente complejas. Aunque con menos frecuencia, las personas que experimentan alucinaciones auditivas pueden escuchar música, voces o campanas. El insomnio puede ocurrir con o sin depresión, lo cual es una ocurrencia típica.

5.1.5. Etiología

Las muchas causas se dividen en varios grupos en un esfuerzo por dar alguna estructura a la tarea diferencial. La primera categoría a tener en cuenta incluye condiciones como la enfermedad de Alzheimer que pueden provocar demencia con un comienzo lento o subagudo. La siguiente categoría de trastornos vasculares, como la demencia multiinfarto, puede provocar demencia cuando ha habido antecedentes de accidentes cerebrovasculares. Además, hay otros tipos de condiciones clínicas que frecuentemente presentan demencia asociada al síndrome del lóbulo frontal, como la que se observa en la demencia frontotemporal. La siguiente categoría incluye condiciones que podrían manifestarse inicialmente como una afasia progresiva y luego convertirse progresivamente en demencia, como es posible en varias condiciones neurodegenerativas. Cada uno de los siguientes grupos se distingue por una demencia que coexiste con un trastorno del movimiento. El grupo de los trastornos del movimiento, que incluyen demencia que ocurre con parkinsonismo (p. ej., enfermedad de Parkinson), corea (p. ej., enfermedad de Huntington), distonía (p. ej., degeneración ganglionar corticobasal), mioclonía (p. ej., enfermedad de Creutzfeldt-Jakob) y ataxia (p. ej., atrofia multisistémica).

El siguiente grupo de la lista es heterogéneo y contiene una variedad de enfermedades, cada una con características únicas, como el agrandamiento del tendón en la xantomatosis cerebrotendinosa. Las demencias que siguen se distinguen por la presencia de eventos desencadenantes claros, como es en la lesión cerebral traumática con hematoma subdural o daño axonal difuso. En la trisomía del 21 (síndrome de Down), la demencia entra en el contexto de una discapacidad mental. Es razonable tener en cuenta las causas más frecuentes de demencia cuando se trabaja con un paciente, incluida la enfermedad de Alzheimer, la enfermedad difusa de cuerpos de Lewy, la demencia multiinfarto, la enfermedad de Parkinson y la lesión cerebral traumática. Además, dada la frecuencia de los cuadros clínicos mencionados, no es raro encontrar pacientes que tienen una demencia «mixta», como una confluencia de la enfermedad de Alzheimer y la demencia multiinfarto. Las siguientes pruebas de evaluación se pueden usar si la causa de la demencia aún no está clara después de un historial y un examen físico completos: perfil tiroideo, niveles de vitamina B12 y folato, anticuerpos treponémicos fluorescentes (FTA), anticuerpos antinucleares (ANA) y velocidad de sedimentación globular, conteo sanguíneo completo, perfil bioquímico, exploración por resonancia magnética (RM), perfil hormonal y ecografía de tiroides.

5.1.6. Demencia de inicio gradual o subagudo

La enfermedad de Alzheimer es la más prevalente de las condiciones que pueden resultar en una demencia con un inicio relativamente lento y sin síntomas distintivos, seguida por la enfermedad de afección difusa de cuerpos de Lewy y dos condiciones vasculares: la enfermedad de Binswanger y la demencia lacunar. Otras condiciones a tener en cuenta incluyen hipotiroidismo, hipertiroidismo, vitamina B12 y deficiencias de folato, depresión y, en algunos casos, tumores e hidrocefalia. Las enfermedades infecciosas como la demencia por sida, la enfermedad de Lyme y la neurosífilis pueden o no responder al tratamiento. La afasia, la apraxia y los reflejos primitivos son algunas de las indicaciones «corticales» que finalmente se unen a la amnesia que aumenta gradualmente y que con frecuencia precede al comienzo de la enfermedad de Alzheimer (Goodman, 1953; Linn *et al.*, 1995; Huff *et al.*, 1987; Price *et al.*, 1993). Una demencia que empeora gradualmente y que a veces es difícil de distinguir de la enfermedad de Alzheimer puede ser un síntoma de la enfermedad difusa de cuerpos de Lewy.

Las alucinaciones visuales, los períodos esporádicos de desorientación y la aparición tardía de parkinsonismo son indicadores diferenciales útiles. Al principio, hay una fuerte presencia de alucinaciones visuales, que pueden ser bastante intensas (Byrne *et al.*, 1989; McKeith *et al.*, 1994a; Tiraboschi *et al.*, 2006). A diferencia de los episodios de confusión que pueden ocurrir en pacientes con otras demencias cuando se les presentan tareas cognitivamente exigentes, los episodios observados en la enfermedad difusa con cuerpos de Lewy ocurren espontáneamente, sin ningún factor precipitante evidente, y duran un período de tiempo del orden de horas (Ballard *et al.*, 2001; Bradshaw *et al.*, 2004). Casi todos los pacientes terminan por desarrollar parkinsonismo, que generalmente ocurre un año después de que se manifieste la demencia por primera vez. Los pacientes que reciben tratamiento antipsicótico pueden exhibir una marcada «sensibilidad neuroléptica», que conduce a un parkinsonismo grave inducido por antipsicóticos, incluso antes del comienzo del parkinsonismo (McKeith *et al.*, 1992).

Como destacó el propio Binswanger (Blass *et al.*, 1991), la enfermedad de Binswanger puede manifestarse como enfermedad difusa de la sustancia blanca y microangiopatía vascular, caracterizada como una demencia de progresión lenta que, aunque los accidentes cerebrovasculares frecuentemente estén presentes, no siempre son encontrados (Kinkel *et al.*, 1985; Yoshitake *et al.*, 1995). Similar a la enfermedad de Binswanger, la demencia por microinfartos (infartos lacunares) también puede manifestarse como una demencia que empeora lentamente, aunque es más probable que esté acompañada de un accidente cerebrovascular de tipo «lacunar»; la manifestación clínica diagnóstica se encuadra como demencia. Según De Fine Olivarious y Roder (1970), el hipotiroidismo puede provocar demencia con el enlentecimiento del paciente. Otros síntomas comunes de hipotiroidismo, como mixedema, sensibilidad al frío, estreñimiento y pérdida de cabello, también están presentes con frecuencia. La demencia puede ser provocada por el hipertiroidismo; aunque es raro, en los casos típicos se acompaña de síntomas autonómicos como temblor y taquicardia (Bulens, 1981), y es común en pacientes ancianos con la variante «apática», donde el único indicador puede ser la fibrilación auricular (Martin *et al.*, 1996). La demencia puede ser el resultado de una deficiencia de vitamina B12 (Lurie, 1919), comúnmente acompañada de una anemia macrocítica; aunque hay casos en los que no había presencia de anemia ni de macrocitosis (Chatterjee *et al.*, 1996; Lindenbaum *et al.*, 1988). Claramente, la demencia puede resultar de una deficiencia de folato. Se ha documentado que la demencia por deficiencia de folato ocurre sin ningún otro síntoma, junto con degeneración combinada subaguda (Pincus *et al.*, 1972) o espasticidad (Reynolds *et al.*, 1973), o ambas (Strachan *et al.*, 1967). Con frecuencia, la demencia es provocada por la depresión, incluida la depresión mayor (Reding *et al.*, 1985). La demencia causada por la depresión solía denominarse «pseudodemencia» (Caine, 1981; Wells, 1979), pero esto es incorrecto porque no es más una «pseudo» demencia que cualquier otra demencia, y en realidad puede ser muy grave. La caracterización diagnóstica en cuanto a pseudodemencia se daba debido a la consideración de la similitud sintomatológica de la depresión mayor y la enfermedad de Alzheimer. Los síntomas depresivos significativos, como trastornos del sueño o del apetito y, lo que es más importante, un historial de episodios depresivos previos, son indicadores de un diagnóstico correcto (Rabins *et al.*, 1984).

Además, la aparición de depresión en una persona que ya tiene demencia puede empeorar sus déficits cognitivos (Greenwald *et al.*, 1989). El lóbulo frontal (Sachs, 1950), el cuerpo calloso (Alpers *et al.*, 1931; Ironside *et al.*, 1929), el tálamo (Smyth *et al.*, 1938) y el hipotálamo (Alpers, 1937; Liss, 1958; Lobosky *et al.*, 1984; Strauss *et al.*, 1931) pueden generar una forma de demencia que progresa lentamente sin ninguna característica distintiva obvia. Otros tumores también pueden provocar demencia, pero con frecuencia son algunos tumores hipotalámicos los que pueden causar demencia; también pueden presentarse con síntomas adicionales, como hipersomnolencia (Strauss *et al.*, 1931), aumento extremo de peso (Liss, 1958) o diabetes insípida.

Hidrocefalia crónica, incluida la hidrocefalia normotensiva. Los síndromes de deterioro cognitivo, como la demencia, también pueden incluir otros síntomas y signos, como la incontinencia urinaria y una marcha arrastrando los pies de base amplia, que se caracteriza con frecuencia por un aspecto «magnético», en el que los pies parecen estar magnéticamente «pegados» al suelo. Aunque típicamente ocurre junto con otros síntomas relacionados con el sida (como neumonía por *Pneumocystis*, sarcoma de Kaposi y aftas), la demencia por sida puede, en un pequeño porcentaje de casos, ser el primer signo de la enfermedad (Navia *et al.*, 1987; Navia *et al.*, 1986a, b). Se puede desarrollar una forma leve de demencia durante la tercera etapa de la enfermedad de Lyme (Halperin *et al.*, 1989; Logigian *et al.*, 1990).

La historia clínica puede o no revelar la picadura de garrapata o el eritema crónico migratorio del estadio I, la poliartralgia del estadio II y la oligoartritis que caracteriza el estadio III. Aunque mucho menos prevalente que a principios del siglo XX, cuando desbordaba las salas de los hospitales de pacientes con neurosífilis, con manifestación clínica en forma de paresia generalizada, sigue existiendo y experimentando un resurgimiento, especialmente en relación con el sida. Según Gómez *et al.* (1984) y Storm-Mathisen (1969), la demencia puede no ser específica, con una causa subyacente clara para la elaboración del diagnóstico, o puede estar acompañada de disartria y alteraciones pupilares, incluida la clásica pupila de Argyll Robertson. La enfermedad de Pick, a pesar de que típicamente se manifiesta con un cambio de personalidad, en ocasiones puede presentar síntomas similares a la enfermedad de Alzheimer (Muñoz *et al.*, 1993; Wisniewski *et al.*, 1972).

Las hemorragias intracerebrales lobares suelen estar marcadas por una demencia de progresión lenta. En la angiopatía amiloide cerebral también pueden darse casos clínicos de demencia progresiva sin accidentes cerebrovasculares. Sin embargo, ocasionalmente puede haber episodios breves que se parezcan a ataques isquémicos transitorios.

La enfermedad de Creutzfeldt-Jakob puede presentarse inicialmente como una demencia con características poco distintivas, con la mioclonía finalmente manifestándose en alrededor del 80 % de los casos (Brown *et al.*, 1986; Roos *et al.*, 1973), lo que indica el diagnóstico correcto. Es importante tener en cuenta que no todos los casos progresarán a mioclonía (Zochodne *et al.*, 1988); el diagnóstico puede sugerirse por la relativa rapidez de la progresión, medida en meses.

La demencia puede ser un síntoma de la esclerosis múltiple y, por lo general, se desarrolla después de un historial de síntomas que sugieren lesiones en la sustancia blanca con progresión a lo largo de los años. En un pequeño porcentaje de casos, la demencia puede ser el único síntoma de la esclerosis múltiple, con algunos otros síntomas también presentes. En casos extremadamente raros, la demencia puede ser el único síntoma o signo de la enfermedad.

Aunque la corea o un cambio de personalidad son los dos síntomas más comunes de la enfermedad de Huntington, también se ha observado demencia en la enfermedad de Huntington juvenil (Hansotia *et al.*, 1968) y en pacientes mayores de 60 años, registrados en reportes clínicos, antes de que finalmente se manifieste la corea en ambos casos.

Las fasciculaciones, la hiperreflexia y la parálisis pseudobulbar son los signos típicos de las neuronas motoras superiores e inferiores que pueden acompañar a la esclerosis lateral amiotrófica (Horoupian *et al.*, 1984; Robertson, 1953; Wechsler *et al.*, 1932), pero la demencia sola es rara (Ferrer *et al.*, 1991).

En raras ocasiones, el lupus eritematoso sistémico puede causar demencia que empeora con el tiempo. En un paciente que se recuperó con tratamiento con esteroides, el diagnóstico no se hizo hasta que apareció fiebre y derrame pleural, lo que apuntaba al diagnóstico correcto (MacNeill *et al.*, 1976). Aunque el dolor de cabeza se nota con frecuencia, no siempre está presente con angeítis granulomatosa, que también puede presentarse con demencia.

5.1.7. Demencia en el contexto del ictus

Una historia de varios accidentes cerebrovasculares es extremadamente importante en la evaluación de un paciente con demencia. Los infartos «territoriales» extensos podrían estar relacionados con la demencia por infartos múltiples, mientras que los microinfartos lacunares subcorticales podrían estar relacionados con la demencia lacunar. Sin embargo, la enfermedad de Binswanger se vincula con frecuencia a otra patología vascular, como la enfermedad de pequeños vasos que puede causar ictus de tipo lacunar, explicitado también en esta tesis. Como se mencionó anteriormente, la enfermedad de Binswanger se caracteriza por una microangiopatía vascular y, por lo tanto, generalmente no causa un accidente cerebrovascular clínicamente perceptible.

Cualquier paciente con accidente cerebrovascular debe someterse a una evaluación para considerar una arteritis craneal, especialmente si tiene antecedentes de dolores de cabeza temporales o pérdida de la visión. Una historia de hemorragias intracerebrales lobulares es sugestiva de angiopatía amiloide cerebral. También se pueden tener en cuenta las dos enfermedades raras MELAS (encefalopatía mitocondrial con acidosis láctica y episodios similares a un accidente cerebrovascular) y CADASIL (arteriopatía cerebral autosómica dominante con infartos subcorticales y leucoencefalopatía), ambas relacionadas con dolores de cabeza migrañosos.

La demencia multiinfarto a menudo se identifica por una demencia que avanza gradualmente, y su progresión denota un infarto cortical o subcortical nuevo y significativo. El paciente, de manera crucial, presenta un aplanamiento de la sintomatología sin exacerbaciones o empeoramientos durante la progresión. Cuando se examina a estos pacientes, con frecuencia se encuentran numerosas anomalías focales, que incluyen hemiplejía, afasia y apraxia, que corresponden a la localización de los infartos iniciales. Es raro que una demencia sea causada por un solo infarto masivo o estratégicamente posicionado; es obvio que clasificar estos casos como múltiples infartos es una transgresión semántica, pero no existe una frase de uso común que sea análoga a «demencia por infarto único». Tales infartos «únicos» incluyen infartos corticales masivos o infartos subcorticales estratégicamente posicionados (Yoshitake *et al.*, 1995).

Aunque también puede progresar de una manera gradual, la demencia lacunar se diferencia de la demencia multiinfarto en varios aspectos. En primer lugar, a menudo se descubre una historia de «síndromes lacunares», como un accidente cerebrovascular motor puro o un accidente cerebrovascular sensorial puro. Además de los accidentes cerebrovasculares evidentes, la demencia lacunar puede presentarse con un marcado declive progresivo en paralelo a los infartos (Ishii *et al.*, 1986; Yoshitake *et al.*, 1995). Por fin, un síndrome del lóbulo frontal es una característica clínica común de la demencia lacunar (Ishii *et al.*, 1986; Wolfe *et al.*, 1990). Sin embargo, el diagnóstico se realiza con frecuencia mediante una resonancia magnética que identifica varias lagunas subcorticales.

El síndrome del lóbulo frontal, con frecuencia, coexiste con la enfermedad de vasos pequeños y accidentes cerebrovasculares lacunares, y es difícil de distinguir de la demencia lacunar sobre una base clínica. La enfermedad de Binswanger generalmente se manifiesta como una demencia gradual a lo largo del tiempo. En la clínica, una resonancia magnética mostrará la leucoencefalopatía específica de la enfermedad de Binswanger, lo que permitirá el diagnóstico. En raras ocasiones, la arteritis craneal puede provocar la demencia multiinfarto o lacunar (Caselli, 1990; Nightingale *et al.*, 1982).

La cefalea unilateral, frecuentemente en la región temporal, la amaurosis fugaz y la polimialgia reumática sirven como indicadores diagnósticos. La presentación clásica de la angiopatía amiloide cerebral es una demencia que empeora lentamente y se acompaña de dolores de cabeza prominentes. Estas hemorragias intracerebrales lobares se pueden ver en tomografías computarizadas (TC) o imágenes por resonancia magnética (RM) y son indicativas para el diagnóstico.

De manera similar a como se manifiesta la enfermedad de Binswanger, la CADASIL también lo hace. Las migrañas son características distintivas, al igual que los antecedentes familiares compatibles con una herencia autosómica dominante (Dichgans *et al.*, 1998; Jung *et al.*, 1995; Malandrini *et al.*, 1996). Aunque por lo general se manifiesta en la niñez, el síndrome MELAS —una condición rara heredada por la madre— a veces puede manifestarse en la madurez como pérdida de audición, demencia progresiva, dolores de cabeza similares a migrañas y eventos similares a accidentes cerebrovasculares.

5.1.8. Demencia con características del síndrome del lóbulo frontal

El síndrome del lóbulo frontal se caracteriza por diversos grados de cambios afectivos (euforia o irritabilidad), desinhibición y perseverancia. Su aparición temprana en una demencia es fuertemente sugestiva de patología frontal, como es el caso de varios tumores y de algunos trastornos neurodegenerativos, incluyendo la enfermedad de Pick, la demencia frontotemporal y la esclerosis lateral amiotrófica. Similar a la enfermedad de Pick, el síndrome del lóbulo frontal es un síntoma común de la demencia frontotemporal. En algunos casos pueden surgir trastornos afásicos tempranos de tipo motor o anómico. Esa presentación distingue con mayor claridad la enfermedad de Pick de la enfermedad de Alzheimer.

La enfermedad de Pick se manifiesta tradicionalmente con síntomas en el lóbulo frontal (Bouton, 1940; Ferraro y Jervis, 1936). Ahora se descubre que los lóbulos frontales se ven afectados por la esclerosis lateral amiotrófica, que anteriormente se creía que respetaba la corteza fuera de la circunvolución precentral. Un pequeño porcentaje de pacientes con la afección puede presentar indicaciones clásicas de neurona motora superior e inferior, síndrome del lóbulo frontal, demencia y otros síntomas.

Según Avery (1971), Frazier (1936) y Williamson (1896), los tumores del lóbulo frontal pueden causar demencia que se caracteriza por un síndrome del lóbulo frontal. Los tumores no se limitan al lóbulo frontal, sino que también pueden afectar al cuerpo calloso y diseminarse lateralmente a los lóbulos frontales adyacentes (Moersch, 1925).

5.1.9. Demencia con afasia progresiva

Algunas enfermedades neurodegenerativas pueden presentar afasia aislada en un síndrome llamado afasia progresiva primaria. En estos casos clínicos, la afasia empeora con el tiempo y eventualmente se une a la demencia. La demencia frontotemporal, la enfermedad de Alzheimer y la enfermedad de Pick se han relacionado con este escenario. Otras causas mucho menos frecuentes incluyen la degeneración ganglionar corticobasal y la parálisis supranuclear progresiva, como afirma Mandell *et al.* (1989). Los tumores de progresión lenta pueden presentar un cuadro similar.

6. Demencia con parkinsonismo

Un amplio abanico de enfermedades —de las cuales las más prevalentes son enfermedades neurodegenerativas específicas— pueden dar lugar a la coexistencia de demencia y parkinsonismo. Las causas más comunes de estos trastornos neurodegenerativos son la enfermedad de Parkinson, la enfermedad difusa de cuerpos de Lewy y la atrofia multisistémica. Cada una de estas condiciones, además de la demencia, puede resultar en un parkinsonismo bastante «clásico».

Otros trastornos neurodegenerativos a tener en cuenta incluyen la parálisis supranuclear progresiva, la degeneración ganglionar corticobasal y la demencia frontotemporal. Sin embargo, el parkinsonismo observado en estas afecciones tiende al parkinsonismo de origen vascular, la demencia pugilística y el síndrome de Fahr, con sintomatología similar a las enfermedades neurodegenerativas mencionadas.

Los trastornos menos frecuentes que deben tenerse en cuenta incluyen aquellos con factores precipitantes relativamente evidentes, como las intoxicaciones por monóxido de carbono, manganeso y metanol, y el tratamiento con ácido valproico.

Según estudios, la prevalencia de la demencia varía del 18 % (Tison *et al.*, 1995) al 41 % en general, y aumenta con la edad en pacientes con enfermedad de Parkinson (Biggins *et al.*, 1992; Marder *et al.*, 1995). Sin embargo, dentro de un año del inicio del parkinsonismo, los pacientes con enfermedad difusa de cuerpos de Lewy desarrollan demencia. Esta «regla de un año» es la forma más confiable de diferenciar la enfermedad difusa de cuerpos de Lewy de la enfermedad de Parkinson. Las alucinaciones y los episodios espontáneos de confusión son dos características distintivas adicionales de la demencia difusa con cuerpos de Lewy que, generalmente, están ausentes en la enfermedad de Parkinson (Burkhardt *et al.*, 1988; Klatka *et al.*, 1996; McKeith *et al.*, 1994).

El parkinsonismo que es característico de la atrofia multisistémica del tipo degeneración nigroestriatal suele acompañarse de evidencia de falla autonómica o compromiso del cerebelo (Colosimo *et al.*, 1995; Litvan *et al.*, 1997b; Wenning *et al.*, 1994, 1995). Además de la ataxia y el temblor intencional, la falla autonómica puede causar hipotensión postural, mareos, incontinencia o retención urinaria, incontinencia fecal y disfunción eréctil. Eventualmente, un pequeño porcentaje de estos pacientes desarrollará demencia.

La inestabilidad postural y las caídas frecuentes e inexplicables son síntomas típicos de la parálisis supranuclear progresiva. Con el tiempo, se desarrolla parkinsonismo, que se caracteriza por rigidez, bradicinesia y, sobre todo, una extensión axial distónica que también puede ser visible en el cuello (Collins *et al.*, 1995; Daniel *et al.*, 1995; Litvan *et al.*, 1996a, b, c; 1997c). La mayoría de los pacientes finalmente muestra el síntoma característico de la enfermedad: la oftalmoplejía supranuclear para la mirada vertical, aunque no todos lo hacen. La mayoría también desarrolla demencia, y algunos presentarán parálisis pseudobulbar e incontinencia emocional (Menza *et al.*, 1995).

Típicamente, la degeneración ganglionar corticobasal se manifiesta como un parkinsonismo rígido-acinético que es notablemente asimétrico y generalmente afecta un brazo. La rigidez distónica también puede estar presente. Algunos pacientes también pueden experimentar mioclonías, que son un síntoma acompañante común. Una minoría podría desarrollar posteriormente una enfermedad mental. En raras ocasiones, la afección puede ir acompañada de demencia (Grimes *et al.*, 1999), en cuyo caso el parkinsonismo puede manifestarse posteriormente en la vida del paciente (Schneider *et al.*, 1997).

La demencia frontotemporal, y la demencia frontotemporal con parkinsonismo asociado al cromosoma 17 (FTDP-17; Pickering-Brown *et al.*, 2002), se manifiesta a menudo como una demencia con características del lóbulo frontal que, en un pequeño porcentaje de casos, puede estar asociada al parkinsonismo a lo largo de su evolución.

El parkinsonismo vascular se caracteriza por bradicinesia, marcha irregular y aumento gradual de la rigidez, con ausencia de temblor. Por lo general, este parkinsonismo se acompaña de síntomas de lesión del tracto corticoespinal y corticobulbar, como hiperreflexia, parálisis pseudobulbar y rigidez. La demencia puede manifestarse en algunas circunstancias.

Después de un traumatismo craneal recurrente, como en el boxeo, la demencia pugilística se desarrolla gradualmente durante un período de cinco a cuarenta años y consiste en parkinsonismo, disartria, ataxia y demencia (Harvey y Davis, 1974; Martland, 1928).

El parkinsonismo y la demencia pueden ser síntomas del síndrome de Fahr (Margolin *et al.*, 1980; Mathews, 1957; Nyland y Skre, 1977). Aunque también puede haber síntomas cerebelosos como disartria, temblor intencional y ataxia, el hallazgo distintivo es la calcificación de los ganglios basales, que se observa mejor en una tomografía computarizada.

En un pequeño porcentaje de casos, la aparición subaguda de demencia y parkinsonismo puede seguir a la intoxicación por monóxido de carbono después de un intervalo lúcido de días a semanas (Choi, 1983; Min, 1986). Cuando las personas que trabajan en minas de manganeso, acerías o fábricas de baterías se intoxican, pueden desarrollar una demencia que eventualmente se presenta con parkinsonismo (Cook *et al.*, 1974). El parkinsonismo en estos casos se caracteriza con frecuencia por distonía de tobillo, lo que provoca la reconocible marcha de «paseo de gallo», así como rigidez distónica del cuello y la cara.

Como resultado de la intoxicación por metanol, que ocurre en alcohólicos severos, los pacientes pueden desarrollar demencia, parkinsonismo y ceguera (McLean *et al.*, 1980).

Es importante destacar que este efecto secundario del ácido valproico puede tardar entre seis meses y cuatro años en manifestarse después del uso crónico, como en el caso de la epilepsia o el trastorno bipolar (Armon *et al.*, 1996; Shill y Fife, 2000). El ácido valproico también puede causar una combinación de demencia y parkinsonismo (Ristic *et al.*, 2006).

Aunque el parkinsonismo y la demencia pueden resultar del hipoparatiroidismo, esto suele ocurrir en el marco del síndrome de Fahr, que, como se mencionó anteriormente, incluye la calcificación de los ganglios basales. Sin embargo, con menor frecuencia, el hipoparatiroidismo con demencia y parkinsonismo también se presenta sin calcificación y con un nivel de calcio sérico normal. El único indicador del diagnóstico es la catarata; los pacientes pueden recuperarse del cuadro clínico con dihidroxicolecalciferol, pese al bajo nivel de hormona paratiroidea del paciente (Stuerenburg *et al.*, 1996).

La neurodegeneración asociada al pantotenato quinasa de inicio tardío puede manifestarse primero como un parkinsonismo de progreso lento, que luego se une a la demencia y la distonía (Jankovic *et al.*, 1985; Murphy *et al.*, 1989).

El parkinsonismo y la demencia pueden estar presentes en la enfermedad de Huntington de inicio juvenil, que se diagnostica al final de la infancia o en la adolescencia (Bird y Paulson, 1971; Campbell *et al.*, 1961; Siesling *et al.*, 1997). En raras ocasiones, el lupus eritematoso sistémico se manifiesta como parkinsonismo y demencia.

6.1. Demencia y corea

La enfermedad de Huntington es la forma de demencia por excelencia que se desarrolla en presencia de corea; la coreoacantocitosis y la atrofia palidoluisiana dentatorubral son otros dos trastornos neurodegenerativos que aparecen de manera similar.

La enfermedad de Wilson y la degeneración hepatocerebral adquirida son otras condiciones a tener en cuenta. El síntoma inicial típico de la enfermedad de Huntington es la corea, que gradualmente evoluciona a demencia con el tiempo. La demencia y la corea son síntomas adicionales de la coreoacantocitosis. Morderse los labios de forma involuntaria u otras actividades de autolesión pueden ser un signo diagnóstico, aunque no todos los pacientes muestran este comportamiento.

La corea y la demencia son posibles síntomas adicionales de la atrofia palidoluisiana dentatorubral ; los indicadores diagnósticos incluyen ataxia y distonía (Becher *et al.*, 1997; Warner *et al.*, 1994, 1995). Un trastorno del movimiento que cursa con corea y temblor puede acompañar a la demencia en la degeneración hepatocerebral adquirida, que se desarrolla después de episodios repetidos de encefalopatía hepática y se observa con mayor frecuencia en alcohólicos crónicos (Finlayson y Superville, 1981; Victor *et al.*, 1965).

6.1.2. Demencia y distonía

El parkinsonismo y la demencia son los síntomas habituales de la degeneración ganglionar corticobasal; sin embargo, en ocasiones la condición principal del movimiento puede ser una distonía unilateral. La distonía puede ser el primer síntoma de la enfermedad de Wilson, seguida de demencia. Según Dooling *et al.* (1974, 1980) y Hayflick *et al.* (2003), la neurodegeneración asociada al pantotenato quinasa se manifiesta típicamente en la infancia o la adolescencia como una distonía progresiva y demencia.

6.1.3. Demencia y mioclonía

La mioclonía es un síntoma diagnóstico esencial cuando es evidente en el cuadro clínico general. Aunque se relaciona más frecuentemente con el delirio, también puede ser un indicador clave en el diagnóstico de demencia en adultos.

Los tres trastornos de demencia más estrechamente relacionados con la mioclonía son la demencia postanóxica, la demencia debida a diálisis y la enfermedad de Creutzfeldt-Jakob, incluida su «nueva variante». La mioclonía también puede manifestarse en la demencia por SIDA y otras enfermedades neurodegenerativas, aunque en estos casos es menos prominente y está enmascarada por otras características clínicas.

La mioclonía es un síntoma significativo de la panencefalitis esclerosante subaguda en niños y adolescentes, y también puede estar presente en la variante juvenil de la enfermedad de Huntington.

Las enfermedades raras como la enfermedad de Whipple, la hemocromatosis idiopática y la degeneración talámica también pueden causar mioclonías. El cuadro clínico más conocido de demencia en presencia de mioclonía es la enfermedad de Creutzfeldt-Jakob, que afecta aproximadamente al 80 % de los pacientes (Brown *et al.*, 1986, 1994; Roos *et al.*, 1973). Similar a la enfermedad de Creutzfeldt-Jakob, la nueva variante, adquirida al consumir carne de vacas con encefalopatía espongiforme bovina (enfermedad de las «vacas locas»), a lo largo de su evolución produce mioclonías en la mayoría de los casos (Zeidler *et al.*, 1997).

La mioclonía puede acompañar a la demencia postanóxica, que se desarrolla después de un coma anóxico (Werheran *et al.*, 1997). El inicio de la demencia después de varios años de hemodiálisis sugiere instantáneamente una demencia por diálisis. La mioclonía es frecuente y ayuda en el diagnóstico. Una vez establecida, la mioclonía puede, en una minoría de casos, acompañar a la demencia por sida, y también puede tener un papel menor en la demencia que se observa en la enfermedad difusa con cuerpos de Lewy (Louis *et al.*, 1997), la atrofia multisistémica (Rodríguez *et al.*, 1994), la degeneración ganglionar corticobasal (Litvan *et al.*, 1997d) y la atrofia palidoluisiana dentatorubral (Dawson, 1934). El parkinsonismo y la demencia son dos características que identifican la enfermedad de Huntington de inicio juvenil. En ocasiones, también puede cursar con mioclonías.

Aunque una historia de artropatía y problemas gastrointestinales, en particular diarrea, suele ser lo más útil para diagnosticar la enfermedad de Whipple, aproximadamente el 25 % de estos individuos también manifiestan mioclonías (Louis *et al.*, 1996). Las mioclonías y la demencia son síntomas extremadamente raros de la hemocromatosis idiopática (Jones y Hedley-Whyte, 1983). La insuficiencia hepática, la hiperglucemia y la miocardiopatía son indicadores clínicos adicionales. La mioclonía y la demencia son dos síntomas relativamente poco comunes de la degeneración talámica.

6.1.4. Demencia y ataxia

Además de las enfermedades priónicas como la enfermedad de Creutzfeldt-Jakob y la enfermedad de Gerstmann-Sträussler-Scheinker, la demencia que coexiste con la ataxia se puede observar en trastornos neurodegenerativos como la atrofia multisistémica, el síndrome de ataxia/temblor asociado al cromosoma X frágil (FXTAS), la atrofia palidoluisiana dentatorubral y la atrofia espinocerebelosa. Una sintomatología comparable puede manifestarse con factores desencadenantes como la cirrosis, el uso prolongado de inhalantes, intoxicaciones por litio, mercurio o estaño, o repetidos traumatismos craneoencefálicos.

Si este cuadro clínico aparece durante la infancia o en la adultez, hay que tener en cuenta la leucodistrofia metacromática. La panencefalitis progresiva por rubéola, con manifestación clásica por rubéola congénita y retraso mental, puede manifestarse en el final de la adolescencia en pacientes con inteligencia premórbida.

La ataxia y la demencia son posibles síntomas de la atrofia multisistémica olivopontocerebelosa. Un indicador de diagnóstico clave es la presencia de parkinsonismo leve o signos de insuficiencia autonómica, como hipotensión postural y mareos, incontinencia o retención de orina, incontinencia fecal o disfunción eréctil.

En un pequeño porcentaje de casos, la demencia evoluciona a la ataxia progresiva, que es el síntoma inicial de la ataxia espinocerebelosa (Carter y Sukavajuna, 1956; Chandler y Bebin, 1956; Goldfarb *et al.*, 1989; Lasek *et al.*, 2006; Modi *et al.*, 2000; Sasaki *et al.*, 1996; Zhou *et al.*, 1998). El inicio gradual de ataxia y temblor progresivos en la mediana edad o más tarde, cuando evoluciona a demencia, se considera característica distintiva de FXTAS (Hagerman *et al.*, 2001).

En raras ocasiones, la ataxia y la demencia pueden coexistir con la atrofia palidoluisiana dentatorubral. La ataxia puede ser el síntoma inicial de la enfermedad de Creutzfeldt-Jakob, que luego es seguida por demencia en unas pocas semanas o meses (Brown *et al.*, 1986, 1994; de Villemeur *et al.*, 1996). La ataxia y la demencia son los dos síntomas principales de la enfermedad priónica hereditaria Gerstmann-Sträussler-Scheinker (Barbanti *et al.*, 1996; Brown *et al.*, 1991).

Los pacientes con intoxicación grave por litio pueden sufrir ataxia y demencia permanentes (Schou, 1984). Las sales de mercurio que se encuentran en laxantes (Davis *et al.*, 1974), el metilmercurio presente en fungicidas para el trigo (Rustam y Hamri, 1974) y el etilmercurio debido a la exposición industrial (Hay *et al.*, 1963) han sido todos relacionados con la demencia y la ataxia cuando se consumen en dosis elevadas. Un caso de intoxicación por estaño provocó que un paciente entrara en coma y desarrollara un cuadro de demencia y ataxia (Wu *et al.*, 1990).

Según Escobar y Aruffo (1980), Fornazzari *et al.* (1983), Holmes *et al.* (1986), Lazar *et al.* (1983) y Rosenberg *et al.* (1988), el uso indebido prolongado de inhalantes puede provocar demencia acompañada de ataxia y otros síntomas cerebelosos como temblor intencional, nistagmo y titubeo.

La demencia pugilística, que se desarrolla de 5 a 40 años después de un traumatismo craneal recurrente, como el que experimentan los boxeadores, puede presentar demencia y ataxia significativa, un síntoma que da lugar al apodo de «borracho» para esta afección (Harvey y Davis, 1974; Martland, 1928).

Una demencia y un trastorno complejo del movimiento pueden estar presentes en la degeneración hepatocerebral adquirida, que típicamente se desarrolla en el contexto de la cirrosis alcohólica después de episodios repetidos de encefalopatía hepática. Aunque la corea y el temblor son los síntomas más frecuentes, en ocasiones la ataxia puede predominar en el cuadro clínico (Raskin *et al.*, 1984; Victor *et al.*, 1965).

Tanto los casos de leucodistrofia metacromática de inicio juvenil (Haltia *et al.*, 1980) como los de inicio adulto a menudo resultan en demencia, que también puede ir acompañada de ataxia (Hirose y Bass, 1972; Rauschka *et al.*, 2006; Reider-Grosswasser y Bornstein, 1987).

Aunque la panencefalitis por rubéola progresiva a menudo afecta a personas con síndrome de rubéola congénita y discapacidad mental, ocasionalmente puede afectar a personas con inteligencia premórbida que se encuentran al final de la adolescencia. La rubéola congénita puede causar cataratas y macroftalmia (Townsend *et al.*, 1976).

6.1.5. Demencia en presencia de sintomatología atípica

Cada una de las siguientes condiciones, que son causas relativamente poco frecuentes de demencia, tiene características específicas que se enumeran a continuación.

Cuando la xantomatosis cerebrotendinosa está completamente establecida, puede causar ataxia, cataratas, hipertrofia de tendones y demencia. La característica más distintiva es la hipertrofia del tendón, que puede ocurrir en varios lugares, pero se encuentra con mayor frecuencia —y tradicionalmente— en el tendón de Aquiles. Estos síntomas pueden aparecer a cualquier edad, desde la infancia o la adolescencia hasta la edad adulta, ya que la enfermedad se desarrolla con extrema lentitud (Berginer *et al.*, 1988; Mahloudji, 1975; Watts *et al.*, 1996).

En la adolescencia tardía o los primeros años de la edad adulta, la miotonía es el síntoma principal de la distrofia miotónica. Con el tiempo, se desarrolla una «facies miopática» con debilitamiento y atrofia en la parte más distal, así como calvicie frontal, ptosis y atrofia temporal. Un pequeño porcentaje de personas también puede desarrollar demencia (Huber *et al.*, 1989; Perini *et al.*, 1989).

Tras una intoxicación con talio, puede aparecer demencia junto con una polineuropatía severa y calvicie notable (Thompson *et al.*, 1988; Reed *et al.*, 1963). Un cuadro parecido a la intoxicación por talio puede resultar de la intoxicación por arsénico con arsenicales orgánicos, aunque con pérdida de cabello menos pronunciada.

La diarrea, la dermatitis y la demencia son las «tres D» tradicionales de la pelagra crónica de inicio gradual (Langworthy, 1931; Pierce, 1924). En el síndrome de Behçet, un pequeño porcentaje de personas desarrolla demencia, y casi todas presentan úlceras aftosas vaginales y orales (Serdaroglu *et al.*, 1989). En ese caso, la demencia puede ser el resultado de múltiples ataques anteriores o puede progresar gradualmente (Rubinstein y Urich, 1963).

El síndrome de Sjögren es una enfermedad autoinmune que afecta con frecuencia a las glándulas exocrinas y causa el «síndrome sicca», que incluye sequedad en la boca y los ojos. En raras ocasiones, se puede desarrollar demencia, probablemente como resultado de una vasculitis cerebral (Kawashima *et al.*, 1993).

Rara vez la demencia se acompaña de polimialgia reumática, que se caracteriza por dolor y rigidez significativos de los grupos musculares proximales, y ambas condiciones responden a la terapia con esteroides (Nightingale *et al.*, 1982).

El síndrome de Sneddon, una condición poco común, afecta a adultos y se caracteriza por livedo reticularis, accidentes cerebrovasculares, eventos isquémicos transitorios y, en algunos casos, demencia.

6.1.6. Demencia y factores desencadenantes típicos

Como resultado de eventos desencadenantes claros, como lesión cerebral traumática, anoxia, radiación, encefalitis, estado epiléptico, diálisis continua e hipoglucemia, puede desarrollarse demencia como secuela. La prednisona, el ácido valproico y el disulfiram son algunos de los medicamentos que, incluso en las dosis recomendadas, pueden provocar demencia.

Los alcohólicos y quienes abusan de los inhalantes pueden eventualmente desarrollar demencia, al igual que las intoxicaciones por sustancias como el litio, el metanol o el vapor de heroína. El hematoma subdural crónico puede provocar demencia; sin embargo, puede haber una demora de meses o incluso años entre el trauma inicial y el inicio de la demencia. El propio trauma puede haber sido olvidado por el paciente en algunas situaciones.

De acuerdo con la gravedad de la lesión axonal difusa causada por la aceleración-desaceleración violenta durante una lesión cerebral cerrada, los pacientes pueden experimentar demencia de distinta gravedad, un estado vegetativo permanente o coma. Uno de los efectos secundarios de los traumatismos cerebrales repetidos —que pueden ocurrirles a los boxeadores— es la demencia pugilística (Harvey y Davis, 1974; Martland, 1928), que se manifiesta después de un período de latencia de entre 5 y 40 años. Como se mencionó, con frecuencia coexiste con parkinsonismo y ataxia.

La lesión hipóxico-isquémica global conduce a la encefalopatía postanóxica. Aquellos que sobreviven y salen del coma al principio deliran y, a medida que el delirio se resuelve lentamente, emerge un cuadro de demencia. A las pocas semanas de recuperarse de un insulto anóxico, la leucoencefalopatía postanóxica tardía se manifiesta típicamente como un delirio. Aunque la mayoría de las personas finalmente se recuperan, algunos pacientes presentan demencia cuando desaparece la desorientación (Plum *et al.*, 1962).

Después de años o décadas de radiación cerebral, la encefalopatía por radiación del tipo tardío puede manifestarse como una demencia que empeora con el tiempo. Es interesante notar que esta secuela puede desarrollarse después de irradiación de todo el cerebro (Correa *et al.*, 2004; DeAngelis *et al.*, 1989; Duffy *et al.*, 1996) o irradiación focal; es importante que las estructuras críticas, como los lóbulos temporales, hayan quedado expuestas en el caso de la irradiación focal (Crompton y Layton, 1961; Shewmon y Masdeu, 1980).

Tanto la encefalitis por herpes simple como la encefalitis por arbovirus se asocian a la demencia postencefalítica (Przelomski *et al.*, 1988; Richter y Shimojyo, 1961). El estado epiléptico de gran mal o las parciales complejas se relacionan con la demencia (Krumholz *et al.*, 1995). Después de alrededor de tres años de hemodiálisis, la demencia de diálisis puede manifestarse progresivamente, frecuentemente acompañada de una forma de afasia con tartamudez (Garrett *et al.*, 1988; O'Hare *et al.*, 1983).

La hipoglucemia puede conducir a la muerte neuronal y hacer que un paciente padezca una enfermedad mental si es grave (p. ej., un nivel de glucosa inferior a 1,11-1,37 mmol/L [20-25 mg/dL]) y persistente (Kalimo y Olsson, 1980). Cuando se toma en cantidades de 60 mg o más, se sabe que la prednisona causa demencia que desaparece cuando se suspende el medicamento (Varney *et al.*, 1984).

El uso crónico de ácido valproico puede provocar demencia que, como se mencionó anteriormente, puede presentarse con parkinsonismo (Armon *et al.*, 1996). En un caso, el disulfiram provocó polineuropatía y demencia cuando se administró durante años en una dosis terapéutica (Borrett *et al.*, 1985).

Los pacientes con intoxicación grave por litio pueden desarrollar demencia que, como se mencionó anteriormente, puede estar acompañada de ataxia (Schou, 1984). Cuando la intoxicación por metanol es grave, los individuos pueden presentar delirio y desarrollar parkinsonismo.

El vapor de heroína se crea cuando la heroína se calienta sobre papel de aluminio y tiene el potencial de causar demencia, así como grados variables de bradicinesia y ataxia (Kriegstein *et al.*, 1999).

La demencia alcohólica se caracteriza por apatía y un recrudecimiento o vulgarización general de la personalidad, y se manifiesta en el contexto de una embriaguez crónica, severa y persistente (Lee *et al.*, 1979; Lishman, 1981).

Descrita anteriormente, en el contexto del uso crónico de inhalantes a largo plazo, la demencia inducida por inhalantes se manifiesta gradualmente y con frecuencia se acompaña de ataxia y otros síntomas cerebelosos (Escobar y Aruffo, 1980; Fornazzari *et al.*, 1983; Holmes *et al.*, 1986; Lazar *et al.*, 1983; Rosenberg *et al.*, 1988).

6.1.7. Demencia y retraso mental

Ciertos tipos de retraso mental, como el síndrome de Down, el síndrome de Sturge-Weber y la rubéola congénita, pueden progresar naturalmente a la demencia años o décadas más tarde. Más de la mitad de los pacientes con síndrome de Down que viven más de 40 años desarrollan la enfermedad de Alzheimer, lo que complica su condición.

En las personas que ya tienen un retraso mental leve, la demencia suele manifestarse como una pérdida de la función cognitiva; sin embargo, en personas que ya tienen un retraso mental moderado o severo, puede ser difícil reconocer esta pérdida de capacidad cognitiva y, en cambio, la demencia puede volverse notoria debido a la apatía y una disminución en la interacción social.

El síndrome de Sturge-Weber se caracteriza por deterioro mental, convulsiones, hemiplejía y una «mancha en vino de Oporto» en un lado de la cara. Se puede desarrollar una demencia en aquellos que tienen convulsiones recurrentes, lo que resulta en una disminución de la función cognitiva por debajo del umbral de los síndromes de deterioro cognitivo de referencia (Lichtenstein, 1954; Petermann *et al.*, 1958) que definía el retraso mental preexistente.

Las cataratas, la sordera y el retraso mental son las características del síndrome de rubéola congénita; en una minoría de casos, se puede desarrollar una demencia en la niñez o la adolescencia como resultado de la panencefalitis por rubéola progresiva (Townsend *et al.*, 1975; Weil *et al.*, 1975).

6.1.8. Distintas consideraciones sobre la demencia

Según varios estudios (Brey *et al.*, 2002; Johnson y Richardson, 1968; Kirk *et al.*, 1991), el lupus eritematoso sistémico puede conducir a la demencia a través de una variedad de mecanismos diferentes, como infartos y cerebritis autoinmune. Con mayor frecuencia, la demencia se acompaña de síntomas que incluyen fiebre, agotamiento y pérdida de peso, así como signos sistémicos como artralgia, exantema y derrame pleural.

Según Mackay *et al.* (1950), la poliarteritis nodosa puede provocar demencia, aunque, al igual que ocurre con el lupus, esto suele ocurrir junto con otros síntomas sistémicos, como enfermedad renal o gastrointestinal. La trombosis arterial y venosa recurrente y, en las mujeres, antecedentes de aborto espontáneo recurrente son síntomas del síndrome de anticuerpos antifosfolípidos. Los accidentes cerebrovasculares pueden ocurrir y dar como resultado una demencia por múltiples infartos (Coull *et al.*, 1987). Sin embargo, en otras circunstancias, la demencia puede manifestarse sin anomalías evidentes en la RM, lo que apunta a una acción antineuronal directa (Van Horn *et al.*, 1996).

Solo un porcentaje muy pequeño de pacientes —inferior al 1 %— con sarcoidosis desarrollan demencia (Camp y Frierson, 1962; Sanson *et al.*, 1996); en estos pacientes se han descubierto granulomas en el cerebro (Cordingly *et al.*, 1981; Miller *et al.*, 1988). Una indicación del diagnóstico puede verse en una radiografía de tórax como infiltrados reticulonodulares bilaterales o linfadenopatía hiliar bilateral.

Al igual que en el sida u otros estados inmunocomprometidos, la leucoencefalopatía multifocal progresiva generalmente comienza con un signo focal, como hemiplejía o afasia, al que luego se une una demencia que progresa gradualmente; en raras ocasiones, la presentación puede ser solo demencia.

Según Burneo *et al.* (2003), la enfermedad de Kufs, también conocida como la versión adulta de la lipofuscinosis ceroide neuronal, puede manifestarse como una demencia que puede o no estar acompañada de mioclonías y ataxia. Además de la ataxia antes mencionada, la demencia acompañada de espasticidad, corea o convulsiones también puede resultar de la leucodistrofia metacromática (Alves *et al.*, 1986; Haltia *et al.*, 1980; Wulff y Trojaborg, 1985); la polineuropatía también puede ser evidente.

La agresión y la irritabilidad, así como los síntomas del «lóbulo frontal» —que incluyen desinhibición, falta de juicio y comportamiento socialmente inaceptable—, también son cambios de personalidad comunes, especialmente en adultos. Los niños, adolescentes y adultos pueden desarrollar leucodistrofia suprarrenal. Un cambio de personalidad, demencia, hemianopsia o ceguera cortical y rigidez de las extremidades inferiores son síntomas comunes de la demencia de inicio en la niñez o la adolescencia (Moser *et al.*, 1984; Schaumberg *et al.*, 1975).

La adrenoleucodistrofia de inicio en adultos también puede estar acompañada de síntomas visuales como ceguera o síndrome de Balint (Uyama *et al.*, 1993), pero en algunos casos, los síntomas visuales están ausentes. La hiperreflexia generalizada (Coria *et al.*, 1993) puede servir como clave para el diagnóstico correcto, mientras que el bronceado de la piel sirvió como clave en otro caso (Weller *et al.*, 1992).

Como se mencionó anteriormente, la demencia es un síntoma típico de la neurodegeneración asociada al pantotenato cinasa, que en ocasiones también se acompaña de distonía o parkinsonismo. Sin embargo, ciertos casos de inicio en la edad adulta se caracterizan por síntomas adicionales, como un leve temblor (Dooling *et al.*, 1974), disartria y torpeza (Rozdilsky *et al.*, 1968).

Sin calcificación de los ganglios basales, el hipoparatiroidismo puede manifestarse como una demencia con convulsiones y cataratas (Mateo y Giménez-Roldán, 1982).

La enfermedad de Whipple a menudo se manifiesta como artropatía y diarrea, pero increíblemente rara vez afecta solo al sistema nervioso central, y en tales situaciones, estos síntomas característicos pueden no estar presentes. La presentación clínica de los casos puede manifestarse con hipersomnia y afectación hipotalámica, mientras que en otros pueden estar presentes las convulsiones (Romanul *et al.*, 1977).

El envenenamiento por plomo puede resultar primero en un delirio y, una vez que el paciente se recupera, puede quedar con demencia (Jenkins y Mellins, 1957).

La degeneración talámica es una enfermedad poco común que puede causar demencia o demencia en presencia de somnolencia (Moosy *et al.*, 1987). Un caso inusual de apnea del sueño que se presentó con demencia fue identificado por la presencia de cansancio diurno y antecedentes de ronquidos fuertes.

Hay pruebas de que la demencia provocada por un bloqueo carotídeo bilateral —en el que solo una arteria vertebral irriga la mayor parte del cerebro— puede tratarse con cirugía de derivación intracraneal-extracraneal (Tatemichi *et al.*, 1995).

El síndrome de hiperviscosidad, que se produjo en un caso como resultado de mieloma múltiple (Mueller *et al.*, 1983), hipereosinofilia (92 % de eosinófilos; Kaplan *et al.*, 1990) e hipertrigliceridemia grave (con niveles al menos 10 veces superiores al valor habitual), son causas extremadamente raras (Heilman y Fisher, 1974; Mas *et al.*, 1985).

6.1.9. Elaboración del diagnóstico diferencial

El deterioro cognitivo leve, la psicosis, el retraso mental y los olvidos deben separarse de la demencia. El síndrome conocido como deterioro cognitivo leve se define por déficits cognitivos que, si bien son similares a los observados en la demencia, son tan leves que tienen un impacto mínimo en el funcionamiento diario. En algunos casos clínicos podría verse como un pródromo de la demencia.

El delirio puede distinguirse de la demencia por la presencia de una confusión notable, pero es importante recordar que algunas enfermedades pueden presentar tanto demencia como delirio intermitente. Por ejemplo, en la demencia multiinfarto, cada nuevo accidente cerebrovascular puede estar precedido por un episodio de delirio que, después, desaparece espontáneamente.

Además, algunas enfermedades —incluso si se definen en gran medida por la demencia— también pueden dar lugar a episodios esporádicos y transitorios de confusión, como en la enfermedad difusa de cuerpos de Lewy.

El retraso mental se diferencia principalmente por su curso, en el que el avance intelectual de los pacientes continúa hasta cierto punto antes de estancarse y permanecer en un aplanamiento intelectual más allá del cual no avanzan. Es importante destacar que solo hay un aplanamiento de la capacidad intelectual, en lugar de una disminución. Por el contrario, la demencia muestra claramente una disminución de un nivel preexistente de capacidad intelectual.

Es importante destacar que, como se mencionó anteriormente, algunas enfermedades pueden conducir tanto al retraso mental como a la demencia. Por ejemplo, en el caso del retraso mental debido al síndrome de Down, la mayoría de las personas que viven más de 40 años terminan por desarrollar demencia.

La naturaleza limitada del déficit cognitivo es la diferencia entre la amnesia y la demencia: en los trastornos amnésicos solo hay un déficit de memoria, mientras que en la demencia también hay otras anomalías cognitivas, como problemas para abstraer o calcular. Sin embargo, debe tenerse en cuenta que algunas enfermedades demenciales, como la enfermedad de Alzheimer, pueden manifestarse inicialmente como puro olvido que dura mucho tiempo antes de acompañarse de otras anomalías cognitivas.

6.2. Tratamiento

Las medidas generales enumeradas a continuación se pueden utilizar en la mayoría de las situaciones. La libertad de los pacientes debe limitarse de acuerdo con sus capacidades disminuidas; como resultado, es posible que necesiten apoyo y, por lo general, los temas financieros deben ser controlados por otros. Los pacientes con una gran determinación con frecuencia logran mantener sus privilegios de conducir, pero estos también deben ser eliminados.

Las consideraciones para las enfermeras visitantes, las «comidas sobre ruedas» y las guarderías para adultos pueden ayudar a los pacientes a preservar sus capacidades funcionales y prolongar su tiempo en casa. Para mantener las capacidades cognitivas, se debe alentar a los pacientes a participar en actividades cognitivamente atractivas, como crucigramas, juegos de cartas, etc. (Olazarán *et al.*, 2004).

Si un paciente debe mudarse, por ejemplo, a un asilo o a una casa de retiro, se deben tomar medidas para ayudarlo a sentirse a gusto, como traer fotografías y muebles que le sean familiares, si es posible, o suscribirse al periódico de la ciudad natal del paciente. Se deben tomar las mismas precauciones si los pacientes son admitidos en un hospital; además, la habitación debe contener un calendario grande, un reloj y, cuando sea posible, una ventana con vista.

Es importante determinar si se necesitan elementos protésicos como anteojos, audífonos, dentaduras postizas y bastones de cuatro puntas; los regímenes de medicamentos deben ser lo más sencillos posible. Se debe incentivar al paciente a mantener la marcha durante el mayor tiempo posible, aunque muchos pacientes al final necesiten una silla de ruedas.

Es necesario un examen médico interno completo, y se debe recordar que las personas con demencia pueden experimentar deterioros cognitivos sustanciales como resultado de condiciones coexistentes, incluso menores, como una simple infección del tracto urinario.

Se debe considerar la terapia para síntomas clínicos como la agitación, los delirios o alucinaciones, la depresión y el insomnio, además del tratamiento de la causa subyacente de la demencia, cuando sea posible. Las dosis bajas de risperidona u olanzapina —como 0,25-1 mg de risperidona o 2,5-7,5 mg de olanzapina— pueden ser útiles para tratar la agitación relacionada con la demencia. Los mismos medicamentos también pueden ser útiles para tratar los delirios o las alucinaciones.

Sin embargo, estos antipsicóticos de segunda generación tienen un mayor riesgo de muerte o accidente cerebrovascular, particularmente en pacientes de 80 años o más o que hacen uso de benzodiacepinas concomitantemente, aunque son más seguros que los antipsicóticos de primera generación (como el haloperidol; Wang *et al.*, 2005; Kryzhanovskaya *et al.*, 2006). Como resultado, solo deben utilizarse bajo estricta supervisión.

La depresión se puede tratar con antidepresivos, que a menudo tienen el mejor cumplimiento por parte del paciente de todos los tratamientos. Citalopram o escitalopram pueden ser una posibilidad. Cuando la melatonina o el ramelteón son ineficaces, se pueden explorar fármacos como el zolpidem, aunque deben controlarse cuidadosamente para detectar posible somnolencia diurna.

6.2.1. Demencia

Están disponibles varios indicadores clínicos de neuroimagen por RM y PET, a pesar de que la demencia es un diagnóstico clínico, para ayudar en la diferenciación entre varias causas orgánicas de demencia, como la enfermedad de Alzheimer o la enfermedad cerebrovascular.

El FDG-PET tiene una buena precisión de clasificación al diferenciar la EA de otras demencias (FTD, DLB), y puede ayudar en la predicción de EA futura en pacientes con DCL e incluso en aquellos con normalidad cognitiva. El FDG-PET detecta disminuciones en el metabolismo en regiones de pérdida de neuronas para evaluar los efectos de la enfermedad relacionada con la EA en la función cerebral.

Utilizando trazadores para proteínas amiloides o tau, la PET también ofrece la oportunidad de examinar directamente la patología molecular de la EA. El desarrollo de trazadores de tau, el 18F-THK5105 y otros trazadores, se muestra prometedor en la detección de la patología de EA *in vivo*.

La mayoría de las personas con EA evidente, y un número significativo —alrededor del 70 %— de aquellos con deterioro cognitivo leve, así como algunos adultos mayores sanos (10 a 30 %), tienen niveles elevados de amiloide en la corteza cerebral. La unión de amiloide es menos eficaz como biomarcador de diagnóstico debido a la superposición entre los grupos de EA y DCL; sin embargo, existe cierta evidencia de que los pacientes con DCL con alta carga de amiloide tienen más probabilidades de desarrollar EA que el grupo de DCL amiloide negativo (Cohen y Klunk, 2014).

Es importante centrar los estudios de terapia futuros en esta población de alto riesgo, basada en la confluencia de alteraciones neuropsicológicas en el deterioro cognitivo leve y en la enfermedad amiloide. La propuesta de intervención temprana para nuevos tratamientos para la EA, como la vacunación pasiva con anticuerpos monoclonales contra amiloide, no se pudo demostrar a partir de resultados clínicos (Prins y Scheltens, 2013).

La prueba de los beneficios profilácticos será necesaria para la aprobación de nuevos medicamentos para esta etapa preclínica de la demencia, y esto, a su vez, requiere estudios con personas que tienen un alto riesgo de conversión para adquirir suficiente potencia y duraciones de observación tratables.

6.2.2. RM en las demencias

La neuropatía y la demencia resultan de la acumulación de proteína tau en las neuronas y las células gliales en la tauopatía senil (Braak y Braak, 1987; Saito *et al.*, 2002, 2004, 2007; Saito y Yamazaki, 2007; Tokumaro *et al.*, 2010; Adachi *et al.*, 2010).

La proteína tau de unión a microtúbulos se basa en sitios de unión de microtúbulos con isoformas tau de 3 y 4 repeticiones. La demencia con granos (DG), la demencia senil del tipo ovillo neurofibrilar, la parálisis supranuclear progresiva (PSP), la degeneración corticobasal (DCB), las tauopatías gliales globulares (TGG) con tau de 4 repeticiones y la enfermedad de Pick con tau de 3 repeticiones son las principales (Tabla 6.2.3).

El Centro Médico Metropolitano de Gerontología de Tokio y el banco de cerebros del Instituto de Gerontología examinaron a 1212 pacientes (689 hombres y 523 mujeres de 31 a 104 años de edad) mediante autopsias en serie entre agosto de 1999 y mayo de 2012. Se encontró EA en el 19 %, DG y demencia senil del tipo ovillo neurofibrilar —que son tauopatías seniles— en un 18 % cada uno, y DCL en el grupo con demencia neurodegenerativa con un índice de demencia clínica (IDC) de 0,5. La mayoría de los pacientes (57 %) tenía demencia con tauopatía senil, incluso como complicación (fig. 6.2.3; Saito *et al.*, 2007; Tokumaro *et al.*, 2010).

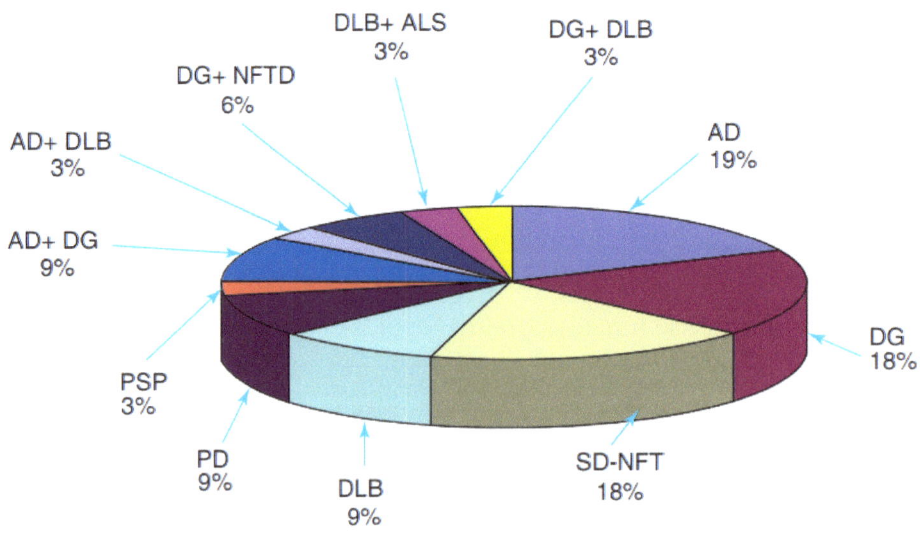

Fig. 6.2.3. Alteraciones patológicas del DG.

El 35 % de los que tenían un IDC de 1 o más presentaban EA, el 19 % DCL y el 33 % tauopatía senil, incluidas características patológicas complejas. Estos hallazgos mostraron que la tauopatía senil es una importante patología de trasfondo en la demencia en las personas mayores, y debe ser considerada en los diagnósticos clínicos y de neuroimagen.

6.2.3. Demencia relacionada con granos

6.2.3.1. Concepto

La demencia con granos (DG) es una demencia de inicio tardío caracterizada por granos argirófilos en forma de huso en los procesos neuronales y la acumulación de la proteína tau hiperfosforilada en los astrocitos de la región límbica y en los cuerpos oligodendríticos. Además de la EA y la demencia por cuerpos de Lewy, es una causa importante de demencia senil (tabla 6.2.3; fig. 6.2.3).

Los granos argirófilos (gránulos teñidos por el método de impregnación de plata de Gallyas-Braak) se depositan neuropatológicamente. Las alteraciones patológicas comienzan en la circunvolución ambiental y continúan hacia el cerebro del lóbulo frontal y temporal.

Saito *et al.* (2007) propusieron las etapas neuropatológicas de la enfermedad, clasificándolas en I-III en función de las anomalías patológicas, con la presencia de demencia en la etapa III. Con la progresión de la enfermedad, la región afectada se superpone a las áreas de alteración patológica temprana de la EA.

La figura 6.2.3. muestra las alteraciones patológicas del DG.

Taupatía seniles:

1. Demencia con granos: DG
2. Demencia senil del tipo ovillo neurofibrilar (DS-ONF)
3. Parálisis supranuclear progresiva: PSP
4. Degeneración corticobasal: DCB
5. Enfermedad de Pick
6. Ovillos neurofibrilares difusos con calcificación: ONDC
7. Tauopatías gliales globulares: TGG

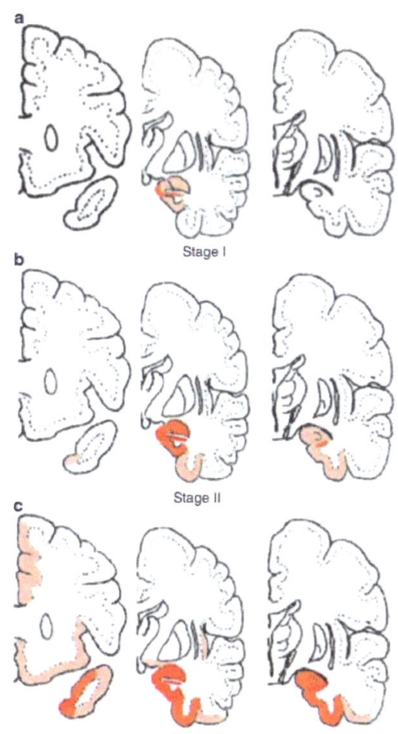

Tabla 6.2.3. Demarcación neuropatológica de la DG (Saito *et al.* 2004).La localización de los granos argirofílicos (GA) en cada etapa del desarrollo del grano. Tres secciones coronales a través del cuerpo geniculado lateral, el cuerpo mamilar y el cuerpo calloso. Etapa I: la circunvolución ambiental es donde se encuentran los GA, la amígdala, la región entorrinal anterior y el CA1 anterior del hipocampo. Etapa II: en el polo temporal medial, el subículo posterior y la corteza entorrinal y transentorrinal, los GA son más notorios. Estadio III: además del lóbulo temporal medial, los GA también afectan la circunvolución del cíngulo anterior, el tabique, el accumbens, la circunvolución del recto, la corteza insular y el hipotálamo. Lo más probable es que la enfermedad de grano argirófilo en etapa III desempeñe un papel en el deterioro cognitivo.

6.2.4. Desafíos del diagnóstico clínico

La DG no tiene criterios de diagnóstico clínico. Por lo tanto, muchas personas con DG presentan demencia vascular o EA. El antecedente de DG diagnosticado definitivamente con evidencia neuropatológica presenta las siguientes características: progresión lenta, síntomas sugestivos de demencia frontotemporal como cambios de personalidad, irritabilidad y escaso contacto personal, olvido como síntoma inicial frecuente y pacientes de mayor edad que los de otras demencias degenerativas (Tokumaro *et al.* 2010; Adachi *et al.* 2010; Murayama *et al.* 2014). En las personas mayores, la EA, la demencia senil del tipo ovillo neurofibrilar y la demencia vascular a menudo complican la DG, lo que dificulta el diagnóstico clínico. Por lo tanto, aunque los criterios de diagnóstico clínico para la DG son difíciles de formular, es necesaria su creación mediante la conexión de los hallazgos clínicos, de imagen y neuropatológicos en esta importante enfermedad.

El surgimiento de tratamientos radicales para la EA, como la terapia de vacuna Aβ basada en el concepto de cascada amiloide, fármacos dirigidos a tau e inhibidores de la secretasa, hace que sea más importante diagnosticar con precisión el deterioro cognitivo leve, un precursor de la EA. Es necesario un diagnóstico preciso del deterioro cognitivo leve o antes, para que las intervenciones radicales de AD funcionen para DG sin depósitos de β-amiloide. Los criterios diagnósticos internacionales para la EA se superponen con los síntomas clínicos de la DG y la distinción morfológica es un desafío. Los hallazgos de neuroimagen, así como los datos objetivos, deben incluirse en las técnicas de evaluación.

6.2.5. Resultados de resonancia magnética de la DG

La RM indica atrofia cerca de la circunvolución ambiental y en el uncus en la DG típica (Tokumaro *et al.* 2010; Adachi *et al.* 2010). Muchos casos de DG muestran atrofia asimétrica, sin embargo, algunos casos no muestran diferencia entre ambos hemisferios. Los lóbulos temporal y frontal se atrofian a medida que avanza la demencia.

Las resonancias magnéticas de AD y DG tempranas deben evaluar las regiones del lóbulo temporal medial cerca de la circunvolución parahipocampal, como la corteza entorrinal y la circunvolución ambiental, donde ocurren las alteraciones iniciales. Sin embargo, estas áreas son bastante pequeñas, lo que dificulta la evaluación visual por parte del clínico de la atrofia. El carácter no invasivo y la reproducibilidad son los mayores beneficios de la resonancia magnética. El análisis estadístico de imágenes se desarrolló recientemente para mejorar la objetividad, ya que las evaluaciones visuales son insuficientes. La morfometría basada en vóxeles (MBV) también se puede utilizar para evaluar objetivamente el volumen de materia gris en el diagnóstico de demencia.

En el futuro, problemas como la evaluación estadística de la atrofia de la circunvolución ambiental, un cambio patológico inicial en DG, en pacientes con una patología de fondo confirmada, el establecimiento de una región de interés para la extracción de DG y el desarrollo de software para diferenciar DG de AD deben ser propuestos.

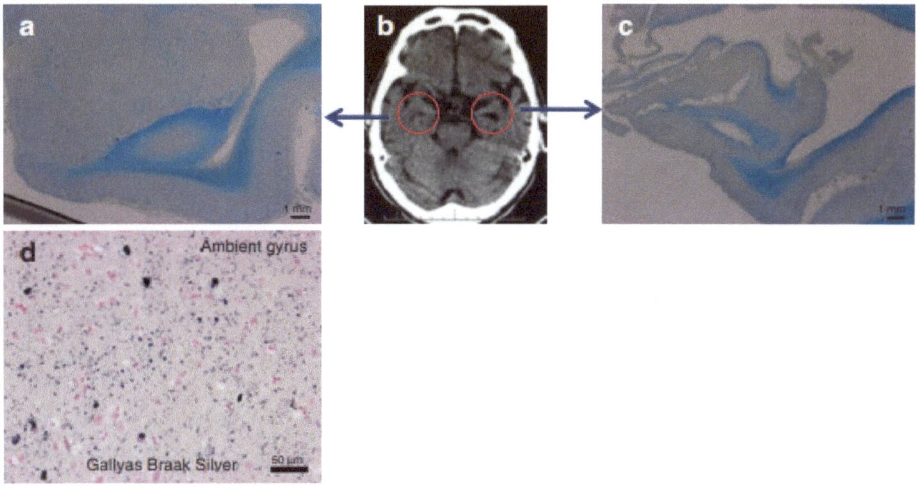

Fig. 6.2.5. Hombre de 90 años con IDC = 1 (Tokumaro *et al.*, 2010).

(a) No se observa atrofia evidente en la muestra microscópica (tinción de KB) del lóbulo temporal medio del lado derecho.

(b) La RM revela dilatación de la asta interna izquierda del ventrículo lateral, lo que indica atrofia de los lóbulos temporales mediales, incluidas las circunvoluciones ambiental y parahipocampal.

(c) Lóbulo temporal medial del lado izquierdo: microscópicamente, la amígdala, la parte frontal del hipocampo y la circunvolución circundante a la corteza entorrinal indican atrofia.

(d) El lóbulo temporal medio izquierdo tiene una cantidad significativa de granos argirófilos de Gallyas-Braak, particularmente en la circunvolución ambiental.

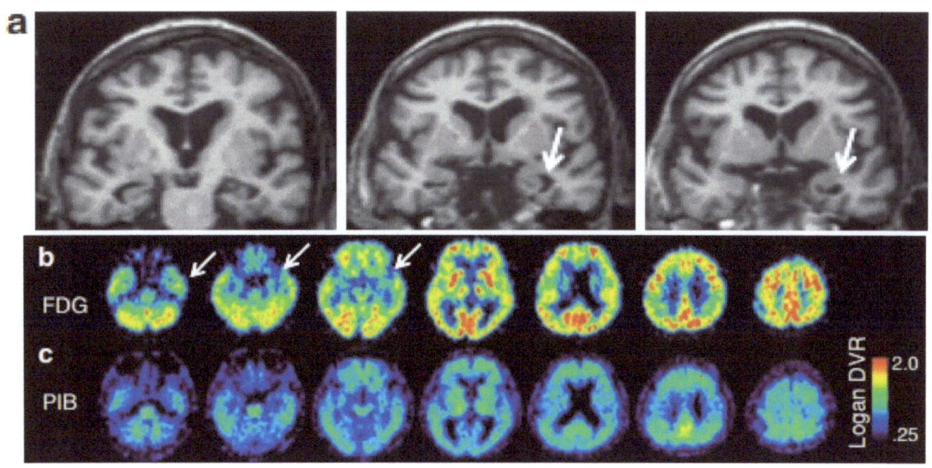

Fig. 6.2.6. Imagen de una paciente mujer de 70 años.

(a) El cuerno inferior izquierdo del ventrículo lateral está dilatado en la imagen de RM 3D potenciada en T1 (flechas blancas), lo que sugiere una atrofia dominante izquierda del lóbulo temporal anteromedial.

(b) Se observa una reducción dominante izquierda en el metabolismo de la glucosa en el lóbulo frontotemporal mediante FDG-PET, indicada por las flechas blancas.

(c) La prueba ^{11}C PIB-PET fue negativa, lo que indica que no hubo acumulación de proteínas β-amiloides en esta paciente.

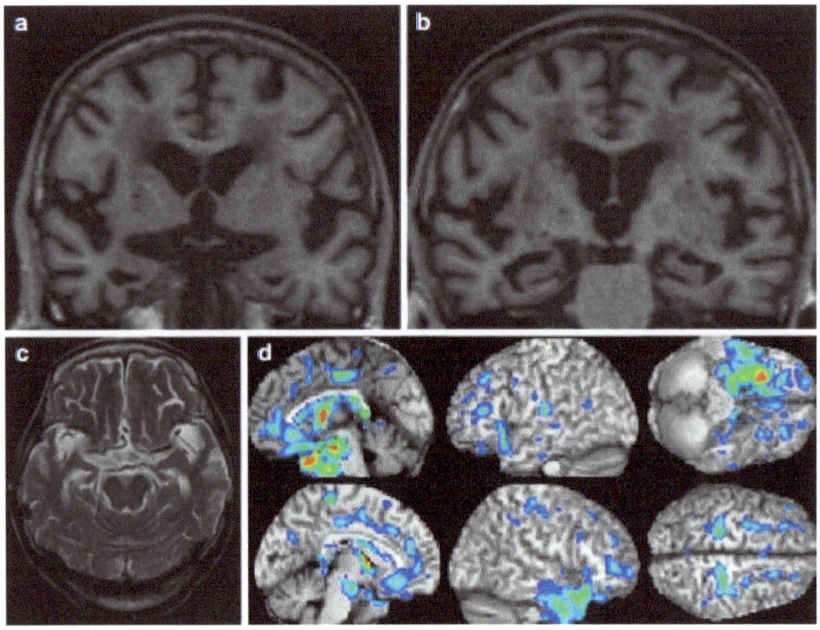

Fig. 6.2.7. Atrofia asimétrica del lóbulo temporal medial, que coincide con los resultados de la TC. Este sitio tiene varios granos argirófilos de Gallyas-Braak, lo que confirma la DG. Sin embargo, la circunvolución ambiental, que muestra depósitos de granos argirófilos y atrofia en las primeras etapas de la EA, está muy cerca de la corteza entorrinal, que también está atrofiada en la EA temprana, y el grado de atrofia puede ser asimétrico en la EA, lo que hace una distinción difícil.

Varias modalidades, especialmente las imágenes de amiloide ^{11}C-PiB (Verhoeff *et al.*, 2014; Okamura *et al.*, 2004), pueden ayudar a distinguir la EA de la DG. El paciente de la figura 6.2.5 presenta atrofia de la circunvolución parahipocampal pero no acumulación de PiB, lo que sugiere un estado patológico distinto de la EA.

Si una revisión clínica de las preparaciones de PET que usan PiB para marcar las proteínas β-amiloides —una característica patológica importante de la EA— muestra el proceso de acumulación de amiloide en imágenes, crecerían las expectativas de imágenes de amiloide para monitorear la terapia, la atención y el diagnóstico temprano. Se están desarrollando preparaciones de PET que identifican tau fosforilada, lo que hace que el diagnóstico de tauopatía sea más específico para el uso clínico, produciendo beneficios para los estudios neuropsiquiátricos en estos pacientes.

FDG-PET muestra un metabolismo de glucosa en el lóbulo temporal medial inferior en la DG, aunque puede haber distinciones. El área afectada es pequeña y el metabolismo en los lóbulos temporal lateral y parietal suele estar intacto. La patología típica de la EA comienza en la circunvolución del cíngulo posterior y el precúneo y se extiende a los lóbulos parietal lateral, temporal medial y frontal. La progresión puede producir diferencias en el hipometabolismo.

La EA provoca hipometabolismo en la SPECT, indicando menor perfusión cerebral en el lóbulo parietal, la corteza de asociación temporal y la corteza de asociación frontal. El lóbulo temporal medial muestra una disminución del flujo sanguíneo cerebral, aunque no se ha demostrado que la SPECT de perfusión cerebral pueda diagnosticar la DG.

La SPECT de perfusión cerebral utiliza análisis estadístico de imágenes en lugar del análisis visual o configuraciones arbitrarias de regiones de interés. La proyección de superficie estereotáctica tridimensional (3D-SSP) proyecta los resultados del análisis cerebral. Usando el sistema de imágenes Z-score simple creado por Matsuda *et al.* (2007), se producen imágenes tridimensionales de un cerebro prototipo usando sistemas SPECT, corrigiendo las diferencias entre los sistemas y compartiendo una base de datos de imágenes normales (Yahamada *et al.*, 1996; Yahamada *et al.*, 2003; Matsuda *et al.*, 2007).

6.2.6. Demencia senil de tipo ovillo neurofibrilar

6.2.6.1. Enfermedad

Se propuso que la demencia senil del tipo ovillo neurofibrilar (SD-NFT) es considerada un nuevo tipo de demencia con evidencias de resultados neuropatológicos (Yahamada *et al.*, 1996; Yahamada, 2003; Yahamada, 2010; Ulrich *et al.*, 1992). Además de la EA y la demencia por cuerpos de Lewy, es una de las principales causas de demencia senil.

Neuropatológicamente, la enfermedad se caracteriza por acumulación de ovillos neurofibrilares en la región parahipocampal sin placa senil. En 2014, la demencia senil de tipo ovillo neurofibrilar se denominó tauopatía primaria relacionada con la edad, pero en 2015 se argumentó que era un subtipo de EA (Duyckaerts *et al.*, 2015).

A través de la neuropatología, la bioquímica, la neuroimagen y el diagnóstico clínico se debe establecer el concepto de enfermedad. En este subtópico de la tesis se utiliza la patología de fondo para explicar la demencia senil de tipo ovillo neurofibrilar como diagnóstico clínico.

Esta enfermedad cursa con alteración de la memoria a una edad avanzada, progresa lentamente, produce atrofia del hipocampo pero poca atrofia cerebral generalizada, y puede distinguirse de la enfermedad de Alzheimer y otras demencias degenerativas.

6.2.7. Hallazgos en la RM

No existe un consenso sobre el diagnóstico por imágenes, pero es importante acumular casos de demencia de progresión lenta en adultos mayores en edad avanzada, teniendo en cuenta la posibilidad de diferenciación de la enfermedad de Alzheimer y la demencia por granos argirófilos, para desarrollar agentes terapéuticos fundamentales, proceder adecuadamente con los ensayos clínicos y planificar tratamientos específicos, atención y enfermería a estos pacientes.

La figura 6.2.7 muestra a una mujer de 90 años que tenía demencia con amnesia a los 80, de lento avance. Se muestra una imagen de RM de 6 años con una puntuación de 23 en el examen Mini Mental. El examen visual y la morfometría basada en vóxeles en el sistema de análisis regional especializado para la enfermedad de Alzheimer (VSRAD) indicaron una atrofia del hipocampo posterior, pero no una lateralidad como en la DG (Matsuda *et al.*, 2012).

Se exploró la demencia senil del tipo ovillo neurofibrilar debido a imágenes de amiloide negativas. La demencia senil del tipo ovillo neurofibrilar se caracteriza por ovillos neurofibrilares en la circunvolución parahipocampal y en el hipocampo, pérdida neuronal y gliosis. Estas alteraciones neuropatológicas provocan atrofia parahipocampal e hipocampal. Estas alteraciones morfológicas distinguen EA y DG.

A diferencia de la DG, la atrofia de la demencia senil del tipo ovillo neurofibrilar se extiende al hipocampo posterior. En la EA, la atrofia cerebral global progresa de acuerdo con la etapa de la enfermedad, aunque la demencia senil del tipo ovillo neurofibrilar muestra una atrofia cortical cerebral mínima.

La demencia senil del tipo ovillo neurofibrilar y la DG deben diferenciarse cuando el deterioro cognitivo progresa lentamente a pesar de la atrofia morfológica. A diferencia de la DG, la EA tiene una pérdida temprana del hipocampo posterior, lo que dificulta la evaluación visual por resonancia magnética. La atrofia cerebral global posterior a la enfermedad puede ser más leve que en la EA.

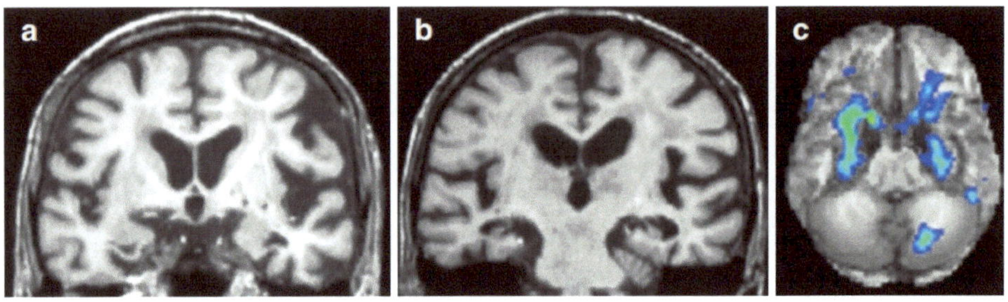

Fig. 6.2.8. RM de una mujer de 90 años con demencia que comenzó con olvidos a los 80 y avanzó con bastante lentitud. Se muestra una RM de seis años después del comienzo de la enfermedad, con una puntuación Mini-Mental (MMSE) de 23. Las imágenes ponderadas en T1 tridimensionales (3D) coronales muestran atrofia del hipocampo en (a,b).

No se pudo establecer la existencia de una atrofia severa de la amígdala lateralizada, como se ve en la DG (tomado con permiso de [79]).

(c) La atrofia del hipocampo posterior se puede ver objetivamente utilizando el sistema de análisis regional específico basado en vóxel con morfometría basada en vóxel del software (VSRAD), para diagnóstico de la enfermedad de Alzheimer.

Algunos casos revelan una disminución del flujo sanguíneo en el lóbulo temporal medial y se asemejan a la enfermedad de Alzheimer. La negatividad en las imágenes de amiloide utilizando PIB, que refleja la acumulación de Aβ, y el desarrollo y la utilización de una preparación de PET que identifica selectivamente tau fosforilada puede ayudar a distinguir EA, DG y la demencia senil del tipo ovillo neurofibrilar.

Los diagnósticos tempranos y preclínicos, y los ensayos clínicos de fármacos terapéuticos fundamentales, requieren criterios de diagnóstico basados en el avance, hallazgos clínicos y de imagen fundamentados en la neuropatología.

La FDG-PET muestra alteración del metabolismo de la glucosa en el lóbulo temporal medial en la demencia granular argirófila, aunque su definición y evaluación sean complejas. Hay hipometabolismo en los lóbulos temporal lateral y parietal a pesar de la progresión de la enfermedad.

La demencia senil del tipo ovillo neurofibrilar puede presentarse de forma parecida a la DG o ser difícil de distinguir de la EA. Es necesario acumular hallazgos clínicos para establecer la patología de fondo. La sobreposición de la demencia senil del tipo ovillo neurofibrilar, EA y DG puede darse en el contexto clínico.

6.2.8. PSP. Parálisis supranuclear progresiva

6.2.8.1. Enfermedad

En 1964 fue descrita por Steel *et al.* (1964) en 9 individuos, incluidos los casos de autopsia, la parálisis supranuclear progresiva (PSP), una condición neurodegenerativa. La caracterizan la atrofia del mesencéfalo y del pedúnculo cerebeloso superior, la despigmentación de la sustancia negra y del núcleo coeruleus, las alteraciones patológicas del núcleo subtalámico, del globo pálido, del núcleo dentado del cerebelo y los astrocitos en penacho.

La afección comienza después de los 40 años, avanza lentamente y causa parálisis supranuclear de la mirada vertical, caídas frecuentes debido a la disminución del mantenimiento postural, parkinsonismo y problemas de la marcha (Litvan *et al.*, 1996).

En estudios de PSP definitivamente diagnosticados, los síntomas clínicos que sugieren demencia estaban presentes en una alta tasa, como cambios en la personalidad, síntomas frontales, síntomas psicológicos y deterioro de la memoria/trastorno cognitivo, en 33, 18 y 32 %, respectivamente, lo que indica que la PSP es una importante enfermedad de fondo para la presencia del deterioro cognitivo (Josephs y Dickson, 2003; Donker *et al.*, 2007).

Dado que la lesión cerebral por caída influye en el pronóstico, un diagnóstico preciso basado en imágenes ayuda a la definición del cuadro clínico. Diferencias clínicas y patológicas de la PSP han sido descubiertas recientemente.

La PSP típica cursa con inestabilidad postural temprana, caídas y parálisis supranuclear de la mirada, denominada síndrome de Richardson (PSP-RS). Según Richardson *et al.* (1964), representa el 50 % de los casos. Los subtipos de PSP tienen diversos espectros clínicos y patológicos, incluyendo:

- PSP-parkinsonismo (PSP-P), difícil de distinguir de la enfermedad de Parkinson (EP).
- PSP-acinésica pura con congelación de la marcha (PSP-PAGF), precedida por congelación de la marcha.
- PSP con afasia no fluida primaria (PSP-PNFA).
- Casos raros de PSP con ataxia cerebelosa.

Desde el punto de vista clinicopatológico, la PSP se superpone con la EA, la EP y la demencia senil del tipo ovillo neurofibrilar, lo que hace que los diagnósticos clínicos y de resonancia magnética sean problemáticos. Los neurorradiólogos deben observar cuidadosamente el historial médico y los datos de imágenes para sugerir una patología de fondo superpuesta.

6.2.9. Resultados de resonancia magnética

6.2.9.1. PSP-RS

La resonancia magnética estructural ayuda a diagnosticar PSP-RS. El «signo del colibrí» o «signo de la silueta del pingüino» (atrofia del mesencéfalo con preservación relativa de la protuberancia) es el descubrimiento más relevante en una exploración sagital (Kato *et al.*, 2003; Oba *et al.*, 2005; figs. 6.2.9.1 y 6.2.9.2).

La imagen axial muestra atrofia del mesencéfalo, y el «signo de Mickey Mouse» indica una reducción del diámetro anteroposterior del mesencéfalo en el colículo superior. La atrofia del pedúnculo cerebeloso superior indica alteraciones posteriores de la vía eferente producidas por la degeneración del núcleo dentado y tiene un gran valor diagnóstico.

La dilatación del tercer y cuarto ventrículo y la atrofia del tegmento pontino, la circunvolución del cíngulo anterior y el lóbulo frontal medial pueden ayudar aún más al diagnóstico. Las imágenes potenciadas en T2 muestran una intensidad alta en el globo pálido, el área periacueductal y el pedúnculo cerebeloso superior.

La morfometría basada en vóxeles (MBV) y la evaluación del área sagital medial pueden evaluar objetivamente estas alteraciones atróficas. En la MBV, el tegmento mesencefálico, el lóbulo frontal, la circunvolución precentral, el núcleo caudado, el tálamo y el cerebelo se atrofian (Shi *et al.*, 2013; Yang *et al.*, 2014; Kaasine *et al.*, 2015; Agosta *et al.*, 2012).

Los neurorradiólogos deben saber que la PSP-RS temprana puede no mostrar atrofia del mesencéfalo. Las imágenes por tensor de difusión deben distinguir entre la PSP y otros parkinsonismos, así como entre la PSP-RS y la PSP-P (Whitewell *et al.*, 2011). Las imágenes por tensor de difusión y las imágenes morfológicas enfatizan el pedúnculo cerebeloso superior (Canu *et al.*, 2011; Sakurai *et al.*, 2010).

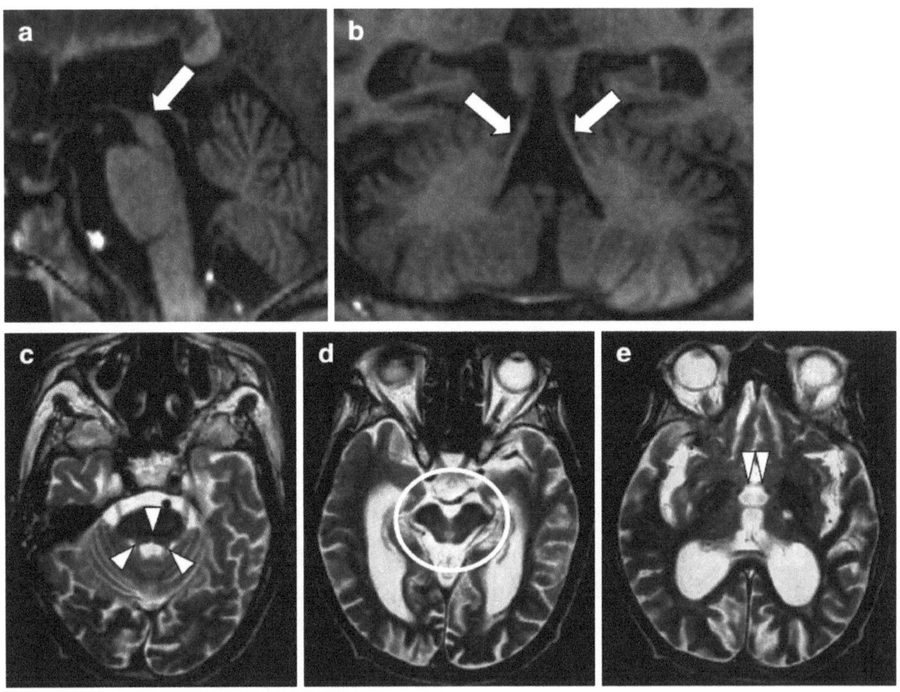

Fig. 6.2.9.1. PSP-RS. En la imagen, un hombre de 80 años diagnosticado con PSP con prueba neuropatológica (PSP-RS).

(a, b) Imágenes tridimensionales (3D) ponderadas en T1 (T1WI), sagitales y coronales reconstruidas, que muestran una atrofia significativa del tegmento mesencefálico y de los pedúnculos cerebelosos superiores, ocho años después del inicio de los síntomas. El pequeño mesencéfalo muestra una superficie cóncava, que tiene esta forma distintiva. Un resultado de imagen característico de la PSP es el perfil cóncavo del mesencéfalo y una gran protuberancia, que indican el «signo de colibrí» o «signo de silueta de pingüino». (c-e) Las imágenes axiales ponderadas en T2 (T2WI) muestran la atrofia del tegmento pontino, los pedúnculos cerebelosos superiores bilaterales (c, puntas de flecha), la disminución del diámetro anteroposterior del mesencéfalo, conocida como el «signo de Mickey Mouse» (d, círculo), tálamos y terceros ventrículos dilatados (e, doble punta de flecha), que también son hallazgos típicos en las imágenes. Un infarto antiguo se indica mediante una pequeña área circular de hiperintensidad en el tálamo izquierdo.

La imagen ponderada por susceptibilidad, originalmente llamada imagen venográfica BOLD (SWI, *Susceptibility Weighted Imaging*), una secuencia de gradiente eco (GRE) 3D con flujo compensado, de alta resolución y tiempo de eco largo, es más sensible a la mineralización cerebral —incluidas las deposiciones de hierro y los productos sanguíneos— que las imágenes ponderadas en T2* (Sakurai *et al.*, 2010; Sakurai *et al.*, 2014). Esta secuencia también produce imágenes más claras de los ganglios basales. SWI (BOLD) ha demostrado que la acumulación de hierro en el núcleo rojo distingue a la PSP de otros trastornos parkinsonianos (Gupta *et al.*, 2010; Sakurai *et al.*, 2017).

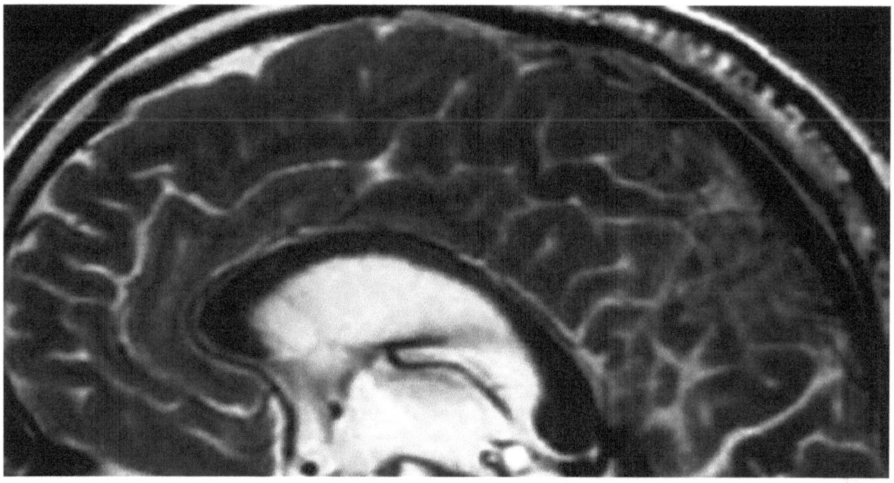

Fig. 6.2.9.2. PSP-RS. Mujer de 70 años. PSP patológicamente probada (PSP-RS).

(a) Nueve años después de los síntomas iniciales, además de la típica atrofia del mesencéfalo (flecha), la imagen T2 potenciada sagital revela atrofia del cuerpo calloso y dilatación del surco frontal, sugestiva de atrofia del lóbulo frontal.

(b) Hiperintensidad de señal en los pedúnculos cerebelosos superiores y en el tegmento del tronco encefálico en imagen FLAIR. Las imágenes de recuperación de inversión atenuada (FLAIR; puntas de flecha) también son un hallazgo característico de la PSP.

Los pacientes con PSP-P tienen una atrofia del pedúnculo cerebeloso superior más leve. Por lo tanto, solo la relación protuberancia/mesencéfalo distingue a los pacientes con PSP-P de los pacientes con EP, aunque con una precisión diagnóstica inferior (sensibilidad = 60 %, especificidad = 96 %, precisión = 86 %; Longoni *et al.*, 2011). El análisis cuantitativo mostró menos atrofia en el mesencéfalo, el pedúnculo cerebeloso superior, el tálamo y la sustancia blanca frontal que en la PSP-RS (Josephs, 2008).

6.3. Subtipos de PSP

Cuando son diagnosticados, los subtipos de PSP presentan menos atrofia del mesencéfalo y del pedúnculo cerebeloso superior que la PSP-RS. Los neurorradiólogos deben centrarse en el globo pálido, el lóbulo frontal y el pedúnculo cerebral, y no en el mesencéfalo, para diagnosticar estos subtipos (Sakurai *et al.*, 2017).

El futuro análisis estadístico de imágenes, como el análisis MBV, puede evaluar las regiones atrofiadas por tipo de enfermedad (Josephs *et al.*, 2008; Sakurai *et al.*, 2017; Meijer *et al.*, 2015; Agosta *et al.*, 2010; Josephs *et al.*, 2012; Focke *et al.*, 2011; Sakurai *et al.*, 2014).

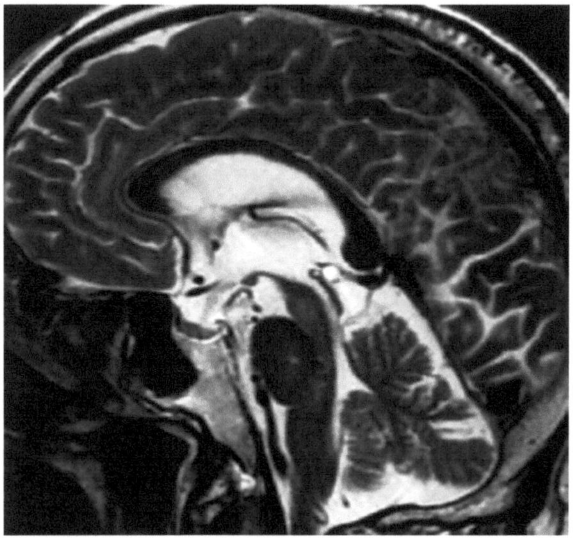

Fig. 6.3.1. PSP-RS en una mujer de 60 años. PSP con evidencia patológica (PSP-RS).

La imagen ponderada en T2 sagital, realizada dos años después del inicio de los síntomas, no muestra la atrofia característica del tegmento del mesencéfalo ni del cuerpo calloso, en contraste con los pacientes en estadios avanzados.

6.3.2. PSP-P

Entre el 20 % y el 35 % de las variantes de PSP corresponden a PSP-P. Aunque el núcleo subtalámico y la sustancia negra fueron las regiones más afectadas en ambos grupos, los pacientes con PSP-P mostraron una tauopatía menos grave. Si bien la sustancia negra está significativamente dañada en la PSP-P, los aspectos clínicos que la distinguen de la PSP-RS —incluidos el temblor y la respuesta moderada a la levodopa— podrían estar relacionados con una depleción de dopamina menos severa en el mesencéfalo extramural (Williams *et al.*, 2005; Williams *et al.*, 2009).

La levodopa puede ser eficaz en las primeras etapas, aunque la enfermedad avanza con mayor rapidez que en la enfermedad de Parkinson (EP). A medida que progresa, aparecen oftalmoplejía, inestabilidad postural y disminución de la respuesta a la levodopa. Este subtipo presenta menos atrofia mesencefálica que la PSP-RS habitual (fig. 6.3.3).

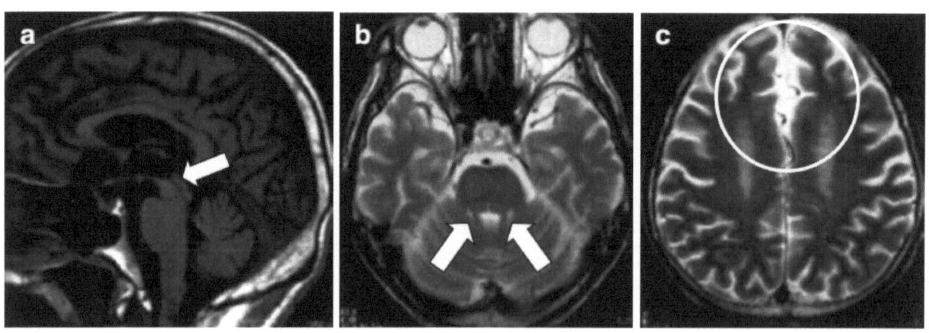

Fig. 6.3.3. PSP-P. Neuroimagen de un hombre de 90 años. PSP-P establecida a partir de diagnóstico neuropatológico.

(a, b) En las imágenes sagitales y axiales del tegmento mesencefálico (a: flecha) y de los pedúnculos cerebelosos superiores (b: flechas), no se evidencian alteraciones atróficas como en los casos típicos de PSP-RS.

(c) La imagen T2WI muestra atrofia del giro del cíngulo anterior (círculo).

6.3.3. Parálisis supranuclear progresiva pura acinética con congelación de la marcha (PSP-PAGF)

Los primeros síntomas de la PSP-PAGF incluyen congelación de la marcha al caminar, escribir y hablar, sin rigidez, temblor, deterioro cognitivo ni anomalías en el movimiento ocular, y sin respuesta a la levodopa. La investigación visual no revela hallazgos relevantes (Matsuo, 1991).

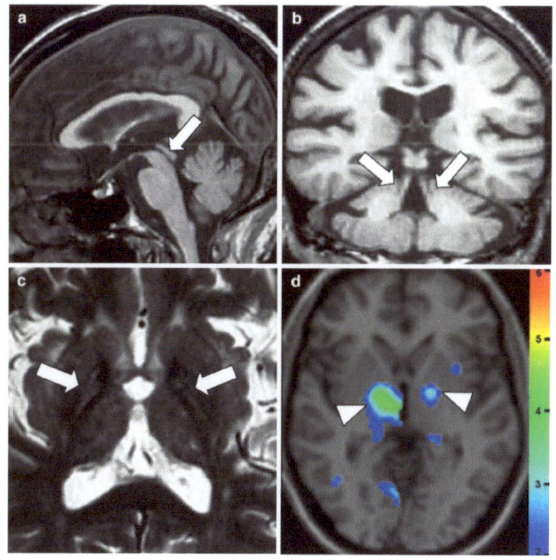

Fig. 6.3.3.1. PSP-PAGF. Mujer de 80 años. Parálisis supranuclear progresiva pura acinética con congelación de la marcha con evidencia neuropatológica (PSP-PAGF). (a, b) En las imágenes 3D ponderadas en T1, coronales oblicuas y sagitales reconstruidas, no hay alteraciones atróficas evidentes del tegmento del mesencéfalo (a: flecha), del cuerpo calloso ni de los pedúnculos cerebelosos superiores (b: flechas), en contraste con los casos típicos de PSP-RS.

(c) La imagen ponderada en T2, por otro lado, muestra dominancia derecha bilateral del globo pálido en forma de triángulo con hiperintensidad de señal (flechas).

(d) En particular, la atrofia bilateral dominante derecha del globo pálido y del tálamo derecho (puntas de flecha) son sitios de predicción de cambios patológicos en pacientes con PSP, y pueden visualizarse objetivamente utilizando morfometría basada en vóxeles (MBV) en el sistema de análisis regional específico basado en vóxeles del software para la enfermedad de Alzheimer (VSRAD). Las puntuaciones Z en la barra de colores de la escala del arco iris representan el nivel de atrofia.

6.3.4. Parálisis supranuclear progresiva primaria con afasia no fluida (PSP-PNFA)

Una variante poco común de PSP produce afasia primaria no fluida progresiva severa. La PNFA causa un tipo de degeneración lobar frontotemporal y puede tener a la PSP como condición clínica de base. En la PSP-PNFA, el lóbulo frontal izquierdo y el pedúnculo cerebral ipsilateral se atrofian (Mochizuki *et al.*, 2033; Santos-Santos *et al.*, 2016; Koayama *et al.*, 2007; fig. 6.3.4.2). La afección puede diagnosticarse en función de la atrofia del mesencéfalo, que no es tan grave como en la PSP-RS.

El estudio por MBV mostró atrofia en las áreas premotora y motora suplementaria en presencia de apraxia del habla, así como en el área perisilviana anterior en la PSP-PNFA (Santos-Santos *et al.*, 2016; Josephs *et al.*, 2006; figs. 6.3.4.1 y 6.3.4.2). Se deben combinar los análisis clínicos, patológicos y de neuroimagen para establecer el diagnóstico neuropatológico.

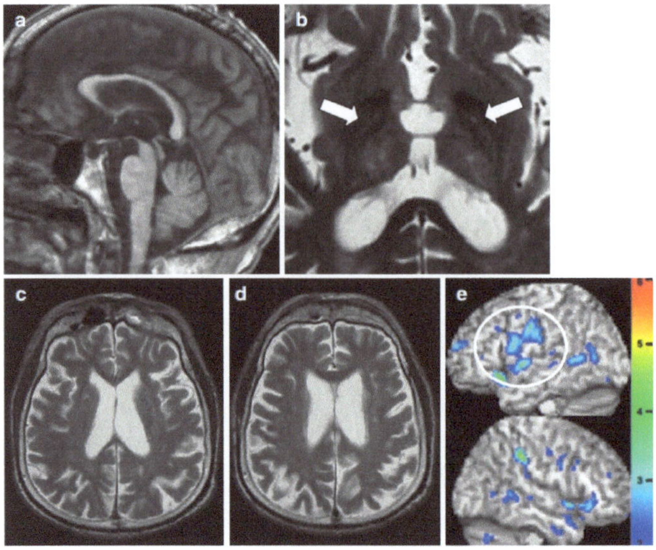

Fig. 6.3.4.1. PSP-PNFA. Hombre de 80 años. PSP con evidencia patológica (PSP-PNFA).

(a) En imagen 3D ponderada en T1 sagital, el grado de atrofia del mesencéfalo es relativamente leve.

(b) En imagen ponderada en T2 se exhiben señales bilateralmente hiperintensas en forma de mazas en el globo pálido (flechas).

(c-e) Aunque es difícil evaluar la atrofia en la circunvolución frontal dominante izquierda (c, d), la MBV mediante el software VSRAD indica atrofia de la sustancia gris y blanca frontal dominante izquierda en la evaluación visual por imagen ponderada en T2. La atrofia de la sustancia gris del lóbulo frontal izquierdo, particularmente en el área de Broca, se destaca mediante vistas de representación 3D (e, círculo).

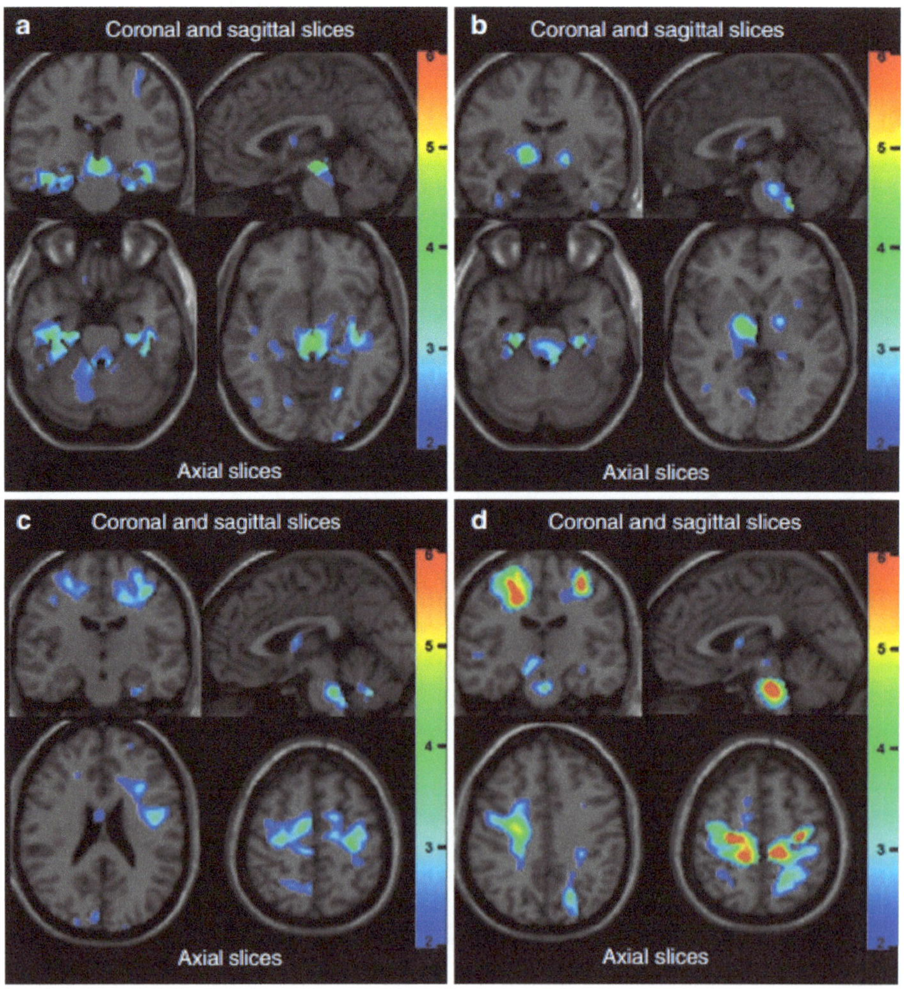

Fig. 6.3.4.2. Imágenes axiales de pacientes con casos patológicamente confirmados de PSP-RS, PSP-PAGF, PSP-PNFA y PSP-DCB. Los pedúnculos cerebelosos superiores y el lóbulo frontal izquierdo en PSP-RS, el globo pálido en PSP-PAGF, la circunvolución frontal inferior en PSP-PNFA y los lóbulos frontoparietales asimétricos que rodean el surco central en PSP-DCB (CBD: *corticobasal degeneration*) pueden observarse en los análisis de MBV como zonas con atrofia característica de la sustancia blanca propia de los subtipos clínicos de PSP. Además, la atrofia del tegmento pontino es visible en la mayoría de los subtipos.

6.3.5. Diagnóstico diferencial

La atrofia del tegmento del mesencéfalo en la RM en el corte sagital medial puede indicar PSP. Sin embargo, la degeneración corticobasal (DCB/SCB: *síndrome corticobasal*) es una de las causas más importantes de atrofia del tegmento del mesencéfalo. La DCB produce atrofia cortical con lateralidad y atrofia del pedúnculo cerebral, aunque la distinción es difícil porque PSP-PNFA y PSP-DCB presentan lateralidad. Además de la inspección visual, la MBV se ha utilizado para distinguir la DCB de la PSP mediante la comparación de la patología de la sustancia blanca.

La enfermedad de Machado-Joseph y la atrofia palidoluisiana dentatorubral —formas de ataxias espinocerebelosas autosómicas dominantes— también pueden causar atrofia del mesencéfalo y del pedúnculo cerebeloso superior. La hidrocefalia de presión normal idiopática (HPN-I) puede provocar atrofia del cerebro medial. Esta presenta hidrocefalia del espacio subaracnoideo agrandado desproporcionalmente (HSAD), con espacios subaracnoideos mediales de alta convexidad estrechos y fisuras de Silvio expandidas con ventriculomegalia. La HSAD puede ocasionar una atrofia del mesencéfalo similar a la de la PSP.

6.3.6. Conceptualización de la enfermedad

La degeneración corticobasal (DCB) es un trastorno neurodegenerativo progresivo descrito por primera vez por Rebeiz *et al.* (1967) y se caracteriza por disfunción cortical progresiva y asimétrica, pérdida sensorial cortical, mioclonía y disfunción extrapiramidal (por ejemplo, acinesia, distonía). La DCB se diagnostica por una acumulación extensa de tau hiperfosforilada de 4 repeticiones en neuronas y glía en ubicaciones topográficas distintivas (Dickson *et al.*, 1989).

La DCB presenta una heterogeneidad clinicopatológica sustancial (Boeve *et al.*, 1999; Cordato *et al.*, 2001; Boeve, 2003), por lo que se utiliza el término *síndrome corticobasal* (SCB) como diagnóstico clínico, y *DCB* como diagnóstico patológico (Boeve *et al.*, 1999; Cordato *et al.*, 2001). El SCB es el síndrome clínico que puede tener diversas patologías subyacentes, incluidas la degeneración corticobasal (SCB-DCB), la parálisis supranuclear progresiva (SCB-PSP), la enfermedad de Alzheimer (SCB-AD) y la degeneración lobar frontotemporal (SCB-DLFT).

6.3.7. Diagnóstico clínico

Los criterios de diagnóstico clínico de la DCB deben definirse y estandarizarse para permitir el desarrollo de fármacos dirigidos a las tauopatías. El diagnóstico clínico de la DCB con confirmación patológica ya no coincide completamente con la comprensión actual de la enfermedad y sus correlatos clinicopatológicos.

Basado en un consenso y revisión exhaustiva de la literatura, un equipo internacional de especialistas en neurología del comportamiento, neuropsicología y trastornos del movimiento elaboró nuevos criterios (Armstrong *et al.*, 2013). De este consenso se derivaron cuatro fenotipos clínicos de la DCB: el síndrome corticobasal (SCB), el síndrome conductual-espacial frontal (SCF), una variante no fluida/agramática de la afasia primaria progresiva (*naPPA*), y el síndrome de parálisis supranuclear progresiva (SPSP).

Se propusieron dos conjuntos de criterios: unos más estrictos para casos clínicos probables de DCB (criterios que excluyen patologías distintas) y otros más amplios para posibles casos (p-DCB), con menor especificidad para la patología de la DCB pero compatibles con una tauopatía subyacente (Armstrong *et al.*, 2013). Actualmente, la demencia se considera una característica clínica clave de la DCB. Los criterios anteriores eliminaban la «demencia temprana» para aumentar la especificidad diagnóstica.

6.3.8. Resultados de resonancia magnética

Los estándares diagnósticos deben actualizarse a medida que se profundice en la comprensión de la DCB y se validen las investigaciones de neuroimagen para detectar sus fenotipos y establecer diagnósticos. La RM puede correlacionar síntomas clínicos, imágenes y patología de fondo, lo cual permite explicar hallazgos relevantes que se alinean con los criterios diagnósticos actuales.

La atrofia asimétrica de la corteza cerebral y del pedúnculo —predominante en el lado menos afectado clínicamente—, la atrofia del tegmento del mesencéfalo y del cuerpo calloso, y la prolongación anormal de T2 en la sustancia blanca subcortical se han reportado como patrones neuropatológicos diagnósticos en la DCB mediante RM (Koayama *et al.*, 2007; Tokumaru *et al.*, 2009; véase figs. 6.3.8.1 y 6.3.8.2, respectivamente).

La tauopatía en la sustancia blanca, especialmente en la subcortical, fue claramente evidente, incluso en casos donde las pruebas neuropatológicas revelaban degeneración secundaria. La RM demostró lesiones que apoyan esta degeneración en la sustancia blanca (Tokumaru *et al.*, 2009).

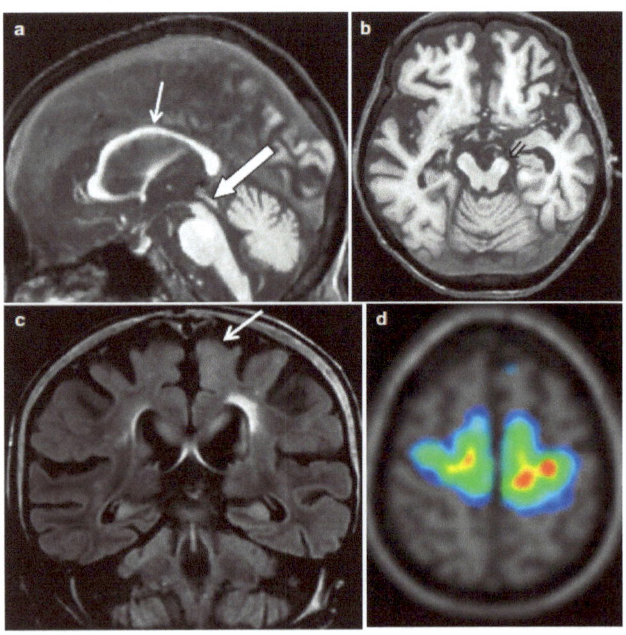

Fig. 6.3.8.1. Mujer de unos 80 años. Diagnóstico de DCB.

(a) La imagen sagital ponderada en T1 revela una atrofia significativa del mesencéfalo (flecha en negrita) y del cuerpo calloso (flecha).

(b) En la imagen axial ponderada en T1 se aprecia una atrofia dominante izquierda del pedúnculo cerebral (flecha).

(c) En la imagen coronal FLAIR, se observa hiperintensidad de la sustancia blanca subcortical.

(d) En las vistas axiales de MBV se aprecia una atrofia notable de la sustancia blanca, más pronunciada en el lado izquierdo.

Los cambios en la intensidad de la sustancia blanca pueden aparecer como extensos o, en algunos casos, poco definidos. El tegmento del mesencéfalo tanto en la DCB como en la PSP presenta atrofia, lo que refleja la enfermedad, y su distinción puede ser un desafío clínico o difícil de identificar en la neuroimagen.

Sin embargo, en comparación con la PSP, la DCB muestra un deterioro más grave de las fibras en U, debido a la degeneración de la sustancia blanca, y las variaciones en la intensidad de esta pueden ayudar a diferenciarlas. Aunque la inspección visual puede resultar limitada, el análisis de morfometría basada en vóxeles (MBV) puede ser útil.

El SCB puede diagnosticarse mediante el uso de análisis MBV con SPM8 y DARTEL, según este hallazgo (Sakurai *et al.*, 2015). La MBV permite discriminar entre SCB y PSP-RS. No obstante, para demostrar el valor diagnóstico de la reducción del volumen de la sustancia blanca en el análisis MBV, se requieren más casos de DCB con documentación patológica, dada su amplia variabilidad clínica.

Cabe destacar que la reducción de volumen de la sustancia blanca detectada mediante MBV no permite distinguir entre PSP-SCB y PSP-PNFA.

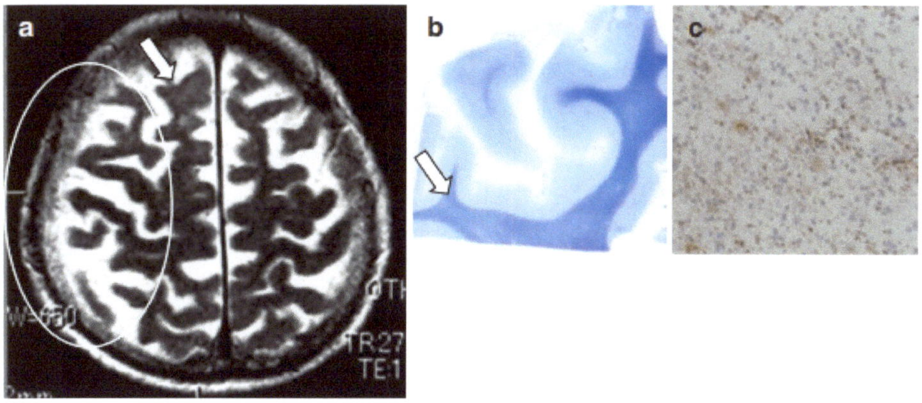

Fig. 6.3.8.2. Caso patológicamente confirmado de degeneración corticobasal en una mujer anciana. En la imagen axial potenciada en T2 se observa atrofia en el lado derecho e hiperintensidad subcortical en el lóbulo frontal derecho. Al examinar una muestra microscópica, se observa una disminución de la tinción de la vaina de mielina en la sustancia blanca (flecha). Hay evidencia de tinción positiva para el anticuerpo tau antifosforilado en la tinción AT8, lo que indica compatibilidad con los cambios primarios en la DCB.

Además de la DCB, la resonancia magnética también identifica enfermedades con patología de fondo relacionada con el p-DCB (Whitwell *et al.*, 2010; Whitwell *et al.*, 2011). Aunque hay muchos antecedentes patológicos, a menudo se observan lesiones en la corteza de los lóbulos frontal y parietal, lo que sugiere que la localización, más que la patología subyacente, determina los síntomas clínicos. Por ejemplo, las lesiones en el lóbulo parietal pueden provocar apraxia y pérdida sensorial cortical, mientras que las lesiones en los lóbulos frontal o parietal pueden provocar el síndrome de la mano extraña. La patología de fondo en la DCB es la EA, la DFT, la PSP y la ECJ. La RM ponderada por difusión (DWI-BOLD) revela hiperintensidad cortical significativa en la ECJ, y el momento es esencial para el diagnóstico diferencial. Rara vez se diagnostica la DCB patológicamente a través de imágenes; algunos casos han sido sometidos a análisis por MBV. La imagenología de la atrofia de la DCB se ve afectada por el diagnóstico anatomopatológico. La atrofia temporoparietal y frontotemporal apunta a la DLFT (degeneración lobular frontotemporal FTLD-TDP) y a la EA, respectivamente. Sin embargo, la atrofia localizada en las áreas motoras suplementarias y premotoras sugiere enfermedad de DCB o PSP. Aunque los patrones de atrofia de DCB parecen alentadores, deben validarse prospectivamente antes de agregarse a los estándares de diagnóstico.

Las moléculas de agua son monitoreadas por ITD (DTI, *Diffusion Tensor Imaging*) en tejidos biológicos. La coherencia de la sustancia blanca y el empaquetamiento axonal se miden mediante la anisotropía fraccional (AF) y el promedio del coeficiente de difusión aparente (CDA), respectivamente. La ITD (DTI, *Diffusion Tensor Imaging*) brinda la capacidad de identificar con precisión diferentes distribuciones de daño tisular microestructural y se ha demostrado que es eficaz para diferenciar entre PSP y DCB. La patología molecular puede detectarse mediante la atrofia en la RM y la degradación de la microestructura a través del uso de ITD (DTI), y pueden servir como biomarcadores (Erbetta, 2009). Se requieren estudios de neuroimagen clínica y neuropatología para la proteína β-amiloide, tau y TDP-43, a fin de que se elaboren criterios clínicos objetivos.

6.3.9. Esclerosis hipocampal a lo largo del proceso de envejecimiento

Aspectos clínicos

La pérdida de células del hipocampo, la gliosis y la atrofia son características de la esclerosis del envejecimiento del hipocampo (HS-Aging), un hallazgo neuropatológico típico no relacionado con la enfermedad de Alzheimer (EA; Probst, 2007; Ala, 2000; Nelson *et al.*, 2011; Brenowitz *et al.*, 2014; Nelson *et al.*, 2013; Pao *et al.*, 2011; Zarow, 2012; Schneider *et al.*, 2009; Tokumaru, 2015). Un 20 % de las personas de 85 años tienen patología del envejecimiento del hipocampo (Nelson *et al.*, 2011; Zarow, 2012). La cognición se ve obstaculizada por la esclerosis hipocampal. No obstante, se ha ido acumulando evidencia patológica de pérdida neuronal y gliosis en la región CA1 del hipocampo y del subículo (Probst, 2007; Ala, 2000; Nelson *et al.*, 2011; Brenowitz *et al.*, 2014; Nelson *et al.*, 2013; Pao *et al.*, 2011; Zarow, 2012; Schneider *et al.*, 2009; Tokumaru, 2015).

La esclerosis hipocampal es una complicación de la EA, la DLB y la DLFT. También se ha informado que la patología TAR DNA-binding protein 43 (TDP-43) ocurre con frecuencia, pero no se han realizado suficientes investigaciones para determinar si se correlaciona o no con otros hallazgos clínicos y de imágenes (Probst, 2007; Nelson *et al.*, 2011; Pao *et al.*, 2011). Si bien la investigación se lleva a cabo bajo la hipótesis de que se trata de una afección neurodegenerativa distinta, también se asume que los cambios asociados con la encefalopatía posictal, la encefalopatía hipóxico-isquémica, la encefalitis y el problema vascular pueden variar en su patología. La patología de fondo en el anciano es frecuentemente la esclerosis hipocampal asociada al envejecimiento. Aunque dicha patología ha dejado clara su contribución a la demencia, todavía se necesitan medidas objetivas, como la neuroimagen, para cumplir con los requisitos del diagnóstico clínico.

6.4. Estudios en neuroimagen

Aunque la RM se considera un biomarcador clave para el diagnóstico clínico, se han publicado muy pocas investigaciones de neuroimagen basadas en la patología de fondo de la esclerosis hipocampal asociada al envejecimiento. Para obtener imágenes, se requiere una vista coronal que sea perpendicular al eje longitudinal del hipocampo. Se propone un corte coronal vertical del hipocampo y del plano sagital. Para evaluar la esclerosis del hipocampo, se utilizan imágenes ponderadas en T2 con eco de espín rápido y recuperación de inversión atenuada de fluido (FLAIR).

Las imágenes potenciadas en T2 y FLAIR revelan atrofia e hiperintensidad de la señal en la esclerosis del hipocampo (figs. 6.4.1, 6.4.2, 6.4.3). Por lo general, la afección es unilateral, aunque ocasionalmente puede manifestarse de forma bilateral. La EA se puede distinguir por la pérdida del hipocampo. En la vista coronal de FLAIR, se observa marcada atrofia del hipocampo derecho con hiperintensidad de señal, lo que indica una esclerosis del hipocampo.

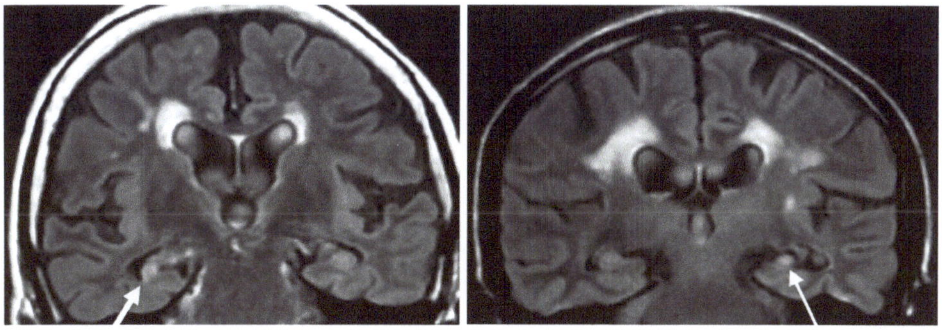

Fig. 6.4.2. Hombre de 70 años con demencia sin cambios significativos durante los últimos 12 años. Tenía antecedentes previos de epilepsia. Es evidente la atrofia local del lado izquierdo del hipocampo, con hiperintensidad FLAIR (flecha). La RM observada indica esclerosis del hipocampo dominante del lado izquierdo.

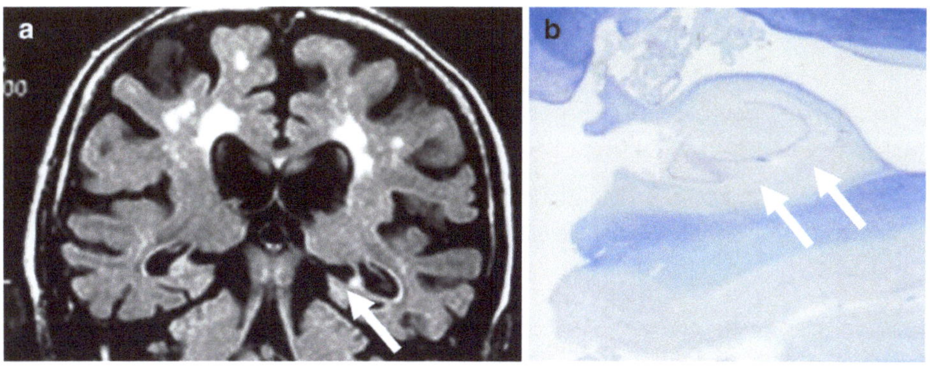

Fig. 6.4.3. Hombre de 80 años con esclerosis hipocampal.
(a) La vista coronal en FLAIR revela atrofia del hipocampo izquierdo e hiperintensidad (flecha). Es necesario diferenciar morfológicamente la esclerosis del hipocampo.
(b) En el hipocampo izquierdo CA1-2 (flechas), hay pérdida neuronal, que es un signo de esclerosis del hipocampo. También se observó acumulación de TDP-43.

La esclerosis del hipocampo con fluidez verbal relativamente conservada, a pesar de la alteración de la función de recuerdo diferido de la lista de palabras (lo cual es instructivo, porque la primera se basa más en la función neocortical y la segunda en la función cerebral referida más directamente a la formación del hipocampo), es una posibilidad cuando el progreso clínico de la demencia es lento a pesar de una marcada hiperintensidad y atrofia en imágenes potenciadas en T2 y FLAIR de la formación del hipocampo. Clínicamente, muchos de los casos se correlacionan con la EA o la DLFT, pero se necesitan muestras mayores para la elaboración del diagnóstico patológico, con el fin de aumentar la sensibilidad y la especificidad del diagnóstico diferencial.

La esclerosis del lóbulo del hipocampo derecho o izquierdo puede influir en la gravedad de la demencia. Se debe considerar la esclerosis del hipocampo del hemisferio dominante. La esclerosis del hipocampo se manifiesta por atrofia e intensidad anormal del hipocampo; sin embargo, como los antecedentes de la enfermedad pueden variar, se debe realizar un diagnóstico a lo largo del curso clínico para cada caso específico.

En los estudios sobre la esclerosis hipocampal asociada al envejecimiento, la demencia predomina, mientras que la epilepsia es poco común. La investigación cuidadosa de un historial médico anterior de epilepsia, la enfermedad actual, la infección, el trastorno vascular, el trauma y el curso clínico puede ser importante para preparar un plan de tratamiento cuando la morfología sugiere esclerosis del hipocampo, similar a los casos de inicio temprano (Tokumaru, 2015; Faught *et al.*, 2012; Leppik, 2006).

En los adultos mayores, la demencia con frecuencia se diagnostica erróneamente como ataques no convulsivos. La prevalencia de la epilepsia está aumentando rápidamente entre las personas de 70 años o más (Faught *et al.*, 2012; Leppik, 2006). La esclerosis del hipocampo identificada por RM debe tenerse en cuenta en esos casos.

La demencia, cuando se manifiesta en primer plano en personas mayores, conjuntamente con la esclerosis hipocampal de inicio temprano asociada al envejecimiento y con epilepsia como síntoma clínico, deben ser comparadas, pero se requieren instancias adicionales. El TDP-43 fue negativo en secciones de cerebro de personas más jóvenes que desarrollaron esclerosis del hipocampo después de una hipocampectomía debido a convulsiones.

Aunque la observación patológica debe comprenderse mejor, la esclerosis hipocampal asociada al envejecimiento puede tener una serie de razones subyacentes relacionadas con factores vasculares, EA y DLFT. La enfermedad de Alzheimer y la demencia con granos deben ser consideradas en los diagnósticos diferenciales, utilizando datos clínicos y de neuroimagen. Durante todo el proceso, la neuroimagen debe identificar con precisión la encefalitis (fig. 6.4.4), la encefalopatía postictal (fig. 6.4.5), la hipóxico-isquémica y el infarto cerebral.

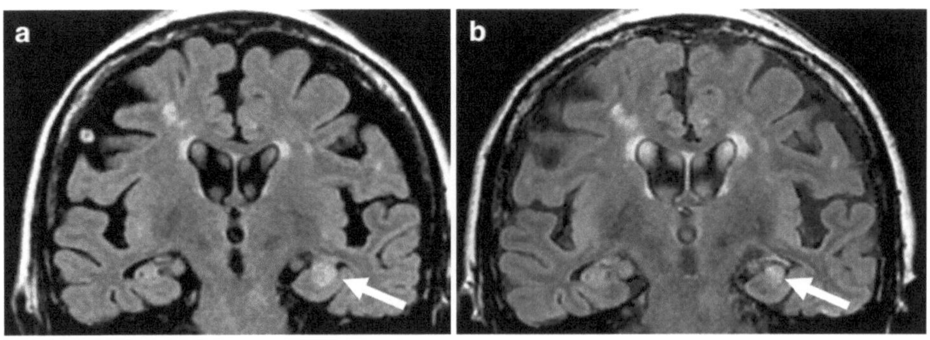

Fig. 6.4.4. Mujer de 70 años con sospecha de encefalitis límbica no herpética (NHLE).

(a) La imagen FLAIR coronal demuestra edema en el hipocampo izquierdo e hiperintensidad al inicio de la patología, así como hiperintensidad prolongada en FLAIR (flecha).

(b) Imagen FLAIR coronal tomada 11 meses después del inicio de la afección revela una atrofia del hipocampo con hiperintensidad (flecha). Los hallazgos han sido monitoreados durante el transcurso de la encefalitis límbica no herpética.

Sin embargo, a pesar de que los hallazgos fueron registrados 11 meses después del inicio del cuadro clínico, con un puntaje del MMSE de 24 (lo que indica una disfunción cognitiva leve), se debe incluir la esclerosis hipocampal en el diagnóstico diferencial y considerar paralelamente la evolución del curso clínico posterior al inicio de la inflamación, las convulsiones y la isquemia cerebral.

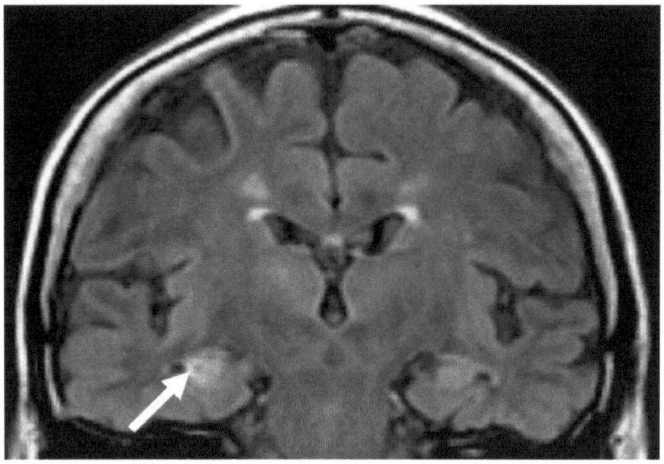

Fig. 6.4.5. Imagen coronal FLAIR de una mujer de 80 años, tomada diez días después de una crisis convulsiva. En esta imagen se puede ver hiperintensidad en el hipocampo derecho, con elevada probabilidad para diagnóstico de encefalitis postictal.

6.5. Hidrocefalia normotensiva idiopática

La inestabilidad de la marcha, el deterioro cognitivo y la incontinencia son síntomas de la hidrocefalia normotensiva, una afección tratable que causa demencia en los ancianos. Los tipos de hidrocefalia a presión normal (HNT) incluyen las formas secundaria e idiopática (tabla 6.5.1). Las recomendaciones para el diagnóstico y manejo de la hidrocefalia normotensiva idiopática se han publicado internacionalmente y en Japón (Adams *et al.*, 1965; Hakim, 1965; Vassilouthis, 1984; Ishikawa, 2008; Mori *et al.*, 2012; Marmarou, 2005; Rekin, 2005; Evans, 1942).

No existe una causa o mecanismo conocido para el cuadro clínico. Las derivaciones ventrículo-peritoneal (VP) y lumbo-peritoneal (LP) pueden mejorar los resultados clínicos según los criterios de diagnóstico. La neuroimagen es importante.

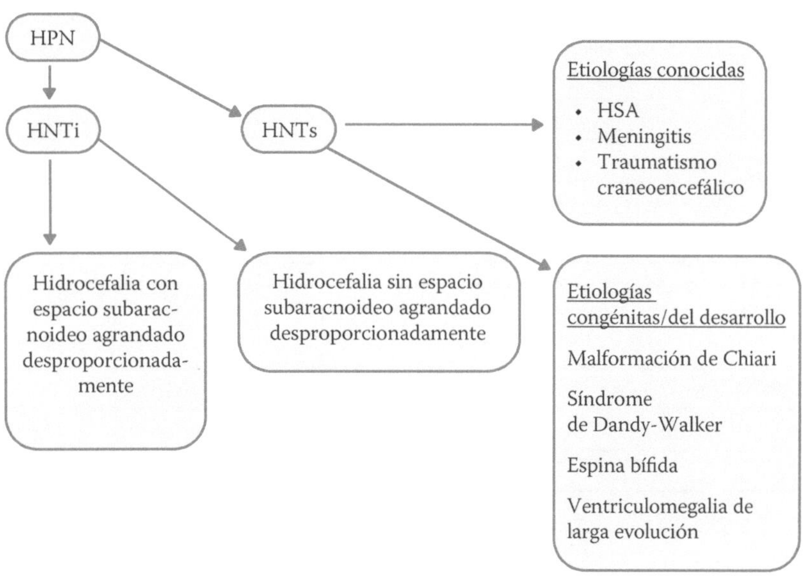

Tabla 6.5.1. Hidrocefalia normotensiva.
- **HSA**: hemorragia subaracnoidea
- **HNTi**: Hidrocefalia Normotensiva idiopática
- **HNTs**: Hidrocefalia Normotensiva secundaria

Tabla 6.5.2. Criterios de diagnóstico para hidrocefalia de presión normal idiopática HNTi.

1. Posible HNTi: cumple con las siguientes cinco características:
(1) Individuos que desarrollan los síntomas a los 60 años o más.
(2) Más de uno de la tríada clínica: alteración de la marcha, deterioro cognitivo e incontinencia urinaria.
(3) Dilatación ventricular (índice de Evans > 0,3)
(4) Los síntomas clínicos mencionados anteriormente no pueden explicarse completamente por otras enfermedades neurológicas o no neurológicas.
(5) Las enfermedades previas que posiblemente causaron dilatación ventricular no son obvias, incluyendo
hemorragia subaracnoidea, meningitis, lesión en la cabeza. hidrocefalia congénita, y estenosis del acueducto
Características de apoyo en la HNTi posible:
(a) Zancada pequeña, arrastre de pies, inestabilidad al caminar y aumento de la inestabilidad al girar
(b) Los síntomas progresan lentamente; sin embargo, a veces un curso oscilante, incluyendo se observa interrupción temporal del desarrollo y exacerbación
(c) La alteración de la marcha es la característica más prevalente, seguida del deterioro cognitivo e incontinencia urinaria
(d) El deterioro cognitivo se detecta en las pruebas cognitivas
(e) Las fisuras de Silvio y la cisterna basal suelen tener un tamaño aumentado
(f) Otras afecciones neurológicas, como la enfermedad de Alzheimer, la enfermedad de Parkinson y trastornos cerebrovasculares pueden coexistir; sin embargo, si presentes estas enfermedades, deben estar en grado leve.
(f) No se requieren alteraciones periventriculares
(h) La medición del flujo sanguíneo cerebral ayuda a distinguir la demencia de otras enfermedades.
1- Posible HNTi con apoyo de RM
La HNTi con apoyo de RM sugiere que la enfermedad cumple con los criterios para estrechamiento de los surcos y espacios subaracnoideos en la alta convexidad/ línea media (DESH). Esta clase de diagnóstico se puede utilizar en situaciones en las cuales no se dispone de un examen del LCR, como sería el caso en una investigación basada en un grupo de estudio específico.
2. Posible HNTi: Tiene las tres características siguientes:
(1) Cumple con los requisitos previos para HNTi posible
(2) Presión del LCR de 200 mm H2O o menos y contenido del LCR normal
(3) Una de las tres características experimentales enumeradas a continuación:
(a) Características de neuroimagen de estrechamiento de los surcos y de los espacios subaracnoideos sobre la línea media/ alta convexidad (DESH) bajo la presencia de las alteraciones de la marcha.
(b) Una mejoría de los síntomas después de una prueba de punción del LCR
(c) Una mejoría de los síntomas después de una prueba de drenaje de LCR
3. HNTi definitiva
Los síntomas mejoran después del procedimiento con Shunt
**FSC* flujo sanguíneo cerebral, *LCR* líquido cefalorraquídeo, *DESH* Hidrocefalia con espacio subaracnoideo agrandado desproporcionadamente, *RM* resonancia magnética.

Los criterios de diagnóstico de la hidrocefalia normotensiva idiopática, elaborados en 2011, se enumeran en la tabla 6.5.2 (Mori *et al.*, 2012). Para el diagnóstico, se recomiendan imágenes de RM en los planos coronal, sagital y transversal. Tres características cruciales de la hidrocefalia normotensiva idiopática son visibles en la RM (figs. 6.5.1, 6.5.2 y 6.5.3): el índice de Evans > 0,3 (fig. 6.5.1; Ishikawa *et al.*, 2008; Kitagaki *et al.*, 1998; Hashimoto *et al.*, 2010), el ensanchamiento de la cisura de Silvio y la cisterna basal, junto con la alta convexidad/espacio de LCR en la línea media, son signos de dilatación ventricular.

Una afección patológica con una distribución desequilibrada del LCR entre los espacios subaracnoideos superior e inferior se denomina hidrocefalia del espacio subaracnoideo agrandado desproporcionadamente (DESH), la cual está presente en un número considerable de casos de HNTi (Kitagaki *et al.*, 1998; Hashimoto *et al.*, 2010; Sasaki *et al.*, 2008). Excepto en la HNTi, la dilatación de la fisura de Silvio es poco común en HNT. Aunque el DESH presenta un espacio subaracnoideo medial y una alta y estrecha convexidad, es típica la dilatación local del surco cerebral (fig. 6.5.4).

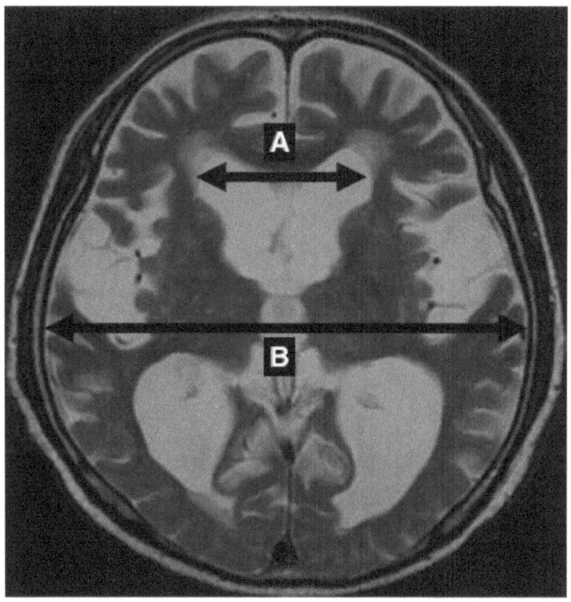

Fig. 6.5.1.

A/B > 0,3; índice de Evans = A/B.
A es el diámetro mayor de la asta frontal.
B es el diámetro interno del cráneo en el mismo plano.

Índice de Evans = $\frac{A}{B}$

$$\frac{A}{B} > 0.3$$

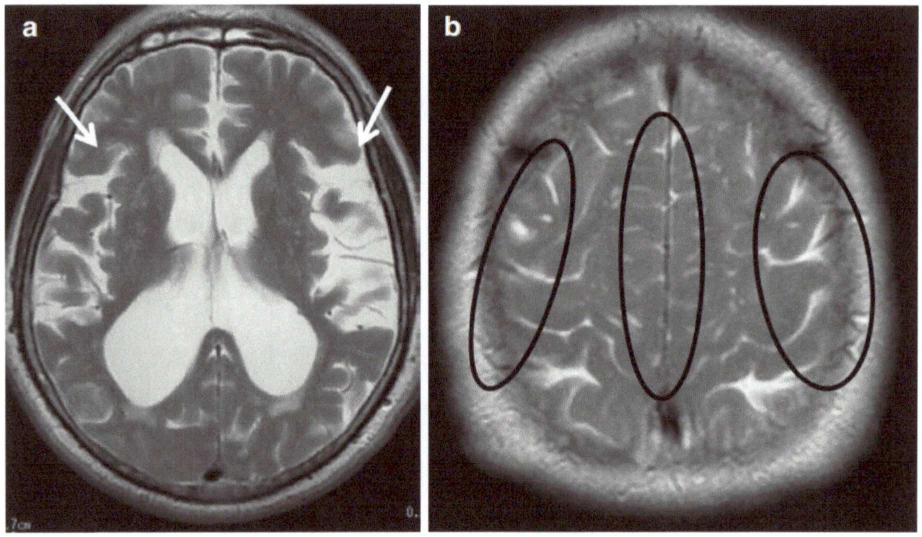

Fig. 6.5.2. DESH en hombre de 80 años. Presenta deterioro cognitivo, incontinencia urinaria y alteraciones de la marcha.
(a) La fisura de Silvio y el ensanchamiento ventricular son visibles en la imagen axial ponderada en T2 (flechas).
(b) El espacio del LCR presenta una elevada y estrecha convexidad en la línea media en la imagen axial ponderada en T2 (círculos).

El ángulo del cuerpo calloso (AC) se estrecha y el surco cingulado anterior se agranda (Hashimoto *et al.*, 2010; Sasaki *et al.*, 2008; fig. 6.4.3). El ángulo del cuerpo calloso en la comisura posterior (CP), que es perpendicular a la línea de la comisura anterior (CA), se conoce como AC en la RM coronal (fig. 6.5.3). Se puede distinguir una diferencia en el ángulo entre el envejecimiento normal y el AC de 90° o menos, con una precisión del 93 %, una sensibilidad del 97 % y una especificidad del 88 % (Hashimoto *et al.*, 2010). La hiperintensidad periventricular (HPV), que está ausente en muchos casos, no distingue la HNTi.

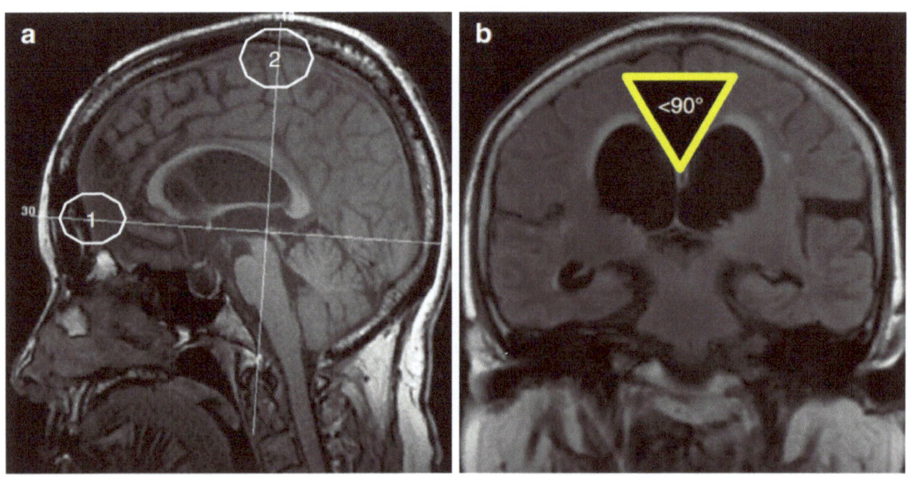

Fig. 6.5.3. El ángulo del cuerpo calloso. Mujer de 60 años con alteración de la marcha.
(a)
1: representa la línea de la comisura anterior-posterior.
2: plano coronal directamente sobre la comisura posterior y paralelo a la línea que separa la comisura anterior-posterior.
(b) Justo en la comisura posterior, el ángulo del cuerpo calloso (AC) está por debajo de los 90 grados en el plano coronal.

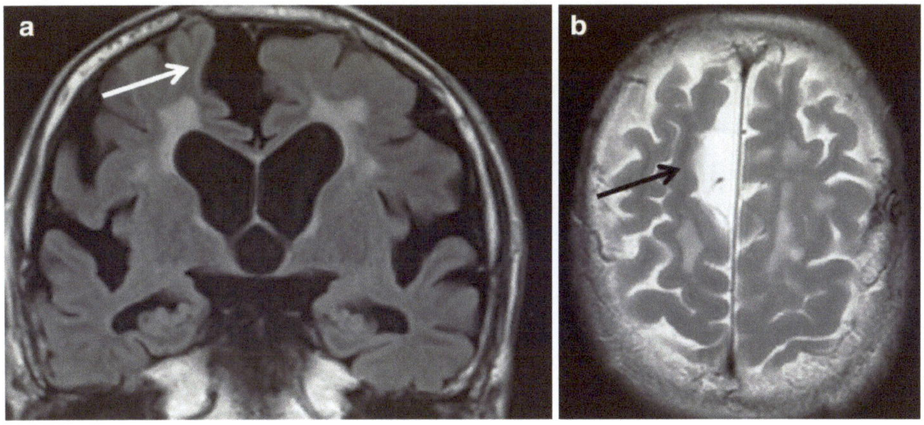

Fig. 6.5.4. Hombre de 80 años con HNTi. Presenta alteración de la marcha y deterioro cognitivo. No presenta patología previa de enfermedad degenerativa. (a) El ventrículo lateral y la cisura de Silvio están dilatados en la imagen coronal FLAIR. (b) El lado medial posterior de la convexidad alta se puede ver en la imagen axial ponderada en T2, con espacio de LCR constreñido. En (a) y (b), se observa dilatación local del surco cerebral (flechas).

La dilatación ventricular combinada con HNTi sin alteración DESH es considerada HNTi de tipo sin DESH. Los resultados de DESH en la RM pueden aparecer incluso en ausencia de síntomas clínicos. Una condición de alto riesgo es la ventriculomegalia asintomática con HNTi en RM (VIMA: *ventriculomegalia asintomática*; Iseki *et al.*, 2009). En la RM, los síntomas clínicos se utilizan para diferenciar entre DESH y VIMA, pero ambas condiciones requieren una estrecha vigilancia.

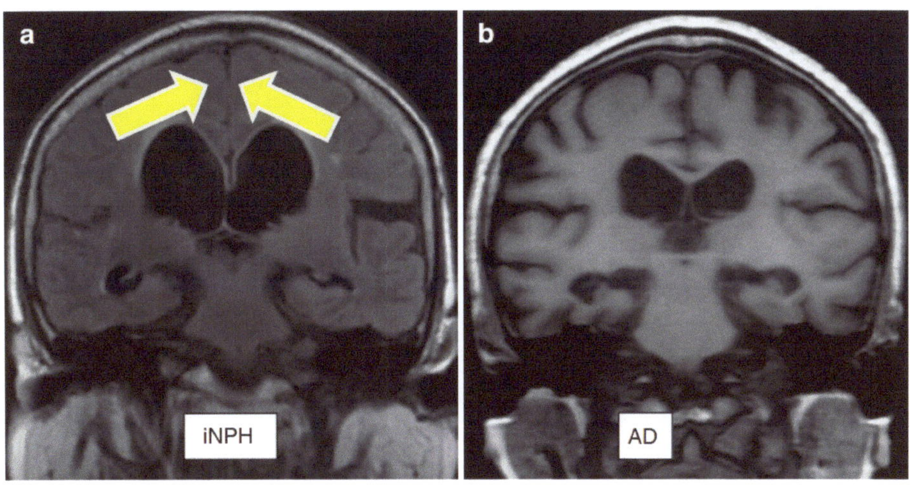

Fig. 6.5.6. Diagnóstico diferencial entre HNTi y EA.
(a, b) Tanto en la HNTi como en la EA se presenta agrandamiento ventricular; sin embargo, en la HNTi (a), el estrecho espacio de LCR de alta convexidad/línea media es evidente y el ángulo calloso (AC) es de 90° o menos, mientras que en la EA es ambiguo (b).

6.6. Diagnóstico diferencial

(1) Las personas mayores con frecuencia tienen HNTi. Los factores significativos incluyen el deterioro cognitivo, la posibilidad de tratamiento y la diferenciación con la EA y la EP. Desde los hallazgos de

DESH, la precisión de la resonancia magnética ha mejorado; sin embargo, las personas mayores con HNTi con frecuencia presentan también EA, EP y ECV (*Cerebral Vascular Disease,* CVD), lo que dificulta el diagnóstico mediante el uso únicamente de la RM.

En la RM, las figuras 6.5.6 y 6.6.1 muestran cómo la EA y la HNTi pueden distinguirse entre sí. El agrandamiento ventricular se observa tanto en la HNTi como en la EA; sin embargo, en la HNTi el ángulo calloso es de 90° o menos, y el espacio confinado de LCR en la alta convexidad/línea media es evidente, mientras que en la EA no es claro. Además, en la HNTi, la dilatación del surco cingulado se encuentra en la región anterior, pero en la EA se observa con mayor frecuencia en la región posterior.

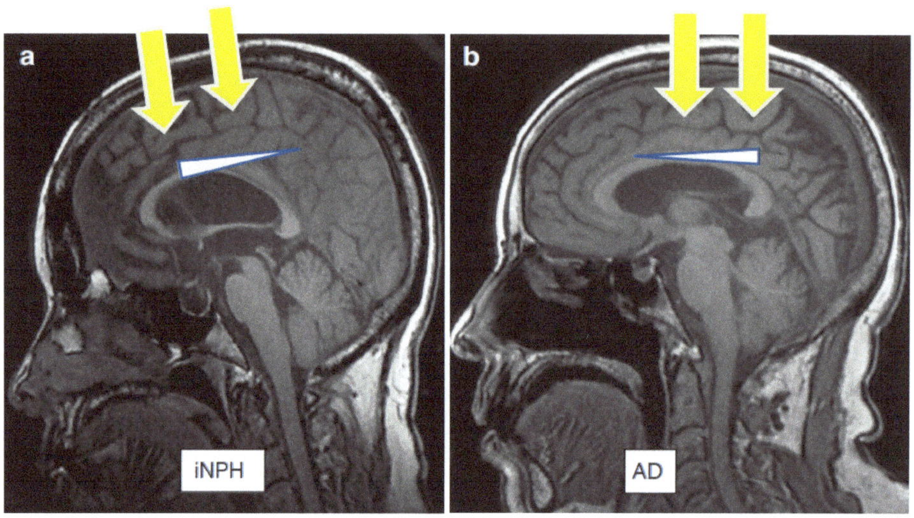

Fig. 6.6.1. Diagnóstico diferencial entre la HNTi y la EA.
(a, b) La dilatación del surco cingulado es detectada en la región anterior en la HNTi (a), pero es dominante en la región posterior en la EA (b).

Investigaciones recientes de Yamashita *et al.* (2014) han demostrado que el análisis del espacio del LCR basado en MBV puede identificar con precisión cambios desproporcionados en el espacio del LCR y discriminar a los pacientes con HNTi de aquellos con EA, EP y de las personas mayores sanas. El análisis espacial del LCR basado en MBV se puede utilizar para predecir el comienzo de enfermedades, ayudar en el diagnóstico diferencial y realizar un seguimiento de las variaciones morfológicas entre los pacientes que responden o no después de las cirugías de derivación (*shunt*). Se requieren más experimentos de validación cruzada para utilizar el análisis espacial del LCR basado en MBV como una herramienta útil y avanzar hacia futuros ensayos multicéntricos.

La parálisis supranuclear progresiva (PSP) y la degeneración corticobasal (DCB) son complicaciones que pueden surgir de la HNTi y deben distinguirse entre sí.

(2) Las etiologías adquiridas, como la hemorragia subaracnoidea (HSA) y la meningitis, causan hidrocefalia de presión normal secundaria (HNTs), provocada por una presión anormal dentro del cerebro. El diagnóstico se puede realizar sin lugar a dudas si se comprueba la existencia de un historial médico previo. En comparación con la HNTi, se observan morfológicamente ventriculomegalia y un espacio de LCR más estrecho, aunque la dilatación de la cisura de Silvio suele ser bastante leve.

(3) Ventriculomegalia oculta de larga duración del adulto (LOVA, *longstanding overt ventriculomegaly of the adult*).

En la ventriculomegalia oculta de larga duración del adulto, la disgenesia ventricular comienza en la infancia. Debido a la estenosis del acueducto, la hidrocefalia produce incontinencia urinaria en adultos y deterioro cognitivo (Yamashita *et al.*, 2014; fig. 6.6.2).

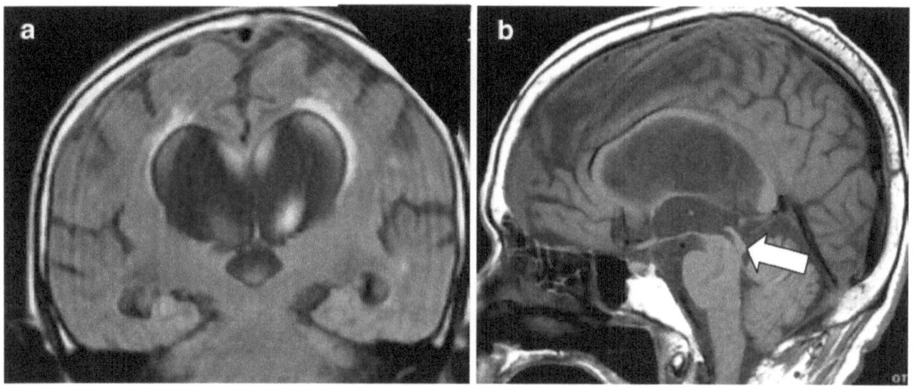

Fig. 6.6.2. Ventriculomegalia oculta de larga duración del adulto (LOVA): hombre de 80 años, propensión a caídas y alteración crónica de la marcha.
(A) Presenta ventriculomegalia pronunciada sin agrandamiento de la fisura de Silvio.
(b) Presenta estenosis del acueducto caudal del mesencéfalo (flecha).

La ventriculomegalia a largo plazo puede crecer y destruir la silla turca. En adolescentes hasta los 60 años, su prevalencia es mayor que la HNTi. Son frecuentes la opresión del LCR y la ventriculomegalia, aunque la dilatación de la fisura de Silvio es poco frecuente.

6.7. La fisiopatología del LCR aún es desconocida

El movimiento actual de LCR se basa en las teorías del siglo XX de Dandy y Blackfan (Dandy, 1914) y Cushing *et al.*, que el LCR se produce en el plexo coroideo y se absorbe en las granulaciones pacchionianas. La teoría del flujo masivo del LCR: la hidrocefalia es provocada por un desequilibrio del LCR. La «hipótesis hidrodinámica», presentada por (Greiz, 2014), sostiene que la hidrocefalia persistente aumenta las pulsaciones capilares y reduce la distensibilidad intracraneal.

Debido a que se desconoce la causa de la HNTi, ninguna teoría puede explicar la fisiopatología de DESH. El *time-SLIP* (*Time-Spatial Labeling Inversion Pulse*) es una técnica de resonancia magnética angiográfica (RMA) sin contraste que proporciona angiogramas de alta resolución, con una calidad de imagen igual o superior a la CE-RMA (*Contrast-Enhanced MR Angiography*) para evaluar la vasculatura compleja, identificar estenosis y planificar tratamientos para pacientes, y fue utilizada para examinar la movilidad del LCR. Afirman que el movimiento del LCR no está restringido al flujo unidireccional en estado estacionario y que se observó un flujo pulsátil del LCR hasta la fisura de Silvio, pero que no fue continuo desde allí hasta la convexidad cerebral, lo que sugiere que la nueva tecnología de RM puede desafiar la sabiduría convencional de la dinámica de movimiento del LCR.

6.8. Demencia vascular

La demencia vascular (DV) frecuentemente contribuye a la demencia relacionada con la edad. Al igual que con otras enfermedades neurodegenerativas, como la EA, la EP y la DCL (demencia por cuerpos de Lewy), la demencia causada por la enfermedad vascular cerebral (ECV) puede empeorar. La fisiopatología, los síntomas y los tratamientos de la demencia vascular varían. Junto con la ECV, se desarrolla la demencia. Si bien en algunos casos existe un vínculo directo claro, la demencia también puede ser causada por condiciones como la demencia con disfunción cerebrovascular recurrente, pequeñas lesiones vasculares y microinfartos corticales. Además, existen varios estándares de diagnóstico clínico.

En la presente tesis se indican varios hallazgos por imágenes de microinfartos corticales, arteriopatía cerebral autosómica dominante con infartos subcorticales y leucoencefalopatía (CADASIL) y angiopatía amiloide cerebral, así como puntos importantes para recordar con respecto al diagnóstico por imágenes basado en el Instituto Nacional de Trastornos Neurológicos y Accidentes Cerebrovasculares (NINDS)-Association Internationale pour la Recherche et l'Enseignement en Neurosciences.

6.9. Diagnóstico por RM

6.9.1. Demencia por múltiples infartos

Un síndrome demencial es provocado por una serie de infartos grandes y completos, principalmente por oclusiones de los vasos principales en las regiones corticales y subcorticales. El deterioro cognitivo resulta de una lesión isquémica en áreas corticales y subcorticales funcionales.

Los infartos estratégicos que causan deterioro cognitivo se muestran en la tabla 6.9.2 (Roman *et al.*, 1993; Tatemichi, 1990; Tatemichi *et al.*, 1992; Lazzaro *et al.*, 2010; Meila *et al.*, 2015). La formación del hipocampo está conectada con el fórnix, el cuerpo mamilar, el tracto mamilotalámico (haz de Vicq d'Azyr), el núcleo talámico anterior, el cíngulo, la corteza entorrinal y regresa a la formación del hipocampo, mediante una serie de circuitos neuronales conocidos como circuito de Papez. Debido a que el circuito está involucrado en la memoria, las enfermedades vasculares cerebrales que lo afectan están relacionadas con el deterioro cognitivo.

Las áreas cerebrales que causan demencia por infarto estratégico

1. Giro angular
2. Prosencéfalo basal
3. Tálamo
4. Cabeza del núcleo caudado
5. Hipocampo
6. Fórnix
7. Cuerpo calloso
8. Circuito Papex

Tabla 6.9.2.

Cuando ocurre un infarto talámico paramediano bilateral, en muchas ocasiones junto con lesiones del mesencéfalo rostral, se produce un síndrome mesencefalotalámico con amnesia, parálisis de la mirada vertical y alteración del estado mental. La arteria perforante del tálamo, que surge del segmento P1 de la arteria cerebral posterior (ACP), suministra sangre a la región talámica paramediana. Sin embargo, existe una variante anatómica conocida como arteria de Percheron (AP), que surge de la ACP como arteria única dominante y es responsable de numerosos infartos bilaterales (Lazzaro *et al.*, 2010).

En la figura 6.9.3 se muestra un hombre de 50 años con movimientos oculares verticales y deterioro cognitivo. Los infartos estaban presentes en el mesencéfalo y en la zona talámica paramediana.

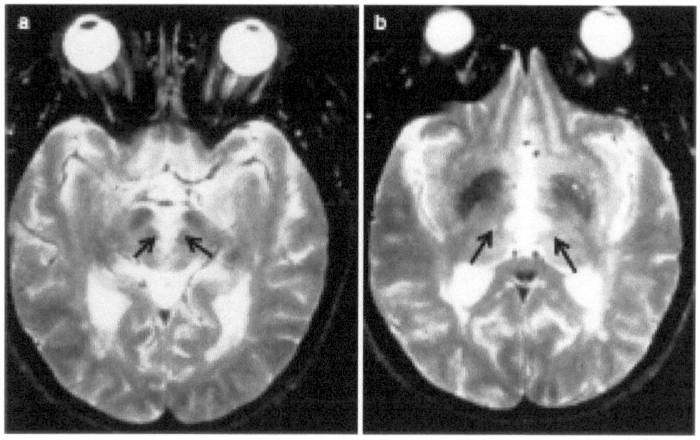

Fig. 6.9.3. Movimiento ocular vertical súbito en un paciente varón de 50 años. (A, B) El tálamo paramediano bilateral y el mesencéfalo tienen infartos visibles en la exploración transversal potenciada en T2 (flechas).

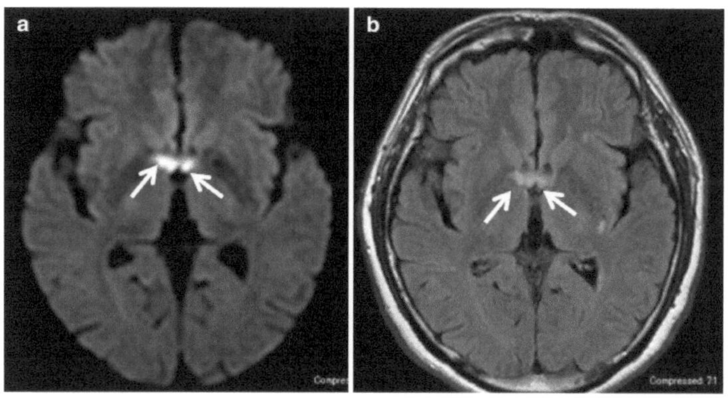

Fig. 6.9.3.1. Hombre de 60 años con presencia repentina de amnesia y deterioro cognitivo. La amnesia y la disfunción cognitiva se deben al infarto estratégico, que acompaña al infarto de las columnas del fórnix bilateral y la comisura anterior (área perfundida por la arteria aferente subcallosa), en (a, b).

La figura 6.9.3.1 muestra a un hombre de 60 años con amnesia y un infarto en el área de la arteria subcallosa (ASc), con ramificaciones de la arteria comunicante anterior (ACA). Se observan lesiones con hiperintensidad de señal en la columna del fórnix y la comisura anterior, tanto en imágenes potenciadas por difusión como en FLAIR. Un patrón clínico y de imagen específico caracteriza el accidente cerebrovascular en el área vascular de la ASc. El síndrome de Korsakoff y el deterioro cognitivo son provocados por isquemia en el cuerpo calloso y en las columnas anteriores del fórnix. Regiones similares están relacionadas con el deterioro cognitivo después de la reparación de un aneurisma en la ACA (Meila *et al.*, 2015).

La figura 6.9.3.2 muestra a una mujer de unos 70 años con pérdida de memoria provocada por atrofia del cuerpo mamilar ipsilateral y degeneración posterior del tracto mamilotalámico, después de un infarto talámico anteromedial izquierdo.

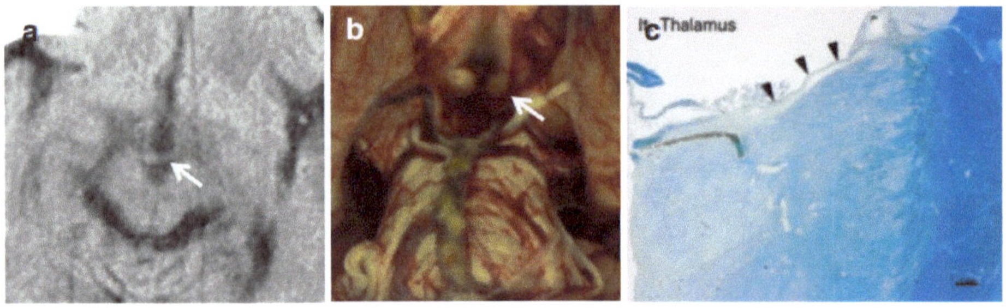

Fig. 6.9.3.2. Mujer de 70 años con alteraciones mnémicas.

(a, b) La atrofia del cuerpo mamilar izquierdo es visible en una TC axial (flecha).

(c) Infarto talámico medial izquierdo visto por tinción KB. La atrofia del cuerpo mamilar siguió al desarrollo de un infarto talámico izquierdo (puntas de flecha) y fue provocada por una degeneración secundaria del tracto mamilotalámico.

7. Demencia y enfermedad de los pequeños vasos

Las lesiones de la sustancia blanca y las lagunas subcorticales pueden ser causadas por pequeñas enfermedades vasculares en los adultos mayores. Muchas lagunas de los ganglios basales y de la sustancia blanca se deben a la obstrucción de las arterias perforantes y medulares. Los síntomas pseudobulbares, cambios de comportamiento, alteraciones mnémicas, enlentecimiento psicomotor y los rasgos subcorticales, como la marcha irregular, la incontinencia y los signos parkinsonianos, son características clínicas de la enfermedad de Binswanger (EB). Las lesiones isquémicas difusas en la sustancia blanca cerebral son provocadas por una encefalopatía arteriosclerótica subcortical (EAS). Las hiperintensidades en la sustancia blanca, los infartos lacunares y las microhemorragias son típicos en las imágenes potenciadas en T2 y FLAIR en la RM (fig. 7.1).

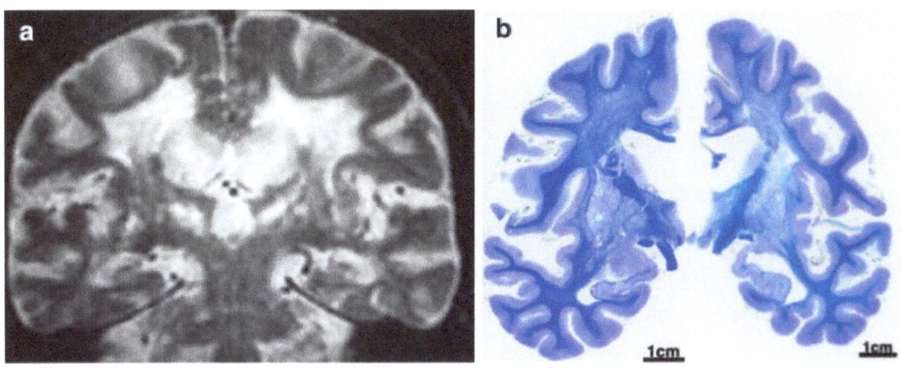

Fig. 7.1. Enfermedad de Binswanger.

(a) Se observa hiperintensidad de señal difusa en la sustancia blanca, numerosos microinfartos en el tálamo bilateral y en los ganglios basales, y microsangrado, en imágenes coronales ponderadas en T2.

(b) Durante la tinción de la vaina de mielina, las fibras U están conservadas en gran medida, mientras que la vaina de mielina se deterioró de acuerdo con las hiperintensidades en imagen T2 ponderada. Los infartos y microhemorragias de varios tamaños están dispersos por todo el tálamo y los ganglios basales.

En la EB, la progresión de la enfermedad hipertensiva cerebral de pequeño vaso y la hipoperfusión crónica generan lagunas y lesiones de sustancia blanca, principalmente en el lóbulo frontal, donde las densidades arterial y venosa son embriológicamente bajas. Esto es especialmente cierto en pacientes hipertensos de edad avanzada (en particular, con hipertensión nocturna) que han sobrevivido a una obstrucción vascular extensa inducida por arteriosclerosis y a eventos vasculares cardíacos significativos (Akiguchi, 2006; Akiguchi *et al.*, 2014; Okudera *et al.*, 1999).

El infarto cerebral limítrofe con la rama lenticuloestriada, medular y perforante de la corteza insular son causas importantes de EB, además de la isquemia en la zona perfundida por la arteria medular. En esta situación, el plan de tratamiento incluye medidas para prevenir tanto la hipoperfusión crónica como la enfermedad hipertensiva de pequeños vasos.

7.1. Los microinfartos corticales y el deterioro cognitivo

Se han estudiado en investigaciones clínicas, de neuroimagen y neuropatológicas las asociaciones entre los microinfartos en la corteza cerebral y el deterioro cognitivo. Los microinfartos se pueden detectar con FLAIR, y los microinfartos corticales se pueden ver más fácilmente con DIR y 3D-FLAIR en una RM de 3 teslas.

La demencia y los microinfartos se relacionan a través de procesos aún no identificados. La mayoría de las personas con microinfartos carecían de infartos macroscópicos y no presentaban relación con otras enfermedades comunes. Es importante visualizar claramente los microinfartos corticales en una RM y observar las correlaciones con los resultados clínicos y patológicos, así como con los factores de riesgo, a la luz de la angiopatía amiloide cerebral y los infartos embólicos de arteria a arteria (Arbanitakis *et al.*, 2011; Li *et al.*, 2013).

En la figura 7.2 se demuestra una RM de una mujer de 80 años con deterioro cognitivo progresivo. Se detectó atrofia del lóbulo parietal mediante RM ponderada en T2 (fig. 7.2a). Al analizar minuciosamente la imagen FLAIR, se observan microhiperintensidades de señal difusas por la corteza (fig. 7.2a) y se confirman patológicamente infartos microcorticales (fig. 7.2c), lo que indica que contribuyen a la demencia presentada por la paciente. No hay otras enfermedades degenerativas presentes en esta paciente, como el Alzheimer.

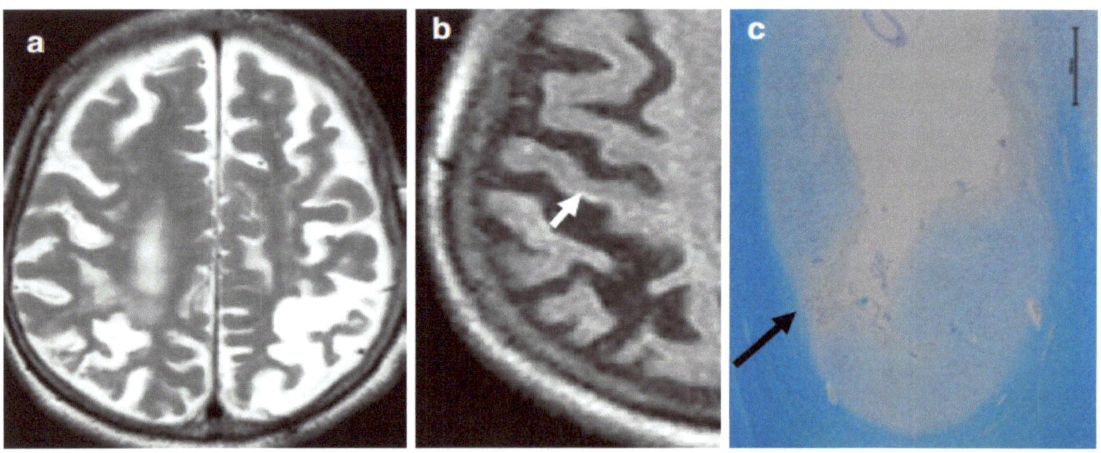

Fig. 7.2. Mujer de 80 años. Microinfartos en la corteza con deterioro de la función cognitiva.
(a) Las imágenes ponderadas en T2 indican atrofia del lóbulo parietal.
(b) Se observaron microhiperintensidades difusas por todo el córtex en imagen FLAIR.
(c) También se confirmó patológicamente la presencia de infartos microcorticales en esta zona, que pueden haber influido en la demencia de la paciente. Se concluyó que esta paciente no presenta otras enfermedades degenerativas, como la enfermedad de Alzheimer.

7.2. Arteriopatía cerebral autosómica dominante con infartos subcorticales y leucoencefalopatía (CADASIL)

Una enfermedad cerebral de vasos pequeños de herencia autosómica dominante representativa es la arteriopatía cerebral autosómica dominante con infartos subcorticales y leucoencefalopatía (CADASIL), cuyo gen responsable es el *NOTCH3*. El infarto lacunar puede ocurrir sin factores de riesgo de enfermedad cerebrovascular, lo que afecta a la sustancia blanca cerebral. La demencia progresa como resultado de las lesiones.

Las imágenes ponderadas en T2 en la resonancia magnética revelarán numerosos infartos lacunares, mientras que FLAIR demuestra hiperintensidades difusas en la sustancia blanca. El paciente de la fig. 7.3 presenta lesiones en las sustancias blancas subcorticales simétricas bilaterales en la región temporal. Las lesiones simétricas de hiperintensidad en la cápsula externa pueden verse también en la enfermedad de Binswanger.

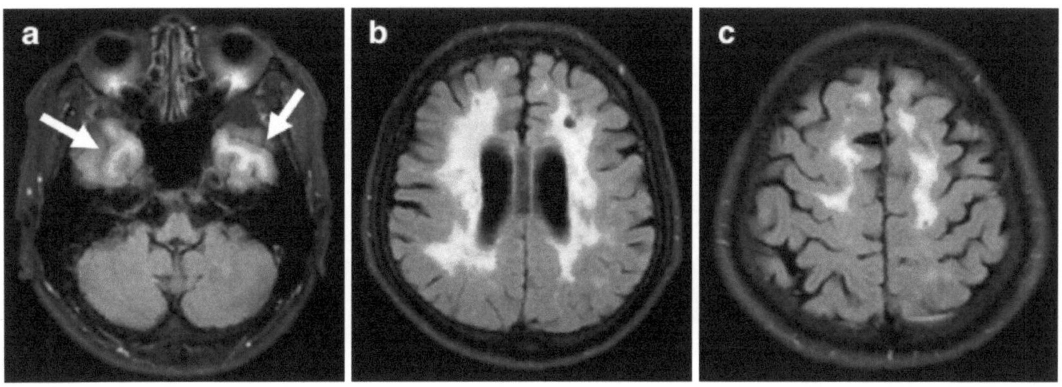

Fig. 7.3. CADASIL. Varón de 40 años con CADASIL genéticamente confirmado. En su historia clínica se identificó pérdida de memoria, alteraciones de personalidad e hipertensión arterial en los últimos cinco años. Su deterioro cognitivo empeoró gradualmente y comenzó a presentar otros síntomas, incluida la hemiparesia del lado izquierdo. (a-c) Los hallazgos anormales característicos en las imágenes FLAIR axiales incluyen múltiples hiperintensidades de la sustancia blanca, incluidas aquellas en el polo temporal anterior (a: flechas), sustancia blanca periventricular y profunda, e hipointensidades de la sustancia blanca profunda frontal, que son indicativas de pequeños infartos y cambios isquémicos crónicos.

La herencia autosómica recesiva de CADASIL se acompaña de leucoencefalopatía y enfermedad arterial cerebral con infartos subcorticales (CARASIL). Se han informado muchos casos en Japón, donde el concepto de la enfermedad está bien establecido. Clínicamente, se caracteriza por calvicie de inicio temprano, espondilosis deformante y demencia progresiva, y los hallazgos de imagen son idénticos a los de CADASIL.

7.3. Hipoperfusión

La isquemia cerebral global, que puede ser provocada por condiciones de circulación sistémica como hipotensión profunda, bloqueos arteriales significativos y estenosis de alto grado, puede conducir al deterioro cognitivo.

En la figura 7.4 se observa a un paciente varón de 70 años con demencia.

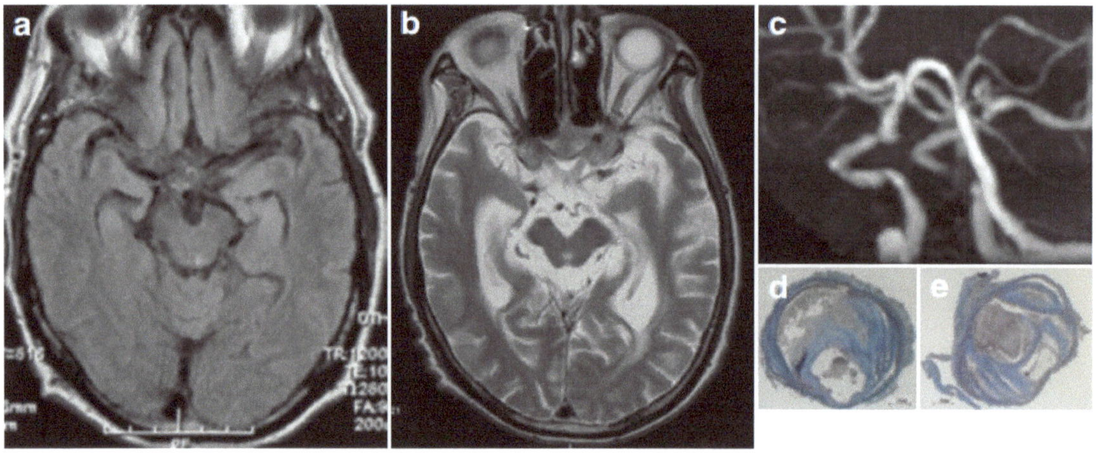

Fig. 7.4. Hipoperfusión

(a) Imagen transversal FLAIR en un paciente de 72 años.

(b) Después de seis años, presenta una clara progresión de la atrofia del sistema límbico, y el deterioro cognitivo se aceleró a lo largo de este periodo.

(c) Se descubrió estenosis de alto grado de la arteria carótida interna bilateral mediante RMA (*resonancia magnética angiográfica*).

(d, e) Patológicamente, hay presencia de estenosis severa bilateral de las arterias carótidas internas (ACI), sin presencia de demencia degenerativa.

En la RM, la atrofia producida durante un período de seis años afectó también al sistema límbico, aunque no se observó demencia degenerativa, como la EA, en la patología de fondo. Se confirmaron las arterias carótidas internas bilaterales gravemente estenóticas. El deterioro cognitivo y la atrofia en este paciente probablemente se deben a la hipoperfusión.

7.4. Demencia hemorrágica

Las lesiones hemorrágicas, como los hematomas subdurales, subaracnoideos y cerebrales persistentes, pueden causar demencia vascular. Por razones desconocidas, las regiones occipitales del cerebro se ven afectadas con mayor frecuencia por la angiopatía amiloide cerebral (AAC), una afección cerebral común caracterizada por el depósito progresivo de amiloide-β (βA) en las paredes de las arterias de tamaño pequeño a mediano (hasta aproximadamente 2 mm de diámetro), arteriolas y capilares en la corteza cerebral y las leptomeninges suprayacentes.

El fragmento de 40 aminoácidos en el amiloide vascular (AAC) predomina en comparación con el fragmento de residuos de 42 aminoácidos en las placas de amiloide en la EA, lo que sugiere distintas rutas fisiopatológicas para el desarrollo patogénico (Attems, 2004). La hemorragia intracerebral (HIC) geriátrica es el síntoma más típico de la AAC (fig. 7.5).

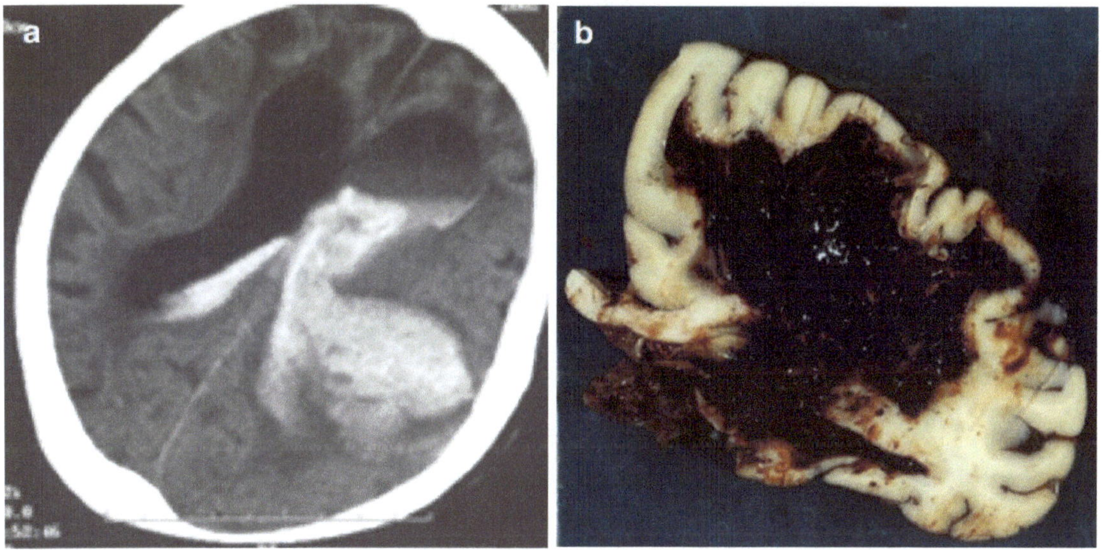

Fig. 7.5. En la imagen se muestra una hemorragia subcortical provocada por AAC.Hemorragia ventricular masiva e HIC relacionada con AAC en una mujer de 92 años.

(a) La TC indica una HIC subcortical parietal significativa en el lado izquierdo, que se extiende hacia el ventrículo lateral izquierdo.

(b) Hematoma masivo intraventricular y subcortical revelado en autopsia macroscópica (Becker *et al.*, 2011).

Las HIC crónicas, las microhemorragias (figs. 7.6 y 7.7), las hemorragias subaracnoideas, la siderosis superficial (fig. 7.8), los microinfartos, las leucoencefalopatías asociadas a AAC y la HIC córtico-subcortical aguda son todas causadas por AAC (Sakurai, 2014; Charidimou, 2012; Chételat, 2012; Becker *et al.*, 2011).

El deterioro cognitivo, excepto el mnémico, es causado por cinco o más microhemorragias en imágenes ponderadas en T2, según una investigación prospectiva de Rotterdam (Poels *et al.*, 2012).

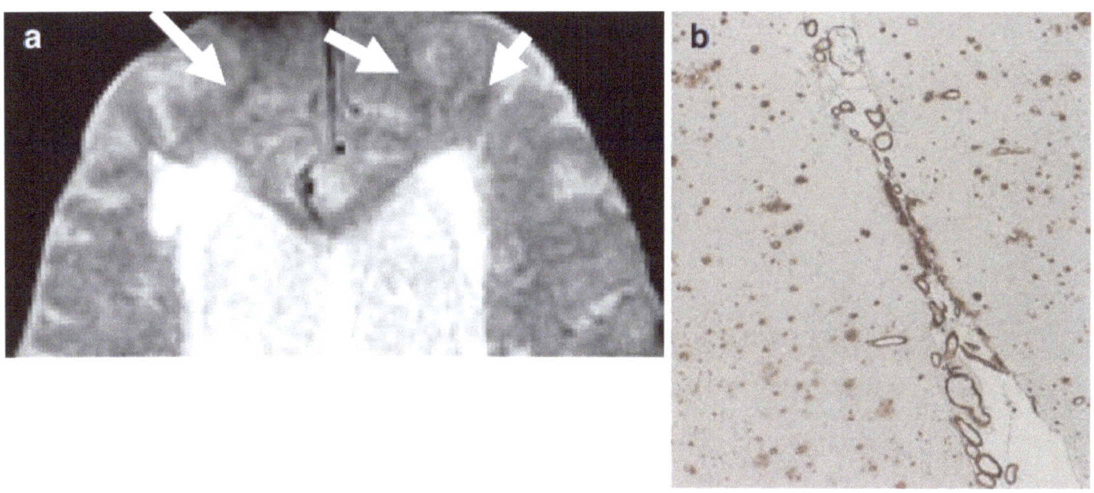

Fig. 7.6. Un hombre de 70 años con microhemorragias vinculadas a AAC, comprobadas por estudios neuropatológicos.

(a) Múltiples focos hipointensos córtico-subcorticales que sugieren microhemorragias relacionadas con AAC, visibles en una imagen axial GRE (*eco de gradiente*) potenciada en T2 (flechas).

(b) Un corte histológico del lóbulo frontal muestra las paredes de los vasos leptomeníngeos y corticales con presencia de depósitos inmunorreactivos beta amiloideos.

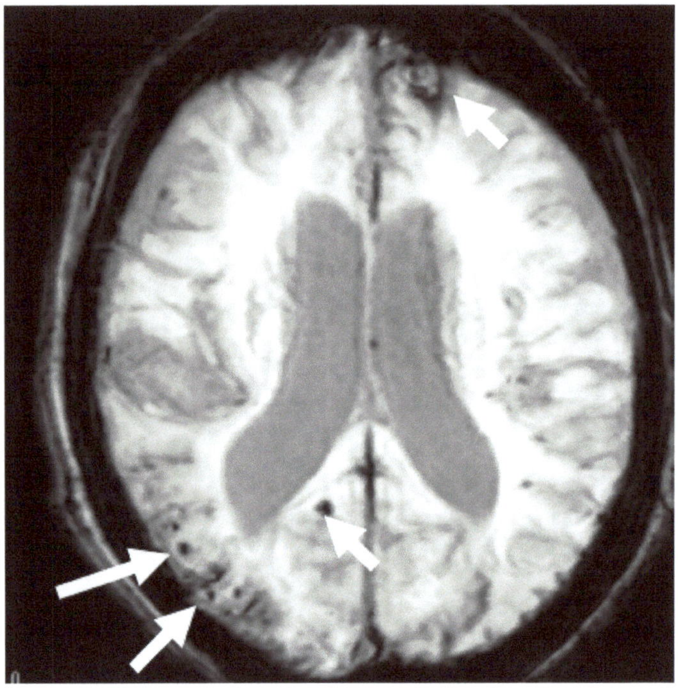

Fig. 7.7. Mujer de 80 años con alteraciones mnémicas.
Microhemorragias y hemorragias subcorticales causadas por AAC. Múltiples microhemorragias visibles en el lóbulo occipital derecho en la exploración 3D T2 (flechas). El lóbulo frontal izquierdo presenta sangrado subcortical (punta de flecha).

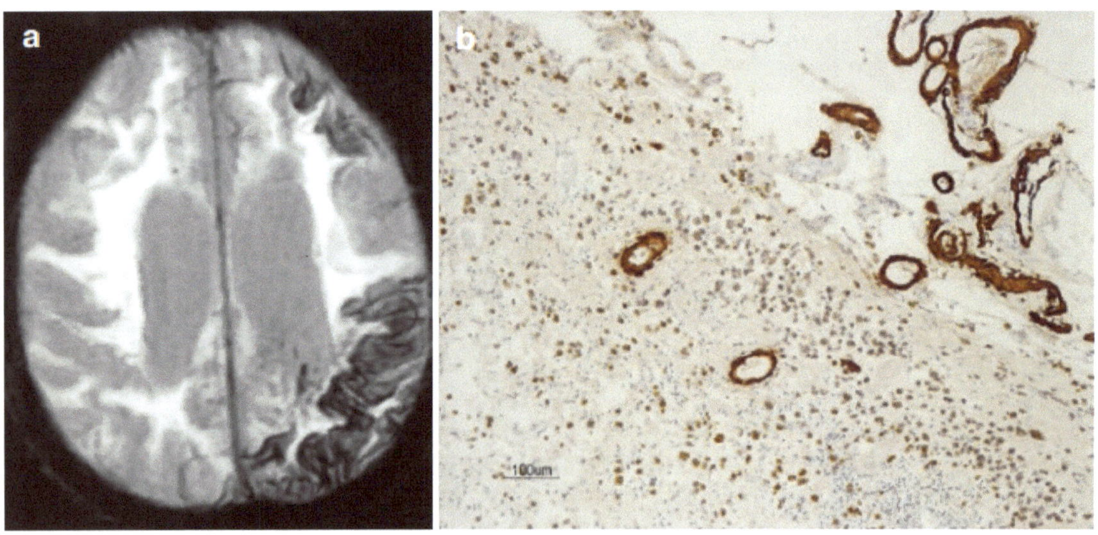

Fig. 7.8. Siderosis superficial relacionada con AAC, confirmada anatomopatológicamente en un hombre de 90 años.
(a) Imagen 3D potenciada en T2 de los surcos cerebrales izquierdos: presenta hipointensidad de señal.
(b) Según la inmunohistoquímica, usando el anticuerpo monoclonal Aβ (11-28), las paredes de los vasos leptomeníngeos y corticales del lóbulo parietal presentaban depósitos inmunorreactivos beta amiloideos severos.

La leucoencefalopatía, los efectos hemorrágicos y la inflamación perivascular se han relacionado con la AAC. La acumulación de amiloide en el sistema vascular y la inflamación perivascular, intramural o transmural son signos de inflamación relacionada con AAC (Chung, 2011).

La sustancia blanca subcortical y, en ocasiones, la sustancia gris cortical circundante muestra parches de intensidad anómala asimétricos confluentes considerables, debido a la lesión de la sustancia blanca (fig. 7.9). Estas lesiones son más visibles en RM, particularmente en FLAIR, que en TC. Los lóbulos frontal, parietal, temporal y occipital son afectados uniformemente, sin lateralización para estas lesiones, que abarcan una o más áreas corticales (Kinnecom, 2007).

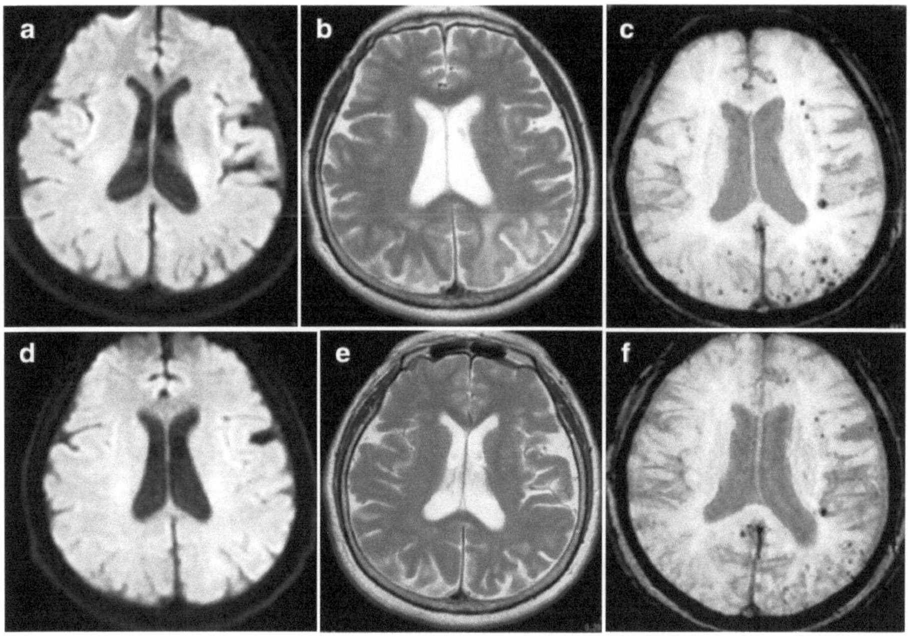

Fig. 7.9. Mujer de 70 años. Inflamación relacionada con AAC. Inflamación relacionada con AAC y presencia de microhemorragias y microinfartos.

(a) El uso de DWI axial no reveló una intensidad anormal aparente.

(b) La imagen axial ponderada en T2 reveló áreas distintas y distribuidas de manera asimétrica con hiperintensidades. Estas lesiones afectaron las cortezas occipitoparietales del lado izquierdo, que son dominantes en la mayoría de los pacientes con AAC. Se sugiere edema vasogénico.

(c) La imagen 3D ponderada en T2* reveló la presencia de múltiples microhemorragias.

(d-f) Después de recibir terapia con esteroides intravenosos durante siete meses, se observó una mejoría en las lesiones de la sustancia blanca en imagen ponderada en T2.

(e) Hay una disminución en el número de microhemorragias en la región occipital izquierda.

Los mapas de DTI (ITD) y el coeficiente de difusión aparente pueden sugerir edema vasogénico (fig. 7.9). Reconocer la AAC es el primer paso para hacer un diagnóstico de la inflamación causada por esta enfermedad. Numerosas lesiones de sustancia blanca pueden ser causadas por una variedad de condiciones patológicas. Por lo tanto, se requieren secuencias GRE (*eco de gradiente*), secuencias potenciadas en susceptibilidad paramagnética (SWI) y principios de desplazamiento de eco a través de una secuencia de imágenes de observaciones (PRESTO) para identificar de manera no invasiva la inflamación relacionada con la AAC.

El hecho de que algunos pacientes respondan al tratamiento con inmunosupresores o esteroides sugiere que esta afección es una forma tratable de AAC, lo que destaca la importancia de realizar este diagnóstico en la práctica clínica. Dado que la demencia vascular tiene numerosas causas, el diagnóstico por imágenes es esencial. El diagnóstico visual de enfermedades como la AAC y los microinfartos corticales es posible gracias a la tecnología de RM. Para identificar su etiopatología, se deben examinar los hallazgos de imagen, clínicos y neuropatológicos.

7.5. Demencia e infección

Las enfermedades del sistema nervioso central pueden provocar fiebre, dificultar la cognición o empeorar gradualmente los síntomas psiquiátricos.

7.5.1. Enfermedad de Creutzfeldt-Jakob esporádica (ECJe)

Los neuropatólogos alemanes de principios del siglo XX, Creutzfeldt y Jakob, identificaron un conjunto de enfermedades con características neuropatológicas; hoy en día, se reconoce en gran medida que la causa es la proteína priónica anormal, hipotetizada por el científico estadounidense Prusiner, quien ganó el Premio Nobel de Fisiología o Medicina.

La enfermedad es provocada por una proteína priónica anormal en el cerebro, que daña y necrosa las células nerviosas. La encefalopatía espongiforme bovina (variante), la iatrogénica y el kuru tienen causas esporádicas, hereditarias e infecciosas en el 80 %, 10 % y 10 % de los casos, respectivamente.

***Vascular**
Infartos cerebrales múltiples
Infarto estratégico
Infarto microcortical
Fístula arteriovenosa dural
Trombosis de la duramadre
Siderosis superficial
Oclusión de la arteria carótida
***Infección**
Enfermedad de Creuzfeldt-Jacob
Infección viral
Encefalitis por VIH, SIDA, Encefalitis por herpes
Encefalitis límbica, encefalitis japonesa-B
Leucoencefalitis multifocal progresiva
Panencefalia esclerosante subaguda
Absceso cerebral
Tuberculosis (Tb), hongos, toxoplasma, parásitos, etc.
Enfermedad de Whipple
Meningitis micótica (Cryptococcus, Candida, Aspergillus)
Meningitis tuberculosa
Enfermedad de Lyme, neurosífilis
***Neoplasma**
Tumores cerebrales (meningioma, glioma, linfoma maligno)
Linfomatosis intravascular
Meningitis carcinomatosa

*Degenerativo/metabólico
EA, DCL, EP con demencia, DFTL
Enfermedad de Huntington
Taupatía senil (PSP, DCB, TGG, enfermedad de Pick, demencia senil por ovillos neurofribirlares, demencia por granos argirofilicos)
Atrofia sistémica múltiple (ASM), Adrenoleucodistrofia
Angiopatía amiloide cerebral (AAC)
Neurodegeneración con acumulación cerebral de hierro: NBIA
*Neurodegeneración asociada a pantotenato cinasa*PKAN (enfermedad de Halllervorden-Spatz)
*Neuroferritinopatía
*Aceruloplasminemia
Encefalopatía hiperamonémica
Enfermedad de Wilson
Uremia, Hemodiálisis
Síndrome de desmielinización osmótica
Síndrome de leucoencefalopatía posterior reversible (SLPR)
Encefalopatía hipoglucémica
Encefalopatía hipóxica isquémica
Encefalopatía de Wernicke (deficiencia de tiamina)
Degeneración combinada subaguda de la médula espinal (deficiencia de vitamina B12)
Enfermedad de Marchiafava-Bignami
Encefalopatía hepática
***Intoxicación**
• Fármacos que actúan directamente sobre el sistema nervioso central: Antipsicóticos, hipnóticos, sedantes, ansiolíticos, antidepresivos, antiepilépticos
• Acción anticolinérgica: fármacos antiparkinsonianos, fármacos anticolinérgicos para enfermedades digestivas, medicamentos para enfermedades urológicas (medicamentos terapéuticos para la vejiga hiperactiva), medicamentos antiasmáticos
• Acción antihistamínica: Agentes antialérgicos, fármacos antagonistas de los receptores H2 para enfermedades del aparato digestivo
• Otros: esteroides adrenocorticales, sedantes (opioides, AINE- antiinflamatorio no esteroideo), medicamentos para enfermedades circulatorias (medicamentos antihipertensivos, medicamentos antiarrítmicos, diuréticos, digitálicos), medicamentos antitumorales, antibióticos, agentes antivirales
Alcoholismo crónico
Metales pesados (mercurio, plomo, arsénico, talio, manganeso)
Sustancias venenosas y nocivas (tricloroetileno, tolueno, bisulfuro de carbono, fósforo)
Envenenamiento por monóxido de carbono intermitente
***Autoinmune**
Encefalitis/encefalopatía mediada por autoinmunidad (síndrome paraneoplásico que induce encefalitis /encefalopatía límbica, encefalitis del receptor anti-NMDA, complejo anti-VGKC encefalitis asociada a anticuerpos (encefalitis por anticuerpos anti-LGI1/encefalitis por anticuerpos anti-Casper2)
Encefalopatía de Hashimoto (encefalitis límbica por anticuerpos anti-NAE)
Enfermedades relacionadas con lgG4
Síndrome de anticuerpos antifosfolípidos

Lupus eritematoso sistémico (LES)
Enfermedad de Neuro-Behçet
Síndrome de Sjögren
Artritis reumatoide
Síndrome de vasculitis (síndrome de vasculitis aórtica, arteritis temporal, poliarteritis nodosa, granulomatosis con poliangeítis, poliangeítis microscópica)
Angeítis primaria del sistema nervioso central (PACNS)
Esclerosis múltiple (EM)
Encefalomielitis diseminada aguda (ADEM)
Neurosarcoidosis
Enfermedad de Cogan
***Trauma**
Daño cerebral
Hematoma subdural crónico
***Endocrinopatía**
Hipoadrenocorticismo crónico (enfermedad de Addison)
Déficit aislado de ACTH de inicio en edad avanzada
Panhipopituitarismo
Hipotiroidismo (mixedema)
Hipertiroidismo
Hipoparatiroidismo
Hiperparatiroidismo
Enfermedad de Cushing/síndrome de Cushing
***Iatrogénico**
Exceso de terapia electroconvulsiva
Administración de drogas
***Idiopático**
Hidrocefalia normotensiva idiopática
Estenosis del acueducto
Epilepsia (convulsiva, no convulsiva)
Enfermedad física (insuficiencia respiratoria, arritmia, anemia grave, policitemia)
Trastorno del sueño (síndrome de apnea del sueño)
*** Genética**
CADASIL, CARASIL, ECJ familiar, síndrome de Gerstmann-Straüssler-Scheinker

Tabla 7.5.2. Demencia de rápida progresión

La ECJe se caracteriza por una acumulación aberrante de proteínas priónicas y espongiosis cerebral. Se divide en seis variantes según el polimorfismo del codón 129 del gen *PrP* (metionina (M), valina (V)) y el patrón de transferencia *Western* resistente a la proteasa: MM1, MM2, MV1, MV2, VV1 y VV2. No hay una causa conocida.

En electroencefalografía, las variantes MM1 y MV1 causan demencia que avanza rápidamente e incluye mioclonías y descargas periódicas sincrónicas (DPS). Los resultados de imágenes apoyan la elaboración del diagnóstico. Aunque lo ideal es detectar esta enfermedad en su manifestación temprana y realizar una RM cerebral, la mioclonía —una característica clínica— dificulta la regulación del movimiento corporal durante la prueba. Se sugiere utilizar imágenes potenciadas por difusión (fig. 7.5.2).

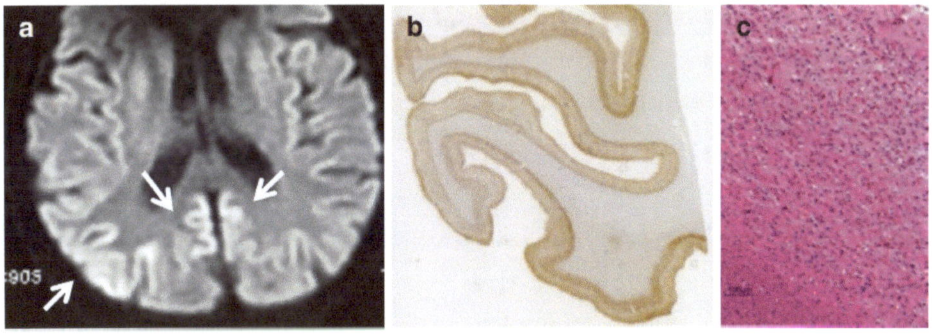

Fig. 7.5.2. Mujer de 80 años con ECJ (tipo MM1), con sintomatología inicial de trastorno cognitivo de rápida progresión, acompañado de alteración visual.

(a) Una imagen ponderada con tensor de difusión (ITD) de la corteza occipital y temporal bilateral (flecha) revela hiperintensidad.

(b) La acumulación de priones en la corteza se representa en color marrón.

(c) Las alteraciones espongiformes son visibles en la corteza visual, lo que es compatible con la hiperintensidad observada en la imagen ponderada con tensor de difusión (ITD).

Los ganglios basales, el cerebro y el tálamo exhiben hiperintensidades según el estadio de la enfermedad (fig. 7.5.3). Las anomalías en la RM ponderada por difusión en la enfermedad de Creutzfeldt-Jakob persisten más tiempo que las lesiones por infarto cerebral.

Con el propósito de rastrear la progresión de la enfermedad, la adquisición de alta velocidad de imágenes ponderadas por difusión permite que se realice el examen repetidas veces, incluso en pacientes que tienen dificultades para controlar sus movimientos. Se pueden observar hiperintensidades tempranas en el cerebro, los ganglios basales y el tálamo en imágenes ponderadas por difusión, imágenes ponderadas en T2 y FLAIR.

Aunque las anomalías corticales son locales y la lateralidad es evidente, las lesiones de los ganglios basales y del tálamo suelen ser bilaterales (Demaerel *et al.*, 1997; Finkenstaedt *et al.*, 1996).

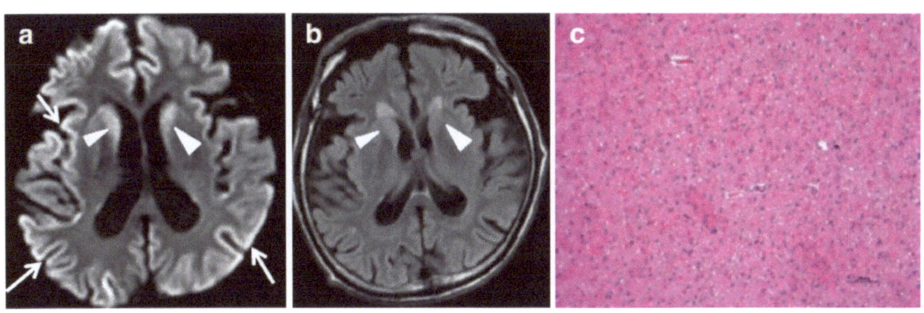

Fig. 7.5.3. ECJ tipo MM1 en un hombre de 70 años. Demencia de rápida progresión.

(a) Las cortezas bilaterales en ITD-DWI presentan hiperintensidad (flecha). El núcleo caudado también exhibe hiperintensidad simétrica (punta de flecha).

(b) Los núcleos caudados en la imagen muestran una leve hiperintensidad en FLAIR (punta de flecha).

(c) En el núcleo caudado se aprecia una alteración espongiforme.

La atrofia cortical y la atrofia cerebral global ocurren rápidamente después de los cambios de intensidad. En lugar de los síntomas clínicos y los hallazgos de imágenes, la positividad aberrante de la proteína priónica ahora sirve como el principal indicador de la enfermedad de Creutzfeldt-Jakob esporádica. Sin embargo, la alteración visual puede estar presente en algunos casos (Nozaki *et al.*, 2006).

La enfermedad de Creutzfeldt-Jakob de tipo Heidenhain se acompaña de anomalías visuales y el lóbulo occipital muestra una hiperintensidad atípica. La variante de la enfermedad de Creutzfeldt-Jakob asociada con la encefalopatía espongiforme bovina se indica mediante un signo pulvinar con hiperintensidad (Zeidler *et al.*, 2000; Collie *et al.*, 2000). Las imágenes ponderadas por difusión se pueden usar para distinguir entre encefalopatías hipoglucémicas, posconvulsivas e hipóxico-isquémicas debido a la hiperintensidad.

7.6. Trastornos neurocognitivos asociados al VIH

Primeramente, es fundamental separar la neurosífilis de las disfunciones/trastornos neurocognitivos asociados con el VIH (HAND, *HIV-associated neurocognitive dysfunction/disorders*) en personas jóvenes con demencia de progresión rápida.

Aunque las disfunciones/trastornos neurocognitivos asociados con el VIH todavía están significativamente presentes, la era moderna se caracteriza por tipos menos graves. El tratamiento afecta los síntomas clínicos, y la reconstitución inmunológica y negativización del virus pueden agravar el deterioro cognitivo (Schouten *et al.*, 2011; Smith *et al.*, 2011; Master, 2014; Saylor *et al.*, 2016).

La estrategia de la terapia se basa en los resultados de la RM, las disfunciones/trastornos neurocognitivos asociados con el VIH y la evolución clínica bajo tratamiento. La figura 7.6.2 muestra a un hombre de 40 años en imágenes de RM ponderadas en T2 y FLAIR, con encefalopatía por VIH, atrofia cerebral en comparación con la esperada por la edad y señales levemente hiperintensas no específicas en la sustancia blanca cerebral profunda.

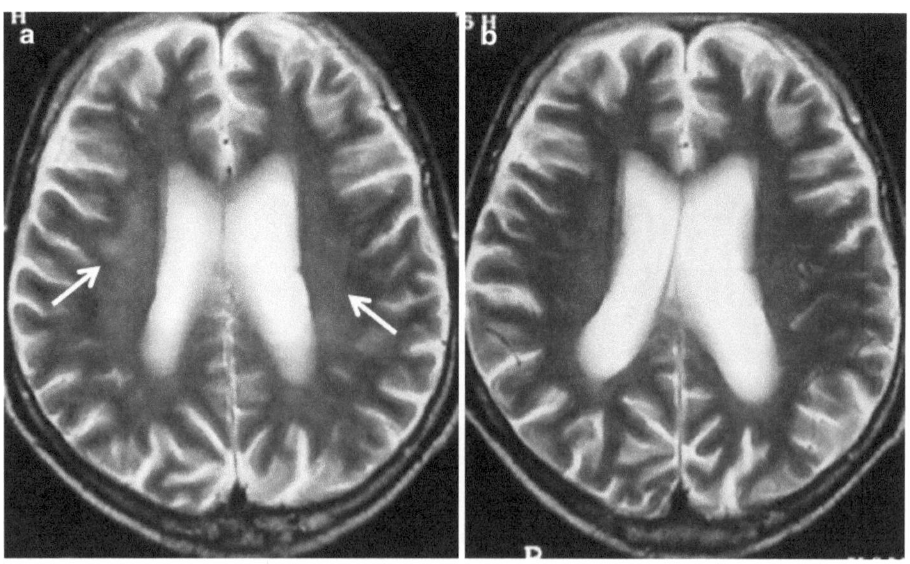

Fig. 7.6.2. Encefalopatía por VIH en hombre de 40 años.

(a) En comparación con su edad, la atrofia es evidente. Antes de la terapia antirretroviral de gran actividad (HAART, del inglés *Highly Active Antiretroviral Therapy*), se observan hiperintensidades leves en la sustancia blanca profunda bilateral (flecha).
(b) Las hiperintensidades en la sustancia blanca, en una imagen potenciada en T2, desaparecen después del tratamiento con HAART.

Los cambios de intensidad en las imágenes ponderadas en T1 son poco frecuentes, y las fibras en U se conservan con frecuencia (Masters, 2014). La encefalopatía provocada por el VIH no produce efecto de masa con desplazamiento del tejido adyacente en el cerebro ni hiperintensidad significativa de la señal. En caso de que alguna de estas señales esté presente, debe considerarse otro diagnóstico.

Incluso en imágenes estándar ponderadas en T1 y T2, las ITD revelan anomalías en la difusividad media y la anisotropía fraccional en la sustancia blanca subcortical (Masters, 2014; Filippi *et al.*, 2001).

7.7. Neurosífilis

La afección meningovascular, la goma (formaciones nodulares granulomatosas) y la encefalitis pueden ser provocadas por neurosífilis, que se origina por una infección del sistema nervioso central por *Treponema pallidum*.

En la RM se puede observar realce de contraste de la meninge, hidrocefalia provocada por inflamación meníngea crónica, formación de granulomas, realce anómalo del contraste del nervio craneal, realce del nervio óptico, granuloma derivado de la meninge (goma) y angioestenosis relacionada con vasculitis.

El infarto cerebral inducido por vasculitis ocurre con frecuencia en los ganglios basales (arteritis de Nissl), con compromiso de los pequeños vasos, y en la región de la arteria cerebral media, que afecta vasos grandes y medianos (arteritis de Heubner). La subcorteza del ápice del lóbulo temporal y las circunvoluciones insulares experimentan con frecuencia lesiones de sustancia blanca como resultado de la neurosífilis (Smith *et al.*, 2011; Bash, 2001).

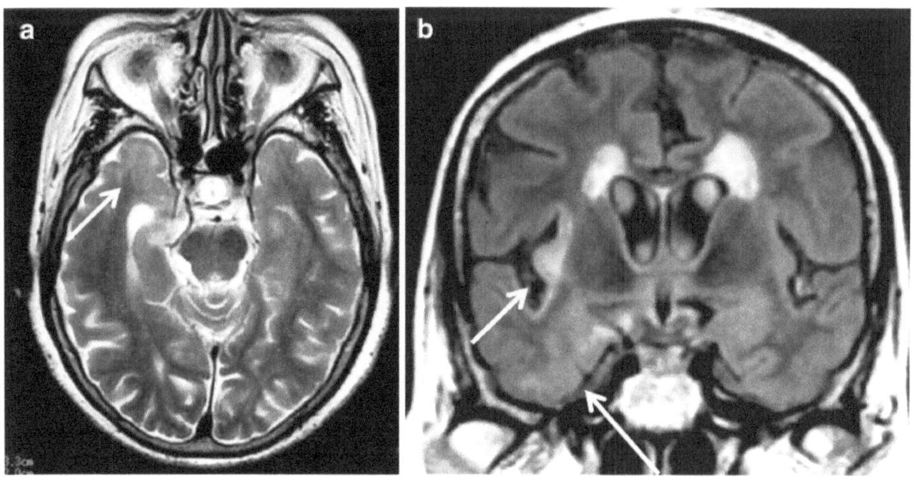

Fig. 7.7.1. Paciente mujer de 80 años con neurosífilis. Su queja principal es la alteración de la memoria.
(a) La imagen ponderada en T2 muestra hiperintensidad en la sustancia blanca temporal dominante derecha (flecha).
(b) La imagen FLAIR muestra lesiones hiperintensas en la corteza insular derecha (flecha) y en el área temporal derecha (flecha).

7.8. Leucoencefalopatía multifocal progresiva

La leucoencefalopatía multifocal progresiva (LMP) es una afección desmielinizante provocada por el virus John Cunningham (JC), que se reactiva debido a una inmunidad debilitada (Hogan, 1980). El riesgo de LMP aumenta con los tumores malignos, los trastornos del colágeno y el trasplante de órganos (Petito *et al.*, 1986). También puede ser desencadenada por la terapia con anticuerpos monoclonales contra la esclerosis múltiple.

La LMP progresiva afecta la salud mental del paciente. El 90 % de los pacientes con LMP que no reciben tratamiento fallecen en el plazo de un año (Berger, 1998). La esperanza de vida aumenta con la detección y el tratamiento tempranos.

La sustancia blanca subcortical resulta lesionada y con frecuencia está lateralizada de forma asimétrica. La gravedad de la LMP influye en los resultados de las imágenes. Los oligodendrocitos comprometidos pueden causar lesiones en el tálamo y los ganglios basales. La RM revela hiperintensidades multifocales asimétricas en la sustancia blanca periventricular y subcortical, en secuencias T1 y T2, con afectación de las fibras en U (fig. 7.8.1). Las hemorragias y el efecto de masa son poco comunes (Whiteman, 1993; Wheeler *et al.*, 1993).

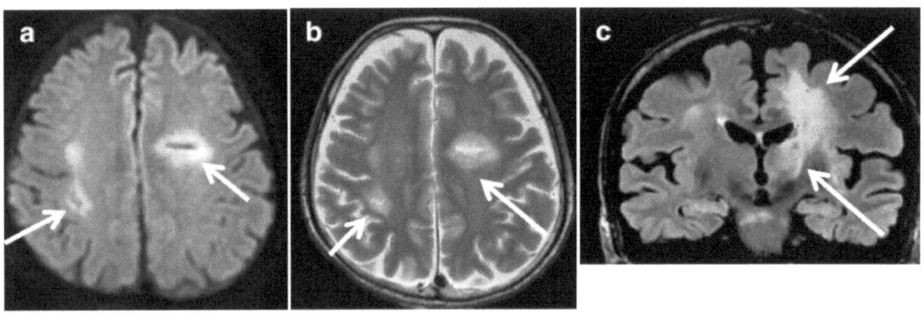

Fig. 7.8.1. Leucoencefalopatía multifocal progresiva.
(a, b) Las lesiones multifocales de hiperintensidad son visibles en la sustancia blanca de ambos lóbulos frontales en imágenes ponderadas por difusión (ITD) y en imágenes ponderadas en T2 (flecha).
(c) Los ganglios basales izquierdos en la imagen FLAIR carecen de cualquier agrandamiento o efecto de masa evidentes, mientras que la sustancia blanca frontal izquierda muestra una hiperintensidad difusa (flecha).

Las lesiones que combinan etapas tempranas y maduras de la enfermedad pueden observarse en una sola lesión. La hiperintensidad de señal es raramente observada. En el 50 % de los supervivientes, las lesiones de LMP en la RM se extienden y se agravan (Filippi *et al.*, 2001). La mejora en la RM se ha relacionado con una disminución de la inflamación (Whiteman, 1993). Según estudios, el sistema inmunológico responde mejor a los antígenos virales (Arbusow, 2000).

7.9. Otros tipos de demencia

7.9.1. Neoplasma

La disfunción cognitiva y una lesión tumoral pueden ser los primeros síntomas de una neoplasia. El diagnóstico precoz de linfomatosis cerebri, linfomatosis de células B intravasculares, gliomatosis cerebri y meningioma de desarrollo lento es esencial.

Un tipo poco común de linfoma maligno como la linfomatosis cerebri causa demencia clínicamente progresiva, marcha inestable y leucoencefalopatía sin captación de contraste en la RM (fig. 7.9.2). El crecimiento de linfocitos tumorales intravasculares produce síntomas de embolia. El pronóstico es desfavorable, con un deterioro rápido en muchos casos. Los síntomas incluyen deterioro cognitivo subagudo progresivo, alteración de la conciencia y migraña. Es crucial diagnosticar la enfermedad en su fase temprana.

La forma asiática presenta síntomas leves en el sistema nervioso central y alteraciones dermatológicas que progresan a pancitopenia y hepatoesplenomegalia, mientras que la variedad occidental se manifiesta con infiltración del sistema nervioso central y síntomas cutáneos.

La fosfatasa ácida prostática puede servir como biomarcador tumoral (Kishi *et al.*, 2004). La invasión se detecta mediante biopsia de médula ósea. La biopsia aleatoria de piel, aunque más sencilla que la de médula ósea, representa una alternativa ventajosa (Matsue *et al.*, 2007).

Los resultados de la RM incluyen hiperintensidad de las meninges, lesiones difusas inespecíficas de la sustancia blanca, anomalías similares a infartos no compatibles con la perfusión arterial (figs. 7.9.2 y 7.9.3) y lesiones con efecto de masa. En imágenes potenciadas en T2/FLAIR, la protuberancia con hiperintensidad puede indicar congestión venosa, lo que exige un diagnóstico diferencial para descartar mielinosis osmótica (Yamamoto *et al.*, 2012).

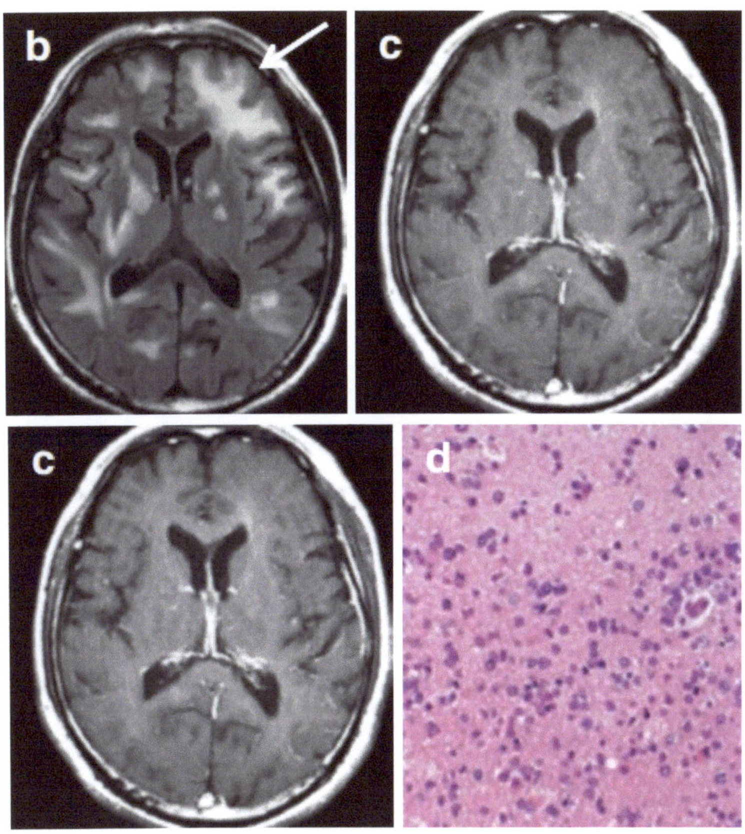

Fig. 7.9.2. Mujer de 70 años con linfoma difuso de células B grandes (linfomatosis cerebri). Presenta como queja principal la susceptibilidad a las caídas y migraña.

(a) Deterioro cognitivo progresivo gradual. Una TC axial revela hipodensidad en la sustancia blanca subcortical izquierda.

(b) La imagen FLAIR muestra lesiones difusas hiperintensas en la sustancia blanca y ganglios basales bilaterales, así como edema en la región frontal izquierda (flecha).

(c) La imagen ponderada en T1 después del contraste no revela hiperintensidad.

(d) La tinción H&E (hematoxilina-eosina) de una muestra de biopsia de tejido demuestra la infiltración difusa de un linfoma de células B grandes.

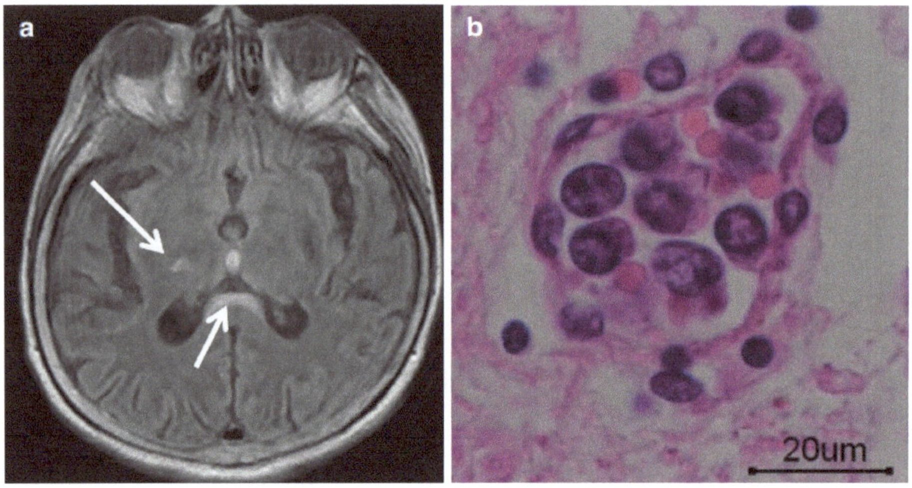

Fig. 7.9.3. Mujer de 70 años. Linfoma intravascular de células B. Su principal queja era el deterioro rápido de sus habilidades cognitivas.
(a) Las lesiones hiperintensas en el tálamo derecho y el fórnix son visibles en imagen FLAIR (flechas).
(b) Tinción H&E. La luz vascular de una muestra microscópica del fórnix contiene células de linfoma.

Aunque la hipointensidad de señal es comúnmente la regla, la hiperintensidad del contraste puede deberse a la extravasación de células tumorales. Después de la biopsia de tejido, la linfomatosis intravascular puede alcanzar la remisión completa mediante quimioterapia con R-CHOP (Shimada *et al.*, 2008; Han *et al.*, 2003). El diagnóstico temprano y el análisis de los datos de imágenes de RM cerebral pueden mejorar el pronóstico.

8. Metabólico

Los hallazgos de imagen en la encefalopatía metabólica son provocados por anomalías metabólicas, que tienen un impacto en el pronóstico funcional y vital.

8.1 Encefalopatía de Wernicke (deficiencia de tiamina)

La encefalopatía de Wernicke es provocada por la deficiencia de tiamina. Las causas incluyen alcoholismo crónico, cáncer, insuficiencia renal crónica, alimentación intravenosa, anorexia nerviosa, hiperémesis gravídica, cirugía gástrica, desnutrición por quimioterapia y pancreatitis grave. El tálamo a lo largo del tercer ventrículo, el hipotálamo y el acueducto del mesencéfalo muestran hiperintensidades simétricas en las imágenes potenciadas en T2 y FLAIR (fig. 8.1.1).

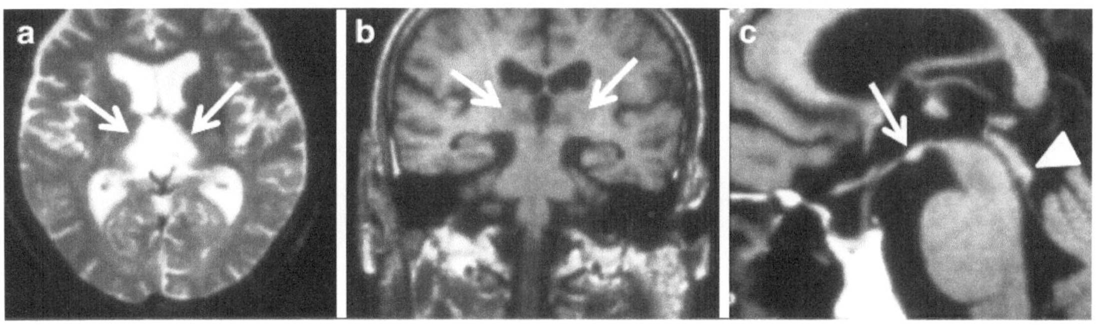

Fig. 8.1.1. Hombre de 50 años con alcoholismo crónico, síndrome de Korsakoff y encefalopatía de Wernicke.
(a) El tálamo exhibe hiperintensidad simétrica a lo largo del tercer ventrículo en imágenes ponderadas en T2 (flechas).
(b) Se observa hipointensidad simétrica en el tálamo medial (flechas) en imagen potenciada en T1.
(c) La imagen ponderada en T1 posterior al contraste muestra hiperintensidad en el colículo inferior (punta de flecha) y en el cuerpo mamilar (flecha).

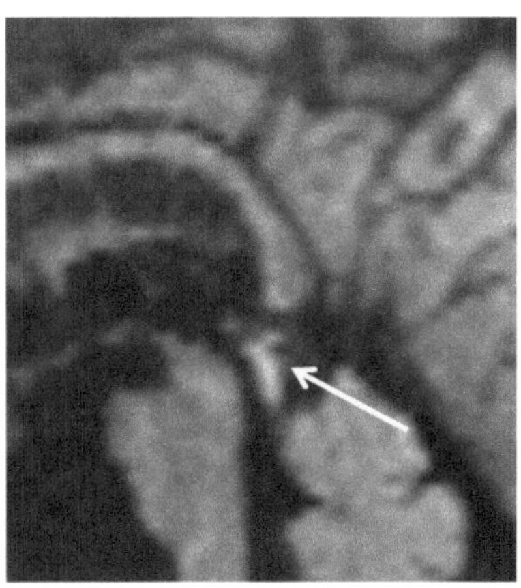

Fig. 8.1.2. Hombre de 40 años con deficiencia de tiamina y encefalopatía de Wernicke. La imagen de RM ponderada por difusión muestra hiperintensidad en el plano cuadrigémino (flecha).

Un cuadro clínico de encefalopatía con problemas de orientación y alteraciones oculomotoras resulta de una lesión en el centro del movimiento ocular, localizada en la región talámica medial. La ingesta temprana de tiamina podría mejorar los resultados clínicos y de imagen (fig. 8.1.2). En casos extremos, con atrofia y necrosis de los cuerpos mamilares, se desarrolla el síndrome de Korsakoff, con deterioro de la memoria, amnesia retrógrada y palilalia.

8.2 Encefalopatía relacionada con la diabetes

La hipoglucemia puede ser provocada por el uso excesivo de insulina o hipoglucemiantes orales, insulinoma, sepsis, insuficiencia renal o hepática. La hipoglucemia puede producir déficits neurológicos discretos permanentes o incluso la muerte. Los efectos neurológicos de la encefalopatía hipoglucémica dependen de la gravedad y la duración del episodio. Los resultados mejoran con el diagnóstico temprano y la estabilización de la glucosa en sangre. Es probable que el paciente se recupere sin deterioro neurológico si las lesiones hiperintensas de la sustancia blanca en el cuerpo calloso, la cápsula interna o la corona radiata desaparecen en las imágenes de seguimiento. La reposición inmediata de glucosa es necesaria para tratar la hipoglucemia (fig. 8.1.2). Un mal pronóstico se asocia con lesiones que presentan una afectación cortical importante (fig. 8.1.3; Finelli, 2001; Aoki *et al.*, 2004; Cho, 2006). Los resultados también empeoran con la afectación cortical frontal y parietal.

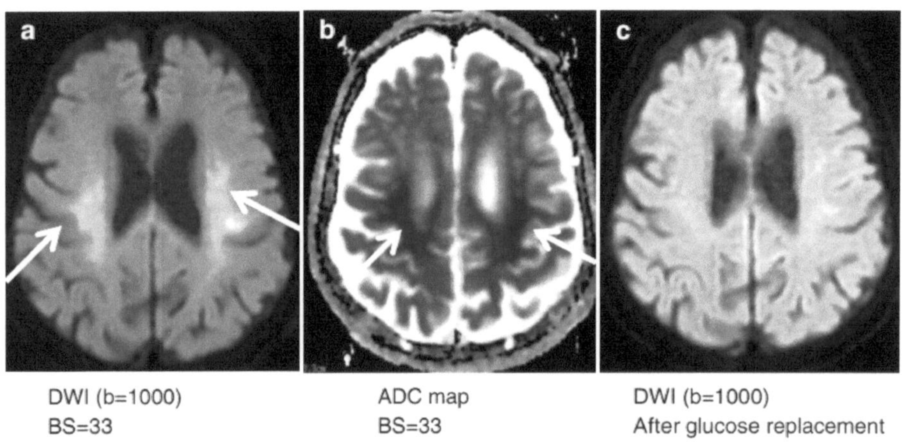

Fig. 8.2.1. Mujer de 70 años con alteración de la conciencia y encefalopatía por hipoglucemia.
(a, b) La sustancia blanca frontal exhibe una hiperintensidad simétrica en la imagen ponderada por difusión, en contraste con la hipointensidad en el coeficiente de difusión aparente (CDA; flechas).
(c) Mejora clínica con reposición rápida de glucosa. En la imagen ponderada por difusión se observa la desaparición de la hiperintensidad previamente presente en la sustancia blanca.

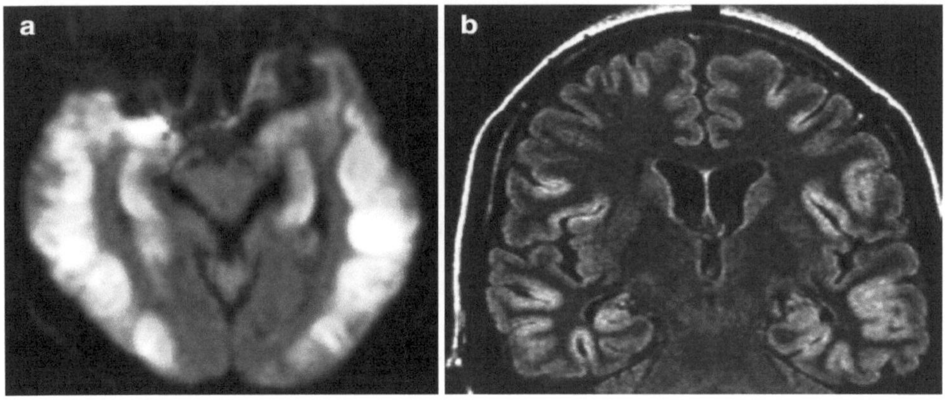

Figura 8.2.2. Encefalopatía hipoglucémica provocada por el uso excesivo de insulina en una mujer de 20 años.

(a) La imagen ponderada por difusión revela una lesión hiperintensa con edema cortical en las cortezas bilaterales y el hipocampo.

(b) Tres semanas después de la RM por difusión, el hipocampo presenta hiperintensidad en la imagen FLAIR coronal, con marcada afectación cortical.

8.3. Epilepsia, encefalopatía postictérica y convulsión

Los niños y adultos jóvenes experimentan con frecuencia epilepsia, especialmente epilepsia sintomática (estructural/metabólica; Berg *et al.* 2010), pero, a medida que la sociedad madura, los ancianos también están experimentando un aumento en los casos (Faught *et al.* 2012). La frecuencia aumenta con la edad, pero la prevalencia es aproximadamente la misma en las generaciones de 65 años o más (Faught *et al.* 2012). La epilepsia estructural/metabólica (sintomática) es provocada por el envejecimiento. Las opciones de tratamiento se basan en la etiología de la enfermedad y dependen de la edad del paciente en el momento del diagnóstico por neuroimágenes.

A medida que la población mundial envejece, la incidencia de epilepsia aumenta significativamente en personas de 70 años o más. Los niños y adolescentes con frecuencia tienen malformaciones de la corteza cerebral, problemas prenatales y tumores con altas tasas de complicaciones, pero, a medida que las personas envejecen, su riesgo de enfermedades neurodegenerativas como trastorno cerebrovascular (30-40 %), lesiones cerebrales, la EA y el cáncer de cerebro aumentan. Las convulsiones sintomáticas agudas y la epilepsia sintomática (estructural/metabólica) en los ancianos pueden ser provocadas por la angiopatía amiloide, hemorragia subcutánea, hemorragia subaracnoidea, enfermedad asociada a la inflamación y microhemorragia.

La demencia, la afasia, la parálisis y la alteración de la conciencia pueden retrasar el diagnóstico de epilepsia. Las tasas de recurrencia de las convulsiones son más bajas en las personas más jóvenes. La insuficiencia coronaria aguda y las consecuencias del infarto agudo del miocardio en el estado epiléptico requieren una atención clínica diferente a la de los niños. Los medicamentos que tratan la epilepsia pueden ayudar a las personas con demencia.

La RM se utiliza para diagnosticar la epilepsia, aunque la TC es preferible para las lesiones calcificadas. La TC es necesaria para los tumores que tienen calcificación, malformación vascular o esclerosis tuberosa. Diferenciar la encefalitis, la encefalopatía, el envenenamiento y la encefalopatía después de una convulsión de una enfermedad sistémica aguda es esencial para la supervivencia y la prevención de la epilepsia.

En esta presente tesis se describió la esclerosis del hipocampo en personas mayores. La epilepsia con síntomas tiene una variedad de razones. Es importante tener en cuenta la patología dual de la esclerosis del hipocampo, especialmente por las consecuencias. El estado epiléptico puede resultar en edema del hipocampo debido a la inflamación cerebral e hiperintensidad en imágenes ponderadas por difusión; sin embargo, ese hallazgo no justifica el diagnóstico de esclerosis hipocampal. No obstante, después de una convulsión, la atrofia del hipocampo y el deterioro cognitivo pueden empeorar. Esto es necesario para el seguimiento de la epilepsia sintomática.

Durante una convulsión, la dilatación vascular local en el cerebro aumenta el flujo sanguíneo cerebral, pero las necesidades de oxígeno y glucosa lo superan, lo que lleva a la encefalopatía. Este daño cerebral es provocado por la falta de oxígeno y glucosa. Las convulsiones provocadas por el estado epiléptico pueden durar una hora o más en adultos y 30 minutos o más en recién nacidos, lo que afecta la función y la calidad de vida.

Puede ser difícil separar la encefalitis límbica, la encefalopatía por hipoglucemia, la encefalopatía hipóxica-isquémica y la enfermedad de Creutzfeldt-Jakob. Entre los hallazgos de neuroimagen se encuentran hiperintensidades e inflamación del hipocampo, el cerebelo, la amígdala, el tálamo y la corteza (fig. 8.2.1). La disminución del coeficiente de difusión aparente y la hiperintensidad de la fase aguda difieren en las imágenes ponderadas por difusión. La enfermedad cerebrovascular en fase aguda se distingue por la inconsistencia del territorio vascular. Los aumentos agudos del flujo sanguíneo se detectan mediante imágenes SPECT del cerebro.

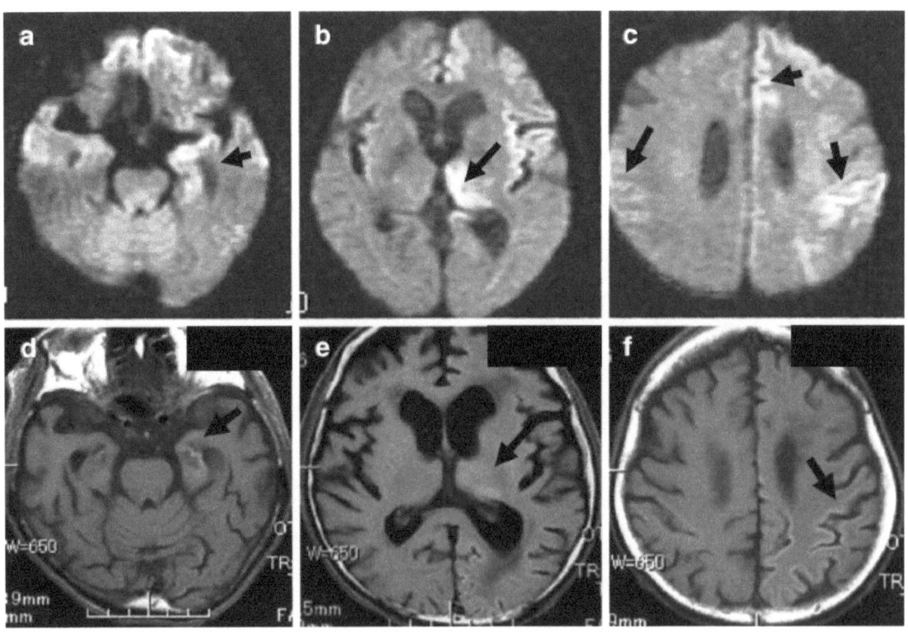

Figura 8.3.1. Mujer de 70 años con encefalopatía hipóxica postictérica (estatus epiléptico).

(a-c) Se observan lesiones de hiperintensidad en el hipocampo izquierdo, la amígdala, el tálamo y la corteza cerebral (flecha) en una imagen ponderada por difusión.

(d-f) El hipocampo izquierdo, el tálamo y las cortezas frontal y parietal presentan hiperintensidad en las imágenes ponderadas en T1, lo que representa un signo de necrosis cortical (flecha).

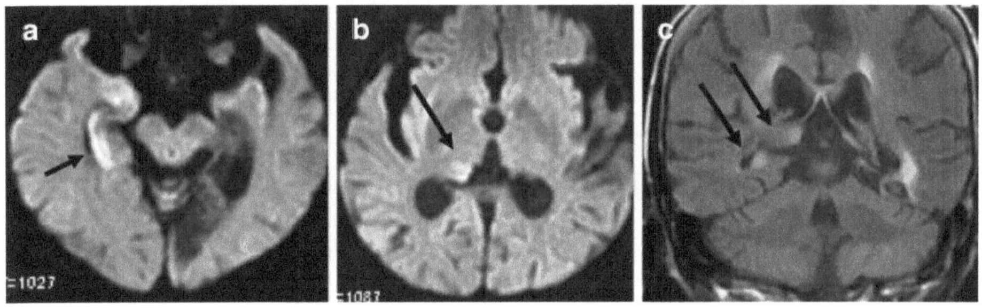

Fig. 8.3.2. Mujer de 70 años con problemas de memoria después de una convulsión. Las imágenes indicadas de RM fueron tomadas durante el estado epiléptico.

(a-c) En la resonancia magnética ponderada por difusión y FLAIR, se encontraron hiperintensidades en el tálamo derecho y el hipocampo, pero no se encontraron anomalías significativas en la corteza. En comparación con el estado anterior al comienzo de la convulsión, se observó una hipofunción cognitiva grave, específicamente déficits de memoria.

Cuando se produce necrosis cortical, las imágenes ponderadas en T1 indican hiperintensidad (fig. 8.2.1). Los casos infantiles de encefalopatía similares al estado epiléptico son distintos de los de los adultos. Los patrones bifásicos pueden observarse en los datos clínicos y de imagen. Según la intensidad y el tiempo de evolución de la enfermedad, los resultados de la RM pueden diferir. Mientras que las lesiones del hipocampo están presentes en algunos casos, en otros no lo están. Las personas mayores presentan con frecuencia problemas cognitivos, aunque las crisis convulsivas no son clínicamente observables. Los hallazgos clínicos de la RM deben interpretarse cuidadosamente.

8.4. Intoxicación

Las causas de la encefalopatía asociada a la intoxicación son numerosas, como se muestra en la tabla 7.5.2, e incluyen la adicción a las drogas, los accidentes, la exposición ocupacional y las reacciones adversas a medicamentos. Hacer un diagnóstico es sencillo cuando el estado del desarrollo puede ser aclarado, aunque a menudo resulta un desafío durante la consulta inicial.

Además de los casos en los que se sospecha intoxicación por la afección presente en el momento inicial, esta debe considerarse cuando hay una alteración notable del estado de conciencia y la disfunción cognitiva empeora de forma aguda, como en adultos jóvenes sanos. En muchos casos se presenta leucoencefalopatía inespecífica, lo que dificulta el diagnóstico por RM. Sin embargo, según el agente intoxicante, pueden observarse anomalías específicas en la RM. Realizar un diagnóstico por imagen valorando el estado clínico y considerando la información clínica es fundamental.

8.5. Intoxicación por monóxido de carbono (CO)

El monóxido de carbono, un subproducto de la combustión, es un gas incoloro e inodoro. Es la principal causa de lesiones y muertes relacionadas con intoxicaciones en todo el mundo. Cuando se inhala CO, este se une a la hemoglobina para formar carboxihemoglobina (COHb), con una afinidad 250 veces mayor que el oxígeno para unirse a ella. Esta reducción en la capacidad de transporte de oxígeno y en la liberación de oxígeno a los tejidos produce hipoxia tisular.

Los síntomas iniciales de exposición al CO son inespecíficos e incluyen dolor de cabeza, náuseas, vértigos, agotamiento y disminución de la destreza manual cuando la COHb está entre el 15 y el 30 %. El desarrollo de secuelas neurológicas tardías, con desmielinización difusa en el cerebro, puede aparecer tras un período lúcido de 2 a 40 días después de la remisión de los síntomas agudos, junto con letargo, alteraciones del comportamiento, olvidos, pérdida de memoria y características parkinsonianas.

La necrosis en el globo pálido se observa con mayor frecuencia en la RM realizada en la fase aguda. En las imágenes potenciadas en T2 y FLAIR, se detecta una hiperintensidad simétrica en el globo pálido (Rahmani *et al.*, 2006). Por otro lado, en algunos casos en los que los síntomas clínicos reaparecen tras el período lúcido, pueden resurgir consecuencias neurológicas tardías (fig. 8.4.1). En las primeras etapas no se detectan anomalías o solo se evidencian hallazgos leves en la RM; sin embargo, las imágenes potenciadas en T2 y FLAIR muestran lesiones difusas con hiperintensidad en la sustancia blanca que aumentan de tamaño a medida que los síntomas neurológicos empeoran (figs. 8.4.1 y 8.4.2). Para realizar un seguimiento de los síntomas cerebrales tras sobrevivir a la intoxicación por CO, se requiere control mediante RM.

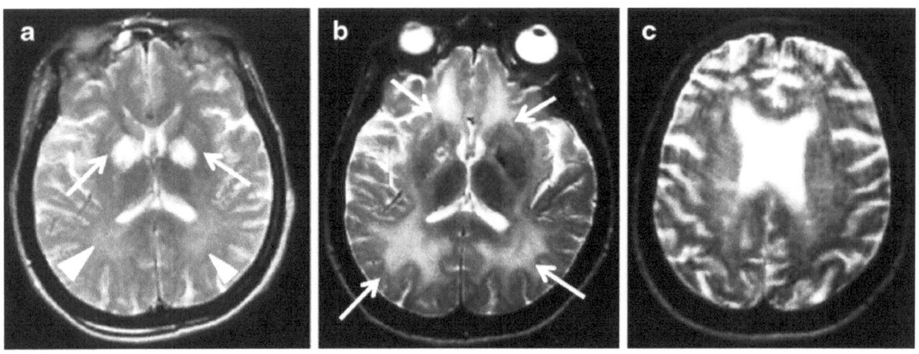

Fig. 8.5.1. Progresión de la intoxicación por CO en una mujer de 30 años.

(a) En las imágenes potenciadas en T2 se observan hiperintensidades simétricas en el globo pálido bilateral durante la fase aguda de la intoxicación por CO (flecha). Se sospecha una leve hiperintensidad en la sustancia blanca (punta de flecha).

(b) Dos semanas después, aparecieron hiperintensidades difusas significativas en la sustancia blanca bilateral (flecha), a medida que se deterioraba el nivel de conciencia.

(c) Un año más tarde, se identifica una atrofia sustancial, deterioro cognitivo severo y síntomas persistentes de parkinsonismo.

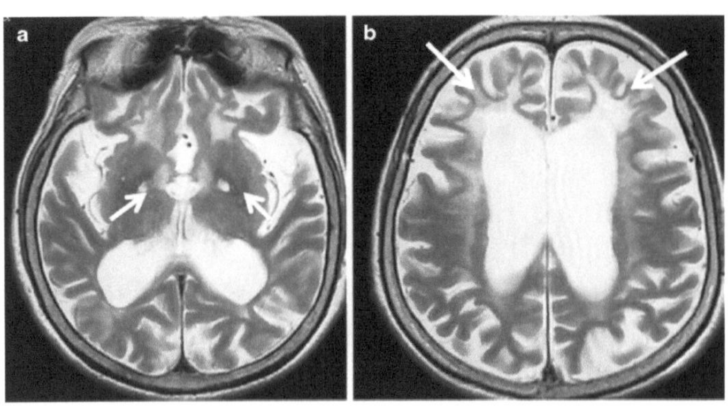

Fig. 8.5.2. Fase crónica del envenenamiento por CO en una mujer de 70 años, tres años después del inicio del cuadro clínico. En comparación con el estado previo al comienzo, el deterioro cognitivo empeoró.

(a) Se observa hiperintensidad simétrica en el globo pálido bilateral en una imagen potenciada en T2 (flecha).

(b) La sustancia blanca predominante en el lóbulo frontal, en la imagen T2, presenta hiperintensidad difusa (flecha). En las áreas donde hay lesiones extensas de la sustancia blanca, se aprecia claramente la atrofia.

8.6. Encefalitis autoinmune

Los déficits subagudos de memoria y cognición, así como la disminución del estado de alerta, son provocados por la encefalitis autoinmune. Esta puede presentarse como afección paraneoplásica, con tumoración o sin ella. Existen dos grupos principales: El primero se relaciona con casos de mal pronóstico y está asociado a anticuerpos anti-Hu, anti-CV2, anti-Ta, anti-Ma2 y anti-Yo, entre otros antígenos intracelulares (Lancaster, 2001). El segundo grupo está constituido por autoanticuerpos contra epítopos extracelulares de canales iónicos, receptores y otras proteínas.

El receptor anti-N-metil-D-aspartato (anti-NMDAR) y el complejo del canal de potasio dependiente de voltaje (VGKC) son dos ejemplos de proteínas asociadas. El pronóstico suele ser mejor, y las asociaciones tumorales pueden variar. Para el diagnóstico correcto de la encefalitis autoinmune, las pruebas autoinmunes son cruciales.

Por diversas razones, es fundamental reconocer lo antes posible los tumores malignos relacionados con esta encefalitis. En primer lugar, se considera que tratar el tumor subyacente será beneficioso para el manejo de la encefalitis autoinmune. En segundo lugar, puede ser necesario administrar tratamientos para ambos procesos de manera paralela. En tercer lugar, los medicamentos con esteroides, como rituximab o ciclofosfamida, pueden dificultar el diagnóstico de tumores, especialmente en el caso de linfomas malignos.

8.6.1. Encefalitis por anti-receptor de N-metil-D-aspartato (anti-NMDAR)

La encefalitis por anti-receptor de N-metil-D-aspartato (anti-NMDAR) es una enfermedad tratable asociada a anticuerpos IgG contra la subunidad GluN1 del NMDAR (Dalmau *et al.*, 2008; Hughes *et al.*, 2010; Fine *et al.*, 2016; Iizuka *et al.*, 2008; Titulaer *et al.*, 2014).

Los anticuerpos se detectan en el LCR o suero de mujeres jóvenes con teratoma ovárico, quienes típicamente desarrollan síntomas psiquiátricos similares a la esquizofrenia, generalmente precedidos por fiebre, cefalea o cuadros compatibles con infección viral. Tras alcanzar el pico de la psicosis, la mayoría de los pacientes desarrolla convulsiones, seguidas por un estado catatónico con disminución del nivel de conciencia, hipoventilación central (frecuentemente requiriendo ventilación mecánica), discinesias orofaciales y de las extremidades, y síntomas autonómicos (Dalmau *et al.*, 2008; Hughes *et al.*, 2010; Fine *et al.*, 2016).

Aunque inicialmente los anticuerpos fueron encontrados en mujeres jóvenes con teratomas ováricos, estudios recientes han demostrado que el trastorno puede presentarse incluso en ausencia de teratoma y afectar a niños y a hombres adultos (Iizuka *et al.*, 2008).

Los hallazgos de RM suelen ser leves, transitorios e inespecíficos. Se observan preferentemente en imágenes ponderadas en T2/FLAIR, que suelen involucrar regiones corticales y subcorticales del cerebro y el hipocampo, aunque ocasionalmente también comprometen los ganglios basales (fig. 8.5.2). La RM cerebral puede ser normal, pero a veces se identifican hiperintensidades focales o anomalías en el lóbulo temporal medial.

El LCR suele mostrar cambios inespecíficos. En el EEG, a pesar de ser frecuentes las convulsiones, es común observar un enlentecimiento difuso con ondas delta sin descargas paroxísticas. A pesar de la gravedad clínica, solo el 35 % de los pacientes presenta hallazgos anormales en la RM cerebral al inicio, cifra que aumenta al 50 % a medida que la enfermedad progresa (Fine *et al.*, 2016; Titulaer *et al.*, 2013, 2014).

Según estudios recientes, los pacientes con encefalitis anti-NMDAR pueden presentar enfermedades desmielinizantes simultáneas o en episodios separados. Estas asociaciones pueden identificarse mediante la detección de anticuerpos AQP4 y MOG. En los cuadros complejos con alteraciones autoinmunes, debe examinarse cuidadosamente la desmielinización en la RM (Titulaer *et al.*, 2014).

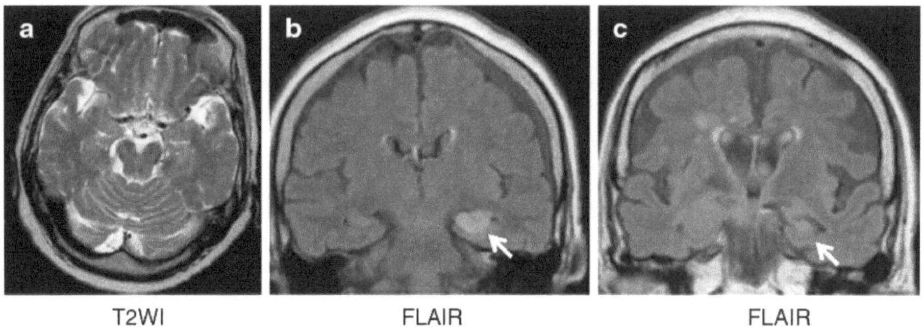

Fig. 8.5.2. Encefalitis anti-NMDAR en una mujer de 70 años.
(a) La imagen ponderada en T2 no muestra anormalidades cuando se produjo una alteración de la conciencia y un comportamiento anormal.
(b) En la RM realizada cuando la alteración de la conciencia se prolongó dos meses después del inicio, se observa hiperintensidad con edema en el hipocampo izquierdo en FLAIR (flecha).
(c) Un año después del inicio. En la imagen FLAIR se aprecia atrofia del hipocampo izquierdo (flecha). El trastorno grave de la conciencia entró en remisión, pero los déficits de memoria persistieron. No se detectó tumor pélvico en la TC abdominal.

8.7. Encefalopatía de Hashimoto (anti-NH2-terminal de la encefalopatía límbica α-enolasa [NAE])

La encefalopatía de Hashimoto (EH) es causada por tiroiditis autoinmune. Puede confundirse con la enfermedad priónica, ya que ambas producen deterioro cognitivo, desorientación y alteraciones del comportamiento. La EH puede manifestarse incluso con función tiroidea normal. Los anticuerpos anti-NAE y los anticuerpos tiroideos contribuyen al diagnóstico.

La mayoría de los pacientes con EH se beneficia del tratamiento con esteroides (Grommes *et al.*, 2008; Mahad *et al.*, 2005). También se ha observado mejoría clínica con inmunoglobulina intravenosa y plasmaféresis. En algunos casos informados, se detectó vasculitis en los resultados de biopsia, mientras que en otros no, lo que indica que la patología subyacente de la EH sigue sin estar completamente esclarecida.

No obstante, se han registrado varios hallazgos en la RM (fig. 8.6.1). La RM convencional no puede detectar pequeñas lesiones isquémicas activas; sin embargo, esto es posible mediante el uso de imágenes ponderadas por difusión (Grommes *et al.*, 2008; White *et al.*, 2007; Moritani *et al.*, 2004). Estas alteraciones también pueden observarse en cuadros de vasculitis del sistema nervioso central y suelen mejorar con el tratamiento adecuado.

La encefalitis límbica, los tumores, los granulomas y las infecciones deben ser diferenciados de las lesiones cerebelosas y del tronco encefálico, la atrofia y la leucoencefalopatía inespecífica. La EH debe considerarse dentro del diagnóstico diferencial, ya que algunos casos de deterioro cognitivo de desarrollo subagudo pueden ser susceptibles a tratamiento con esteroides.

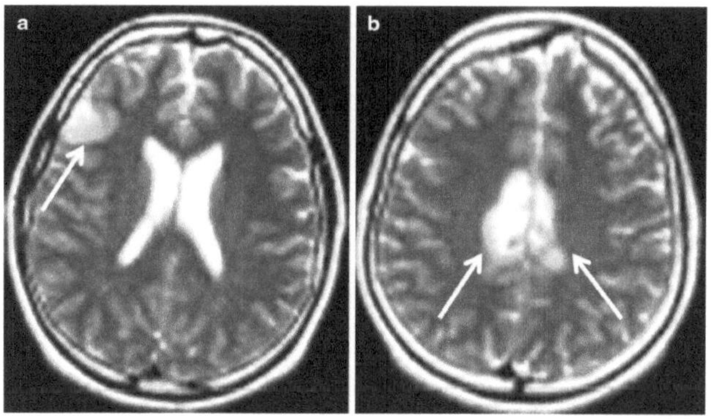

Fig. 8.6.1. Encefalopatía de Hashimoto en una mujer de 20 años. (a, b) Múltiples áreas de hiperintensidad son visibles en imágenes ponderadas en T2 en ambas cortezas frontales (flecha).

8.8. Lupus eritematoso neuropsiquiátrico (LENPS)

El trastorno del sistema inmunitario conocido como lupus eritematoso neuropsiquiátrico (LENPS) se caracteriza por pérdida de la tolerancia inmunológica, producción de autoanticuerpos y depósito de complejos inmunitarios. Las mujeres son más susceptibles que los hombres en una proporción de 7:1, llegando incluso a 15:1. El pronóstico de los pacientes con LENPS es peor que el de quienes presentan únicamente lupus eritematoso sistémico (LES).

El LENPS se compone de enfermedad vascular cerebral, deterioro cognitivo, convulsiones, psicosis y anomalías del sistema nervioso periférico. El cuadro clínico puede ser útil como diagnóstico diferencial en casos de crisis convulsivas o deterioro cognitivo.

Aunque las causas del trastorno son desconocidas, los anticuerpos antinucleares, anti-ADN, anti-Ro, anti-La, anti-RNP, anti-NMDAR y antifosfolípidos se han relacionado con receptores de células T disfuncionales, apoptosis defectuosa y émbolos de leucocitos activados por el complemento. El cromosoma 1q23-24, los rayos ultravioletas, la sílice cristalina y la infección por el virus de Epstein-Barr cumplen funciones complejas en el desarrollo de enfermedades heterogéneas asociadas a anomalías inmunológicas (Nojima *et al.*, 2004; Alexander, 2007).

El sistema nervioso central puede verse afectado por los anticuerpos del lupus que interactúan con el ADN y el receptor de N-metil-D-aspartato (NMDA). Los cambios isquémicos globales, la inflamación del parénquima, las microhemorragias, la hiperplasia glial, la pérdida neuronal/axonal difusa, los microtrombos embólicos, la remodelación vascular, el infarto agudo y las hemorragias intracraneales son manifestaciones del LENPS. La infiltración de células inflamatorias perivasculares y el daño de la pared vascular pueden causar microinfartos, hemorragias, inflamación perivascular y trombosis.

Las lesiones maculares de la sustancia blanca, observadas en numerosos estudios, muestran hiperintensidad en imágenes potenciadas en T2 y FLAIR, lo que indica inflamación perivascular. El realce meníngeo y perivascular con contraste en las lesiones también es característico. Pueden presentarse meningitis aséptica, mielitis transversa y leucoencefalopatía (Fazekas *et al.*, 1991; Harris *et al.*, 1984; Moritani *et al.*, 2001; Böckle *et al.*, 2014; Sato *et al.*, 2014; Jeong *et al.*, 2015; Jennings *et al.*, 2015).

El síndrome antifosfolipídico (SAF), causado por anticuerpos antifosfolípidos, produce tasas significativas de trombosis. Mientras que el SAF puede ocluir grandes arterias, el lupus eritematoso afecta principalmente capilares y vasos sanguíneos de pequeño y mediano calibre (Harris *et al.*, 1984; Jennings *et al.*, 2015; Kaichi *et al.*, 2014; Harris *et al.*, 1985; Provenzale *et al.*, 1996; Asherson *et al.*, 1987; Provenzale *et al.*, 1994). El edema citotóxico o vasogénico es consecuencia de las lesiones y varía según la gravedad y el estadio de la enfermedad.

Se espera que la neuroimagen avanzada funcione como biomarcador objetivo de las alteraciones estructurales y metabólicas cerebrales en pacientes con LENPS que presentan imágenes normales en la RM convencional. Se han utilizado imágenes por difusión y análisis con redes neuronales para el diagnóstico temprano del LENPS, así como para evaluar el tratamiento y el pronóstico (Shastri *et al.*, 2016; Xu *et al.*, 2016; Shapira *et al.*, 2016; Hughes *et al.*, 2007).

En las figuras 8.7.1, 8.7.2, 8.7.3 y 8.7.4 se muestran hallazgos de RM en pacientes con LENPS, que incluyen SAF, estenosis vascular, anomalías inespecíficas de la sustancia blanca y encefalitis límbica, con presencia de hemorragia e infarto. En la figura 8.7.5 se presenta el caso de una mujer de 50 años con lupus eritematoso, cefalea, vómitos y erupciones cutáneas resistentes al tratamiento. El tálamo izquierdo mostró lesiones irregulares de hipointensidad en la RM ponderada en T2. En la RM ponderada en T1 se observaron realce multinodular con contraste y micosis grave. La infección oportunista se atribuyó al tratamiento prolongado con esteroides para el LES. Los cuadros crónicos pueden requerir ajustes terapéuticos.

El LENPS y otras lesiones autoinmunes del sistema nervioso central, como la angeítis primaria del SNC, la sarcoidosis del SNC, la enfermedad de Behçet, la angeítis asociada a anticuerpos anticitoplasma de neutrófilos (ANCA), la enfermedad relacionada con IgG4, entre otras con síntomas inespecíficos, pueden manifestarse de formas patológicas diversas. Los resultados de la RM deben reflejar con precisión las distintas imágenes clínicas, correspondientes al estadio y la fisiopatología del paciente.

En cada caso clínico, las técnicas de diagnóstico por imágenes pueden caracterizar con seguridad y fiabilidad lo que ocurre en el cerebro, incluidas múltiples alteraciones inespecíficas. Las técnicas de detección convencionales no permiten identificar la participación de ciertos anticuerpos, como los antifosfolípidos, en lesiones cerebrales microscópicas. Por ello, el análisis por imágenes y la evaluación individualizada de cada paciente resultan imprescindibles en la práctica médica.

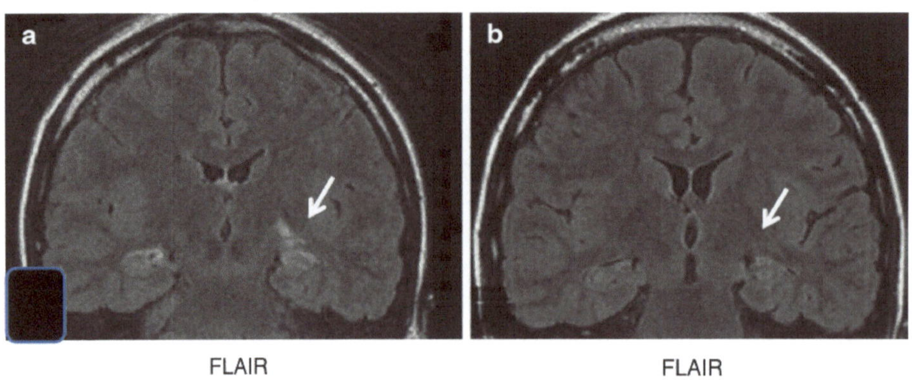

Fig. 8.8.1. Mujer de 30 años con alteración de la memoria y diagnóstico de LENPS.

(a) Debido a la alteración de la memoria, se realiza una RM. En la imagen coronal FLAIR se observan lesiones hiperintensas en el tálamo lateral izquierdo (flecha).

(b) Tres semanas después de iniciar el tratamiento con esteroides, la hiperintensidad de la señal en el tálamo desaparece.

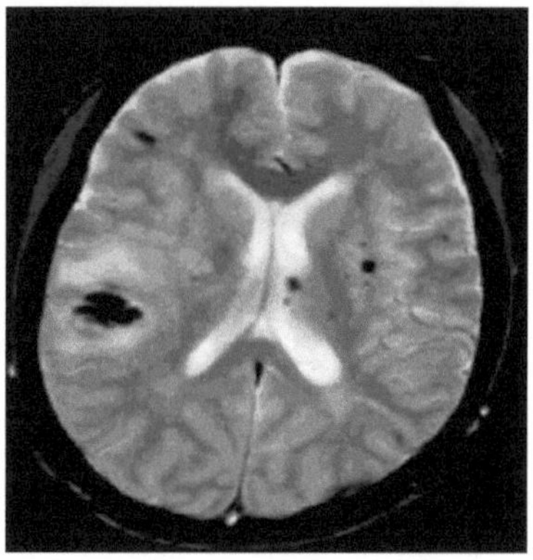

Fig. 8.8.2. Mujer de 30 años con síndrome antifosfolipídico y lupus eritematoso sistémico (LES).

Se observan múltiples y diversas lesiones hipointensas en la imagen potenciada en T2*, localizadas en los ganglios basales, el tálamo izquierdo, y las regiones frontal derecha y subcortical temporal.

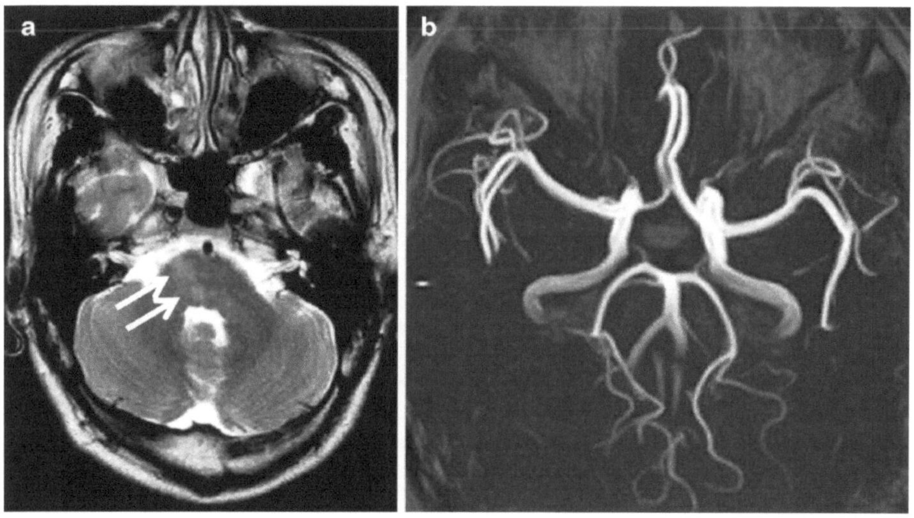

Fig. 8.8.3. Mujer de 30 años con marcha tambaleante y diplopía como síntomas centrales y LENPS.

(a, b) La base pontina derecha y el tegmento pontino pueden verse como pálidos, con hiperintensidad en las imágenes potenciadas en T2 (flecha). En RM angiográfica no se encontró ninguna anormalidad evidente según los criterios de evaluación en RM angiográfica.

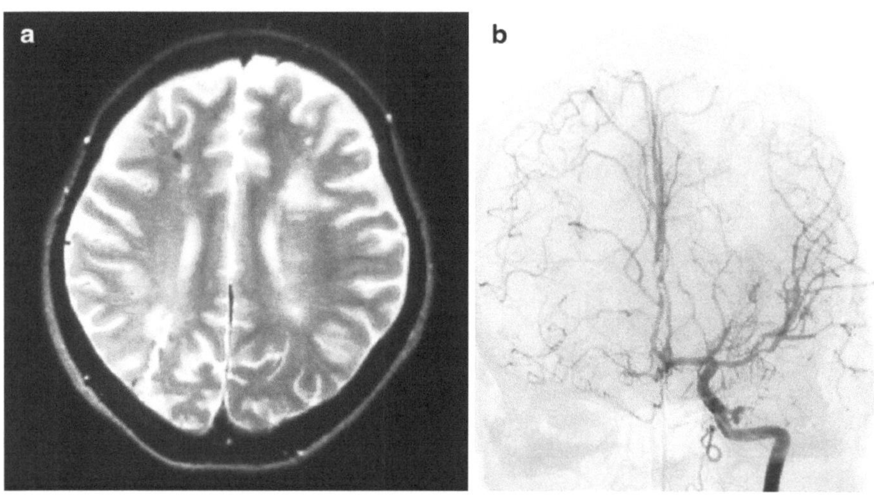

Fig. 8.8.4. Mujer de 30 años con síndrome antifosfolípido y LES.

(a) Se aprecian inúmeras lesiones hiperintensas, visibles en la sustancia blanca profunda y subcortical del cerebro en imagen ponderada en T2, así como varias lesiones hipointensas que son el resultado de múltiples microinfartos y microhemorragias.

(b) Se pueden observar las paredes irregulares de la arteria cerebral media izquierda en la vista frontal de la arteria carótida interna izquierda.

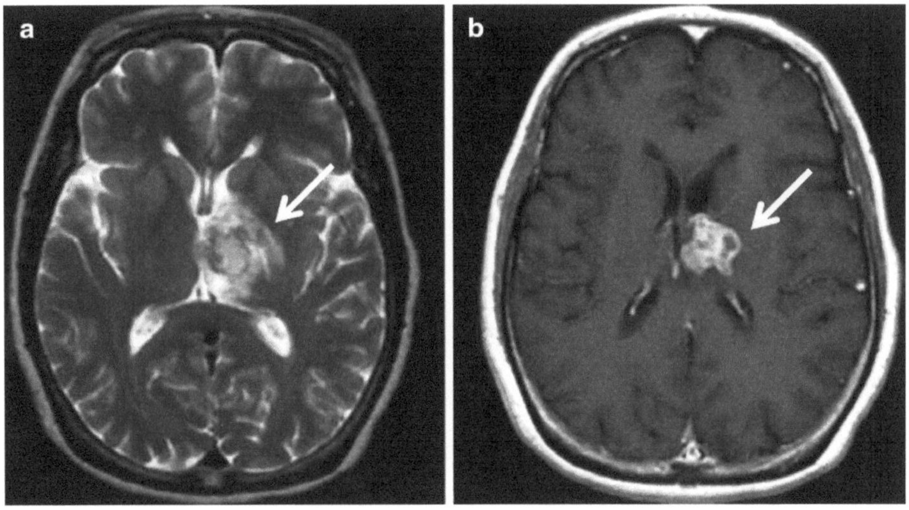

Fig. 8.7.5. Paciente del sexo femenino de 50 años con lupus eritematoso sistémico presenta cefaleas, náuseas y erupciones cutáneas resistentes al tratamiento.

(a) La imagen potenciada en T2 del tálamo izquierdo (flecha) revela lesiones de forma irregular de intensidad heterogénea.

(b) La enfermedad es una micosis profunda, y las imágenes ponderadas en T1 posteriores al contraste muestran realce multinodular. Dado que el paciente había recibido una terapia prolongada con esteroides para el LES, es probable que la causa fuera una infección oportunista. Numerosos casos habían seguido un curso prolongado, lo que ha requerido la consideración de un cambio terapéutico.

8.9. Otros tipos de demencia (sujetos nuevos; diagnóstico patológico novedoso mediante imágenes ponderadas por difusión)

Enfermedad con inclusiones hialinas intranucleares neuronales

Un grupo de enfermedades neurodegenerativas conocidas como enfermedad de inclusión hialina intranuclear neuronal (NIHID) se distinguen por la pérdida de neuronas del sistema nervioso e inclusiones en células neuronales. Solo se han documentado 30 casos después de 35 años (Sung *et al.* 1980; Patel *et al.* 1985; Funata *et al.* 1990; Takahashi-Fujigasaki, 2003). La resonancia magnética ponderada por difusión se ha utilizado para identificar NIHID en varios casos confirmados por autopsia desde 2011 [207]. Los pacientes documentados propusieron tres subgrupos clínicos de NIHID (infantil, juvenil y adulto; Tokumaru *et al.* 2013). Después de la muerte, el examen histológico identifica NIHID. Tanto los casos esporádicos como los familiares carecen de anomalías genéticas. La biopsia de piel se puede utilizar para detectar NIHID antemortem debido a inclusiones nucleares en adipocitos, fibroblastos y células de las glándulas sudoríparas en los tejidos de la piel (Takahashi-Fujigasaki *et al.* 2016; Sone *et al.* 2014; Sone *et al.* 2011; Morimoto *et al.* 2016).

NIHID de forma adulta se caracteriza por pérdida de memoria, deterioro cognitivo y desorientación. Los trastornos de los nervios autónomos y periféricos se encuentran entre los síntomas (Takahashi-Fujigasaki *et al.* 2016; Morimoto *et al.* 2016). Los resultados de la RM pueden mostrar NIHID: unión corticomedular con alta intensidad de DWI y leucoencefalopatía con alta intensidad de T2WI y FLAIR. Las lesiones crónicas de alta intensidad de la unión corticomedular son visibles con DWI (Takahashi-Fujigasaki *et al.* 2016; Morimoto *et al.* 2016; Tokumaru, 2014). Lesiones de materia blanca diseminadas de T2WI/FLAIR. La atrofia cerebral podría acelerarse por la exacerbación clínica. La actividad del tronco encefálico y del cerebelo podría ser anómala. Es importante examinar cuidadosamente cualquier anomalía cortical provocada por NIID, encefalopatía posconvulsiva, otras encefalopatías o encefalitis.

La demencia, el parkinsonismo, las convulsiones y otros síntomas son provocados por la enfermedad neurodegenerativa leucoencefalopatía difusa hereditaria con esferoides (HDLS). Las condiciones patológicas incluyen gliosis, muerte axonal, esferoides axonales y pérdida de la vaina de mielina. Últimamente, HDLS se ha relacionado con CSF1R (van der Knaap *et al.* 2000; Freeman *et al.* 2009; Kinosita *et al.* 2012; Kim *et al.* 2015; Sundel *et al.* 2012).

Los síntomas de HDLS eran visibles en la resonancia magnética y la tomografía computarizada. Las regiones frontal y frontoparietal del cerebro mostraron la atrofia cerebral más prominente y cambios en parches en la sustancia blanca en la resonancia magnética (Sone *et al.* 2011; Morimoto *et al.* 2016; Tokumaru, 2014), que se extendía hacia abajo por el brazo posterior de la cápsula interna hacia las vías piramidales del tronco encefálico. Las lesiones de la sustancia blanca se intensificaron significativamente con la DWI y se prolongaron. A diferencia del NIHID, se agravan los defectos profundos de la sustancia blanca y los ventrículos. Las lesiones de sustancia blanca se fusionan y el cuerpo calloso se adelgaza a medida que avanza la enfermedad. La leucoencefalopatía normal se puede distinguir en una tomografía computarizada por microcalcificación de la sustancia blanca.

8.10. Imágenes por tensor de difusión en la enfermedad de Alzheimer

Las alteraciones patológicas de la enfermedad de Alzheimer incluyen placas seniles y neurofibrilares, neuritas distróficas que contienen tau hiperfosforiladas, pérdida de componentes sinápticos, neuronas y neurópilo. La atrofia entorrinal se manifiesta al inicio de la enfermedad y progresa con la atrofia del hipocampo y la atrofia cortical en las regiones límite de los lóbulos temporal, occipital y parietal y en el cuerpo amigdalino. Inúmeras investigaciones patológicas han evaluado las alteraciones de la sustancia gris en las regiones antes mencionadas. Los estudios que utilizan resonancia magnética nuclear (RMN) también han analizado la atrofia de la corteza, particularmente en la circunvolución parahipocampal.

Por otro lado, las investigaciones sobre las alteraciones de la sustancia blanca en la demencia, en comparación con las investigaciones de la materia gris en la enfermedad de Alzheimer, fueron más tardías. Sin embargo, las técnicas de tensor de difusión se han desarrollado recientemente y se utilizan con mayor frecuencia en la RM con respecto a la progresión de las alteraciones de la sustancia blanca en pacientes con demencia cuando comparadas a las hechas en la sustancia gris.

Las alteraciones de la enfermedad de Alzheimer han sido objeto de una amplia investigación y están bien documentadas. Los cambios en la sustancia blanca generalmente surgen posteriormente a los cambios en la sustancia gris. Las fibras de sustancia blanca se comunican con la sustancia gris del lóbulo medial temporal. La enfermedad de Alzheimer con presencia de degeneración walleriana provoca el colapso de la actividad neuronal. Sin embargo, aún no se sabe si las alteraciones de la sustancia blanca son realmente secundarias a la formación de la patología.

8.10.1. Análisis de la sustancia blanca en la enfermedad de Alzheimer con uso de RM convencional

La enfermedad de Alzheimer se ha relacionado con anomalías patológicas en la sustancia blanca, incluida la gliosis y la degeneración axonal o de la vaina de mielina (Warren *et al.*, 2005; Terada *et al.*, 2004). El avance de estas alteraciones microestructurales disminuye la concentración de agua en la sustancia blanca, y estos cambios finalmente resultan en la detección de alteraciones de señal en imágenes ponderadas en T1 o T2 en la RM convencional.

La RM ponderada en T1 en 3D encontró que el lóbulo parietal inferior y la corteza cerebral mostraron una disminución en el volumen de sustancia blanca, conjuntamente con la circunvolución parahipocampal, la entorrinal y la circunvolución frontomedial rostral (Salat *et al.*, 2009).

En la actualidad, se están realizando varias investigaciones a gran escala para obtener imágenes sobre la EA, como el programa US-ADNI (United States-Alzheimer's Disease Neuroimaging Initiative) y el J-ADNI (Iniciativa de Neuroimagen de la Enfermedad de Alzheimer de Japón), con el objetivo de elaborar estudios que analicen la morfología mediante RM convencional.

Estas modificaciones en el cerebro encontradas en estudios han demostrado que el volumen del área puede predecir la transición entre deterioro cognitivo leve (DCL) y estado normal, a través del hiperseñal en la sustancia blanca en imágenes ponderadas en T2. Estas conclusiones, a partir del hiperseñal en la sustancia blanca en imágenes en varias investigaciones, se pueden aplicar al pronóstico de la demencia.

8.10.2. Métodos de análisis para imágenes de tensor de difusión

8.10.2.1. Análisis basado en tractografía y región de interés (ROI)

En contraste con el estudio que utiliza la RM tradicional indicada anteriormente, el enfoque del tensor de difusión muestra la patomorfología al reflejar alteraciones macroscópicas en la sustancia blanca y en la arquitectura del tejido, que incluyen ruptura de la vaina de mielina y de los axones. La histopatología obtenida a través de imágenes de tensor de difusión tiene el objetivo de encontrar alteraciones en la sustancia blanca en estadios iniciales, antes que otros métodos de neuroimagen convencionales.

El primer estudio en utilizar el modelo de difusión (Rose *et al.*, 2000) encontró hallazgos que indicaron una reducción del factor de anisotropía (FA) en las regiones de interés (ROI) ubicadas en el esplenio del cuerpo calloso, en el fascículo longitudinal superior y en el cíngulo. En la EA, el cíngulo y el fascículo longitudinal superior se ven afectados. Otro informe reveló una disminución de la anisotropía fraccionada utilizando un ROI colocado manualmente, y un aumento de la difusividad en el cuerpo calloso y la sustancia blanca bilateral (Head *et al.*, 2004).

Colocar el ROI manualmente para evaluar el deterioro de la materia blanca es un método sencillo para medir cambios en la difusividad o anisotropía. Sin embargo, este enfoque carece de selectividad anatómica adecuada y, con frecuencia, exhibe sesgo por la inclusión inadecuada de tractos de la sustancia blanca.

El análisis basado en la tractografía permite la medición específica del tracto de sustancia blanca. En la tractografía se establece el volumen de la sustancia blanca, donde la anisotropía o la difusividad son evaluadas dentro de ese volumen de interés seleccionado.

En Taoka *et al.* (2006) se informó, en un análisis de tractografía en pacientes con enfermedad de Alzheimer, sobre el circuito del sistema límbico conocido como fascículo uncinado (fig. 8.9.2.2). En el informe se descubrieron tractos de materia blanca que atraviesan el tallo temporal. Se observa una disminución del FA y un aumento de la difusividad en pacientes con EA, en comparación con los casos del grupo control, en el tracto del sistema límbico, que incluye los fascículos uncinados; pero en la radiación óptica, utilizada como control interno, no se encontraron diferencias.

La tractografía requiere un tiempo de computación menor en comparación con el análisis basado en vóxeles. La evaluación tractográfica de casos individuales o de un solo tracto cerebral se puede llevar a cabo con facilidad utilizando la tractografía. Sin embargo, este método presenta una serie de inconvenientes, que incluyen diferencias entre las observaciones realizadas por los clínicos que la analizan (llamada «variación del interobservador»), por lo que este enfoque tampoco puede ofrecer información en regiones más allá de la sustancia blanca analizada.

El umbral de FA también afecta las mediciones de anisotropía y difusividad en la tractografía. Por lo tanto, la evaluación debe realizarse bajo circunstancias consistentes (Taoka *et al.*, 2009).

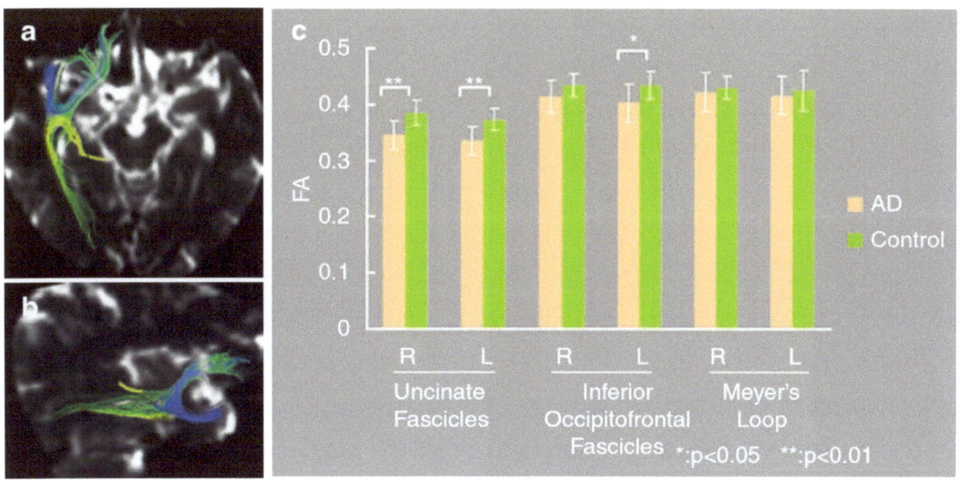

Fig. 8.10.2.2. Análisis de tractografía. Se utilizaron imágenes ponderadas por difusión (imágenes EPI: TR/TE, 2300/122 ms; b = 1000 s/mm^2; codificación de 6 ejes) para crear las tractografías. Las tractografías del fascículo uncinado (azul), el fascículo occipitofrontal inferior (verde) y el bucle de Meyer (amarillo) se representan en (a) la vista inferior y (b) la perspectiva derecha. La anisotropía fraccional media (FA) entre pacientes con enfermedad de Alzheimer y controles se compara en (c). En el lado izquierdo del fascículo occipitofrontal inferior y en ambos lados del fascículo uncinado, los pacientes con enfermedad de Alzheimer mostraron una FA media considerablemente más baja que el control.

Para eliminar la «variación del interobservador», se creó y lanzó una técnica de tractografía automatizada llamada *TRActs Constricted by UnderLying Anatomy* (*TRACULA*). Este enfoque utiliza el conocimiento obtenido de un conjunto de ideas sobre la estructura de las vías de la sustancia blanca en los individuos, sin limitar la localización espacial exacta ni la forma de los tractos cerebrales, destacando únicamente el recorrido de los tractos en relación con las estructuras anatómicas adyacentes. En consecuencia, se puede utilizar un grupo de participantes sanos entrenados para que se pueda recrear con precisión las vías tanto en personas enfermas como en personas sanas (Yendiki *et al.*, 2009).

8.10.3. Análisis basado en vóxeles y estadísticas espaciales basadas en tractos

La morfometría basada en vóxeles es una técnica de análisis que compara vóxeles individuales al contrastar dos conjuntos de estructuras cerebrales locales de los pacientes, utilizando imágenes de alta resolución tomadas durante el estudio y dispuestas en el mismo espacio estereotáctico. Los datos de los tensores de difusión también se procesan utilizando el enfoque basado en vóxeles.

El análisis mediante vóxeles es una técnica objetiva para estudiar imágenes de tensor, que después de la conversión permite comparar los datos de cada vóxel con los datos patrón obtenidos con un cerebro normalizado, mientras se retiene la información del tensor de difusión local.

A pesar de que esta estrategia elimina las desviaciones entre observadores gracias al análisis automático, presenta una gran carga de información y el cálculo conlleva un tiempo prolongado. Además, el análisis óptimo que utiliza métodos de registro comunes no ha resuelto con éxito el problema de alinear imágenes FA de varios sujetos para permitir inferencias precisas.

Una técnica de análisis llamada **TBSS** (*Tract-Based Spatial Statistics*) busca superar estos problemas mediante pensamiento no lineal, proyectando las mediciones sobre un tracto de sustancia blanca de alineación invariable llamado «esqueleto FA medio» (Smith *et al.*, 2006). El TBSS no requiere un análisis previo de los tractos de la sustancia blanca de todo el cerebro ni de hipótesis. Esta tecnología utiliza pasos pequeños para la comparación, en lugar de un suavizado espacial entre vóxeles. No es demasiado compleja desde el punto de vista computacional y solo requiere poco tiempo de procesamiento. Sin embargo, se debe tener precaución al interpretar los resultados, como por ejemplo, en la capacidad de un solo esqueleto de FA para reflejar múltiples haces de fibras.

Otra técnica para evaluar los datos del tensor de difusión incluye el **análisis de histogramas**, que contempla medidas de anisotropía y difusividad (Kin *et al.*, 2006). Todo el conjunto de datos puede someterse a un análisis de histograma. El perfil de distribución de datos del tensor de difusión puede determinarse objetivamente para todo el cerebro o para una región específica. Sin embargo, esta estrategia presenta el inconveniente de que se pierde precisión espacial en los detalles.

Un desarrollo reciente es el enfoque **basado en redes**, también conocido como investigación del **conectoma**, una técnica para analizar cómo funcionan las redes neuronales en el cerebro (Sporns, 2005). Los estudios sobre el conectoma incluyen conectividad funcional y estructural, y el tensor de difusión permite obtener información sobre la conectividad estructural de un sistema y de cada uno de los circuitos cerebrales medidos.

Se utilizan grafos para evaluar la conectividad mediante teoría de grafos, que modela las interacciones entre elementos en pares. Se pueden emplear diversas métricas para evaluar las características topológicas o de conectividad de la red, incluyendo el *small-worldness*, *k-core*, la longitud de ruta característica o el coeficiente de agrupamiento.

Las imágenes de tensor de difusión y los estudios de conectividad pueden proporcionar información sobre la organización cerebral y sus patrones de conectividad a gran escala en distintas regiones del cerebro humano, basadas en una combinación de datos anatómicos y funcionales obtenidos de una misma persona.

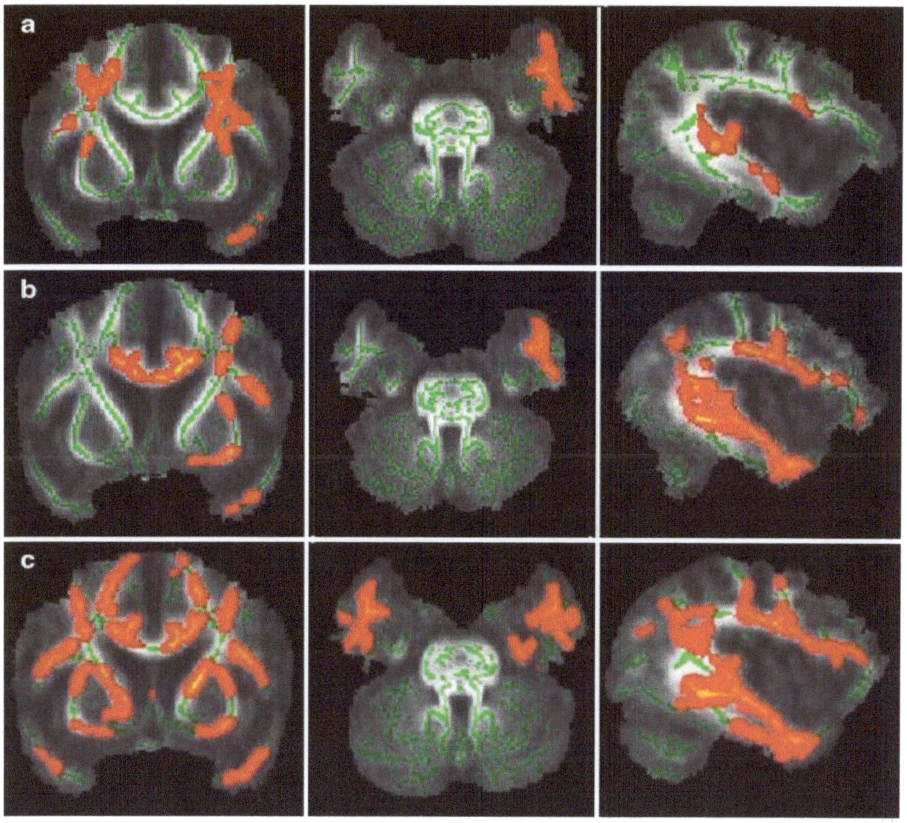

Fig. 8.10.3.1. Análisis de estadísticas espaciales basadas en trayectorias (TBSS). Utilizando el análisis TBSS, se compararon los casos (leve, moderado y grave) y los controles de la enfermedad de Alzheimer. Las áreas naranjas representan aquellas con niveles de FA considerablemente más bajos ($p = 0{,}001$) en comparación con los controles.

(a) Las disminuciones de FA en los casos leves afectan el lóbulo temporal izquierdo y ambos lóbulos frontales.

(b) La circunvolución del cíngulo y el cuerpo calloso también exhiben reducciones en FA en casos leves.

(c) En circunstancias extremas, se observa una reducción anisotrópica generalizada.

8.10.4. Difusión con distribución no gaussiana

La difusión exhibe una distribución gaussiana, que es la base del enfoque del tensor de difusión. Sin embargo, esta distribución solo es adecuada para la difusión libre en un fluido que sea consistente y lo suficientemente grande. En el cuerpo humano, con numerosas vías nerviosas y compartimentos, especialmente en el sistema nervioso central, existen estructuras murales complejas que el modelo gaussiano no contempla.

Como resultado, se requieren modelos de medición distintos al modelo de distribución gaussiana simple, lo que implica una comprensión profunda de la distribución de probabilidad de las moléculas de agua. El método de imágenes de espacio q (QSI; Hori, 2012) mide una cantidad significativa que puede ofrecer la función de densidad de probabilidad para el agua. La curvatura de esta función se describe por su anchura total (longitud), dividida por la mitad de su altura, y la probabilidad de desplazamiento cero, determinada por la altura del perfil sin desplazamiento.

Aunque técnicamente el QSI ofrece mayor precisión, presenta inconvenientes en comparación con el análisis de distribución gaussiana tradicional, como los largos tiempos de adquisición debido al elevado número de muestras. Otra estrategia es el uso de la **curtosis** como medida para evaluar la no gaussianidad. Esta se representa como el intervalo entre el patrón de difusión *in vivo* de una molécula de agua y el modelo gaussiano, y puede estimarse con conjuntos de datos que contienen menos muestras de codificación de difusión que el QSI. En consecuencia, la curtosis permite un tiempo de adquisición significativamente más corto.

8.10.5. Cambios en la materia blanca en estudios informados

El uso de diversos métodos para examinar datos de tensor de difusión en la enfermedad de Alzheimer ha recibido menos atención que las investigaciones por imágenes de alteraciones en la materia gris. Sin embargo, numerosos estudios han analizado la sustancia blanca utilizando difusión, publicando casos de enfermedad de Alzheimer y otras demencias mediante el enfoque tensorial.

Las alteraciones neuropatológicas identificadas incluyen trastornos demenciales. Las regiones de interés (ROI) siguen siendo útiles para evaluar alteraciones en la sustancia blanca en estos casos. Un estudio analizó signos neuropsiquiátricos del deterioro cognitivo leve (DCL) y de la EA utilizando ROI colocados manualmente en el fórnix, el fórnix posterior, el bazo, los pedúnculos cerebrales y los cíngulos anterior, posterior e inferior. La FA del cíngulo anterior y de las regiones del fórnix fueron las más relacionadas con trastornos neuropsiquiátricos, y una baja FA en el cíngulo anterior se asoció con una mayor probabilidad de irritabilidad en pacientes con EA moderada y DTC (Tighe *et al.*, 2012).

El análisis basado en tractografía también es un método crucial para estudiar los datos del tensor de difusión en demencia. En una investigación multicéntrica se utilizó tractografía cingulada automatizada en la enfermedad de Alzheimer, empleando dos campos magnéticos distintos (1,5 T y 3 T), con escáneres y protocolos de movimiento en nueve centros, incluyendo el «Estudio Europeo de DTI en el Grupo de Demencia». Las consecuencias de la EA se observaron luego de ajustar por centro y edad: el grupo de pacientes con EA mostró una mayor difusividad y menor anisotropía que el grupo control.

En consecuencia, los índices del tensor de difusión del haz cingulado sirven como biomarcador, a partir de tractografía automatizada, para el diagnóstico y seguimiento en la EA. Numerosos estudios en pacientes con demencia han utilizado el TBSS. Según un estudio, el TBSS reveló que la disminución de la anisotropía de difusión es más notoria en el fascículo longitudinal inferior que en el superior en pacientes con EA (Damoiseaux *et al.*, 2009). Otro estudio mostró que la única región cerebral con reducción en la anisotropía de difusión fue el lóbulo temporal anterior en pacientes con EA, comparados con sujetos control (Stricker *et al.*, 2009).

Un informe adicional destacó una limitación del TBSS al compararlo con métodos de evaluación basados en tractografía por atlas. Los resultados fueron consistentes en ambas técnicas; sin embargo, la tractografía por atlas (y no el TBSS) identificó cambios en la anisotropía del cuerpo parietal, las áreas occipitales y la región temporal izquierda en pacientes con DCL amnésico, así como en el cuerpo calloso, en contraste con los controles. Esto sugiere que un análisis con mayor cantidad de vóxeles y un enfoque basado en tractografía puede detectar patrones distintivos en el cuerpo calloso de individuos con EA en estadio preclínico, cuando la atrofia cerebral aún es leve (Preti *et al.*, 2007).

La investigación reveló que el esqueleto con preprocesamiento TBSS para análisis del tensor de difusión puede ocultar pequeñas diferencias en la anisotropía. También se ha empleado el enfoque basado en redes para analizar datos de tensor de difusión en pacientes con demencia.

En un estudio, se analizó la correlación entre la conectividad de la sustancia blanca en todo el cerebro y la función cognitiva en pacientes con EA, mediante un método basado en redes. Se usó tractografía por difusión para reconstruir la red cerebral individual de cada persona, seguida de un análisis de teoría de grafos. La evaluación de la eficiencia de la red, mediante indicadores de conexión regional y global, demostró que la organización de las redes cerebrales de los pacientes era menos eficiente a nivel local que la de los controles (Reijmer *et al.*, 2013).

Estudios recientes sobre conectividad han utilizado el tensor de difusión para evaluar neuroimágenes en el diagnóstico de la EA. En una investigación basada en imágenes ponderadas por difusión con tractografía, se analizaron pacientes con EA, DCL y personas mayores sanas, a quienes se les hizo seguimiento cerebral completo. Con base en la distribución de orientaciones, se evaluaron los datos, y las matrices de conectividad mostraron los porcentajes de fibras que conectan 68 áreas corticales.

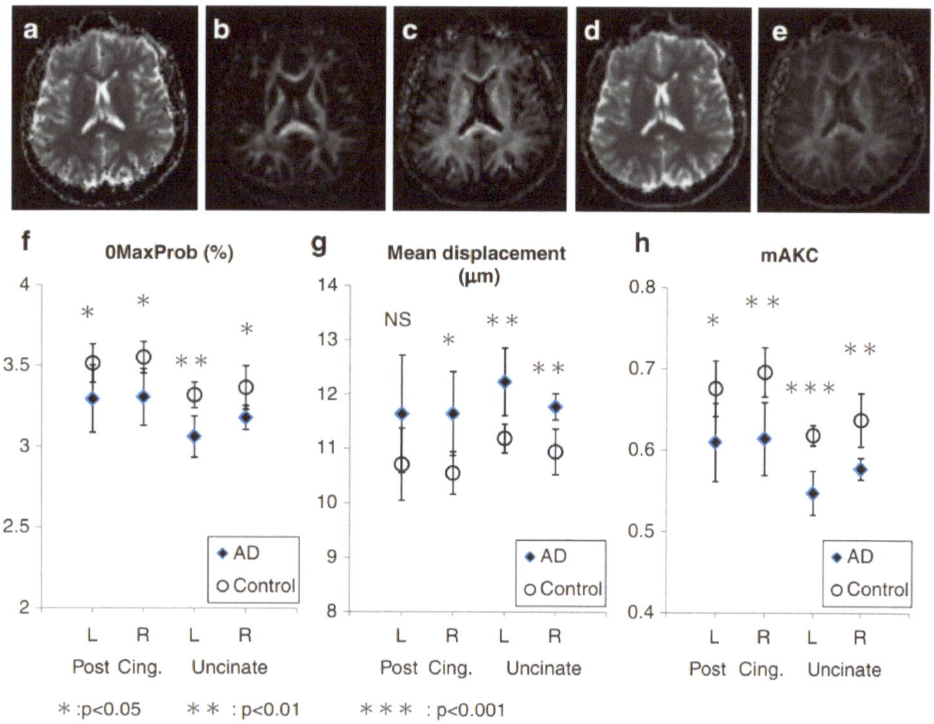

Fig. 8.10.5.1. Análisis de la difusión utilizando métodos no gaussianos

Se presentan las imágenes adquiridas mediante imágenes QSI. Además de las imágenes de difusividad (a) y FA (b), que representan los coeficientes de los datos del tensor de difusión, también se encuentran disponibles las imágenes de densidad de probabilidad de desplazamiento cero (c), desplazamiento medio (d) y curtosis media (e). Se realizaron comparaciones entre individuos con enfermedad de Alzheimer y sujetos de control, centrándose en el sistema límbico, específicamente el uncinado y el cíngulo posterior.

Los resultados del análisis utilizando QSI mostraron diferencias significativas. Los valores (f) para el uncinado fueron del 3,06 % en el lado izquierdo y del 3,18 % en el derecho en los casos de enfermedad de Alzheimer. Los valores medios para el cíngulo posterior fueron 3,29 % en el lado izquierdo y 3,31 % en el lado derecho. Los valores de 0MaxProb mostraron una disminución significativa ($p < 0,001$) en comparación con el grupo control.

Los valores medios de desplazamiento del uncinado fueron de 12,2 μm en el lado izquierdo y de 11,8 μm en el lado derecho en los casos de enfermedad de Alzheimer. Los valores medios de desplazamiento (g) para el cíngulo posterior fueron de 11,6 μm tanto en el lado izquierdo como en el derecho para los casos de enfermedad de Alzheimer. Los valores medios de desplazamiento mostraron diferencias significativas ($p < 0,001$) respecto a los controles, a excepción del cíngulo posterior izquierdo.

Los valores medios del coeficiente de curtosis aparente de la comida (mAKC) en el uncinado fueron de 0,55 en el lado izquierdo y de 0,58 en el lado derecho en los casos de enfermedad de Alzheimer. Los valores medios de mAKC para el cíngulo posterior fueron 0,61 tanto en el lado izquierdo como en el derecho. Los valores de mAKC mostraron una disminución significativa ($p < 0,001$) en comparación con los controles. NS = no significativo.

La resonancia magnética de difusión no gaussiana se ha utilizado en algunas investigaciones debido a la practicidad de la curtosis de difusión, dado que QSI requería un período de adquisición más largo. A través de estudios, las imágenes de tensor de difusión en la demencia se examinó las modificaciones en la microestructura del tejido cerebral en pacientes, basándose en la métrica de imágenes de curtosis por difusión para DCL (deterioro cognitivo leve; Falangola *et al.*, 2013). Describieron y contrastaron las imágenes de curtosis por difusión de la microestructura de áreas específicas del cerebro y se descubrió que las curtosis media y radial de las métricas se determinaron mediante análisis de covarianza, considerando la corona radiada como la mejor región a ser considerada como factor discriminativo entre pacientes con DCL y el grupo control. De acuerdo con sus hallazgos, la resonancia magnética de difusión no gaussiana puede ser ventajosa para determinar el daño tisular microestructural en una etapa temprana del DCL y puede ser útil en la creación de biomarcadores para la estadificación clínica de la EA.

8.10.6. Cambios tempranos en la sustancia blanca en la enfermedad de Alzheimer

Las investigaciones mencionadas anteriormente en esta tesis demuestran que hay lesiones de sustancia blanca en el cerebro y que los métodos basados en tensores de difusión se pueden utilizar para identificar la enfermedad de Alzheimer. Una comparación hecha en un estudio de población de alto riesgo para la enfermedad de Alzheimer, con base en antecedentes familiares y alelos APOE4, empleó el enfoque del tensor de difusión, y pudo demostrar que, aunque los volúmenes de la corteza entorrinal y del hipocampo fueron comparables, la sustancia blanca del grupo de alto riesgo tenía menor integridad microestructural y que mantenían conexiones directas e indirectas con los tractos del lóbulo temporal medial.

Sin embargo, aún permanece el cuestionamiento de si las alteraciones patológicas en la sustancia blanca se deben a una alteración secundaria debido al daño cortical o están bajo la función de otros procesos involucrados en la patogénesis de la EA. La medición de datos del tensor de difusión en la sustancia blanca no es crucial para la evaluación, considerando que la EA implica alteraciones patogénicas.

Numerosos estudios han demostrado que la EA altera la sustancia blanca y produce alteraciones en la corteza. En un estudio examinaron los patrones regionales de sustancia blanca usando el enfoque del tensor de difusión, los cambios tisulares en los casos de enfermedad de Alzheimer, y se reveló que múltiples áreas de la EA tenían características de difusión alteradas, lo que incluye la sustancia blanca parahipocampal. Hubo evidencia de que el deterioro de la sustancia blanca parahipocampal ocurre independientemente del deterioro de la sustancia gris y fue determinado por el volumen del hipocampo, mostrando zonas discretas de cambios que podrían ser causadas por variaciones en la enfermedad subyacente, siendo posible considerar la EA como una patología potencial de alteraciones en la mielinización de la sustancia blanca parahipocampal.

En una investigación se utilizó imágenes de tensor de difusión para examinar adultos mayores sanos y adolescentes, con el fin de comparar el volumen de la sustancia blanca parahipocampal y el desempeño mnémico, revelando que los cambios en la integridad de la sustancia blanca parahipocampal permiten distinguir entre jóvenes y adultos mayores. Estos resultados indican que hay cambios relacionados con la edad en la sustancia blanca parahipocampal. Podría ser un factor en la pérdida típica del rendimiento de la memoria que ocurre con el envejecimiento saludable, lo que lleva a que el hipocampo reciba menos flujo de información.

En investigación patológica se reveló la pérdida de oligodendrocitos, axones y vainas de mielina. La enfermedad de Alzheimer se caracteriza por gliosis reactiva en la sustancia blanca. Además, en la membrana hialina de las arteriolas se observó deterioro. Estas alteraciones patogénicas muestran una distribución que es distinta de la distribución de las lesiones en la sustancia gris.

En casos de DCL, incluso cuando la región medial de la corteza aún no se ha atrofiado por completo, las imágenes con tensor de difusión revelaron alteraciones en la sustancia blanca del lóbulo temporal, que están dispersas en un amplio rango, en lugar de estar restringidas al lóbulo temporal medial, independiente de la atrofia cortical en el cerebro.

A través de investigación patológica, se evidenció que el deterioro de la sustancia blanca es una característica de la EA y que la pérdida axonal precede a las alteraciones corticales. Es posible que las modificaciones corticales resulten de cambios en la sustancia blanca, y estudios demuestran la posibilidad de considerar que las alteraciones moleculares de las lesiones de la sustancia blanca en la EA son causadas directamente por β-amiloide.

Este estudio analizó secciones del lóbulo frontal de casos de enfermedad de Alzheimer confirmados por autopsia y evaluó la conexión entre la carga de amiloide parenquimatosa, la patología vascular degenerativa de vasos grandes y pequeños y varios otros factores.

La acumulación axonal de proteína precursora de amiloide, la densidad de axones en la sustancia blanca superficial y profunda, y la intensidad de la tinción de mielina son algunos ejemplos de mediciones objetivas de la lesión de la sustancia blanca. No hay vínculo entre la lesión de la sustancia blanca y la aterosclerosis o la arteriosclerosis. Sin embargo, la acumulación de proteína precursora de amiloide y la carga de amiloide parenquimatosa se relacionaron sustancialmente con la tinción de la sustancia blanca para *GFAP* (*glial fibrillary acidic protein*).

Estos resultados implican que la carga amiloide parenquimatosa es un fuerte predictor de la gravedad del daño de la sustancia blanca frontal en la enfermedad de Alzheimer y que la enfermedad vascular degenerativa generalmente desempeña un papel mínimo. Más precisamente, se ha observado que la muerte celular de los oligodendrocitos es causada por la proteína precursora de amiloide 1-40 y el amiloide 25-35, considerada de forma dependiente de la dosis. La proteína tau, que actúa como una barrera axonal, es otra teoría que se ha propuesto.

9. Estudios de tensor de difusión en otras patologías que causan demencia

Uno de los primeros estudios, que data de 1999, utilizó el método del tensor de difusión para investigar una enfermedad asociada con la demencia conocida como arteriopatía cerebral autosómica dominante con infartos subcorticales y leucoencefalopatía (Chabriat *et al.*, 1999). Este estudio reveló que, incluso en regiones que no exhiben señales anormales en imágenes de tensor de difusión ponderadas en T2, hay evidencia de una mayor difusividad y una disminución de la FA, lo que puede indicar un daño potencial a las células neurales o a las estructuras de mielina.

Numerosos estudios han investigado las alteraciones de la sustancia blanca en casos de degeneración del lóbulo frontotemporal mediante la utilización del método del tensor de difusión. Al examinar un caso de demencia semántica, el estudio encontró que los cambios en los parámetros del tensor de difusión se observaban principalmente en el lado ventral del lóbulo temporal izquierdo. Curiosamente, los fascículos uncinados jugaron un papel importante en los cambios observados cuando se utiliza el método del tensor de difusión (Acosta-Cabronero *et al.*, 2011).

A través de una extensa investigación sobre la afasia progresiva primaria, un síndrome clínico que incluye tres fenotipos distintos —a saber, no fluido/agramático, semántico y logopénico—, se descubrió que cada variante exhibía cambios únicos en las métricas del tensor de difusión (Galantucci *et al.*, 2011). Con base en los estudios del tensor de difusión, se observó que los pacientes sin fluidez exhibieron cambios significativos en FA y difusividades, mientras que los pacientes con variante semántica mostraron cambios severos en todas las métricas. Por otro lado, los pacientes logopénicos tuvieron el menor daño en la sustancia blanca, observándose alteraciones principalmente en la difusividad y solo en el componente temporoparietal de la vía dorsal.

También se ha realizado un estudio que utiliza imágenes con tensor de difusión sobre una enfermedad infecciosa que conduce a la demencia. El estudio realizó un análisis exhaustivo de todo el cerebro para examinar el deterioro cognitivo en personas con el virus de la inmunodeficiencia humana. Se encontró que el pico en el histograma anisotrópico de difusión era menor en comparación con un grupo de control (Ragin, 2004).

10. Angiografía no contrastada: arterial spin label

Desde la década de 1980 se han propuesto enfoques de imágenes ponderadas por perfusión cerebral basados en RM. El enfoque de contraste de susceptibilidad dinámica, que consiste en inyectar un bolo de un agente de contraste paramagnético por vía intravenosa, es actualmente el más utilizado. Este enfoque, que proporciona principalmente el volumen de sangre regional, tiene un efecto de susceptibilidad sustancial del agente paramagnético y ofrece una alta relación contraste-ruido a 1,5 T y 3 T.

Aunque el enfoque de contraste de susceptibilidad dinámica es particularmente útil para obtener imágenes de tumores cerebrales y de isquemia, su uso en demencia se ha visto restringido, ya que requiere la administración de contraste. No hay administración de contraste con la técnica de imágenes de perfusión de RM conocida como *arterial spin labeling* (ASL), la cual ha ganado mucha atención en la imaginología de la demencia debido a su carácter no invasivo.

Algunos estudios propusieron por primera vez la técnica de ASL en 1992 (Williams, 1992; Detre, 1992). La sangre arterial que ha sido «marcada» magnéticamente sirve como marcador intrínseco en ASL. Al invertir la magnetización de los espines de la sangre, se hace posible un pulso de inversión que etiqueta la sangre arterial. Cuando la sangre arterial, que contiene espines invertidos, viaja a través del tejido cerebral, se obtienen imágenes del cerebro. Debido a la sangre arterial etiquetada en estas imágenes, se denominan «imágenes etiquetadas». Durante la misma sesión de imágenes, también se adquieren «imágenes de control» o imágenes con etiquetado ineficaz. Las señales de los tejidos cerebrales estáticos se eliminan mediante la simple sustracción de las dos imágenes (imágenes de control - imágenes etiquetadas), lo que produce una señal relacionada con la perfusión de la sangre arterial etiquetada (fig. 10.1).

Solo un pequeño porcentaje de la intensidad de la señal total está compuesto por la intensidad de la señal relacionada con la perfusión. Por lo general, se repiten entre 30 y 50 conjuntos de exploraciones de control y etiquetadas —lo que lleva un total de 4 a 5 minutos— para mejorar la relación entre la señal relacionada con la perfusión y el ruido. El problema de la baja relación señal-ruido obstaculizó la aplicación terapéutica de ASL durante un tiempo. El uso clínico de ASL se ha hecho posible con la reciente aceptación de los sistemas clínicos de RM de 3 T, que teóricamente tienen una relación señal-ruido dos veces mayor que la de los sistemas de 1,5 T.

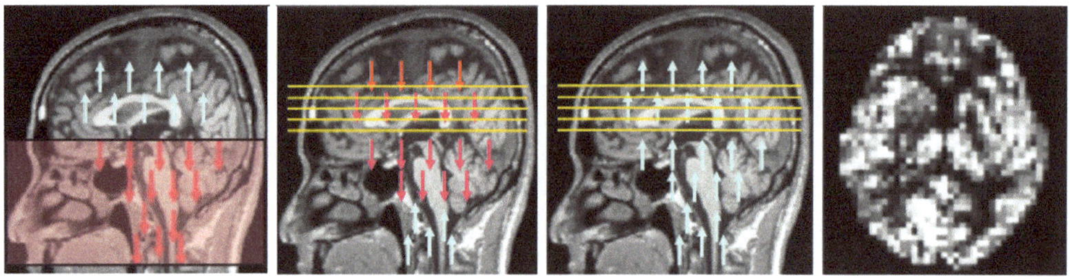

Fig. 10.1. Modelo de imágenes de perfusión en ASL.
Las imágenes son adquiridas a través de la marcación de la sangre arterial por la magnetización invertida, que alcanza el tejido cerebral en el plano de formación de imágenes, mientras que las imágenes de control se obtienen sin un marcado efectivo de la sangre. Las señales relacionadas con la perfusión se pueden obtener restando las imágenes etiquetadas de las imágenes de control.

10.1. Cuantificación del flujo sanguíneo cerebral regional

Teóricamente, podemos medir el flujo sanguíneo cerebral regional (FSCr) usando ASL. Dado que los espines invertidos en la sangre arterial vuelven al estado estacionario con una constante de tiempo T1, que es de aproximadamente 1,4 segundos a 1,5 T, en esta cuantificación debe tenerse en cuenta la cantidad de tiempo que sigue al etiquetado. El efecto de la magnetización invertida disminuiría abruptamente después de un período posterior al marcaje que fuera significativamente mayor que el T1 en sangre.

Las intensidades de campo magnético más altas son preferibles a las convencionales en ASL, porque producen giros sanguíneos arteriales invertidos más duraderos como marcador intrínseco y tienen una relación señal-ruido intrínseca mejorada (T1 sanguíneo se prolonga a aproximadamente 1,6 s a 3 T).

En la figura 10.2 se muestra un ejemplo de mapa FSCr generado con ASL. Basado en una comparación de este método con la técnica de tomografía por emisión de positrones (PET) reconocida en la industria, que utiliza trazadores marcados con 15O, investigaciones anteriores han demostrado que la evaluación cuantitativa *in vivo* de FSCr por ASL es posible en personas sanas (Ye *et al.*, 2000; Heijtel *et al.*, 2014).

Cuando se mide el FSCr con ASL en pacientes con condiciones patológicas, particularmente aquellos que tienen lesiones esteno-oclusivas de las principales arterias cerebrales, es más probable que ocurra una falla. Debido tanto a la disminución de la presión de perfusión como al flujo sanguíneo a través de la circulación colateral, las principales lesiones esteno-oclusivas arteriales hacen que la sangre marcada llegue más tarde a la región del cerebro.

El tiempo de tránsito es la cantidad de tiempo que tarda la sangre marcada en viajar al plano de imagen (*Pulse Transit Time,*). La precisión de la medición de FSCr puede verse significativamente afectada por un PTT prolongado. Antes de que se pueda obtener una imagen etiquetada en ASL, la sangre arterial etiquetada primero debe llegar al tejido cerebral. Las imágenes etiquetadas se obtienen después de un retraso específico posterior al etiquetado para satisfacer este criterio.

El ajuste de retraso común para los escáneres clínicos de 3 T varía de 1,5 a 2 s, ya que el retraso posterior al marcaje no puede ser considerablemente más largo que el T1 de la sangre arterial.

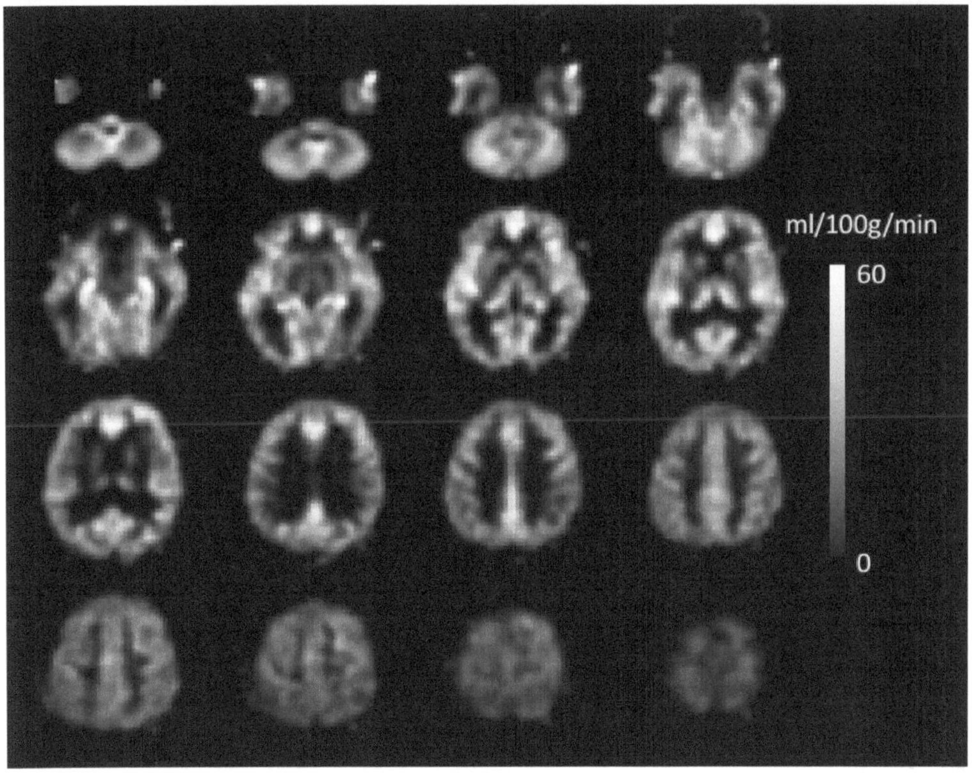

Fig.10.2. Mapas del flujo sanguíneo cerebral regional.

Estos períodos posteriores al etiquetado son suficientes para personas jóvenes sanas cuyo PTT es moderadamente largo. Un retraso posterior al marcaje de 1,5 a 2 s no sería suficiente en individuos con lesiones estenooclusivas en las principales arterias cerebrales, en quienes el PTT será sustancialmente más prolongado. Esto provoca una subestimación de FSCr porque las imágenes etiquetadas se escanean antes de que la sangre marcada todavía esté presente durante la obtención de imágenes en las arterias.

En los mapas de flujo sanguíneo finales, esta sangre marcada dentro de las arterias puede producir zonas esporádicas de alto flujo sanguíneo. Estas regiones hiperperfundidas por artefactos pueden coexistir con el FSCr subestimado, comprometiendo completamente el mapeo del FSCr. La figura 10.3 es una ilustración típica.

Las secuencias de pulsos de ASL se implementan con frecuencia con gradientes trituradores, que atenúan específicamente las señales de la sangre en movimiento, para reducir el impacto de la sangre marcada intraarterial residual.

En la población de la tercera edad, se informa que el rango típico de PTT es más largo. A la luz del hecho de que la demencia es una enfermedad geriátrica, se debe enfatizar que la subestimación de FSCr debido a PTT prolongado puede ocurrir en personas mayores sanas, particularmente en las zonas fronterizas vasculares (Hendrikse, 2008), donde el PTT siempre es más largo que en otros lugares (fig. 10.4).

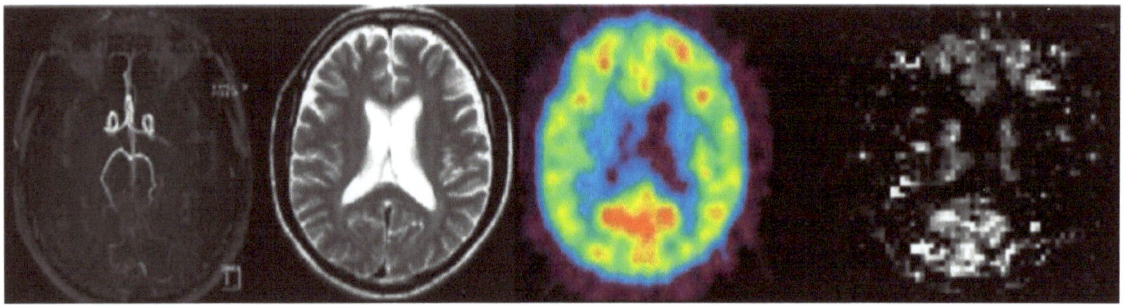

Fig. 10.3. Efecto de la prolongación de PTT en las imágenes de ASL.

El paciente presenta oclusión bilateral de la arteria cerebral media en angiografía por RM (a), sin infarto evidente en una imagen ponderada en T2 (b). Imágenes ASL pulsadas y PET 15O en el mismo paciente. PET (c) revela flujo sanguíneo conservado, presumiblemente debido al aporte sanguíneo colateral. En la imagen ASL (d), un déficit completo de flujo sanguíneo es observado en los territorios de la arteria cerebral media bilateral, probablemente debido a la prolongación de PTT. Las áreas hiperperfundidas marcadas (flechas) se ven en la periferia de los déficits de perfusión, lo que indica el etiquetado de la sangre en las arterias.

La medición de ASL puede degradarse en las imágenes clínicas debido a una serie de otros factores. Puede ser un desafío para los pacientes con problemas cognitivos permanecer inmóviles durante la exploración. Como las imágenes etiquetadas y de control se restan en la medición de ASL FSCr, el movimiento de la cabeza del paciente puede afectar significativamente la medición de FSCr.

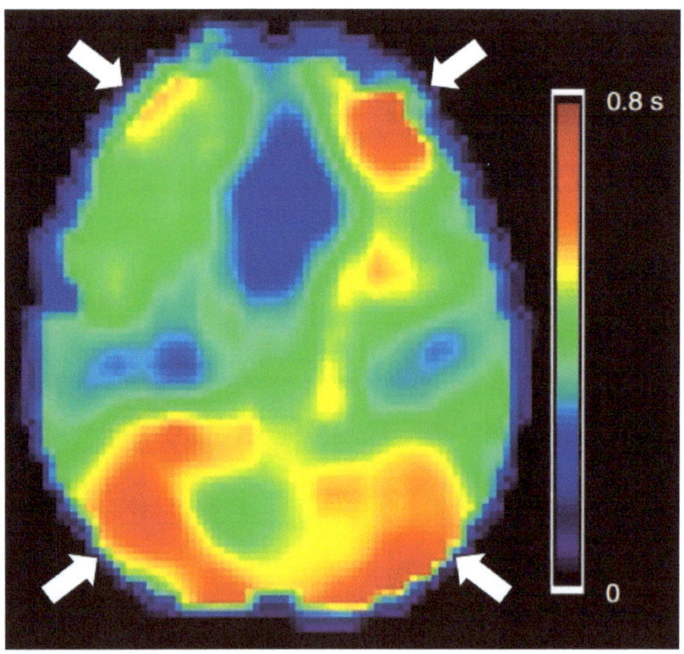

Fig. 10.4. Mapa referencial de *PTT* en un individuo sano.

Es fundamental mencionar que *PTT* es prolongado en las zonas fronterizas bilaterales, representadas por las flechas.

Cuando se utiliza una secuencia de imágenes ecoplanares, la falta de homogeneidad del campo magnético causada por los senos paranasales llenos de aire, las células de aire mastoideas, los huesos de la base del cráneo o los dispositivos metálicos implantados puede hacer que falle el ASL. También pueden surgir problemas si hay un *stent* metálico en el área del cuello donde se administran los pulsos de inversión de marcaje.

10.2. Secuencias de pulsos en ASL

Las secuencias de pulsos de ASL son dos modalidades distintas: ASL pulsado (PASL) y ASL continuo (CASL). Mientras que la sangre arterial se marca brevemente en PASL sobre una losa de etiquetado relativamente gruesa, la sangre arterial se etiqueta continuamente en CASL sobre una losa de etiquetado más delgada. PCASL es más fácil de instalar en escáneres clínicos de RM que CASL, pero las secuencias PASL suelen tener una SNR más baja y son más sensibles a la prolongación de PTT.

Se han propuesto secuencias PASL complejas con muestreo de tiempo de inversión repetido (Günther, 2001; Petersen, 2006) para abordar este último problema. Por otro lado, el tiempo de etiquetado más largo en CASL produce una mayor cantidad de giros etiquetados, lo que mejora la relación señal-ruido de la medición de rCBF. Otro beneficio de CASL sobre PCASL es que es menos sensible a la prolongación de PTT. Sin embargo, debido al pulso de etiquetado más largo, CASL tiene una tendencia a depositar más energía, superando con frecuencia el límite legal para la tasa de absorción particular.

Se ha desarrollado un enfoque conocido como ASL pseudocontinuo (PCASL) o ASL continuo pulsado (PCASL) para abordar este problema de CASL (Dai, 2008; WC, 2007). La técnica PCASL se ha integrado con la adquisición 2D y 3D, y está reemplazando rápidamente a otras técnicas ASL (Alsop *et al.*, 2014).

10.3. Análisis de mapeos del flujo sanguíneo cerebral regional en ASL

La enfermedad de Alzheimer y otras demencias neurodegenerativas pueden diagnosticarse mediante imágenes de rCBF en estado de reposo. Es posible que el rCBF corresponda a la actividad funcional del tejido cerebral. Por lo tanto, una disminución de rCBF puede indicar un problema funcional causado por la degeneración del tejido cerebral local o sus repercusiones transneuronales en áreas distantes.

Se han utilizado procedimientos de medicina nuclear que incluyen tomografía por emisión de fotón único (SPECT) y PET con agua marcada con 15O para evaluar el rCBF en casos de demencia. La modalidad más utilizada en la práctica clínica ha sido la SPECT. Aunque SPECT es un método bien conocido, ASL proporciona una serie de ventajas significativas sobre SPECT. Lo que es más importante, ASL es totalmente no invasivo y no implica ningún tipo de radiación o aplicación de contraste. En términos de resolución espacial, ASL también es superior a SPECT. Por último, pero no menos importante, ASL es fácil de incluir en un régimen clínico de imágenes por RM, lo que permite una evaluación morfológica simultánea.

Los investigadores han analizado la viabilidad de emplear ASL en el diagnóstico de la demencia, particularmente la enfermedad de Alzheimer, teniendo en cuenta estas fortalezas teóricas (Sandson *et al.*, 1996; Alsop, 2000). Es posible tanto una evaluación cualitativa como cuantitativa de los mapas de rCBF obtenidos usando ASL. La comunidad investigadora favorece la evaluación cuantitativa porque ofrece datos más imparciales. Casi la misma metodología que la utilizada para los mapas SPECT del rCBF se ha empleado en artículos anteriores para evaluar los mapas ASL del rCBF.

Los mapas ASL del rCBF pueden estar sujetos a análisis estadístico utilizando técnicas como el mapeo paramétrico estadístico (SPM). Para permitir comparaciones vóxel por vóxel entre el rCBF de varios individuos, el mapa rCBF de cada paciente se normaliza en estos análisis utilizando un «cerebro promedio» predeterminado como plantilla común para un espacio anatómico estándar. Alternativamente, utilizando plantillas de región de interés (ROI) creadas en el espacio estándar y luego retorcidas para que correspondan con el espacio nativo, los valores medios de rCBF se evalúan en áreas cerebrales anatómicamente identificadas en el mapa de rCBF nativo de cada paciente.

El análisis de mapas absolutos de rCBF puede ser útil porque el ASL teóricamente permite la medición cuantitativa de rCBF. Pero los niveles de rCBF se estandarizan con frecuencia, particularmente para el diagnóstico de demencia. La variabilidad fisiológica del flujo sanguíneo cerebral global y el error de escala en la medición del rCBF absoluto pueden contribuir a cambios en la medición del rCBF absoluto, que podrían eliminarse con éxito al normalizar el rCBF. La región de referencia elegida debe estar entre las menos afectadas por la enfermedad para que los resultados de la normalización sean precisos. Las cortezas sensoriomotoras (o motora) y calcarina se utilizaron como regiones de referencia localizadas en trabajos anteriores.

En comparación con SPECT, la ASL tiene una resolución espacial superior. Sin embargo, esta sigue siendo demasiado baja para distinguir entre la sustancia blanca, la sustancia gris cortical y el líquido cefalorraquídeo (LCR) circundante, lo que hace inevitable un efecto de volumen parcial (PVE) significativo en los vóxeles que involucran la sustancia gris cortical.

La pérdida de volumen cortical es un factor común en las enfermedades demenciales y puede reducir el porcentaje de volumen de la sustancia gris en un vóxel de imágenes. A su vez, esto conduce a una reducción del flujo sanguíneo cerebral de la sustancia gris local. Cuando se crean mapas de rCBF, con frecuencia se usa la corrección para el PVE. Las imágenes de RM anatómicas 3D de alta resolución correspondientes, que pueden identificar los tres compartimentos, se registran conjuntamente en los mapas de rCBF, utilizados como referencia.

10.4. ASL en la enfermedad de Alzheimer y otras demencias

Investigaciones anteriores de medicina nuclear demostraron que la corteza de asociación en los lóbulos parietal y temporal, así como la circunvolución cingulada posterior y el precúneo, se ven frecuentemente afectadas por la hipoperfusión asociada con la enfermedad de Alzheimer.

De acuerdo con algunas investigaciones anteriores que compararon la hipoperfusión detectada por ASL con los resultados de los exámenes PET utilizando los mismos participantes para la validación, las anomalías de perfusión en ASL se detectan prácticamente en las mismas regiones del cerebro que las de PET y SPECT (fig. 10.4.1).

Una de las áreas del cerebro que se ve afectada por la enfermedad de Alzheimer en sus primeras etapas es el hipocampo. La remodelación del tejido neuronal local se sugirió como la causa de un aumento inesperado en el FSCr corregido por PVE en el hipocampo de personas con enfermedad de Alzheimer temprana en estudios anteriores de ASL, aunque este descubrimiento aún es discutible.

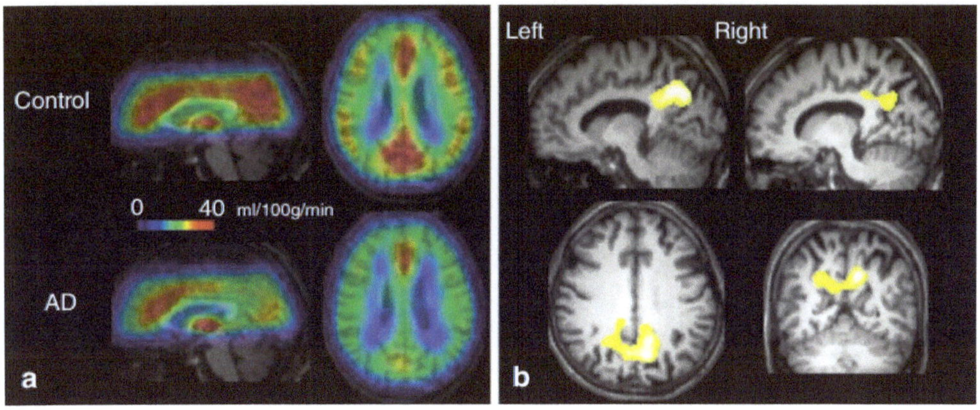

Fig. 10.4.1. Muestra los mapas ASL rCBF promediados de un grupo de sujetos ancianos sanos (n = 23) y otro grupo de pacientes diagnosticados con la enfermedad de Alzheimer (n = 20).

(a) Observe la disminución del rCBF entre los pacientes, particularmente en la circunvolución del cíngulo posterior y el precuneus.

(b) El análisis SPM (b) muestra una reducción significativa en el FSCr ($p < 0{,}001$, no ajustado para comparaciones múltiples).

La efectividad de ASL como herramienta de diagnóstico para la enfermedad de Alzheimer ha sido evaluada en varias investigaciones. Estos estudios han demostrado la viabilidad clínica de ASL como herramienta de detección al demostrar que puede distinguir entre pacientes con enfermedad de Alzheimer y personas sanas de la misma edad con una precisión comparativamente alta. Sin embargo, no se ha establecido el uso diagnóstico de ASL en la demencia. Esto es el resultado tanto de los grupos de pacientes limitados en estas investigaciones como de los diversos procedimientos utilizados, que incluyen diferentes secuencias de pulsos de ASL, intensidades de campo magnético variables (1,5 T frente a 3 T) y diversas técnicas de análisis de imágenes. La investigación futura debe utilizar una metodología uniforme.

La etapa prodrómica de la enfermedad de Alzheimer es un componente del deterioro cognitivo leve (DCL). Dado que la disminución de rCBF en pacientes con DCL es más sutil que en los controles sanos, puede ser más difícil distinguir a los pacientes con DCL de los controles que usan ASL. Con base en los resultados de ASL, un estudio anterior trató de predecir la transición de DCL a la enfermedad de Alzheimer y descubrió que la hipoperfusión en varias áreas del hemisferio cerebral derecho predecía la transición final.

Para el diagnóstico diferencial de la demencia, el ASL también puede ser útil. El ASL puede ser útil para diferenciar entre los dos trastornos porque la degeneración del lóbulo frontotemporal y la demencia de Alzheimer mostraron distintos patrones espaciales de hipoperfusión en los mapas de ASL del FSCr.

Como ya se indicó, en el procedimiento de demencia clínica, el ASL se puede recopilar al mismo tiempo que las imágenes morfológicas. En comparación con el uso de cualquiera de los métodos solos, se ha anticipado que la combinación de la medición por ASL del rCBF y la evaluación morfológica podría mejorar la precisión diagnóstica de la demencia, y fue validada por algunas investigaciones. Por lo tanto, el estudio futuro se centrará en las contribuciones relativas de la evaluación morfológica de ASL y RM.

10.5. Tomografía computarizada y resonancia magnética del envejecimiento del cerebro humano

A lo largo de la mayor parte de la historia humana, existió un nivel notable de consistencia en la esperanza de vida, que típicamente oscilaba entre 30 y 40 años (Cutler, 1976, 1979). A lo largo del último siglo y medio, los avances en el campo de la ciencia médica —específicamente en el manejo exitoso de las enfermedades infecciosas— han llevado a resultados significativos. A la luz de un aumento sustancial en la esperanza de vida, tanto hombres como mujeres han experimentado una extensión notable en su expectativa de vida.

Las personas que nacieron en el año 1980 pueden anticipar una expectativa de vida promedio de 70 años. Según Rowe y Katzman (1992), la esperanza de vida para hombres y mujeres era de 72,5 años y 77,5 años, respectivamente. Por lo tanto, el grupo demográfico de mayor edad de nuestra sociedad se está expandiendo.

10.6. Enfoques para el análisis de imágenes

Una serie de elementos relacionados con la metodología del análisis de imágenes tienen un impacto en la calidad de los datos de imágenes. Primero, las mediciones se pueden realizar en una gama de varios tipos de datos de imágenes, como radiografías, proyecciones de radiografías y pantallas de consola de computadora de los datos de imágenes digitales originales (Jack, 1991). Los sistemas de datos digitales computarizados brindan la mayor flexibilidad y permiten la estandarización de la configuración de la ventana en todas las imágenes. Esto permite una mayor consistencia y precisión de la medición.

En segundo lugar, los parámetros utilizados para especificar la estructura de interés tendrán un impacto en cómo se interpretan los datos de imágenes cerebrales. Por ejemplo, el tamaño observado de los lóbulos frontales en imágenes de RM variará dependiendo de si el quiasma óptico, la rodilla del cuerpo calloso o el surco central han definido o no su límite posterior (Coffey *et al.*, 1992; Kelsoe *et al.*, 1988). Las diferencias anatómicas en estos puntos de referencia entre las personas también contribuirán a la variabilidad regional de las medidas cerebrales.

En tercer lugar, la experiencia del evaluador determinará qué tan confiables son las medidas de la anatomía cerebral; para todos los calificadores, tanto la confiabilidad entre calificadores como la intracalificador deben proporcionarse utilizando estadísticas *kappa* o coeficientes de correlación intraclase.

Finalmente, debería ser evidente a partir de lo anterior que calificar los datos de imágenes requiere una cantidad significativa de juicio subjetivo por parte del evaluador. Por lo tanto, todas las mediciones deben ser realizadas por evaluadores «ciegos» a la información del sujeto (como la edad, el sexo y el grupo de diagnóstico) o a las suposiciones de investigación que puedan sesgar dichas evaluaciones.

Se han utilizado métodos tanto cualitativos como cuantitativos para evaluar cómo afecta el envejecimiento a la morfología cerebral. La existencia y la gravedad de los parámetros de interés —como, por ejemplo, la atrofia cortical o el agrandamiento ventricular— se evalúan cualitativamente utilizando una variedad de escalas. Con frecuencia es «clínicamente relevante» utilizar medidas cualitativas porque son asequibles, fáciles de usar y, a menudo, muestran un buen acuerdo con evaluaciones más cuantitativas (Zatz *et al.*, 1982a). Sin embargo, la resolución y la sensibilidad de las medidas cualitativas están limitadas, y la precisión depende en gran medida de la experiencia del evaluador en particular. Como resultado, puede ser un desafío comparar los hallazgos de varios estudios, especialmente cuando se han aplicado múltiples escalas de calificación.

Las mediciones cuantitativas del tamaño del cerebro pueden ser volumétricas (planimétricas de varias secciones), planimétricas (medidas de área) o lineales (medidas de distancia). Las investigaciones sin capacidades significativas de procesamiento de imágenes digitales aún pueden usar mediciones lineales y planimétricas, ya que son relativamente rápidas y económicas. Estas medidas también, al menos para objetos de forma regular, concuerdan bastante con las medidas volumétricas.

Sin embargo, las mediciones volumétricas son significativamente más precisas para estructuras más complejas con formas asimétricas, particularmente cuando las secciones son razonablemente delgadas (5 mm), continuas y cuando cubren toda la estructura de interés. Además, las medidas volumétricas son más sensibles para identificar diminutas diferencias entre grupos, en comparación con enfoques lineales y planimétricos (Gado *et al.*, 1983; S. Raz *et al.*, 1987).

Finalmente, debido a que las mediciones de una sola sección son mucho más susceptibles a los efectos de confusión de la inclinación de la cabeza y el posicionamiento del paciente, y debido a que las estructuras bilaterales pueden no estar perfectamente alineadas en una posición paralela dentro de los hemisferios izquierdo y derecho, las mediciones volumétricas son especialmente importantes para evaluar la posición del paciente. Las comparaciones entre izquierda y derecha basadas en una sola sección claramente no serían representativas de ninguna asimetría en el volumen total de esa estructura, en aquellos casos en los que los lados izquierdo y derecho de una estructura podrían diferir dependiendo de la sección de imagen particular en la que pareciera más grande.

El método utilizado para dividir el contenido craneal en compartimentos de hueso, líquido cefalorraquídeo, sustancia blanca y sustancia gris varía entre los estudios cuantitativos de imágenes cerebrales. Al establecer valores de umbral de intensidad de píxel para cada compartimento de tejido, la segmentación de tejido se puede realizar de forma automática o manual, delineando regiones de interés. Estos enfoques automatizados deberían aumentar significativamente la confiabilidad *test-retest* y la velocidad a la que se pueden examinar cantidades considerables de datos de imágenes, aunque son menos hábiles para separar regiones con intensidades de píxeles idénticas (como la amígdala del hipocampo).

10.7. Cambios relacionados con la edad en la estructura cerebral

10.8. El tamaño del ventrículo

La expansión del sistema ventricular relacionada con la edad se ha demostrado consistentemente mediante estudios de imágenes por CT y MR del cerebro. Sin embargo, dependiendo de cómo se haya medido el tamaño ventricular, el grado de agrandamiento informado varía. De acuerdo con las estimaciones generales de la literatura, la relación ventrículo/cerebro (VBR) puede aumentar de forma no lineal durante las primeras nueve décadas de vida del 2 % al 17 % (Barron *et al.*, 1976; Pearlson *et al.*, 1989a; Schwartz *et al.*, 1985; Stafford *et al.*, 1988). La proporción del volumen de líquido ventricular con respecto al volumen cerebral puede aumentar del 2 % al 4 % y del 4 % al 8 % (Stafford *et al.*, 1988), y la proporción del tercer ventrículo y los ventrículos laterales parece experimentar estos cambios conforme avanza la edad.

Rara vez se describe el cuarto ventrículo aparte del sistema ventricular completo. Se ha determinado que la edad y el tamaño del cuarto ventrículo no están relacionados con el envejecimiento (Blatter *et al.*, 1995; Shah *et al.*, 1991).

En una investigación de 76 voluntarios adultos sanos, se descubrió que envejecer estaba relacionado con una capacidad notablemente mayor del tercer ventrículo y del ventrículo lateral (Coffey *et al.*, 1992). Se observó que tanto el volumen ventricular lateral como el volumen del tercer ventrículo aumentaron, después de ajuste por sexo y tamaño intracraneal, aproximadamente un 3 % por año.

Se observaron aumentos específicos de la edad en el volumen ventricular lateral de aproximadamente 0,95 ml/año y en el volumen del tercer ventrículo de aproximadamente 0,05 ml/año en un segundo estudio realizado en voluntarios de edad avanzada (n = 330), viviendo independientemente en la comunidad (Coffey *et al.*, 1998).

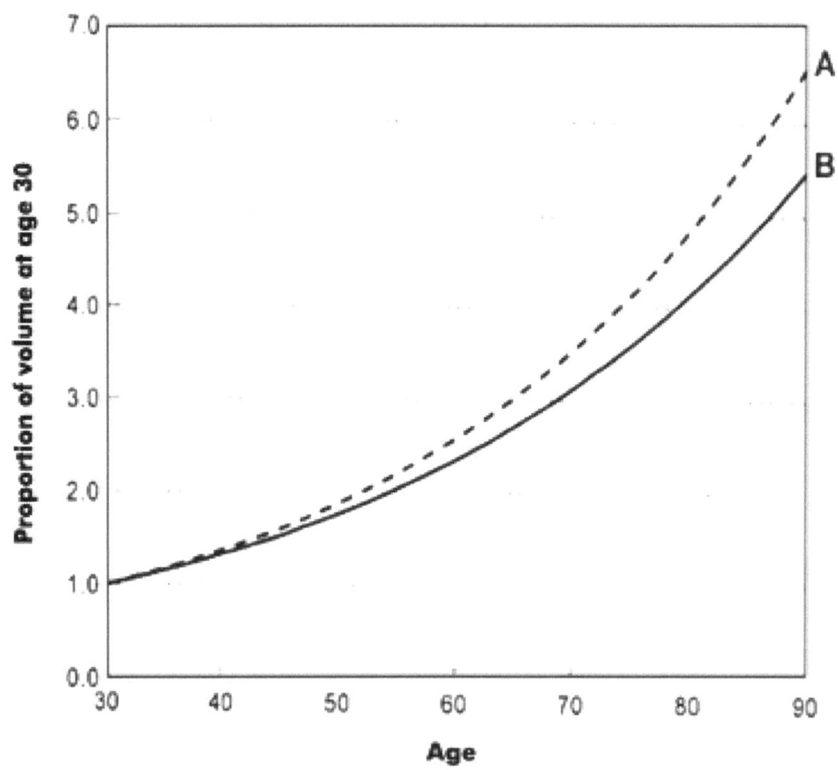

Fig. 10.8.1. El aumento observado de los volúmenes ventriculares cerebrales se correlaciona con el avance de la edad, particularmente en comparación con los volúmenes registrados a la edad de 30 años. Los modelos de regresión lineal para $\log_e$ (volumen), al tiempo que controlan los efectos del género y el tamaño intracraneal, demostraron que el volumen exhibía un aumento exponencial. Aumenta con la edad tanto para los ventrículos laterales (línea A) como para el tercer ventrículo (línea B). La tasa de aumento de volumen fue comparable en cada región, registrada en 3,2 % por año y 2,8 % por año, respectivamente.

El contexto clínico dentro del cual se deben evaluar estos cambios volumétricos también se analizó mediante clasificaciones ciegas de la hipertrofia ventricular lateral (Coffey *et al.*, 1992). De acuerdo con una serie de estudios de imágenes y post mortem, se observó que la prevalencia de agrandamiento ventricular lateral al menos modesto aumentaba significativamente con la edad. A los 40 años, las probabilidades de tener al menos un agrandamiento ventricular lateral modesto eran de 0,10, aumentando alrededor de un 7,7 % anual y, a los 80 años, a 2,22 %. Sin embargo, esta ventriculomegalia se evaluó con frecuencia como de gravedad moderada y más de la mitad (54 %) de los participantes no cumplían los criterios de disfunción para diagnóstico de ventriculomegalia.

Solo se han publicado unas pocas investigaciones longitudinales de ventriculomegalia asociada con el envejecimiento. En 12 adultos mayores que fueron observados durante un año, Gado *et al.* (1983) mostraron un aumento del 3,7 % en la relación entre el volumen ventricular y el volumen craneal en la TC, pero ningún cambio en las mediciones del tamaño ventricular. Shear *et al.* (1995) informaron un aumento ventricular promedio en adultos en estudio de TC de 0,61 ml/año durante un período de seguimiento de 2,6 años en promedio. Mueller *et al.* (1998) identificaron un aumento de 1,4 ml/año en el volumen del ventrículo lateral en adultos mayores observados durante 3 a 9 años en imágenes de RM. Pfefferbaum *et al.* (1998) mostraron aumentos en los volúmenes de los ventrículos laterales (alrededor de 5 ml, o 20 %) y del tercer ventrículo en imágenes de RM después de un intervalo de exploración de cinco años en una muestra de 28 hombres sanos de entre 21 y 68 años.

Pocos estudios han analizado si los ventrículos laterales derecho e izquierdo difieren con respecto a los efectos del envejecimiento; sin embargo, existe una asimetría significativa del hemisferio (el izquierdo es mayor que el derecho) en los volúmenes de los ventrículos laterales (Coffey *et al.*, 1992; Zipursky *et al.*, 1990). Sin embargo, Gur *et al.* (1991) informaron que el aumento relacionado con la edad en la relación entre el volumen del LCR ventricular y el volumen craneal fue más pronunciado en el hemisferio izquierdo que en el derecho, una diferencia que atribuyeron principalmente a los hombres mayores. La mayoría de estos autores no han encontrado diferencias en los efectos del envejecimiento en los dos hemisferios (Coffey *et al.*, 1992, 1998; DeCarli *et al.*, 1994).

Estudios de imágenes han analizado el impacto del género en el envejecimiento del cerebro en muestras de seres humanos vivos que no son pacientes, a pesar de que se han identificado diferencias de género en el tamaño, la simetría y la función de varias regiones del cerebro (Coffey *et al.*, 1998). Algunos estudios son consistentes con otras investigaciones que no encontraron ningún efecto del género en la pérdida de volumen relacionada con la edad de las estructuras que forman los bordes de los ventrículos laterales (núcleos caudados; Krishnan *et al.*, 1990; Murphy *et al.*, 1996) o el tercer ventrículo (tálamo; Murphy *et al.*, 1996).

Si bien esta aparente diferencia de género no se probó, Grant *et al.* (1987) informaron que los hombres, pero no las mujeres, mostraron un aumento significativo relacionado con la edad en la capacidad ventricular lateral. Las correlaciones entre la edad y el volumen del tercer ventrículo (ajustado por IV; r = 0,634 frente a r = 0,406) y entre la edad y el volumen del ventrículo lateral (ajustado por IV; r = 0,444 frente a r = 0,218, respectivamente) también fueron mayores en varones que en mujeres, aunque estas correlaciones no se compararon estadísticamente. Kaye *et al.* (1992) informaron que los aumentos precipitados del volumen ventricular lateral relacionados con la edad comenzaron alrededor de una década antes en los hombres que en las mujeres. Finalmente, Murphy *et al.* (1996) descubrieron que en realidad el volumen aumentaba más con la edad en las mujeres que en los hombres.

	Age (years)					
Rating score	**30–39**	**40–49**	**50–59**	**60–69**	**70–79**	**> 80**
Cortical atrophy[a]						
0	6 (60%)	6 (67%)	2 (18%)	3 (18%)	3 (13%)	
1	3 (30%)	2 (22%)	7 (64%)	7 (41%)	6 (25%)	1 (17%)
2 (mild)	1 (10%)	1 (11%)	2 (18%)	7 (41%)	12 (50%)	4 (67%)
3 (moderate)					3 (13%)	1 (17%)
4 (severe)						
Lateral ventricular enlargement						
0	8 (80%)	6 (67%)	5 (46%)	8 (47%)	3 (13%)	
1		2 (22%)	4 (36%)	4 (24%)	7 (29%)	
2 (mild)	2 (20%)	1 (11%)	2 (18%)	2 (12%)	11 (46%)	2 (33%)
3 (moderate)				3 (8%)	3 (13%)	4 (66%)
4 (severe)						
Subcortical hyperintensity[b]						
Deep white matter						
0	8 (80%)	5 (56%)	4 (36%)	7 (44%)	2 (8%)	1 (17%)
1	1 (10%)	3 (33%)	5 (46%)	7 (44%)	15 (63%)	2 (33%)
2	1 (10%)	1 (11%)	1 (9%)	1 (6%)	7 (29%)	1 (17%)
3			1 (9%)	1 (6%)		2 (33%)
Periventricular white matter						
0						
1	10 (100%)	9 (100%)	9 (82%)	15 (94%)	20 (83%)	4 (67%)
2			2 (18%)	1 (6%)	4 (17%)	2 (33%)
3						
Basal ganglia						
0	10 (100%)	8 (89%)	10 (91%)	15 (94%)	20 (83%)	4 (67%)
1 (present)		1 (11%)	1 (9%)	1 (6%)	4 (17%)	2 (33%)
Thalamus						
0	10 (100%)	9 (100%)	10 (91%)	15 (94%)	23 (96%)	5 (83%)
1 (present)			1 (9%)	1 (6%)	1 (4%)	1 (17%)
Pons						
0	10 (100%)	9 (100%)	11 (100%)	10 (63%)	15 (63%)	5 (67%)
1 (present)				6 (37%)	9 (37%)	1 (33%)

Tabla 10.8.2. Clasificaciones de atrofia cortical, ventriculomegalia e hiperintensidad subcortical.

10.9. Atrofia cerebral

Se han utilizado medidas cuantitativas de los espacios del LCR, valoraciones visuales (juicios cualitativos) del agrandamiento de los surcos y medidas cuantitativas del tamaño del cerebro global y regional para determinar cómo el envejecimiento afecta el tamaño del cerebro.

Según Coffey *et al.* (1992), Jacoby *et al.* (1980) y Yoshii *et al.* (1988), la edad muestra una correlación sustancial con la valoración visual del agrandamiento de los surcos. En una investigación con 76 personas sanas (Coffey *et al.*, 1992), se observó que una clasificación de atrofia cortical al menos leve aumentaba aproximadamente un 8,9 % anual, y los pacientes tenían un 50 % de probabilidad de presentarla a la edad de 68 años.

La atrofia visible en los participantes se juzgó con frecuencia como leve. Cuatro (9 %) de los 46 adultos mayores tenían atrofia cerebral moderadamente severa; sin embargo, ninguno de ellos presentaba atrofia cerebral severa (véase tabla 10.8.2). Estos hallazgos implican que, a pesar del hecho de que el volumen del cerebro disminuye con la edad, la atrofia cortical (ventriculomegalia):

1. no es un correlato inevitable del envejecimiento normal, y
2. cuando está presente, es típicamente leve en severidad y, por lo tanto, relativamente poco probable que se considere clínicamente significativa.

Las estimaciones de volumen de surcos y cisternas van desde 1 mL en la segunda década de vida hasta 40 mL en la novena década (Zatz *et al.*, 1982a). La proporción del volumen del LCR en los surcos con respecto al volumen craneal aumenta en ese mismo rango de edad de alrededor del 3 % al 10 %, o aproximadamente a una tasa del 1,0 % por década (Coffey *et al.*, 1998; DeCarli *et al.*, 1994; Pfefferbaum *et al.*, 1994). Sin embargo, parece que el aumento relacionado con la edad en el volumen de LCR en los surcos es mayor después de los 60 años y puede no ser lineal (Pfefferbaum *et al.*, 1986; Zatz *et al.*, 1982a). La variación relacionada con la edad en las mediciones del volumen del LCR en los surcos también aumenta significativamente (Coffey *et al.*, 1998; DeCarli *et al.*, 1994; Pfefferbaum *et al.*, 1986; Zatz *et al.*, 1982a).

Solo se han descrito unos pocos estudios longitudinales de aumentos de volumen de LCR en los surcos relacionados con la edad. En 12 personas mayores que fueron seguidas durante un año, Gado *et al.* (1983) descubrieron que la relación entre el volumen del LCR en los surcos y el volumen craneal aumentaba un 13 % con la edad.

En imágenes de RM, Mueller *et al.* (1998) descubrieron que los participantes mayores, monitoreados durante 3 a 9 años, experimentaron un aumento en el volumen total de LCR de 1,5 mL/año.

Se han descubierto repetidamente reducciones en el volumen total del cerebro en estudios cuantitativos que miden directamente el tamaño cerebral. La relación entre el volumen del cerebro y el volumen del cráneo parece disminuir de aproximadamente el 93 % al 82 % durante las primeras nueve décadas de vida (Coffey *et al.*, 1992; Jernigan *et al.*, 1990; Tanna *et al.*, 1991), y el volumen cerebral puede disminuir de un promedio de aproximadamente 1200-1300 mL a unos 1100-1200 mL (Coffey *et al.*, 1992; Gur *et al.*, 1991; Murphy *et al.*, 1992).

El volumen total del hemisferio cerebral puede disminuir aproximadamente 2,79 mL/año entre los 65 y los 95 años, según un segundo estudio realizado en 330 adultos mayores que vivían libremente en la comunidad (Coffey *et al.*, 1998).

De acuerdo con investigaciones recientes (Carmelli *et al.*, 1999), las variables genéticas pueden contribuir a las variaciones individuales en los cambios de volumen tanto del parénquima cerebral como del LCR en el envejecimiento normal. Se han realizado pocas investigaciones longitudinales sobre la disminución del volumen cerebral global relacionada con el envejecimiento.

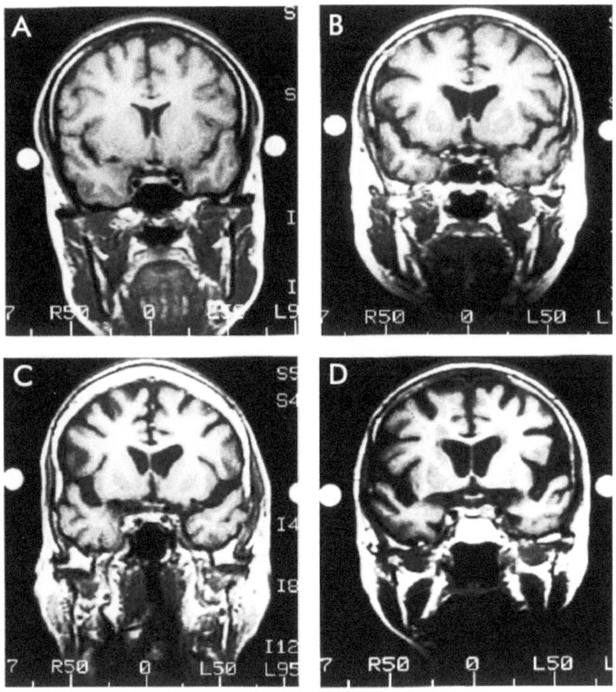

Fig. 10.9.1. En las imágenes de RM coronal ponderadas en T1, existen criterios visuales para las calificaciones de puntuación de atrofia cortical (tiempo de repetición: 500 ms; tiempo de eco: 20 ms).

Grado 0, 1 = ninguno, limítrofe (panel A).

Panel B: atrofia cortical leve, grado 2.

Grado 3: atrofia cortical moderada y ensanchamiento de la fisura interhemisférica (panel C).

Figura D: grado 4 = atrofia cortical significativa, con ensanchamiento generalizado de los surcos. Además, este paciente presenta un ensanchamiento moderadamente severo de los ventrículos laterales.

Tanto el volumen total de materia gris (Pfefferbaum *et al.*, 1998) como el volumen total del cerebro (Fox *et al.*, 1996) han experimentado disminuciones significativas. Muy rara vez se han estudiado los efectos del envejecimiento en los hemisferios cerebrales derecho e izquierdo, y ninguna de estas investigaciones ha descubierto alguna distinción entre los hemisferios en términos de disminución del volumen total del hemisferio relacionada con la edad.

Investigaciones recientes revelan que pueden existir diferencias de género en la forma en que la edad afecta la pérdida de volumen de los hemisferios cerebrales. La figura 10.9.2 muestra que, en nuestro estudio de 330 voluntarios de edad avanzada, los hombres (de *VI* promedio) experimentaron un aumento en el volumen del LCR periférico de alrededor del 32 % entre las edades de 65 y 95 años, en comparación con un aumento de menos del 1 % en las mujeres. Coffey *et al.* (1998) y Gur *et al.* (1991) también descubrieron que los hombres y los pacientes mayores (55 años o más) tenían proporciones más altas de volumen de LCR sulcal/VI.

Similar a esto, a pesar de las correlaciones sin comparación estadística, se descubrió que los hombres tenían correlaciones más fuertes entre la edad y el volumen de LCR subaracnoideo (ajustado por VI) que las mujeres (r = 0,653). Otros estudios transversales (Murphy *et al.*, 1996; Sullivan *et al.*, 1993; Yue *et al.*, 1997) que examinaron el volumen de LCR periférico no revelaron efectos de género en los aumentos relacionados con la edad.

No se han encontrado diferencias de género en la disminución relacionada con la edad en el volumen del hemisferio cerebral, en contraste con las diferencias de género observadas con respecto a los aumentos relacionados con la edad en el LCR periférico. Condon *et al.* (1988) descubrieron que había una asociación sustancial entre la edad y la relación volumen cerebral total/VI en los hombres, pero no en las mujeres, aunque estas relaciones no se compararon estadísticamente. Según Murphy *et al.* (1996), la relación volumen del hemisferio cerebral/VI disminuyó mucho más en los hombres que en las mujeres a medida que envejecían.

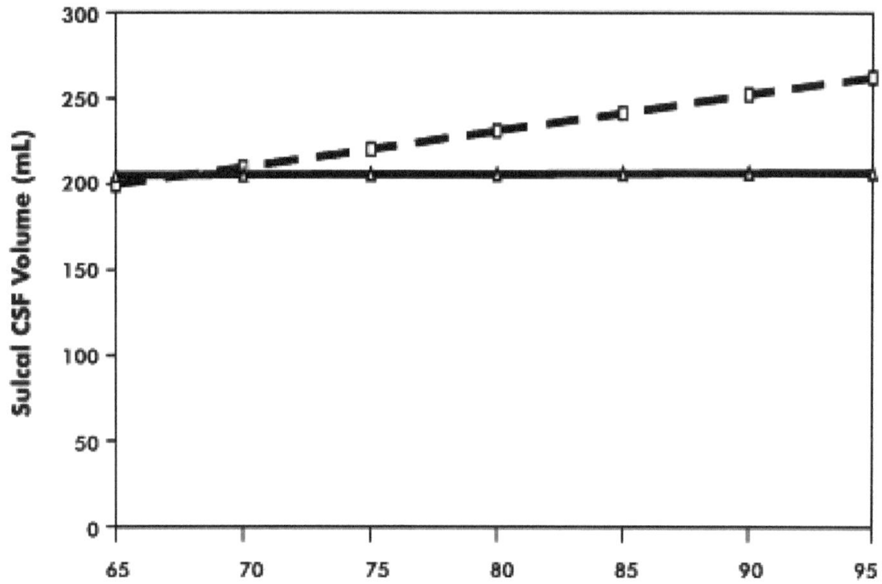

Fig. 10.9.2. Efectos del sexo sobre los cambios de volumen en el líquido cefalorraquídeo (LCR) sulcal en función de la edad.

Los modelos de regresión jerárquica para el volumen de LCR revelaron una interacción sustancial entre edad y sexo después de tener en cuenta los efectos del volumen intracraneal, la edad y el sexo.

Los hombres (línea discontinua) experimentaron aumentos específicos con la edad considerablemente mayores en el volumen de LCR en los surcos que las mujeres (línea continua; 2,11 mL/año frente a 0,06 mL/año, respectivamente).

En ausencia de un efecto de género sobre la pérdida de volumen relacionada con la edad de la materia cerebral del hemisferio cerebeloso, hay un efecto de género significativo sobre el aumento relacionado con la edad en el volumen del LCR periférico, lo cual es consistente con los hallazgos de Gur *et al.* (1991).

Juntos, estos estudios sugieren que, si bien las diferencias de género en la atrofia cortical pueden no ser estadísticamente significativas cuando el tamaño de la corteza se promedia con una estructura relativamente más grande, como el hemisferio cerebral, el volumen de LCR periférico puede mostrar una mayor relación con la edad y el aumento en los hombres que en las mujeres, cuando se supone el factor de la atrofia cortical.

10.10. Atrofia cerebral por regiones específicas

La atrofia cerebral regional se refiere a la pérdida localizada de tejido cerebral, que puede ocurrir en varias regiones del cerebro. Esta condición se caracteriza por una reducción del volumen total de materia gris relacionada con la edad (Blatter *et al.*, 1995; Guttmann *et al.*, 1998; Lim *et al.*, 1992; Passe *et al.*, 1992; Schwartz *et al.*, 1985) y del volumen de materia gris cortical (Jernigan *et al.*, 1991; Meyer *et al.*, 1994; Pfefferbaum *et al.*, 1994), así como de estructuras específicas de materia gris, como el diencéfalo anterior (Jernigan *et al.*, 1991) y el núcleo caudado (Gunning-Dixon *et al.*, 1998; Hokama *et al.*, 1995; Krishnan *et al.*, 1990; Murphy *et al.*, 1992, 1996; Raz *et al.*, 1993a, 1993c).

También se han reportado reducciones en el putamen o núcleo lentiforme (Gunning-Dixon *et al.*, 1998; Hokama *et al.*, 1995; McDonald *et al.*, 1991; Murphy *et al.*, 1992, 1996; Schwartz *et al.*, 1985; Meyer *et al.*, 1994; Raz *et al.*, 1993a). En cuanto al tálamo, se han documentado inconsistencias en la literatura, como lo destacan los estudios de Murphy *et al.* (1992, 1996) y Schwartz *et al.* (1985), frente a los resultados negativos informados por Jernigan *et al.* (1991) y Meyer *et al.* (1994).

Se cree que la disminución del tamaño de la materia gris cerebral está asociada, al menos en parte, con la pérdida o atrofia neuronal relacionada con la edad, así como con la reducción de la interconectividad neuronal.

Si bien la mayoría de los estudios indican que no hay cambios significativos en el volumen total de materia blanca cerebral con la edad, varios han informado efectos relacionados con la edad tanto en el volumen total de sustancia blanca como en regiones específicas, como el área prefrontal. Estos hallazgos han sido documentados por múltiples investigadores (Blatter *et al.*, 1995; Jernigan *et al.*, 1991; Lim *et al.*, 1992; Meyer *et al.*, 1994; Passe *et al.*, 1997; Pfefferbaum *et al.*, 1994; Raz *et al.*, 1993b, 1993c, 1997; Schwartz *et al.*, 1985; Guttmann *et al.*, 1998).

El envejecimiento también se correlaciona con alteraciones en las propiedades de los tejidos de la materia blanca del cerebro, así como en ciertos núcleos de la materia gris. Los estudios informan consistentemente reducciones relacionadas con la edad en el tamaño total y regional del cuerpo calloso (Davatzikos, 1998; Doraiswamy *et al.*, 1991; Janowsky *et al.*, 1996; Parashos *et al.*, 1995; Salat *et al.*, 1997), efecto particularmente notable en las regiones anteriores (Parashos *et al.*, 1995).

También se han descrito reducciones en el tamaño del cerebro relacionadas con la edad en los lóbulos frontales (Cala *et al.*, 1981; Coffey *et al.*, 1992, 1998; Cowell *et al.*, 1994; DeCarli *et al.*, 1994; Jacoby *et al.*, 1980; Murphy *et al.*, 1996; Raz *et al.*, 1997, 1998b). Otros no observaron cambios significativos para la corteza prefrontal dorsolateral (Raz *et al.*, 1993b, 1993c) ni para la corteza cingulada anterior (Jernigan *et al.*, 1991; Raz *et al.*, 1997).

Los lóbulos temporales también han sido objeto de estudio (Coffey *et al.*, 1992, 1998; Convit *et al.*, 1995; Cowell *et al.*, 1994; Jack *et al.*, 1992; Murphy *et al.*, 1996; Raz *et al.*, 1997), así como el complejo amígdala-hipocampo (Coffey *et al.*, 1992; Convit *et al.*, 1995; Doraiswamy *et al.*, 1993; Golomb *et al.*, 1993; Jack *et al.*, 1992, 1997, 1998; Mu *et al.*, 1999; Murphy *et al.*, 1996; O'Brien *et al.*, 1997; Raz *et al.*, 1997, 1998b), y los lóbulos parietal-occipital (Coffey *et al.*, 1992, 1998; Cowell *et al.*, 1994; Murphy *et al.*, 1996; Raz *et al.*, 1993b, 1993c, 1997, 1998b).

Las estructuras de la fosa posterior han sido objeto de investigación limitada. Se han documentado reducciones en el tamaño del cerebelo relacionadas con la edad, tanto a nivel global como regional (Cala *et al.*, 1981; Deshmukh *et al.*, 1997; Murphy *et al.*, 1996; Oguro *et al.*, 1998; Raz *et al.*, 1998a), aunque algunos estudios han reportado resultados negativos (Deshmukh *et al.*, 1997; Escalona *et al.*, 1991; Salat *et al.*, 1997; Shah *et al.*, 1991).

También se han observado reducciones similares en el mesencéfalo (Doraiswamy *et al.*, 1992; Oguro *et al.*, 1998; Shah *et al.*, 1991). Por otra parte, existe evidencia limitada sobre reducciones de tamaño en la protuberancia o la médula (Oguro *et al.*, 1998; Salat *et al.*, 1997; Raz *et al.*, 1998a).

Según el estudio de Oguro *et al.* (1998), se demostró que los hombres exhibían reducciones relacionadas con la edad más pronunciadas en el tamaño del tegmento del mesencéfalo y el vermis cerebeloso en comparación con las mujeres. En un estudio con 76 voluntarios adultos (Coffey *et al.*, 1992), se observó que la tasa de cambio en el volumen cerebral con la edad puede variar entre diferentes regiones del cerebro.

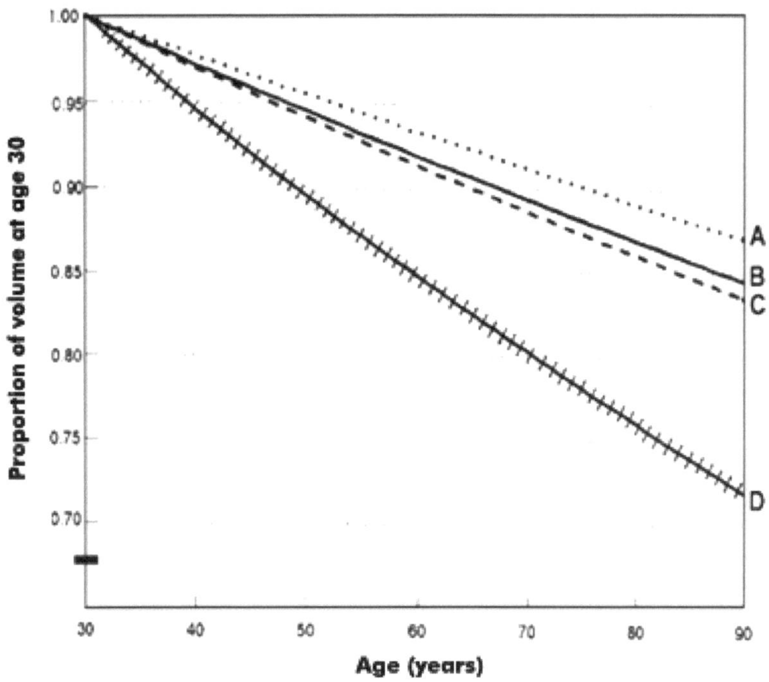

Fig. 10.9.1. Gráfica de los volúmenes cerebrales regionales en función de la edad y en comparación con los volúmenes regionales a los 30 años. Los hemisferios cerebrales (línea A), los lóbulos temporales (línea B), el complejo amígdala-hipocampo (línea C) y los lóbulos frontales (línea D) mostraron que el volumen disminuyó exponencialmente con la edad en modelos de regresión lineal para $\log_e$(volumen), controlados por los efectos del género y el tamaño intracraneal. Se observa con claridad que los lóbulos frontales presentan un cambio significativamente más rápido en el volumen cerebral con la edad (0,55 % por año) que las otras regiones (entre 0,23 % y 0,30 % por año). Por ejemplo, el volumen del lóbulo frontal se redujo a una tasa del 0,32 % anual ($p < 0{,}004$).

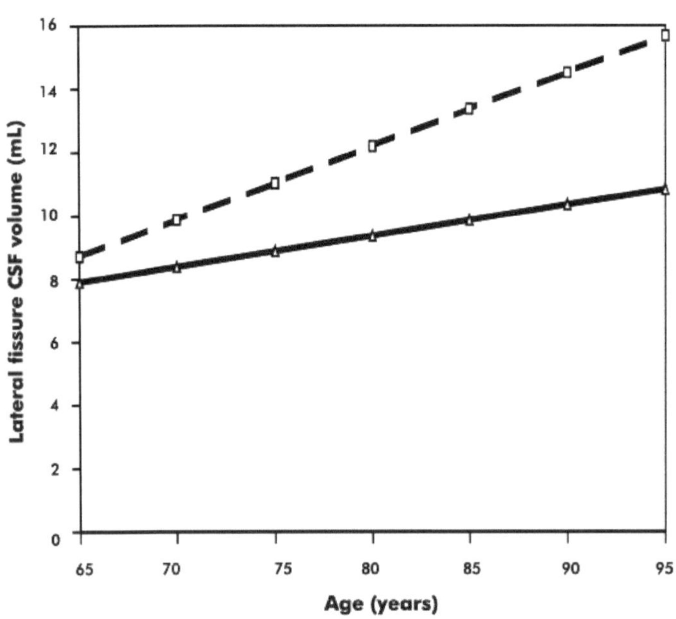

Fig. 10.9.2. Efectos del género en las variaciones de volumen del líquido cefalorraquídeo (LCR) de la cisura de Silvio específicas de la edad.

Se encontró una interacción significativa entre la edad y el género en los modelos de regresión jerárquica para el volumen de LCR, después de controlar los efectos del volumen intracraneal, la edad y el género. Los hombres (línea discontinua) experimentaron aumentos específicos de la edad considerablemente mayores en el volumen de LCR en la cisura lateral de Silvio que las mujeres (línea continua): 0,23 ml/año frente a 0,10 ml/año, respectivamente.

El volumen de los hemisferios cerebrales, por ejemplo, exhibió una disminución a una tasa de aproximadamente 0,23 % por año, cifra que se alinea estrechamente con los hallazgos de estudios post mortem anteriores (Davis, 1977; Miller *et al.*, 1980), así como con estudios de imágenes. En contraste, la tasa de disminución de volumen de los lóbulos frontales (0,55 % por año) fue el doble, lo que sugiere que esta región puede ser más susceptible a la pérdida de volumen asociada con el envejecimiento. Esta observación concuerda con un número limitado de estudios de imágenes (Cala *et al.*, 1981; DeCarli *et al.*, 1994; Raz *et al.*, 1997, 1998b) y estudios neuropatológicos que han demostrado que los lóbulos frontales son particularmente susceptibles a cambios relacionados con la edad. Estos cambios incluyen pérdida de volumen, adelgazamiento de las láminas corticales, ensanchamiento de los surcos superficiales y alteraciones en las poblaciones neuronales (Haug, 1985; Katzman, 1992).

Estos datos, considerados junto con otros hallazgos, podrían indicar la presencia de una base neuroanatómica para las alteraciones relacionadas con la edad en la función del lóbulo frontal, observadas tanto en la investigación neuropsicológica (Mittenberg *et al.*, 1989) como en estudios de imágenes metabólicas cerebrales (Alavi, 1989; Warren *et al.*, 1985) realizados en personas mayores. Se observó que las tasas de disminución volumétrica en los lóbulos temporales (0,28 % anual) y en el complejo amígdala-hipocampo (0,30 % anual) eran comparables a las de los hemisferios cerebrales. Además, Pfefferbaum *et al.* (1998) reportaron reducciones en la materia gris prefrontal. También se observaron reducciones en el lóbulo temporal (Gur *et al.*, 1998; Kaye *et al.*, 1997) y en el hipocampo (Jack *et al.*, 1998; Mueller *et al.*, 1998). Por último, Fox *et al.* (1996) reportaron reducciones en la región parietal-occipital.

Según Müller *et al.* (1998), Pfefferbaum *et al.* (1998), Shear *et al.* (1995) y Kaye *et al.* (1997), en un estudio con imágenes de resonancia magnética cerebral en una cohorte de 30 adultos mayores cognitivamente sanos con un seguimiento promedio de 42 meses, la atrofia del lóbulo temporal registrada a una tasa anual de aproximadamente 1,27 % se identificó como un predictor importante de la aparición eventual de demencia. Por el contrario, la reducción volumétrica en el hipocampo (aproximadamente 2 % por año) o el parahipocampo (2,5 % por año) no mostró el mismo valor predictivo.

Aunque se ha establecido la presencia de asimetrías hemisféricas en el tamaño de diversas regiones cerebrales (Bear *et al.*, 1986; Chui, 1980; Kertesz *et al.*, 1992; LeMay, 1978; Suddath *et al.*, 1989; Weinberger *et al.*, 1982; Weis *et al.*, 1989), existe escasa investigación sobre la interacción entre el envejecimiento y la pérdida de volumen en los hemisferios derecho e izquierdo. Actualmente no hay evidencia que sugiera diferencias significativas entre hemisferios en cuanto a los efectos del envejecimiento sobre la materia gris total.

Según Schwartz *et al.* (1985), existe una correlación entre la materia gris total y la materia blanca del cerebro. No obstante, Murphy *et al.* (1992) encontraron que los hombres mayores de 60 años presentaban un mayor volumen en el núcleo lenticular derecho que en el izquierdo. En contraste, los hombres más jóvenes presentaban la asimetría opuesta. Es relevante destacar que dos estudios observaron interacciones interesantes con el género. Cowell *et al.* (1994) hallaron una asimetría significativa en el volumen del lóbulo frontal (mayor en el hemisferio derecho que en el izquierdo), más pronunciada en mujeres de 40 años o más respecto de las mujeres más jóvenes. Esta asimetría no se observó en los hombres.

En otro estudio, Murphy *et al.* (1996) identificaron una asociación significativa entre la edad y la reducción volumétrica de los lóbulos frontales. Específicamente, los hombres tendían a perder más volumen en el hemisferio derecho, mientras que las mujeres lo hacían en el hemisferio izquierdo.

Aunque hay literatura sobre los efectos de la edad en lóbulos temporales, hipocampo y amígdala, no se han descrito diferencias hemisféricas específicas (Coffey *et al.*, 1992, 1998; Cowell *et al.*, 1994; Murphy *et al.*, 1996; Raz *et al.*, 1997). Sin embargo, Jack *et al.* (1997) observaron una asimetría izquierda-mayor-que-derecha en la pérdida de volumen relacionada con la edad en la circunvolución parahipocampal.

Las diferencias de género podrían influir en los efectos del envejecimiento sobre la pérdida de tejido cerebral regional. En un estudio con 330 adultos mayores, Coffey *et al.* (1998) hallaron que el aumento de volumen del LCR en la cisura lateral, como indicador de atrofia frontotemporal (y en menor medida parietal), fue más acentuado en hombres que en mujeres. Entre los 65 y 95 años, los hombres presentaron un incremento del 80 % en el volumen de su cisura lateral, frente al 37 % en las mujeres.

Cowell *et al.* (1994) y Murphy *et al.* (1996) observaron reducciones más pronunciadas en la relación volumen del lóbulo temporal/cuarto ventrículo en hombres que en mujeres. Del mismo modo, Golomb *et al.* (1993) reportaron una atrofia del hipocampo más frecuente en hombres. Además, estos últimos presentaron una mayor disminución del volumen temporal inferior con la edad. En cambio, Murphy *et al.* (1996) reportaron una mayor atrofia del lóbulo temporal en mujeres.

A pesar de estas diferencias en la susceptibilidad entre géneros, los hallazgos sugieren que el género puede influir en la disminución de volumen relacionada con la edad en el lóbulo temporal. Esta relación puede ayudar a explicar la base neuroanatómica de las diferencias de género observadas en el deterioro de la memoria verbal asociado a la edad.

Cowell *et al.* (1994) y Murphy *et al.* (1996) observaron una mayor pérdida de volumen en el lóbulo frontal en hombres. No obstante, otros estudios no hallaron asociaciones significativas entre envejecimiento y género (Coffey *et al.*, 1992, 1998; Cowell *et al.*, 1994; Raz *et al.*, 1993c, 1997; Sullivan *et al.*, 1993). Estas inconsistencias podrían deberse a diferencias en las muestras y en las metodologías de neuroimagen (cuantitativas vs. cualitativas, evaluación en un solo corte vs. evaluación integral en múltiples cortes).

En relación con las regiones cerebrales posteriores, los hallazgos indican que existe una mayor disminución en el área de la región parietal-occipital con la edad en los hombres en comparación con las mujeres. Por ejemplo, en el rango de edad de 65 a 95 años, los hombres (con un cociente de inteligencia promedio) experimentaron una reducción de aproximadamente un 15 % en el área de su lóbulo parietal-occipital, mientras que las mujeres solo experimentaron una reducción del 4 % (Coffey *et al.*, 1998).

Según Murphy *et al.* (1996), no se encontraron disparidades de género en la disminución relacionada con la edad del volumen/IV de la región parieto-occipital. Sin embargo, observaron una atrofia más pronunciada en mujeres al examinar la relación entre el volumen del lóbulo parietal e IV. En una línea similar, Raz *et al.* (1993c) observaron que las mujeres mostraban una disminución más pronunciada relacionada con la edad en el volumen dentro de la corteza visual en comparación con los hombres. La naturaleza dispar de estos hallazgos sugiere la necesidad de una mayor investigación.

Algunos estudios sugieren que existe una mayor tasa de cambios relacionados con la edad en el volumen cerebral regional para las regiones ventriculares, con una disminución anual aproximada del 3 %. En comparación, las regiones parenquimatosas mencionadas anteriormente experimentan una menor tasa de disminución, que va del 0,23 % al 0,55 % por año. Esta observación indica la presencia de ventriculomegalia, la cual puede tener implicaciones significativas en el campo de la neuropsiquiatría y considerarse un indicador más sensible del envejecimiento cerebral que la atrofia cortical. Se cree que el agrandamiento ventricular relacionado con la edad ocurre a través de la expansión *ex vacuo*, que es una consecuencia de la contracción de la estructura periventricular.

Se están realizando investigaciones de laboratorio para explorar la posible correlación entre las alteraciones relacionadas con la edad en el tamaño de ciertas estructuras cerebrales, como el núcleo caudado y los núcleos talámicos, y el aumento observado en el volumen ventricular que ocurre con el envejecimiento.

En relación con el impacto del envejecimiento en la morfología de las estructuras cerebrales, Magnotta (1999) observó que la edad avanzada se correlacionaba con un mayor grado de circunvoluciones corticales pronunciadas y muy curvadas, así como con surcos que presentaban una forma más plana y una configuración menos curvada. El proceso de envejecimiento está estrechamente relacionado con alteraciones integrales en la estructura cerebral, caracterizadas por una reducción del volumen cerebral y un aumento del volumen del líquido cefalorraquídeo (LCR).

Además, es importante señalar que el envejecimiento puede tener impactos distintos y diversos en regiones y estructuras específicas dentro del cerebro. Ciertas estructuras, como las cortezas de asociación prefrontal, son particularmente susceptibles a la reducción de volumen relacionada con la edad. Por el contrario, la región temporal medial demuestra un nivel moderado de vulnerabilidad, mientras que la corteza occipital y la protuberancia muestran solo una leve sensibilidad a los efectos del envejecimiento.

Se ha sugerido públicamente la intrigante idea de que este patrón de vulnerabilidad diferencial responde al principio de «el último en desarrollarse es el primero en deteriorarse», atendiendo a principios filogenéticos y ontogenéticos. En otras palabras, las estructuras neuronales que han surgido en especies más recientes y que han madurado más tarde en el desarrollo humano parecen exhibir efectos más pronunciados del envejecimiento en comparación con las estructuras más antiguas y maduras. Estas últimas, que experimentan una evolución y maduración más tempranas, también son las que se mielinizan antes en el desarrollo del organismo.

Los mecanismos subyacentes responsables de los cambios de volumen en el cerebro relacionados con la edad aún no están claros desde el punto de vista fisiopatológico. Sin embargo, se han propuesto varias hipótesis en el campo de la neuropsiquiatría. Estas incluyen alteraciones en la concentración o función de los neurotransmisores asociadas con el proceso de envejecimiento, excitotoxicidad, inflamación subclínica, neurotoxicidad inducida por glucocorticoides relacionados con el estrés, y el impacto acumulativo de enfermedades sistémicas como la hipertensión.

La investigación indica de forma consistente que se observa un aumento en la variabilidad de las medidas anatómicas del cerebro a medida que las personas envejecen. Es importante destacar que ciertos sujetos presentan cambios atróficos significativos, mientras que otros muestran alteraciones mínimas. Diversos factores pueden contribuir a esta variabilidad, incluido el bienestar físico general y el uso de sustancias como el alcohol y las drogas recreativas.

Recientemente, se ha descubierto que el nivel educativo también puede arrojar luz sobre las diferencias individuales en el proceso de envejecimiento cerebral (Coffey *et al.*, 1999). En un estudio con una cohorte de 320 adultos mayores que vivían de forma independiente en la comunidad, se observó que el número de años de educación formal tenía una correlación significativa con el volumen del LCR periférico o surcal. Este marcador es indicativo de atrofia cortical, una condición caracterizada por el encogimiento de la capa externa del cerebro. Cada año adicional de educación se correlacionó con un aumento de aproximadamente 1,77 mililitros en el volumen del LCR periférico.

La «hipótesis de reserva» sugiere que estos individuos cuentan con un mayor nivel de protección frente a los síntomas clínicos de la atrofia cortical. Estos hallazgos concuerdan con los limitados estudios de imagen en la enfermedad de Alzheimer, que han demostrado un mayor grado de atrofia cerebral regional e hipoperfusión en pacientes con menor nivel educativo. Dichos estudios recientes sugieren que la educación ejerce un efecto «protector», permitiendo a las personas resistir el impacto del deterioro de la estructura cerebral manteniendo un mejor funcionamiento cognitivo y conductual.

Es importante señalar que la educación no reduce directamente los cambios cerebrales asociados con la enfermedad o el envejecimiento. El mecanismo preciso mediante el cual la educación se vincula con la preservación de la función cognitiva en presencia de atrofia cortical sigue siendo desconocido. Sin embargo, nuestra observación de una falta de correlación entre la educación y la ventriculomegalia específica de la edad puede proporcionar alguna evidencia sugerente.

Esta observación indica que no existe una correlación entre la educación y el aumento de la degeneración relacionada con la edad de ciertas estructuras estriatales, como el núcleo caudado, ubicado en las paredes laterales de los ventrículos laterales. La preservación de la estructura estriatal podría indicar la integridad mantenida de los circuitos frontosubcorticales, fundamentales para el funcionamiento cognitivo ejecutivo, proporcionando así al individuo un mayor «amortiguador» cognitivo frente a manifestaciones clínicas de envejecimiento cerebral o atrofia cortical.

11. Correlaciones neuropsicológicas entre el envejecimiento y las estructuras cerebrales regional y global

El envejecimiento cognitivo a menudo se caracteriza por una disminución general de la función cognitiva y una reducción en la capacidad de la memoria de trabajo en pacientes con demencia. En relación con los cambios cerebrales globales, seis de los nueve estudios que investigaron el tamaño ventricular no encontraron ninguna asociación con diversas medidas de la función cognitiva (Jacoby *et al.*, 1980; Kaye *et al.*, 1992; Matsubayashi *et al.*, 1992; Pearlson *et al.*, 1989a; Sullivan *et al.*, 1993; Wahlund *et al.*, 1990).

Tres estudios con hallazgos positivos han sido reportados en la literatura. Earnest *et al.* (1979), mediante una evaluación neuropsicológica integral en un grupo de 59 personas mayores que se habían sometido previamente a tomografías computarizadas, incluyeron en su estudio la prueba Trail Making Test, las subpruebas de símbolos de dígitos y de diseño de bloques de la Escala de Inteligencia para Adultos Wechsler (WAIS), y la subprueba de reproducción visual de la Escala de Memoria Wechsler. Estas pruebas fueron seleccionadas para evaluar diversas funciones cognitivas y proporcionar información sobre el proceso de envejecimiento del cerebro humano. Tras la corrección por edad, los resultados revelaron asociaciones negativas significativas entre la prueba de símbolos de dígitos y las mediciones lineales (r = 0,40) y planimétricas (r = 0,30) del tamaño del ventrículo lateral.

En una muestra de sujetos de edad avanzada, Soininen *et al.* (1982) observaron una correlación negativa entre la puntuación de una prueba neuropsicológica compuesta y las medidas lineales del tamaño ventricular y el tamaño de la cisura de Silvio en las tomografías computarizadas. Sin embargo, es importante señalar que en este estudio no se controlaron los efectos de la edad.

En su estudio, Stafford *et al.* (1988) observaron una correlación negativa entre la función discriminante del volumen ventricular en las tomografías computarizadas y la función discriminante de las pruebas neuropsicológicas que evaluaban la denominación y la abstracción. No obstante, cabe destacar que la influencia potencial de la edad de los sujetos en esta correlación no se consideró en su análisis.

Se han realizado investigaciones limitadas sobre las asociaciones entre las medidas generales del parénquima cerebral y la función cognitiva. Jacoby *et al.* (1980) observaron que, incluso después de considerar los factores relacionados con la edad, no se identificaron correlaciones significativas entre el rendimiento en una prueba de memoria y orientación y las calificaciones de atrofia cortical observadas mediante TC en personas mayores. Por el contrario, Carmelli (1999) encontró que las discrepancias en el volumen cerebral, observadas mediante resonancia magnética (RM), se correlacionaban con variaciones en la función de la memoria entre 74 pares de gemelos masculinos de edad avanzada.

Dos investigaciones por RM nuclear observaron asociaciones entre el cociente intelectual (CI) y el volumen cerebral global y regional en muestras de jóvenes (Andreasen *et al.*, 1993; Willerman *et al.*, 1991). Un estudio posterior de imágenes por RM no reveló una correlación significativa entre el CI y el volumen cerebral global o regional en una muestra diversa de individuos de distintos grupos de edad. Sin embargo, vale la pena señalar que una asimetría cerebral global, con el hemisferio izquierdo exhibiendo un mayor volumen que el derecho, resultó ser predictiva del CI (Raz *et al.*, 1993b).

En lo que concierne a las implicaciones neuropsicológicas de las alteraciones relacionadas con la edad en la estructura cerebral regional, la mayoría de las investigaciones se han centrado en la memoria y el lóbulo temporal. Golomb *et al.* (1993) descubrieron que las personas mayores con atrofia del hipocampo presentaban un rendimiento más bajo en el componente de memoria verbal inmediata de la escala de memoria Guild. Sin embargo, no se observaron diferencias significativas entre los grupos en términos de memoria verbal inmediata, extensión de dígitos o recuerdo de diseños.

Un subgrupo de estos sujetos fue seguido durante un período promedio de 3,8 años. Durante este lapso, se descubrió que las personas que mostraron una disminución en su puntuación de la Escala de Deterioro Global hasta 3 tenían volúmenes hipocampales más pequeños en la evaluación inicial (Golomb *et al.*, 1996).

En un estudio realizado por O'Brien *et al.* (1997), con una cohorte de 40 adultos mayores sanos, se observó una correlación entre la presencia de atrofia hipocampal-amigdaloidea detectada por RM y puntuaciones más bajas en el Examen Cognitivo de Cambridge (CAMCOG), impulsada principalmente por los puntajes en la subescala de memoria.

Kohler *et al.* (1998) examinaron una cohorte de 26 adultos mayores cognitivamente intactos con una edad promedio de aproximadamente 71 años. Observaron una correlación notable entre la reducción del volumen hipocampal y el deterioro del recuerdo verbal diferido en la Prueba de Aprendizaje Verbal de California. Sin embargo, no se hallaron asociaciones significativas entre el volumen del hipocampo y el rendimiento en la prueba de reproducción visual de la Escala de Memoria de Wechsler revisada ni con las puntuaciones en la Escala de Calificación de Demencia de Mattis. Asimismo, la evaluación volumétrica de la circunvolución parahipocampal no mostró asociaciones significativas con ninguna de estas tres medidas.

Raz *et al.* (1998b) no encontraron asociaciones significativas entre los volúmenes del hipocampo y parahipocampo, según imágenes de RM, y las medidas de memoria en una cohorte de 95 individuos sin trastornos neurológicos ni psiquiátricos conocidos.

En otro estudio, Lupien *et al.* (1998) observaron que, entre un grupo de 11 ancianos sanos, existía una reducción notable del volumen del hipocampo, identificada por imágenes de RM. Además, estos individuos, que presentaban elevaciones prolongadas y significativas de cortisol sérico, exhibieron deficiencias en funciones de memoria dependientes del hipocampo. Los autores postularon que los niveles elevados de glucocorticoides —establecidos como dañinos para las células hipocampales en modelos animales— podrían inducir una atrofia y disfunción similares en adultos mayores.

Respecto de otras estructuras cerebrales, Salat *et al.* (1997) hallaron una asociación significativa entre el tamaño del cuerpo calloso y el rendimiento en la subprueba de reproducción visual de la Escala de Memoria de Wechsler, específicamente en mujeres, sin observarse tal correlación en hombres. Tampoco se observaron asociaciones significativas en ninguno de los sexos entre los puntajes en la parte de memoria lógica de esta prueba ni en la subprueba de diseño de bloques de la WAIS.

Hokama *et al.* (1995) no encontraron correlación significativa entre los niveles de CI y los volúmenes de los núcleos de los ganglios basales en una muestra de 15 voluntarios adultos varones.

En el ya mencionado estudio de Raz *et al.* (1998b), se identificaron asociaciones significativas entre las medidas volumétricas de la corteza pericalcarina —responsable del procesamiento visual— y la memoria de trabajo no verbal. Además, se observó una correlación entre la atrofia en la corteza prefrontal y un nivel elevado de perseverancia.

En los últimos años, varios estudios han investigado las asociaciones neuropsicológicas y de resonancia magnética (RM) cerebral del alelo e4 de la apolipoproteína E (apoE), un factor de riesgo genético conocido tanto para la enfermedad de Alzheimer como para la demencia vascular. En un estudio realizado por Schmidt *et al.* (1996), se observó que los ancianos portadores del gen *apoE* presentaban un peor desempeño en las pruebas de aprendizaje y memoria en comparación con aquellos que no portaban dicho gen. Sin embargo, no se encontraron diferencias significativas entre ambos grupos en cuanto a las medidas relacionadas con el ensanchamiento de los surcos y los ventrículos, los volúmenes del hipocampo y parahipocampo, ni el grado de hiperintensidad subcortical. Estos hallazgos sugieren una posible asociación entre el alelo *apoE* y el deterioro cognitivo en la población de edad avanzada.

Por el contrario, en un estudio realizado en gemelos ancianos sin demencia, Plasman *et al.* (1997) no observaron diferencias neuropsicológicas significativas entre los individuos portadores del gen *apoE* y los que no lo portaban, tanto en el hipocampo derecho como en el izquierdo.

11.1. Hiperintensidad subcortical

La presencia de hiperintensidades anómalas en las regiones subcorticales del cerebro ha sido ampliamente documentada en estudios por imágenes de RM, los cuales han demostrado de manera consistente que el proceso de envejecimiento está relacionado con una mayor incidencia y gravedad de dichas hiperintensidades. Estas se caracterizan por áreas de mayor intensidad de señal en las imágenes ponderadas en T2.

Este fenómeno ha sido ampliamente revisado por Edward Coffey (1994) y también investigado por Guttmann *et al.* (1998), Liao *et al.* (1997) y Yue *et al.* (1997). En su conjunto, estos estudios indicaron que, en una muestra de 75 sujetos, la presencia de hiperintensidad fue observada en la sustancia blanca profunda en 48 sujetos (64,0 %), en la sustancia blanca periventricular en 9 sujetos (12,0 %), en los ganglios basales en 9 sujetos (12,0 %), en el tálamo en 4 sujetos (5,3 %) y en la protuberancia en 16 sujetos (21,3 %).

La probabilidad de presentar hiperintensidad subcortical aumenta entre un 5 % y un 9 % por año de edad, dependiendo de la región anatómica afectada. Un creciente cuerpo de evidencia neuropatológica está aclarando el significado fisiopatológico de estas hiperintensidades (Coffey y Figiel, 1991; Pantonini y García, 1997). Las hiperintensidades periventriculares, con forma de «casquetes», se observan con frecuencia en individuos sin patología clínica aparente, lo que sugiere su naturaleza benigna.

La presencia de estos «casquetes» y «anillos» en las imágenes cerebrales suele indicar un aumento en el contenido de agua, atribuible a varios factores: una red de axones débilmente conectados con bajo contenido de mielina, pérdida esporádica de epéndimo acompañada de gliosis astrocítica (denominada «ependimitis granular»), y la convergencia del flujo de líquido intersticial en la región periventricular (Sze *et al.*, 1986).

En casos de hiperintensidad subcortical más pronunciada, pueden observarse diversos cambios histológicos, que van desde ectasia vascular y espacios perivasculares dilatados hasta la presencia de edema, desmielinización e incluso infartos lacunares evidentes (véanse las figuras 11.1.1 y 11.1.2).

Se ha propuesto que estos cambios severos son consecuencia de hipoperfusión cerebral crónica, derivada de una combinación de factores: arteriosclerosis avanzada, enfermedad vascular hipertensiva, hipotensión crónica recurrente, angiopatía amiloide cerebral, lesiones hialinas arteriolares seniles, engrosamiento meníngeo relacionado con la edad y alteración de la autorregulación de la circulación cerebral asociada al envejecimiento.

La literatura también señala que los hallazgos por RM de «microhemorragias» cerebrales antiguas han sido observados en aproximadamente el 6 % de personas neurológica y psiquiátricamente sanas. Además, estas microhemorragias se han relacionado con una mayor carga de hiperintensidad subcortical (Roob *et al.*, 1999). La incidencia y magnitud de estas hiperintensidades se incrementan con la presencia de factores de riesgo asociados con la enfermedad vascular (Coffey y Figiel, 1991; Liao *et al.*, 1997).

Según la conceptualización de Awad *et al.* (1986), la presencia de hiperintensidad subcortical en adultos mayores sin otras condiciones clínicas puede reflejar cambios degenerativos en el tejido cerebral provocados por el envejecimiento y la enfermedad cerebrovascular crónica. Hallazgos recientes en estudios con gemelos sugieren que los factores genéticos también pueden desempeñar un papel importante en la variabilidad del volumen de hiperintensidad subcortical (Carmelli *et al.*, 1999).

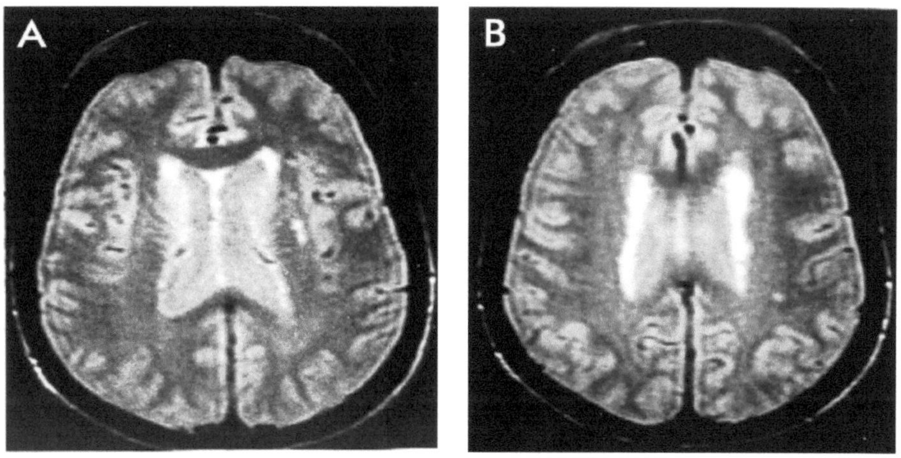

Fig. 11.1.1. Criterios visuales para evaluar la gravedad de la hiperintensidad en la sustancia blanca periventricular en imágenes de RM potenciadas en T2 (tiempo de repetición = 2500 milisegundos; tiempo de eco = 80 milisegundos). Panel A: el grado 1 se refiere a la presencia de «casquetes» en las puntas anteriores de las astas frontales. Panel B: el grado 2 demuestra la presencia de un «halo» a lo largo del borde de los ventrículos laterales. Panel C: el grado 3 indica la presencia de extensión irregular de hiperintensidad en la sustancia blanca profunda.

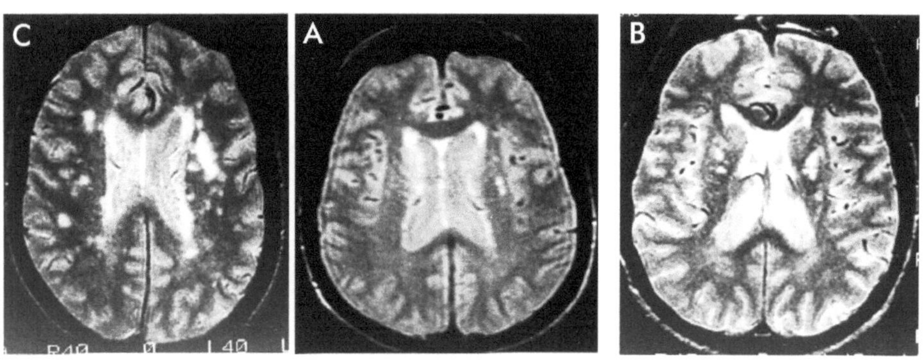

Fig. 11.1.2. Pautas visuales para evaluar la hiperintensidad en la sustancia blanca profunda en imágenes de RM ponderadas en T2 (tiempo de repetición: 2500 ms; tiempo de eco: 80 ms). Panel A: focos punteados, grado 1. Panel B: pequeña convergencia de focos, grado 2. Panel C: el grado 3 está representado por parches confluentes significativos hiperintensos.

Si bien existe un creciente cuerpo de literatura que explora la conexión entre la cognición y las alteraciones en la materia blanca subcortical durante el proceso normal de envejecimiento, es importante señalar que estos hallazgos no son del todo consistentes. Además, comparar estos estudios es un desafío debido a las variaciones en las metodologías de investigación.

Varios estudios no han informado una correlación significativa entre la hiperintensidad subcortical y las puntuaciones en las escalas de calificación de demencia (Austrom *et al.*, 1990; Harrell *et al.*, 1991; Hendrie *et al.*, 1989; Mirsen *et al.*, 1991). Sin embargo, hubo hallazgos positivos informados por Steingart *et al.* (1987) y Matsubayashi *et al.* (1992). Los hallazgos positivos se han observado comúnmente en estudios que utilizan baterías de evaluación neuropsicológica más enfocadas, en las que las medidas de la función del lóbulo frontal han demostrado la asociación más cercana con la hiperintensidad subcortical (Austrom *et al.*, 1990; Boone *et al.*, 1992; Carmelli *et al.*, 1999; DeCarli *et al.*, 1995; Rao *et al.*, 1989; Schmidt *et al.*, 1993, 1999; Ylikoski *et al.*, 1993).

En un estudio realizado en laboratorio (Tupler *et al.*, 1992), se analizó la correlación entre la hiperintensidad subcortical observada en imágenes de RM y dos evaluaciones neuropsicológicas específicas: la prueba de reconocimiento facial de Benton (Benton *et al.*, 1983) y la prueba de símbolos de dígitos revisada de la Escala de Inteligencia para Adultos de Wechsler (WAIS-R). La primera prueba fue seleccionada debido a su alto nivel de significación demostrado en asociación con la hiperintensidad subcortical. La última prueba fue elegida en base a los informes anteriores de que dos grupos de investigación independientes la relacionaron con la hiperintensidad subcortical. Ambas evaluaciones fueron seleccionadas como instrumentos debido al impacto potencial de la patología subcortical en la percepción visuoespacial y la ejecución visuomotora, respectivamente.

Los hallazgos indican una fuerte correlación entre el rendimiento en las pruebas neuropsicológicas y factores como la edad y la educación. Sin embargo, no se observó ninguna asociación significativa entre el rendimiento y la presencia de hiperintensidad subcortical. La mayoría de los sujetos exhibieron hallazgos de hiperintensidad subcortical leve. Sin embargo, es importante considerar que los cambios más severos en la hiperintensidad subcortical podrían estar potencialmente relacionados con la disfunción cognitiva en adultos sanos. Esta noción está respaldada por estudios previos realizados por Boone *et al.* (1992), DeCarli *et al.* (1995), Matsubayashi *et al.* (1992) y Steingart *et al.* (1987).

De hecho, un daño significativo en los tractos de la sustancia blanca subcortical interrumpiría la intrincada red de conexiones entre las regiones frontal y subcortical del cerebro. Esta interrupción puede servir potencialmente como una base anatómica para el deterioro cognitivo y el deterioro del funcionamiento ejecutivo comúnmente observado en la población que envejece. Además, se ha documentado previamente que los individuos con depresión severa presentan una mayor prevalencia de hiperintensidad subcortical (Coffey, 1991; Coffey *et al.*, 1990, 1993).

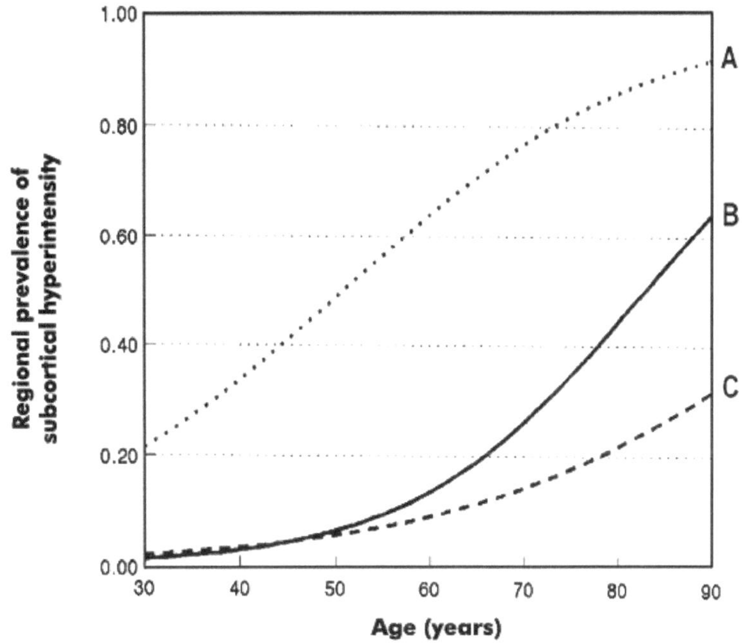

Fig. 11.1.3. El gráfico ilustra el aumento progresivo de la prevalencia regional de la hiperintensidad subcortical a medida que los individuos avanzan en edad. Los modelos de regresión logística han revelado que existe una mayor probabilidad de hiperintensidad subcortical en la prevalencia de pliegues en la sustancia blanca profunda (línea A) y la protuberancia (línea B); sin embargo, no está presente en la sustancia blanca periventricular ni en los ganglios basales (línea C). La probabilidad de hiperintensidad subcortical demostró un aumento anual progresivo de aproximadamente el 6,3 % en la sustancia blanca profunda, mientras que en la protuberancia fue del 8,1 %.

11.2. Parámetros adicionales en neuroimágenes

Además de los parámetros de neuroimágenes cerebrales comúnmente utilizados, existen varios otros que pueden proporcionar información valiosa sobre el funcionamiento del cerebro. Estos parámetros incluyen:

11.3. Calcificación intracraneal

La calcificación intracraneal se refiere a la presencia de depósitos de calcio dentro de la cavidad craneal. Estas calcificaciones pueden ocurrir en diversas estructuras. La calcificación punteada se observa como una región de mayor densidad en las tomografías computarizadas (TC), pero se manifiesta como un vacío de señal en las imágenes de resonancia magnética (RM). Se ha observado que la calcificación intracraneal se manifiesta junto con innumerables condiciones patológicas y también puede detectarse de manera incidental, afectando a menudo a la glándula pineal, la duramadre, la habénula, el ligamento petroclinoideo, el plexo coroideo, los ganglios basales y los principales vasos cerebrales (Rhea y DeLuca, 1983).

Con base en la experiencia clínica y la investigación existente, se ha observado que el proceso de «calcificación fisiológica» tiende a ocurrir en varias estructuras del cuerpo a medida que las personas envejecen (Cohen *et al.*, 1980; Modic *et al.*, 1980). Sin embargo, hay una falta de datos integrales específicamente relacionados con las poblaciones de ancianos no clínicos.

11.4. Características del tejido cerebral

Las características del tejido cerebral son de suma importancia para comprender el intrincado funcionamiento del cerebro humano. La composición y la estructura del tejido cerebral juegan un papel fundamental en la determinación de su funcionalidad. En general, existen datos contradictorios con respecto a la posible asociación entre la edad avanzada y las alteraciones en los valores de atenuación de la TC (unidades de Hounsfield) de la sustancia blanca subcortical, según lo informado en estudios realizados por Cala *et al.* (1981), Schwartz *et al.* (1985) y Zatz *et al.* (1982b).

Sin embargo, vale la pena señalar que existe una prevalencia creciente de áreas parcheadas que muestran una atenuación reducida en la sustancia blanca subcortical, como se observa en las tomografías computarizadas de la población anciana (Coffey y Figiel, 1991). Estas alteraciones observadas son indicativas de las consecuencias de la reducción del flujo sanguíneo a las regiones subcorticales, que se asemejan a la hiperintensidad subcortical que se observa en las imágenes de RM (Coffey y Figiel, 1991). También se ha documentado que la edad avanzada muestra una correlación con las alteraciones regionales en las mediciones del tiempo de relajación T1 y T2 en las imágenes por resonancia magnética.

11.5. Espectroscopia por resonancia magnética

La espectroscopia por resonancia magnética es una técnica de imagen médica no invasiva que permite analizar la composición química del cerebro. Al utilizar los principios de la resonancia magnética, la espectroscopia de resonancia magnética tiene la capacidad de medir el metabolismo y la composición química del tejido cerebral (Keshavan *et al.*, 1991). Se han documentado hallazgos relacionados con la edad en estudios de espectroscopia de RM realizados en animales (Herndon *et al.*, 1998; Pettegrew *et al.*, 1990). Sin embargo, la aplicación de esta técnica a la investigación sistemática del envejecimiento «normal o habitual» en seres humanos se ha emprendido recientemente y ha arrojado resultados variables. Actualmente se están realizando investigaciones preliminares para examinar el impacto potencial de la espectroscopia de resonancia magnética en los trastornos relacionados con la edad, incluidas la demencia y la enfermedad cerebrovascular (Dager y Steen, 1992; Keshavan *et al.*, 1991; Meyerhoff *et al.*, 1994; Parnetti *et al.*, 1997).

11.6. Hierro en el cerebro

En imágenes ponderadas en T2, la presencia de hierro cerebral da como resultado una disminución en la intensidad de la señal. Esto se debe a las propiedades paramagnéticas del hierro, que aceleran el tiempo de relajación T2. La reducción de la intensidad de la señal observada en estas imágenes corresponde a la distribución de la tinción de hierro observada en los cerebros post mortem, como lo demostraron Coffey *et al.* (1989) y Sachdev (1993). Los núcleos del sistema extrapiramidal son particularmente abundantes en hierro, y el proceso de envejecimiento está relacionado con una elevada acumulación de hierro en estas áreas específicas. Si bien es cierto que los cambios relacionados con la edad tienden a ser más pronunciados durante el desarrollo y la edad adulta temprana (Pujol *et al.*, 1992), vale la pena señalar que los cambios en las imágenes de RM que indican una mayor deposición de hierro se han observado en personas mayores.

11.7. Resonancia magnética nuclear

Es una técnica de imagen no invasiva que permite visualizar el flujo sanguíneo cerebral. Debido a su excepcional sensibilidad a los fenómenos relacionados con el flujo, la RM se puede utilizar para visualizar la vasculatura extracraneal e intracraneal con una precisión notable, similar a una forma no invasiva de angiografía (Caplan *et al.*, 1995; Ståhlberg *et al.*, 1992). La resonancia magnética nuclear también puede brindar oportunidades para evaluaciones cuantitativas de la velocidad y el volumen del flujo sanguíneo, así como potencialmente ofrecer información sobre la hidrodinámica del líquido cefalorraquídeo y la actividad funcional cerebral, comparable con lo que se logra mediante PET o SPECT. Estas técnicas tienen aplicaciones claras en la investigación del envejecimiento cerebral típico y atípico.

La espectroscopia de resonancia magnética es una técnica de imagen médica no invasiva que permite la evaluación de la química cerebral. La resonancia magnética nuclear, un descubrimiento pionero en 1946, aclara el intrigante fenómeno por el cual ciertas moléculas exhiben propiedades magnéticas y responden a distintas frecuencias de radio. Esta respuesta depende de los elementos magnéticos presentes dentro de la molécula y del complejo enlace químico que los gobierna (Kato *et al.*, 1998).

La espectroscopia de resonancia magnética (MRS) aprovecha este fenómeno para identificar la presencia de diferentes moléculas en concentraciones milimolares. Desde 1946, la resonancia magnética nuclear se ha utilizado principalmente en el campo de la investigación química para examinar y evaluar la estructura molecular de diversas sustancias. Según Chance *et al.* (1978), se empleó inicialmente la espectroscopia de resonancia magnética 31P *in vivo* en cerebro de ratones. Sin embargo, fue solo con los avances más recientes de la tecnología de imágenes por resonancia magnética que el análisis espectroscópico se volvió factible para estudiar el cerebro humano. Esto se debe principalmente a que ambas técnicas se basan en requisitos de hardware similares (Kato *et al.*, 1998).

Varias moléculas que pueden detectarse mediante espectroscopia de resonancia magnética desempeñan un papel en el metabolismo de fosfolípidos de membrana o fosfatos de alta energía. Un beneficio notable de la espectroscopia es su capacidad para medir de manera no invasiva los metabolitos tisulares y los procesos metabólicos en estado estacionario en organismos vivos.

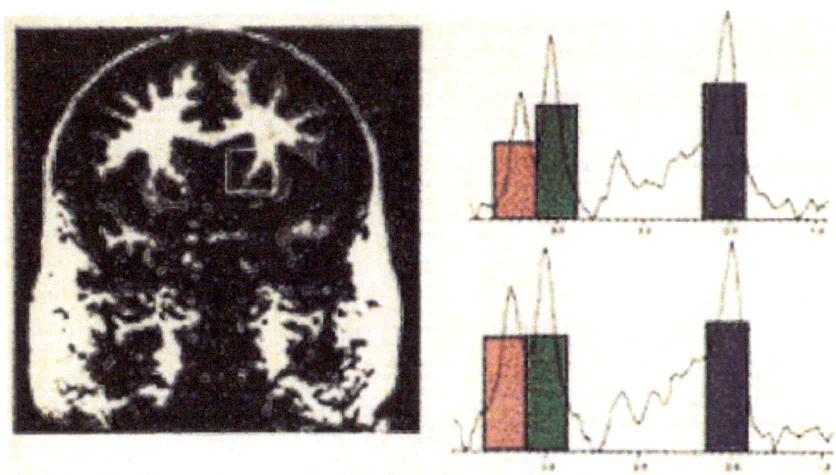

Fig. 11.7.1. Resonancia magnética y los espectros de protones correspondientes de psiquiatría primaria de un estudio realizado en adultos mayores, centrándose específicamente en la absorción de colina en el cerebro. El estudio utilizó espectroscopia de resonancia magnética de protones *in vivo* para recopilar datos.

11.8. Principios fundamentales de la espectroscopia de imágenes por resonancia magnética

En relación con la resonancia magnética estructural, cabe señalar que los isótopos de átomos específicos poseen propiedades magnéticas y exhiben un movimiento de rotación a lo largo de sus ejes respectivos. En presencia de un campo magnético uniforme, como el generado por un escáner de resonancia magnética, cada isótopo magnético dentro del sistema biológico se alinea a lo largo de la dirección del campo magnético. Además, estos isótopos exhiben una velocidad específica de giro que depende de su tipo único y del patrón de enlace químico.

A la luz de un pulso magnético de una frecuencia específica (conocida como frecuencia de Larmor), un núcleo que gira a su frecuencia de Larmor exhibe resonancia. Esta resonancia implica la absorción de energía del pulso, lo que provoca que el núcleo se desvíe momentáneamente de su alineación con el campo magnético. A medida que el núcleo invertido vuelve gradualmente a su estado alineado, libera la energía absorbida en forma de ondas electromagnéticas, conocidas como decaimiento por inducción libre. La concentración del núcleo objetivo está estrechamente relacionada con la intensidad de su decaimiento observado.

La frecuencia de Larmor para cada núcleo depende no solo de las características inherentes del isótopo, sino también del entorno magnético molecular específico del núcleo, el cual está influenciado por su enlace químico. Dependiendo del entorno local específico, la frecuencia resonante de Larmor de un núcleo en particular sufrirá un cambio químico, lo que dará como resultado una señal ligeramente diferente. Este fenómeno permite la diferenciación de un mismo núcleo en varias moléculas.

Los hallazgos de un ensayo espectrográfico se manifiestan como un espectrógrafo que muestra múltiples picos, cada uno de los cuales corresponde a una molécula distinta. La **figura 11.8.1.** muestra un espectrógrafo de resonancia magnética 1H idealizado, con la información espectral obtenida. En la se presenta un espectrógrafo real junto con una exploración de imágenes por resonancia magnética estructural, lo que proporciona una visión completa de la composición neuroquímica del cerebro. La ubicación específica de cada pico corresponde a la frecuencia de Larmor de una molécula en particular, mientras que la magnitud de cada pico es indicativa de la concentración de metabolitos en el tejido diana.

En el campo de la neuropsiquiatría, es importante señalar que las concentraciones de estas moléculas suelen ser bastante minúsculas. En consecuencia, se hace necesario adquirir múltiples muestras y promediarlas para obtener un número suficiente de señales que permita un análisis cuantitativo preciso. Para lograr esta repetición, se emplea una técnica de eco de espín, en la que la señal de radiofrecuencia se pulsa por segunda vez después de un intervalo designado, conocido como tiempo de eco (TE), lo que conduce posteriormente a la observación de una segunda señal de decaimiento denominada *eco*. El individuo se somete a la repetición de este procedimiento durante un marco de tiempo designado, denominado tiempo de repetición (TR), y posteriormente se calculan los valores medios de los tiempos de caída observados, también conocidos como ecos.

Los ensayos espectrográficos pueden localizarse con precisión en regiones específicas del cerebro. La técnica comúnmente empleada y de larga data implica la utilización de una bobina de superficie, que se dirige de manera efectiva a las regiones corticales situadas debajo del área específica del cuero cabelludo que abarca el cuerpo de la bobina (Charles *et al.*, 1997). Se emplea un mínimo de tres técnicas para apuntar específicamente a áreas más localizadas de un solo vóxel, como un tumor o un accidente cerebrovascular: espectroscopia de bobina de superficie resuelta en profundidad (DRESS), método de eco estimulado (STEAM) y espectroscopia *in vivo* de imagen seleccionada (ISIS; Kato *et al.*, 1998).

Para evaluar múltiples regiones del cerebro simultáneamente, se emplea una técnica conocida como imagen espectroscópica por resonancia magnética o imagen por desplazamiento químico (CSI; Charles *et al.*, 1997; Kato *et al.*, 1998). Mediante esta técnica, es posible reformatear los datos para generar una representación visual de la distribución espacial de un metabolito específico dentro del cerebro.

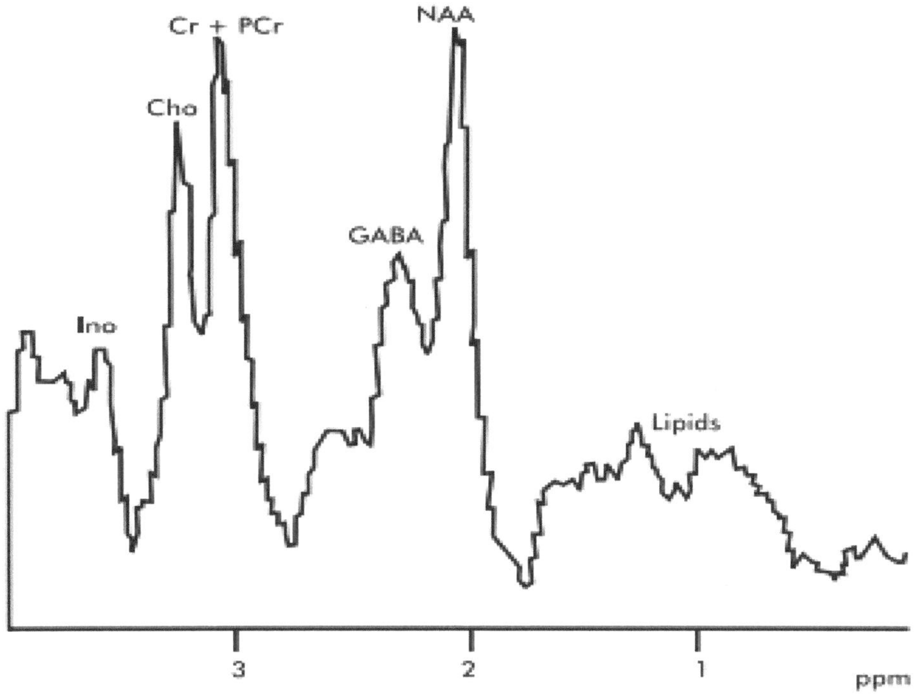

Fig. 11.8.1. Ejemplos idealizados de espectros de imágenes por resonancia magnética de protones. *Cho*: colina; *Cr*: creatina; *GABA*: ácido γ-aminobutírico; *Ino*: inositol; *NAA*: N-acetil-L-aspartato; *PCr*: fosfocreatina; *ppm*: partes por millón.

11.9. Complicaciones derivadas del análisis de datos de espectroscopia de resonancia magnética

Existen varias características inherentes a la espectroscopia de resonancia magnética que plantean desafíos en la obtención de mediciones precisas de concentraciones absolutas. En ciertos casos, los picos de la señal pueden presentar características superpuestas, lo que dificulta delinear con precisión la región bajo un pico específico.

Las variaciones en las condiciones del hardware, incluidas (entre otras) la deriva del campo magnético a lo largo del tiempo, pueden generar hallazgos relativos en lugar de absolutos en los análisis de RM. Para abordar estas complicaciones, es una práctica común en el campo de la neuropsiquiatría normalizar los datos espectrográficos sobre las concentraciones moleculares. Esta normalización suele realizarse respecto de una señal interna (a menudo H_2O) o una señal externa. Además, los datos pueden expresarse como una relación con un metabolito cuya concentración permanece relativamente constante en el cerebro, como la creatina.

Finalmente, debido al énfasis predominante en los neurotransmisores y neurorreceptores en la investigación neuroquímica, la detección de neurometabolitos mediante espectroscopia de resonancia magnética ha recibido menos atención. Además, los avances técnicos en la espectroscopia *in vivo* en humanos son relativamente recientes, lo cual indica que esta técnica aún se encuentra en sus primeras etapas de desarrollo. Varias metodologías, tanto para la adquisición como para el análisis de datos, aún no han sido estandarizadas en el campo de la neuropsiquiatría.

La perspectiva más prometedora para la medicina geriátrica parece residir en el avance de técnicas diagnósticas que permitan distinguir las fases iniciales de la enfermedad de Alzheimer (EA) de diversas formas de demencia, como la demencia vascular o la demencia por Parkinson. Estos diagnósticos representan un desafío importante para los profesionales de la salud, ya que actualmente la enfermedad de Alzheimer solo puede confirmarse de manera definitiva mediante biopsia y examen patológico *post mortem*. Un diagnóstico *in vivo*, menos invasivo y más fiable, brindaría una guía valiosa tanto para el tratamiento diferencial de estas demencias como para el desarrollo de intervenciones farmacológicas que las aborden eficazmente desde sus primeras etapas. Por esta razón, la mayoría de las investigaciones sobre espectroscopia de resonancia magnética en población geriátrica se han centrado en contrastar la enfermedad de Alzheimer con otros tipos de demencia.

12. Diversos espectros de resonancia magnética y sus correlatos neuroquímicos

La espectroscopia de resonancia magnética ^{31}P es una técnica de imagen no invasiva que utiliza los principios de la RM para estudiar compuestos que contienen fósforo en el cuerpo humano. Al analizar los cambios químicos y las concentraciones relativas en un espectro de resonancia magnética de fósforo-31 del cerebro humano, es común observar siete picos distintos. Estos picos corresponden al contenido de fósforo, específicamente asociado con fosfomonoésteres como el fosfato inorgánico (Pi), fosfodiésteres (PDE), fosfocreatina (PCr), adenosina difosfato (ADP), adenosina trifosfato (ATP) y nucleósidos trifosfato (NTP).

Fosfomonoésteres (PME): su pico abarca metabolitos implicados en la síntesis de fosfolípidos de membrana, como la fosfatidilcolina o la fosfoetanolamina. La concentración de PME generalmente disminuye con la edad avanzada, pero se encuentra elevada en las primeras etapas de la enfermedad de Alzheimer (EA), según estudios de Lorberbaum *et al.* (1998) y Pettegrew *et al.* (1988).

Fosfato inorgánico (Pi): el pico de Pi incluye tanto el fosfato (PO_4) como el hidrógeno fosfato (HPO_4), resultantes de la disociación del $H_2PO_4^-$ en HPO_4^{2-} y H^+. A partir del desplazamiento químico específico de este pico, es posible estimar el pH intracelular del vóxel analizado. En casos de infarto crónico, se ha observado un aumento en el pH, atribuible a la migración de macrófagos con pH elevado hacia el sitio de la lesión (Ross y Michaelis, 1994; Vion-Dury *et al.*, 1994).

Fosfodiésteres (PDE): el pico de PDE indica la presencia de metabolitos generados durante la descomposición de fosfolípidos de membrana, como la glicerofosfocolina y la glicerofosfoetanolamina. Se creía previamente que la relación PME/PDE reflejaba la renovación de fosfolípidos, pero esta hipótesis ha sido descartada debido a la dificultad para identificar con precisión el origen de la señal PDE (Kato *et al.*, 1998). La concentración de PDE suele incrementarse con la edad.

Fosfocreatina (PCr): la PCr es una molécula bioenergética presente en el sistema nervioso central y el músculo esquelético. Tiene la capacidad de donar un grupo fosfato al ADP, restaurando así los niveles de ATP en la célula. Esta capacidad puede explicar la disminución de los niveles de PCr frente a demandas energéticas elevadas, como la estimulación fótica.

Adenosina trifosfato (ATP): molécula vital para los procesos biológicos, cuya concentración suele mantenerse estable durante la estimulación. No obstante, el desplazamiento químico de sus picos puede variar por la presencia de magnesio o litio, un fenómeno aprovechado en diversos estudios (Gupta *et al.*, 1984; Iotti *et al.*, 1996; Kato *et al.*, 1998; Ramasamy y Mota de Freitas, 1989).

12.1. La espectroscopia de resonancia magnética utilizando una frecuencia ^1H

Debido a la gran abundancia de H_2O —la molécula más frecuente en el cuerpo humano—, su pico espectrográfico suele enmascarar las señales de otras moléculas que contienen hidrógeno y están presentes en concentraciones más bajas. Tras la supresión de la señal significativa del agua, normalmente se observan cinco picos principales: N-acetil-L-aspartato (NAA), creatina (Cr)/fosfocreatina (PCr), colina (Cho), inositol y lactato.

El N-acetil-L-aspartato (NAA) es un componente crucial de las neuronas y no se encuentra en las células gliales. Se postula como un marcador de neuronas viables o funcionales, y se ha observado una disminución de su concentración en contextos de muerte o degeneración neuronal, como en los accidentes cerebrovasculares o la enfermedad de Alzheimer (EA; Charles *et al.*, 1997; Kato *et al.*, 1998).

La creatina (Cr) y la fosfocreatina (PCr) son moléculas clave en el metabolismo energético. La señal espectral de Cr incluye tanto la creatina como la fosfocreatina. Se ha postulado que la suma de estas dos moléculas (Cr + PCr) se mantiene relativamente estable en el cerebro, por lo que suele emplearse como referencia interna para expresar las concentraciones de otros metabolitos en forma de proporciones (Kato *et al.*, 1998; Lorberbaum *et al.*, 1998).

La colina (Cho) es un nutriente esencial involucrado en diversos procesos fisiológicos. El pico de Cho incluye señales de compuestos como fosfocolina y glicerofosfocolina, que intervienen en la síntesis y degradación de membranas celulares. En menor medida, también participan el neurotransmisor acetilcolina y su precursor.

Inositol: el pico de inositol refleja la presencia de mioinositol, un componente esencial en el metabolismo de fosfolípidos y en sistemas de segundos mensajeros (Belmaker *et al.*, 1990).

Otros: neurotransmisores excitatorios como el glutamato y el aspartato, así como el inhibidor ácido γ-aminobutírico (GABA), pueden detectarse mediante espectroscopia de resonancia magnética de protones (^{1}H-MRS). También pueden observarse compuestos lipídicos. Es importante señalar que los lípidos extraneurales, como los del tejido adiposo que rodea el encéfalo, pueden interferir con el pico de lípidos observado en el espectro.

Los espectros de litio-7 (^{7}Li) y flúor-19 (^{19}F) también exhiben características distintivas relevantes para la neuropsiquiatría. Dado que el litio y el flúor no están presentes de forma natural en el organismo, pero sí en múltiples fármacos psicotrópicos, los espectros de estos isótopos pueden utilizarse en estudios farmacocinéticos en pacientes bajo tratamiento con tales compuestos (Komoroski *et al.*, 1994).

Las tablas 12.1.1 y 12.1.2 presentan compilaciones cronológicas de investigaciones realizadas con espectroscopia de resonancia magnética ^{31}P y ^{1}H-MRS, relevantes para el campo de la neuropsiquiatría geriátrica.

12.2. Envejecimiento normal

En un estudio de espectroscopia de resonancia magnética con ^{1}H, se investigaron los efectos del envejecimiento sobre los niveles de N-acetilaspartato (NAA), creatina (Cr) + fosfocreatina (PCr) y colina (Cho; Christiansen *et al.*, 1993). El análisis incluyó cuatro regiones cerebrales: los lóbulos occipital, temporal y frontal, además de los ganglios basales, en una muestra de nueve voluntarios sanos.

Se incorporaron dos grupos: uno compuesto por ocho sujetos entre 20 y 30 años, y otro con personas entre 60 y 80 años. Los investigadores anticiparon un incremento de NAA en los ganglios basales por su alta densidad neuronal. Entre las regiones analizadas, la única diferencia significativa entre cohortes fue un aumento del NAA en la región occipital del grupo más joven.

En otro estudio, Charles *et al.* (1994) analizaron las variaciones por edad y sexo utilizando ^{1}H-MRS. Se incluyeron 34 voluntarios sanos (15 hombres y 19 mujeres), entre 21 y 75 años. No se hallaron diferencias por sexo; sin embargo, se observaron niveles consistentemente más bajos de Cho, Cr, NAA, Cho/NAA y Cho/Cr en la sustancia blanca respecto de la sustancia gris.

Además, los niveles de Cho, Cr y NAA en la corteza y sustancia gris subcortical (específicamente en el caudado y putamen) mostraron una disminución asociada al envejecimiento. Esta reducción sugiere una posible alteración neuroquímica relacionada con la edad, y se corresponde con cambios previamente documentados. También se observaron transformaciones morfométricas relacionadas.

En su estudio, Charles *et al.* (1994) profundizaron en la complejidad del análisis de datos de espectroscopia de resonancia magnética, particularmente en lo concerniente a la correlación entre observaciones volumétricas obtenidas mediante MRI y datos clínicos relevantes. Esto incluye las observaciones metabólicas por MRS y las correlaciones entre cambios metabólicos y manifestaciones clínicas de atrofia cerebral progresiva asociada a la vejez.

12.3. Estudios de neuroimágenes por espectrografía por RM con ^{31}P en pacientes con enfermedad de Alzheimer

Se han realizado investigaciones neuropsiquiátricas utilizando espectroscopía de resonancia magnética ^{31}P para examinar los perfiles cerebrales de personas afectadas por la enfermedad de Alzheimer. Como se indicó anteriormente, la mayoría de los estudios de espectroscopía por resonancia magnética (MRS) realizados en la población geriátrica han tenido como objetivo identificar cambios en los niveles de metabolitos que son específicos de las formas prevalentes de demencia. Los objetivos principales de estos estudios son obtener información sobre los mecanismos metabólicos subyacentes asociados con cada tipo de demencia, facilitar el diagnóstico de las causas de la demencia y monitorear la progresión de la enfermedad y la respuesta al tratamiento.

Uno de los hallazgos más prometedores hasta el momento se refiere a las modificaciones en los niveles de PME y PDE dentro de la región cerebral de las personas diagnosticadas con la enfermedad de Alzheimer (EA), lo que podría servir como un factor distintivo entre la EA y el proceso natural de envejecimiento (Pettegrew *et al.*, 1988). En una serie de estudios *in vitro*, observaron que, durante el proceso de envejecimiento normal, se producía una disminución de los niveles de fosfomonoéster (PME), acompañada de un aumento de los niveles de fosfodiéster (PDE; Pettegrew *et al.*, 1987, 1990). Sin embargo, en el contexto de la enfermedad de Alzheimer (EA) temprana, se observó que los niveles de PME presentaban un aumento.

Debido a la participación de PME y PDE en la síntesis y descomposición de los fosfolípidos de membrana, los cambios en estos metabolitos indican un recambio elevado de membranas celulares. Brown *et al.* (1989) replicaron con éxito los hallazgos de Pettegrew en un entorno *in vivo*. Se observaron elevaciones en el porcentaje de fosfomonoésteres (PME) y en la proporción de (PME) a fosfodiésteres (PDE) en la región temporoparietal, que resultaron ser lo suficientemente significativas para diferenciar a los pacientes con enfermedad de Alzheimer (EA) de los sujetos control y aquellos con demencia por múltiples infartos.

Sin embargo, Bottomley *et al.* (1992) no observaron cambios significativos en ninguno de los metabolitos (PCr/NTP, PCr/Pi, PDE/NTP, PME/NTP, Pi/NTP, PDE/PME) después de tener en cuenta la atrofia cerebral en sus pacientes con enfermedad de Alzheimer, evaluada mediante resonancia magnética.

En el estudio de Murphy *et al.* (1993) tampoco observaron alteraciones en los niveles de fosfomonoéster (PME) y fosfodiéster (PDE) entre individuos diagnosticados con enfermedad de Alzheimer (EA) en comparación con sujetos control, luego de ajustes por atrofia cerebral.

En un estudio posterior realizado por Brown *et al.* (1993), se observaron niveles elevados de fosfomonoésteres (PME) en las regiones frontales del cerebro en pacientes diagnosticados con la EA en comparación con sujetos de control e individuos con deterioro cognitivo leve (DCL). Sin embargo, no se observaron alteraciones significativas en las regiones temporoparietales en los tres grupos.

En el año 1995, Cuénod observó niveles elevados de fosfomonoésteres (PME) en el cerebro de individuos diagnosticados con enfermedad de Alzheimer (EA) temprana. Este hallazgo se alinea con la investigación realizada por Brown, mientras que contradice las conclusiones extraídas por Bottomley, incluso después de tener en cuenta los efectos de la atrofia cerebral. Con eso, Cuénod (1995) postula que las variaciones en las metodologías empleadas para obtener datos espectrográficos pueden explicar potencialmente los resultados divergentes observados.

En la investigación de Smith *et al.* (1995) se descubrió que no había disparidades notables en los niveles de fosfomonoéster (PME) o fosfodiéster (PDE) al comparar pacientes con enfermedad de Alzheimer (EA) y sujetos de control de edad avanzada. Sin embargo, vale la pena mencionar que surgió un hallazgo bastante inesperado, que reveló niveles reducidos de PME y niveles aumentados de PDE en mujeres con EA en comparación con hombres con EA. Se observaron diferencias similares, aunque menos pronunciadas, en el grupo control de ancianos.

En el estudio de González *et al.* (1996) no se observaron cambios en los niveles absolutos de fosfomonoésteres (PME) y fosfodiésteres (PDE) entre pacientes diagnosticados con la enfermedad de Alzheimer (EA) y sujetos control. Sin embargo, encontraron niveles significativamente reducidos de PME/PDE, lo que puede atribuirse a una disminución en el nivel general de PDE. Se destaca que las variaciones observadas entre su estudio y la investigación anterior pueden atribuirse potencialmente a consideraciones técnicas relacionadas con la adquisición de datos o los métodos de análisis.

Los hallazgos de la espectroscopia de resonancia magnética en relación con el envejecimiento se pueden resumir de la siguiente manera: sin duda, el ámbito de la espectroscopia de resonancia magnética (MRS) avanza constantemente a medida que los investigadores continúan refinando las metodologías para la adquisición e interpretación de datos dentro del dominio de la neuropsiquiatría. La espectroscopia presenta un gran potencial para ofrecer información no invasiva sobre la neuroquímica del cerebro en diversas enfermedades que afectan a la población geriátrica. Los estudios se han realizado con el propósito de obtener información sobre los procesos metabólicos subyacentes asociados con cada enfermedad, facilitando el diagnóstico de las causas de la demencia y monitoreando la progresión de la enfermedad y la respuesta al tratamiento.

Hasta el momento, aún no se han establecido conclusiones definitivas en ninguno de estos tres dominios dentro del campo de la neuropsiquiatría, aunque se están logrando avances de manera expedita en cada uno de ellos. Actualmente no se recomienda la utilización de MRS para la evaluación diagnóstica de la demencia. Recientemente se están realizando estudios en curso para determinar el potencial de la espectroscopia de resonancia magnética (MRS) como una herramienta valiosa para evaluar la progresión de la enfermedad. Si se demuestra su eficacia, la MRS podría servir como una medida complementaria a las calificaciones clínicas para evaluar el avance de diversas afecciones médicas. En los próximos años, se realizarán numerosos estudios para evaluar la sensibilidad y la confiabilidad de la espectroscopia en la comprensión, el diagnóstico y el seguimiento de los trastornos neuropsiquiátricos entre las personas mayores.

12.4. Neuroimagen por resonancia magnética funcional según el nivel de oxígeno en sangre (BOLD)

La resonancia magnética funcional (fMRI) dependiente del nivel de oxígeno en sangre (BOLD) es actualmente la técnica predominante en el campo de la neuropsiquiatría. En las imágenes BOLD, el escáner de resonancia magnética se ajusta para resonar y visualizar átomos de hidrógeno, de manera similar a la resonancia magnética convencional. Sin embargo, se utilizan imágenes ponderadas en T2*, aprovechando las propiedades magnéticas de la hemoglobina desoxigenada, mientras que la hemoglobina oxigenada no presenta tales propiedades (Kwon *et al.*, 1992; Turner *et al.*, 1991).

Debido a las propiedades magnéticas de la hemoglobina, se produce un desfase rápido, lo que conduce a una retención más prolongada de la señal T2* en las regiones con niveles más altos de sangre oxigenada, en comparación con las regiones con niveles más bajos. Una región cerebral estimulada neurológicamente muestra una concentración comparativamente más alta de sangre oxigenada en contraste con su estado de reposo. Por lo tanto, una región con una concentración más alta de sangre oxigenada exhibirá una intensidad más pronunciada en las imágenes potenciadas en T2* frente a aquellas con menor concentración de oxígeno.

En el contexto de la neuropsiquiatría, se postula que, cuando una región específica del cerebro se activa, se produce un aumento posterior en la redistribución y el flujo de sangre arterial oxigenada hacia esa área en particular (Sokoloff, 1977, 1978). Significativamente, es crucial señalar que existe un retraso temporal de 2 a 6 segundos entre la activación de una región específica del cerebro y el posterior aumento del flujo sanguíneo (Kwong *et al.*, 1992; Turner *et al.*, 1991). Inmediatamente después del aumento de la actividad neuronal, las regiones activadas experimentan una reducción relativa de la sangre oxigenada debido a su extracción por parte de las neuronas activas en esa área específica. Posteriormente, la magnitud de la perfusión de sangre a toda la región supera significativamente la cantidad de oxígeno extraído, lo que da como resultado un nivel elevado de sangre oxigenada.

Los avances recientes en la tecnología de resonancia magnética han permitido la adquisición de imágenes cada 100 milisegundos, utilizando imágenes ecoplanares (una técnica de adquisición rápida), donde la respuesta BOLD exhibe un inicio tardío predecible pero variable en el tiempo. Esta característica limita la resolución temporal inmediata a varios segundos, en lugar del marco de tiempo potencial de 100 milisegundos. En el futuro, es posible que los investigadores tengan el potencial de mejorar la resolución temporal de la resonancia magnética funcional mediante la evaluación de la disminución inicial de sangre oxigenada en lugar de la posterior entrada de oxígeno (Menon *et al.*, 1995).

Además, numerosos investigadores están utilizando imágenes de resonancia magnética funcional dependientes del nivel de oxígeno en la sangre (BOLD) para examinar las alteraciones cerebrales posteriores a una ocurrencia única, en lugar de una tarea repetitiva que abarque varios segundos. Idealmente, estos estados neuropsiquiátricos se diferenciarían en un solo aspecto, de modo que todo esté controlado excepto el comportamiento en cuestión. Los paradigmas BOLD fMRI generalmente involucran múltiples ciclos de descanso intercalados con múltiples ciclos de activación. Luego, las imágenes se comparan durante toda la activación con los períodos de descanso para evaluar cualquier cambio neurocognitivo potencial. Las imágenes adquiridas durante los 3 a 6 segundos iniciales de cada intervalo generalmente se descartan debido al retraso en la respuesta hemodinámica.

En neuropsiquiatría se emplean paradigmas alternativos para explicar la deriva temporal en la intensidad de la señal generada por el escáner de imágenes por resonancia magnética, y se acostumbra comparar los niveles de actividad observados durante una tarea específica con los observados durante los períodos de descanso. Posteriormente, se genera un mapa estadístico para identificar las regiones del cerebro que exhiben cambios significativos en la actividad durante la tarea. Luego, el mapa estadístico se fusiona con una resonancia magnética estructural obtenida en los mismos cortes.

Con los avances tecnológicos actuales, las imágenes de resonancia magnética funcional dependiente del nivel de oxígeno en sangre se utilizan con mayor eficacia en el campo de la neuropsiquiatría para investigar procesos cognitivos que muestran una modulación rápida, como el lenguaje, la percepción visual, la función motora, el procesamiento auditivo y la memoria.

El estudio realizado por Whalen y colegas (1998) demostró la utilidad significativa del BOLD fMRI en la investigación de procesos mentales sutiles. Se empleó un procedimiento de *backward masking* para administrar tres condiciones alternas a un grupo de 10 sujetos en el campo de la neuropsiquiatría. La primera condición, denominada condición de referencia, implicó la presentación de un signo «+» a los sujetos. La segunda condición, conocida como condición «feliz» (H), consistía en presentaciones repetidas de una cara feliz que duraban 33 milisegundos, seguidas de 167 milisegundos de una cara neutral. Por último, la tercera condición, conocida como condición de «miedo» (F), involucró presentaciones repetidas de una cara temerosa que duraba 33 milisegundos, seguida de 167 milisegundos de una cara neutral.

En este estudio, una serie de caras temerosas y felices fueron presentadas de una manera que dio como resultado que el 80 % de los participantes no pudiera identificarlas con precisión. A pesar de la ausencia de conciencia de los sujetos respecto de las expresiones emocionales en los rostros, hubo un aumento notable en la activación de la amígdala en respuesta a las caras temerosas y una disminución correspondiente en la activación de la amígdala en respuesta a las caras felices. Esto sugiere que los sujetos debieron haber procesado la información emocional a nivel inconsciente.

Lamentablemente, la resonancia magnética funcional (fMRI) es susceptible a los artefactos de movimiento, lo que restringe el rango de tareas que se pueden realizar a aquellas que no involucren movimiento de la cabeza. Esta limitación se extiende a actividades como hablar, lo que, comprensiblemente, reduce significativamente su aplicabilidad en pacientes con demencia o aquellos que experimentan agitación.

12.4. Neuroimagen por resonancia magnética funcional según el nivel de oxígeno en sangre (BOLD)

Sin embargo, con la resonancia magnética funcional (fMRI) de un solo evento, no es posible capturar imágenes durante el movimiento, como el habla. Esto se debe a la demora de 3 a 6 segundos en el flujo de sangre a la región específica del cerebro. Por lo tanto, la imagen debe realizarse después de la tarea, cuando cesa el movimiento.

Una restricción adicional de la BOLD fMRI se refiere a la presencia de artefactos comúnmente observados en regiones del cerebro que están muy cerca de espacios llenos de aire, como los senos paranasales. Estos artefactos plantean desafíos cuando se intenta visualizar regiones ubicadas en la base del cerebro, incluidas las cortezas orbitofrontal y mediotemporal. Ocasionalmente, se puede observar que las áreas de activación ocurren predominantemente en grandes venas de drenaje en lugar de directamente en un lecho capilar adyacente al sitio de activación neuronal, lo que introduce complejidades adicionales en la interpretación de estas exploraciones (Moseley *et al.*, 1996).

Los neuropsiquiatras y los neurocirujanos ahora están utilizando imágenes cerebrales funcionales como una herramienta clínica para delinear de manera no invasiva la función del lenguaje, motora y de la memoria en pacientes que se someten a procedimientos neuroquirúrgicos (Binder, 1997; Binder *et al.*, 1996; Bookheimer, 1996; Jack *et al.*, 1994). En la actualidad, no existen indicaciones establecidas para la utilización de la BOLD fMRI en el campo de la psiquiatría clínica. Sin embargo, esta técnica innovadora muestra un potencial significativo para dilucidar los fundamentos neuroanatómicos de los trastornos neuropsiquiátricos. La resonancia magnética funcional tiene un potencial prometedor para clarificar la variabilidad diagnóstica y facilitar la elaboración de estrategias de tratamiento en el futuro.

Un cuerpo sustancial de literatura documenta extensamente la disminución relacionada con la edad en el flujo sanguíneo cerebral durante el estado de reposo y en respuesta a tareas corticales. Varios estudios de tomografía por emisión de positrones (PET) han informado una reducción en la activación del flujo sanguíneo cerebral en sujetos de edad avanzada cuando se les presenta un tablero de ajedrez o se les instruye para realizar movimientos de los dedos (Melamed *et al.*, 1980).

A través de estudios, Ross *et al.* (1997) emplearon imágenes de resonancia magnética funcional (fMRI) para examinar la hipótesis de que hay una disminución en la respuesta del flujo sanguíneo a las tareas con el avance de la edad. Se utilizó fMRI dependiente del nivel de oxigenación en sangre ecoplanar (BOLD) para investigar las respuestas neuronales asociadas con la estimulación fótica en una muestra de nueve personas mayores (edad media: 71 años) y 17 participantes jóvenes de control (edad media: 24 años). Los sujetos de edad avanzada exhibieron una disminución en la magnitud de la respuesta BOLD, observándose un aumento del 2,5 % en el grupo de edad avanzada, en comparación con un aumento promedio del 4 % en el grupo más joven.

Todos estos estudios de activación utilizan varios componentes del sistema nervioso periférico para inducir alteraciones en el cerebro. El equipo de investigación de la Universidad Médica de Carolina del Sur (MUSC) ha llevado a cabo la estimulación cerebral directa y no invasiva mediante estimulación magnética transcraneal (EMT). Esta innovadora técnica permite eludir el sistema nervioso periférico y medir simultáneamente las respuestas de resonancia magnética funcional dependientes del nivel de oxígeno en la sangre (fMRI BOLD).

Un factor de confusión significativo en la EMT es la distancia entre la bobina y la corteza, que tiene una importancia considerable. Cabe señalar que el campo magnético disminuye logarítmicamente a medida que aumenta esta distancia, fenómeno que se observa con mayor pronunciación en los individuos de mayor edad. Es imperativo realizar más investigaciones para explorar a fondo la eficacia de esta innovadora técnica de fusión, a fin de evaluar la hipótesis ampliamente reconocida de una disminución gradual en la respuesta del flujo sanguíneo cerebral durante el proceso de envejecimiento.

12.5. Dependencia del nivel de oxígeno en sangre (BOLD) en RM funcional (fMRI)

Basado en:

- Propiedades magnéticas diferenciales de la desoxihemoglobina y la oxihemoglobina.
- Acoplamiento del flujo sanguíneo oxigenado y la actividad neuronal.
- Alta resolución espacial y temporal.
- Retraso de 2 a 6 segundos en la respuesta del flujo sanguíneo que limita la resolución temporal óptima.
- Con el escaneo rápido, se comparan las imágenes tomadas durante estados activos y de reposo en un individuo, en una sola sesión.
- Áreas frontales e inferiores temporales vulnerables a artefactos por tejido aéreo.
- Muy sensible al movimiento y, por lo tanto, no se ha utilizado mucho hasta ahora en poblaciones geriátricas.

La técnica tiene un buen potencial para:

- Mostrar la actividad cerebral durante tareas de memoria.
- Ayudar a entender la fisiopatología.
- Posible utilización en el diagnóstico y seguimiento del tratamiento.

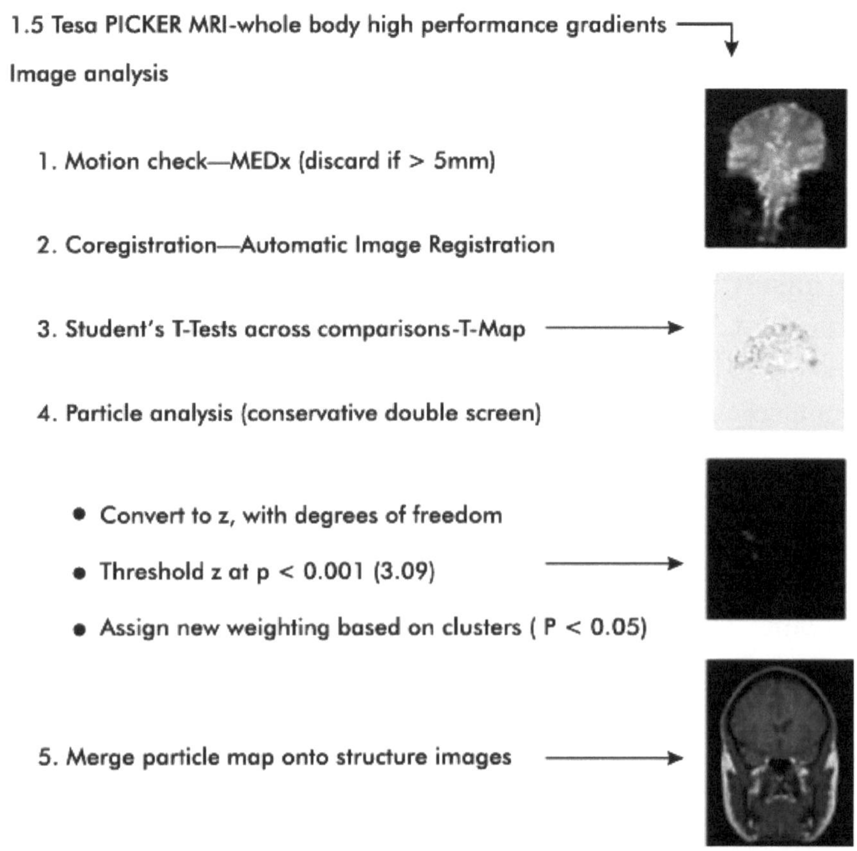

Tabla 12.5.1.1. Resumen de los pasos de análisis de imagen utilizados en la resonancia magnética funcional (fMRI) dependiente del nivel de oxígeno en sangre (BOLD)

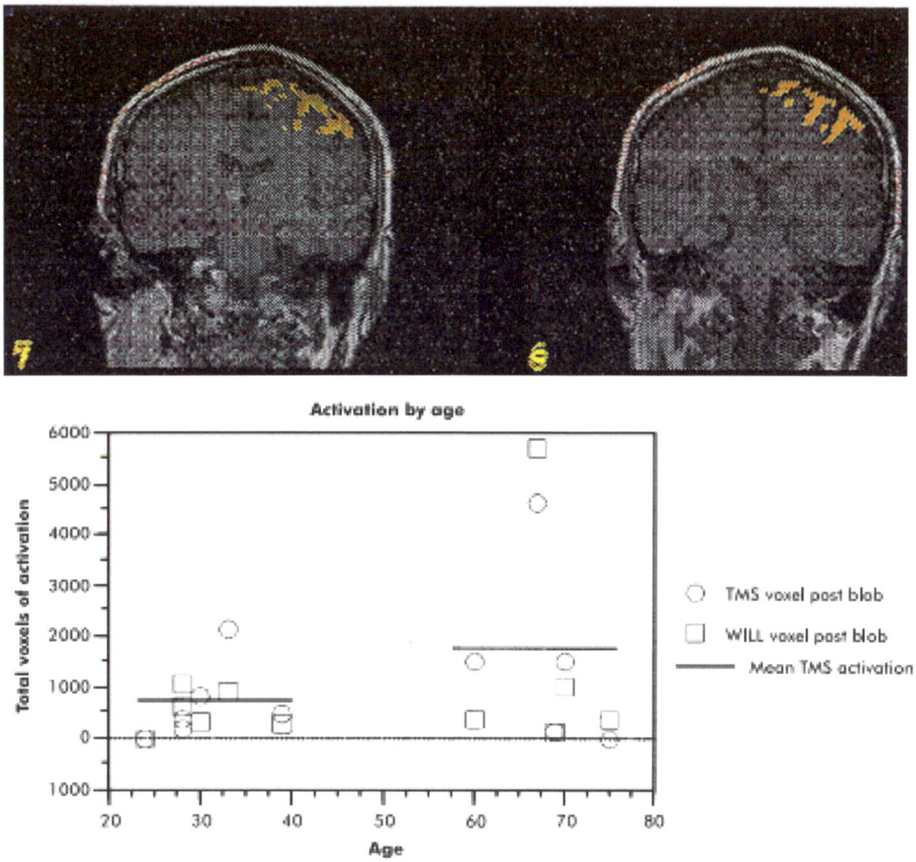

Tabla 12.5.2. El segundo gráfico indica un estudio realizado en la Universidad Médica de Carolina del Sur donde no se muestra una disminución significativa en la actividad cerebral durante la estimulación magnética transcraneal (EMT)/resonancia magnética funcional sobre la corteza motora en una pequeña cohorte de individuos de diferentes edades. Este hallazgo contradice estudios previos que han sugerido una disminución en la respuesta del flujo sanguíneo a la estimulación con la edad. La actividad indicada por «WILL» representa la actividad cerebral durante el movimiento voluntario.

12.6. Resonancia magnética funcional de perfusión

La resonancia magnética funcional de perfusión es una técnica de neuroimagen que permite evaluar el flujo sanguíneo cerebral y su relación con la función cerebral. Al medir los cambios en el flujo sanguíneo, la resonancia magnética funcional puede proporcionar información valiosa sobre el funcionamiento del cerebro. Se han desarrollado dos métodos de resonancia magnética para medir directamente el flujo sanguíneo cerebral. La técnica inicial, denominada seguimiento del bolo intravenoso, depende de la administración intravenosa de un compuesto magnético, como un agente que contiene gadolinio.

Un agente de contraste es una sustancia utilizada en imágenes médicas para mejorar la visibilidad de ciertas estructuras o tejidos. En el campo de la neuropsiquiatría, los agentes de contraste se emplean para mejorar la visualización de regiones o anomalías específicas del cerebro durante los procedimientos de imagen. Un método comúnmente utilizado para evaluar la eficacia de un agente de contraste es medir su señal ponderada en T2*, que brinda información valiosa sobre las propiedades magnéticas del tejido que se examina. El flujo sanguíneo cerebral perfunde rápidamente por todo el cerebro dentro de una breve ventana temporal (Belliveau *et al.*, 1991; Rosen *et al.*, 1991).

En las regiones abastecidas de flujo sanguíneo, el compuesto magnético exhibe un nivel reducido de intensidad de señal. El compuesto induce una falta de homogeneidad magnética que provoca una disminución en la señal T2*. Este compuesto magnético puede estar involucrado en procesos neuropsiquiátricos.

En los estudios e investigaciones, se administra una sola inyección tanto durante la fase de control como durante la fase de activación. El presente estudio tiene como objetivo investigar el desempeño de tareas cognitivas y las diferencias relativas en el flujo sanguíneo entre los dos estados, con el fin de desarrollar una imagen de perfusión en el campo de la neuropsiquiatría. Alternativamente, los cambios en el flujo sanguíneo pueden evaluarse a través de evaluaciones neuropsiquiátricas.

La duración tras una sola administración para la producción de un mapa de perfusión (Belliveau *et al.*, 1991) empleó el método para generar la investigación inicial, llevando a cabo la utilización de un paradigma de estimulación visual. Los investigadores realizaron neuroimágenes del lóbulo occipital, considerado una región cerebral de particular interés en el campo de la neuropsiquiatría. En el contexto de la inyección de gadolinio-dietileno, es importante considerar los efectos potenciales en esta región específica del cerebro.

Se administró ácido triamina pentaacético una vez durante la ausencia de luz y posteriormente se repitió durante un procedimiento de estimulación fótica para delinear la respuesta visual evocada. Se realizó un análisis estadístico comparando las imágenes adquiridas mediante la estimulación visual con aquellas obtenidas durante la ausencia de luz, con el objetivo de elaborar una representación visual.

Aunque los contrastes a base de gadolinio no son radiactivos, se usan comúnmente en procedimientos de imágenes médicas para mejorar la valoración clínica en neuropsiquiatría. Es imperativo considerar el número óptimo de bolos que se pueden administrar a un individuo. La toxicidad renal es una limitación potencial asociada con el uso de la administración repetida de trazadores.

Adicionalmente, en este método, el procedimiento genera un mapa que representa específicamente el flujo sanguíneo cerebral relativo, sin incluir ninguna otra información. El fenómeno del flujo de solutos, como se explica en la técnica que se describe a continuación, ha empleado la resonancia magnética de perfusión en bolo de gadolinio en el examen de adultos mayores, mostrando resultados preliminares alentadores.

En un estudio de imágenes PET con fluorodesoxiglucosa (medición del metabolismo de la glucosa) y, posteriormente, en el mismo grupo, González *et al.* (1995) evaluaron la perfusión regional relativa empleando técnicas de resonancia magnética funcional (fMRI). Los sujetos presentaron una amplia gama de diagnósticos, incluida la enfermedad de Alzheimer (EA), la enfermedad de Pick y la afasia progresiva primaria.

En su investigación, los científicos descubrieron que también existen regiones aberrantes del metabolismo en pacientes neuropsiquiátricos, que exhibieron patrones de perfusión cerebral atípicos evaluados mediante la utilización de técnicas novedosas de resonancia magnética funcional (fMRI). Algunos investigadores utilizaron imágenes por resonancia magnética para examinar los cerebros de personas con esquizofrenia y controles sanos, y descubrieron que el volumen de ciertas regiones del cerebro, como la corteza prefrontal y el hipocampo, se redujo significativamente en las personas con esquizofrenia en comparación con el grupo de control.

En una investigación de imágenes de resonancia magnética funcional (fMRI) de perfusión cerebral en una cohorte de cuatro individuos jóvenes sanos, con seis sujetos de control de edad avanzada sin ningún trastorno psiquiátrico (con una edad promedio de 71 años) y seis pacientes mayores emparejados con demencia senil tipo Alzheimer, se administró perfusión a todos los participantes. Las imágenes de tomografía computarizada por emisión de fotón único (SPECT) se obtuvieron para evaluar el flujo sanguíneo cerebral en el estudio de imágenes, lo que indica un alto nivel de calidad de imagen con mínima interferencia por distorsiones relacionadas con el movimiento. La duración del tiempo de transición es un factor crucial en neuropsiquiatría.

Todas las personas diagnosticadas con demencia senil, específicamente enfermedad de Alzheimer, presentaban perfusión reducida en la región temporoparietal. La corteza es un componente vital del sistema nervioso central, desempeñando un papel crucial en varios procesos cognitivos. La resonancia magnética funcional de perfusión (fMRI) también demostró una disminución del flujo sanguíneo en el cerebro en dos ancianos que formaban parte del grupo de control sano. Los falsos positivos pueden ocurrir en ciertos sujetos.

En una investigación más rigurosa, Harris *et al.* (1996) emplearon la resonancia magnética funcional en bolo para investigar una cohorte de 13 pacientes con diagnóstico de enfermedad de Alzheimer (EA) y un grupo control formado por 13 individuos. Se observó una reducción en la actividad de la corteza temporoparietal en el grupo con EA; no se observaron diferencias significativas en la actividad relativa de la corteza motora.

Dos estudios proporcionan evidencia de que es probable que la RM de perfusión en bolo sea eficaz en el campo de los trastornos neuropsiquiátricos, ayudando en la distinción del funcionamiento cerebral entre individuos con el perfil neurocognitivo de la enfermedad de Alzheimer (EA) y sujetos sanos. Se necesita más investigación, que involucre estudios prospectivos en una población clínica diversa, para sacar una conclusión definitiva respecto de la eficacia clínica final de esta técnica de resonancia magnética en particular en el diagnóstico y seguimiento de la enfermedad de Alzheimer.

Una demostración exitosa de la técnica, que reveló diferencias en el flujo sanguíneo en 11 pacientes con enfermedad de Alzheimer en comparación con 8 sujetos de control de la misma edad, que estaban psiquiátricamente sanos (Sandson *et al.*, 1996), descubrió que existe una correlación entre la hipoperfusión parieto-occipital y la demencia. En otras palabras, a medida que aumenta la gravedad de la demencia, hay una disminución en el flujo sanguíneo en estas regiones en particular.

Ahora es imperativo que los grupos de investigación perfeccionen aún más esta técnica y determinen su potencial para detectar alteraciones cerebrales más matizadas en las primeras etapas de la EA, o incluso antes de la manifestación de los síntomas. Esta técnica tiene un gran potencial en el campo de la neuropsiquiatría para el diagnóstico y seguimiento de las demencias.

Al utilizar la resonancia magnética, es posible identificar con precisión los cambios en el flujo sanguíneo causados por la isquemia y medir el volumen de estructuras cerebrales clave, como el hipocampo. Además, esta técnica permite la detección de defectos de perfusión asociados a la EA clásica, todo ello con un alto nivel de precisión, a una resolución de 1 mm.

Si bien aún no se ha establecido la aplicación clínica de esta técnica de perfusión por resonancia magnética, su futura utilización es prometedora en la caracterización de distintas fases del accidente cerebrovascular isquémico agudo.

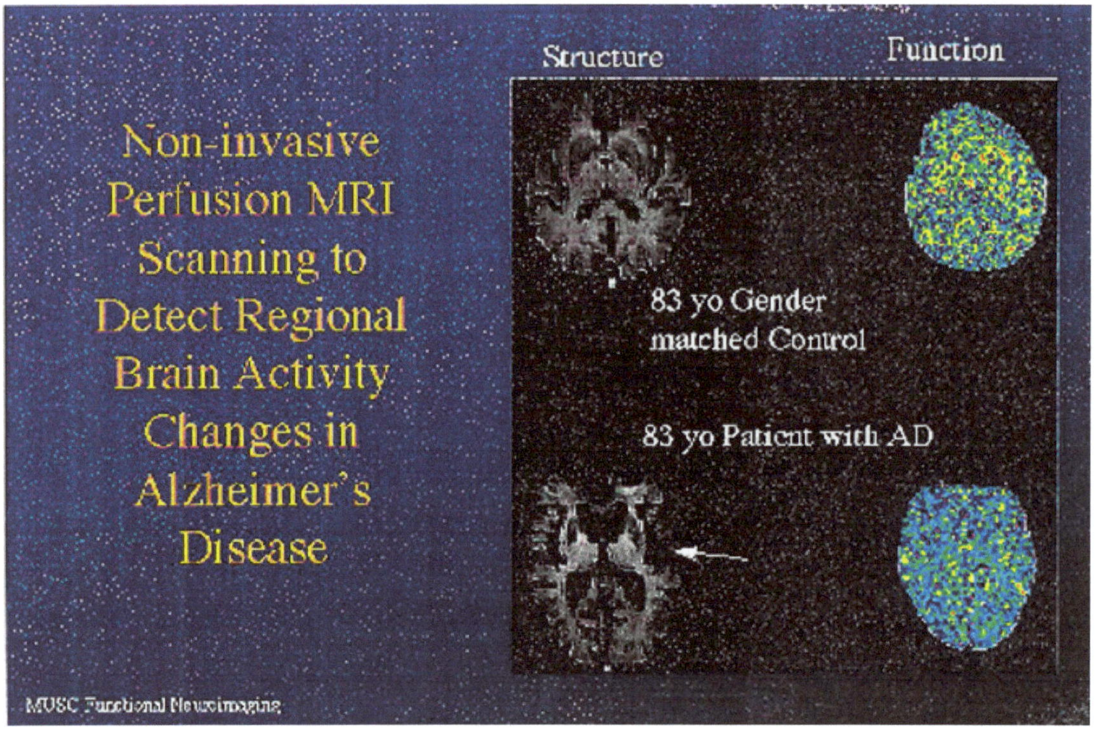

12.7. FDG-PET en la enfermedad de Alzheimer

El ^{18}F-FDG es un compuesto químico con similitudes estructurales con la glucosa, lo que le permite atravesar la barrera hematoencefálica mediante transportadores, específicamente a través del transportador de glucosa tipo 1 (GLUT1). Una vez dentro del cerebro, sufre fosforilación por la hexoquinasa, una enzima implicada en la vía glucolítica. A diferencia de la glucosa, el ^{18}F-FDG no sufre degradación por la isomerasa, y la fosforilación inversa es poco frecuente. En consecuencia, el metabolismo queda «atrapado» en esta etapa, lo que lleva a la acumulación de ^{18}F-FDG dentro de las células (Hertz, 2002).

La sinapsis en la región se ve facilitada por el acoplamiento metabólico entre neurona y glía (Magistretti, 2009), y demuestra una conexión sólida donde se observa una correlación entre la actividad neuronal (Sokoloff, 1977; Liu, 1996). Este fenómeno puede atribuirse a las complejidades biológicas del funcionamiento del cerebro y del sistema nervioso central.

La glucosa es el combustible principal del cerebro y es esencial para mantener la función cerebral normal. El ATP (trifosfato de adenosina) desempeña un papel crucial en el apoyo a la vía glucolítica y al ciclo del ácido tricarboxílico, los cuales son vitales para la actividad neuronal en el sistema nervioso central. El cerebro, un órgano complejo central para el funcionamiento del sistema nervioso, desempeña un papel crucial, y esto aclara la superioridad de la tomografía por emisión de positrones (PET), que emplea ^{18}F-FDG para evaluar objetivamente la actividad neuronal dentro del cerebro.

Al evaluar a personas con enfermedad de Alzheimer (EA), comúnmente se emplean la tomografía computarizada (TC) y la resonancia magnética (RM). Las técnicas de neuroimagen, específicamente la RM, desempeñan un papel crucial en el proceso de diagnóstico, al ayudar en la identificación y diferenciación de formas tratables de demencia. La hidrocefalia de presión normal (HPN) y el hematoma subdural crónico (HSC) son dos afecciones que requieren una evaluación exhaustiva desde una perspectiva neuropsiquiátrica.

Las enfermedades cerebrovasculares se refieren a un grupo de afecciones médicas que afectan los vasos sanguíneos que irrigan el cerebro. Estas condiciones pueden provocar diversos síntomas neurológicos y psiquiátricos. En el diagnóstico de la EA, la tomografía computarizada por emisión de fotón único (SPECT) y la tomografía por emisión de positrones (PET) son técnicas de imagen avanzadas que se utilizan para evaluar el flujo sanguíneo cerebral y el metabolismo, respectivamente, en el campo de la neuropsiquiatría.

En neuropsiquiatría, ha habido una mejora significativa en la identificación y el tratamiento de diversas afecciones de salud mental. Esto ha llevado a una mejor comprensión de los mecanismos neurobiológicos subyacentes implicados en estos trastornos, así como al desarrollo de intervenciones más específicas y efectivas. Además, la integración de la neuropsiquiatría con otras especialidades médicas ha permitido un enfoque más integral de la atención al paciente, abordando los aspectos psiquiátricos y neurológicos de su afección.

En general, estos avances en neuropsiquiatría han contribuido en gran medida al bienestar general y a la calidad de vida de las personas con problemas de salud mental.

En estudios, la evaluación iterativa de biomarcadores —incluida la medición del volumen cerebral utilizando resonancia magnética, imágenes del metabolismo de la glucosa cerebral, imágenes de amiloide con PET, y medición de Aβ y tau en el líquido cefalorraquídeo— ha permitido establecer de manera efectiva un diagnóstico temprano de la EA. Se está investigando la eficacia de diversos enfoques de tratamiento y los mecanismos fisiopatológicos subyacentes, para desarrollar un sistema de evaluación estandarizado para la enfermedad de Alzheimer. Numerosos resultados de investigaciones han mostrado datos alentadores a este respecto.

En el ámbito de la neuropsiquiatría se han llevado a cabo diversas actividades, incluido el desarrollo de criterios de diagnóstico clínico. Cuando se combina con la resonancia magnética, la FDG-PET mejora la precisión del diagnóstico y proporciona una evaluación integral de los cambios estructurales y funcionales que ocurren en el cerebro.

12.8. Hallazgos de ^{18}F-FDG-PET en el cerebro sano y en la enfermedad de Alzheimer

La corteza cerebral, la corteza cerebelosa y la materia gris central de individuos sin ningún trastorno neurológico exhiben una captación elevada de FDG. Esto se atribuye a una asociación bien establecida con el funcionamiento de la materia gris. Las investigaciones neuropsiquiátricas a menudo implican la evaluación de la densidad cerebral y el metabolismo de la glucosa.

En la corteza cerebral, hay un aumento notable en la acumulación dentro del lóbulo occipital, el cíngulo posterior y las regiones precuneus. El proceso de acumulación se refiere a la acumulación gradual de sustancias o materiales dentro de un área específica. La absorción de fluorodesoxiglucosa (FDG) en el cuerpo estriado y el tálamo demuestra niveles comparables a los observados en la región cerebral. La corteza es un componente vital del sistema nervioso central y desempeña un papel crucial en diversos procesos cognitivos.

Las observaciones comunes de FDG-PET en la enfermedad de Alzheimer (EA) abarcan una actividad metabólica reducida en la corteza de asociación parietotemporal, el cíngulo posterior y las regiones precuneus (figura 12.8.1). En el curso de la enfermedad se observa una notable disminución de la actividad metabólica en la corteza frontal. La corteza, específicamente la corteza visual primaria, los núcleos basales y el tálamo, tienden a permanecer sin cambios. Los síntomas siguen siendo constantes a medida que avanza la enfermedad.

Sin embargo, es importante señalar que, si bien la SPECT puede proporcionar información valiosa, la claridad de los hallazgos generalmente mejora con el uso de la tomografía por emisión de positrones (PET), lo que la convierte en una técnica de imagen más fiable en el campo de la neuropsiquiatría. Además, la PET permite la evaluación de varios sistemas de neurotransmisores y sus receptores correspondientes, proporcionando información valiosa sobre la neurobiología subyacente de los trastornos psiquiátricos.

El hipocampo y el parahipocampo se observan afectados comúnmente en las fases iniciales de la enfermedad de Alzheimer, aunque su afectación puede detectarse incluso en las etapas más tempranas. Es posible que no siempre se observe una reducción del metabolismo de la glucosa correspondiente a la atrofia.

En la enfermedad de Alzheimer de inicio presenil, el patrón característico del metabolismo de la glucosa suele mostrar un foco central. En la de inicio senil, hay una disminución notable del metabolismo de la glucosa en la corteza de asociación parietotemporal, así como una reducción de la actividad metabólica comúnmente observada en el sistema límbico y el lóbulo frontal. Se han documentado casos de disminución leve en la región de asociación parietotemporal, cíngulo posterior y precuneus (Mielke *et al.*, 1992; Sakamoto *et al.*, 2002).

Además, es importante señalar que existen distintas variaciones en el curso del metabolismo disminuido de la glucosa en cada caso de EA. Estas discrepancias pueden observarse a nivel individual. No existe un grado definitivo de diseminación o atenuación, ni tampoco una tasa de progresión predeterminada. Una disminución en el metabolismo de la glucosa dentro de las regiones del cíngulo posterior y el precuneus se reconoce como un indicador diagnóstico inicial de la enfermedad de Alzheimer (Minoshima *et al.*, 1997).

Identificar visualmente reducciones sutiles en el metabolismo en imágenes transversales de PET puede resultar un desafío. Este puede abordarse mediante la aplicación de técnicas estadísticas de análisis de imágenes, específicamente dentro del campo de la neuropsiquiatría. Dos métodos comúnmente empleados incluyen la proyección de superficie estereotáctica 3D (3D-SSP; Minoshima *et al.*, 1995) y el mapeo paramétrico estadístico (SPM). Se trata de herramientas de diagnóstico que facilitan la evaluación integral de las regiones cerebrales comparando imágenes de casos individuales con una base de datos de referencia de hallazgos normales.

La proyección 3D-SSP utiliza una técnica de mapeo de puntuación z para evaluar regiones que muestran un metabolismo de la glucosa aumentado o disminuido. Esto no solo agiliza la evaluación del aspecto medial del cerebro, sino que también proporciona un alto nivel de coherencia y la capacidad de detectar alteraciones sutiles.

Un metaanálisis ha indicado que la FDG-PET posee una sensibilidad del 90 % y una especificidad del 89 %. Estos hallazgos resaltan el rendimiento diagnóstico superior de la FDG-PET en comparación con otros biomarcadores, incluidos el líquido cefalorraquídeo $A\beta_{42}$ y tau, la SPECT del flujo sanguíneo cerebral y la resonancia magnética (Bloudek *et al.*, 2011). Además, un examen exhaustivo de la literatura publicada después del año 2000 ha revelado la capacidad diagnóstica notablemente sólida que proporciona la FDG-PET, con una sensibilidad del 96 % y una especificidad del 90 %. Se cree que esta mejora se debe al uso de dispositivos PET más avanzados o a una mayor competencia interpretativa de los observadores (Bohnen *et al.*, 2012).

Sin embargo, es importante reconocer que la FDG-PET tiene sus limitaciones en el campo de la neuropsiquiatría. Su principal utilidad radica en distinguir a los individuos con enfermedad de Alzheimer de aquellos que están cognitivamente sanos. No obstante, es fundamental destacar que la FDG-PET no proporciona evidencia histopatológica, y el estándar de referencia actual para el diagnóstico sigue siendo la evaluación clínica.

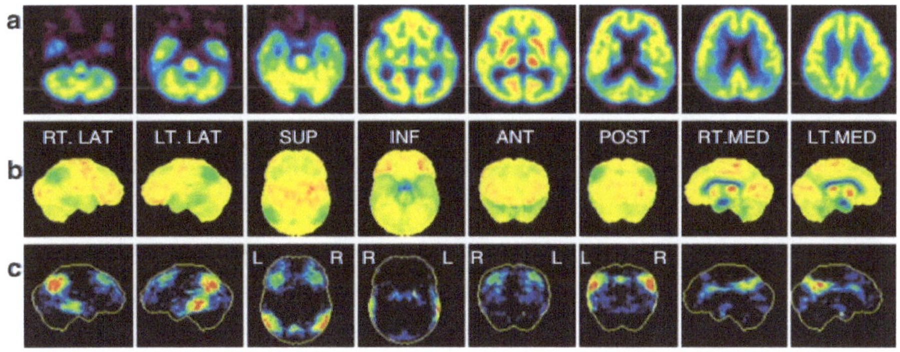

Fig. 12.8.1. Imágenes representativas obtenidas mediante exploración por FDG-PET en un paciente diagnosticado con enfermedad de Alzheimer (EA). (a) Técnicas de neuroimagen de tomografía; (b) proyección de superficie estereotáxica tridimensional (3D-SSP); y (c) imágenes de puntuación *z* 3D-SSP que revelan patrones de actividad metabólica disminuida en la corteza de asociación parietotemporal, cíngulo posterior y regiones precuneus.

12.9. La distinción entre la enfermedad de Alzheimer y otros tipos de demencia

Aproximadamente el 50 % de las personas diagnosticadas con demencia presentan la enfermedad de Alzheimer (EA), mientras que los casos restantes abarcan una variedad de demencias no relacionadas con la EA. Estas incluyen la demencia con cuerpos de Lewy, la demencia frontotemporal y la demencia vascular, las cuales requieren una cuidadosa distinción respecto de la EA.

Distinguir entre demencia no relacionada con la enfermedad de Alzheimer y la EA es crucial en el contexto de seleccionar la estrategia de tratamiento adecuada, predecir síntomas futuros y establecer el pronóstico. Se han realizado varios estudios que examinan esta distinción mediante imágenes con FDG-PET (Duara *et al.*, 1989; Herholz *et al.*, 1990; Szelies *et al.*, 1994; Mosconi *et al.*, 2008; Ishii *et al.*, 1998; Higuchi *et al.*, 2000; Kono *et al.*, 2007; Foster *et al.*, 2007; Salmon *et al.*, 1994; Hoffman *et al.*, 2000; Silverman *et al.*, 2001; Jagust *et al.*, 2007).

Sin embargo, un metaanálisis indica que la sensibilidad y la especificidad de la FDG-PET son del 93 % y el 70 %, respectivamente (Bloudek *et al.*, 2011). Incluso cuando se consideran solo los informes confirmados histopatológicamente, la especificidad de los hallazgos sigue siendo baja (Foster *et al.*, 2007; Hoffman *et al.*, 2000; Silverman *et al.*, 2001; Jagust *et al.*, 2007).

En el ámbito de la demencia no relacionada con la enfermedad de Alzheimer, no es raro encontrar numerosos casos de resultados falsos positivos en las exploraciones con FDG-PET. Estas exploraciones a menudo muestran patrones hipometabólicos que se asemejan a los típicamente observados en la EA.

La prevalencia de la demencia con cuerpos de Lewy (DCL) es significativamente elevada en personas diagnosticadas con formas de demencia distintas de la EA. El pronóstico preciso y el tratamiento adecuado de la DCL y la EA requieren una cuidadosa consideración del diagnóstico diferencial. No obstante, esta tarea no está exenta de desafíos debido a la presencia de síntomas clínicos superpuestos y la similitud en el hipometabolismo observado en la DCL y enla EA (fig. 12.9.2).

Además de una reducción del metabolismo de la glucosa similar a la observada en la enfermedad de Alzheimer, el hipometabolismo en el lóbulo occipital —que abarca la corteza visual— es una característica distintiva observada en personas con demencia con cuerpos de Lewy. La captación reducida en el lóbulo occipital en la tomografía computarizada por emisión de fotón único (SPECT) o en la tomografía por emisión de positrones (PET) se considera una característica de apoyo propuesta como criterio de diagnóstico clínico para la demencia con cuerpos de Lewy (DLB; McKeith *et al.*, 2005). No obstante, es importante señalar que la especificidad de este hallazgo no es particularmente alta (Ishii *et al.*, 1998; Higuchi *et al.*, 2000; Kono *et al.*, 2007).

En relación con la distinción entre la enfermedad de Alzheimer y la demencia frontotemporal (DFT), un estudio con un número considerable de casos demostró que la FDG-PET presentaba una sensibilidad del 99 % y una especificidad del 65 % (Mosconi *et al.*, 2008). En informes confirmados histopatológicamente, se encontró que la sensibilidad era alta (97 %), mientras que la especificidad alcanzaba el 71 % (Foster *et al.*, 2007).

Estos hallazgos indican que no es infrecuente que la demencia con cuerpos de Lewy y la demencia frontotemporal se diagnostiquen erróneamente como enfermedad de Alzheimer.

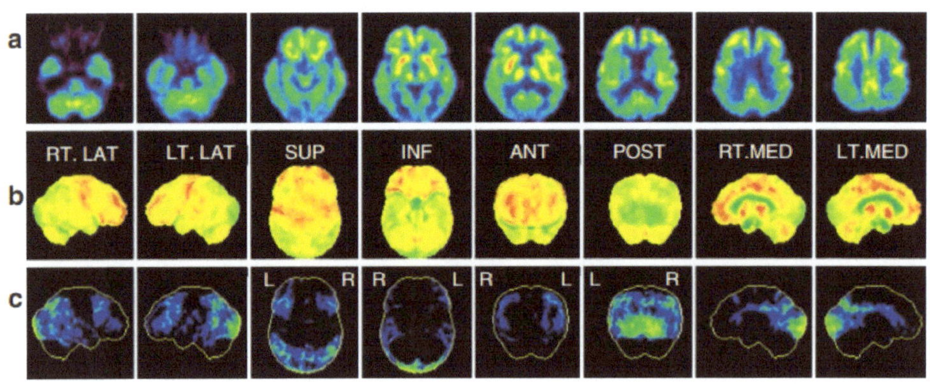

Fig. 12.9.1. Imágenes representativas de FDG-PET de un paciente diagnosticado con demencia con cuerpos de Lewy (DLB). (a) Técnicas de neuroimagen de tomografía; (b) proyección de superficie estereotáxica tridimensional (3D-SSP); y (c) imágenes de puntuación *z* 3D-SSP que revelan patrones de actividad metabólica disminuida en el lóbulo occipital, la corteza de asociación parietotemporal, el cíngulo posterior y el precúneo.

El deterioro cognitivo leve fue propuesto inicialmente y, posteriormente, revisado como una representación integral del funcionamiento cognitivo que abarca tanto las capacidades cognitivas normales como las deficiencias relacionadas con la demencia (Petersen, 2004). Se caracteriza por deficiencias en una región específica del cerebro responsable de las funciones cognitivas superiores. Además, puede manifestarse como una afección multidominio, en la que el individuo experimenta déficits en múltiples capacidades neurocognitivas.

La etiología del deterioro cognitivo leve es multifactorial y abarca una variedad de afecciones degenerativas, incluida la enfermedad de Alzheimer (EA), así como otras formas de demencia, como la demencia con cuerpos de Lewy y la demencia frontotemporal (FTD); los trastornos neuropsiquiátricos, como el deterioro cognitivo vascular (que abarca la demencia vascular), y los trastornos del estado de ánimo, como el trastorno depresivo mayor.

En el campo de la neuropsiquiatría se han observado cambios relacionados con lesiones externas y con el envejecimiento (Petersen, 2004; Petersen, 2005). Entre ellos, los trastornos amnésicos se caracterizan por déficits en la función de la memoria. Los pacientes diagnosticados con deterioro cognitivo leve presentan una tasa de conversión a enfermedad de Alzheimer de aproximadamente el 12-15 % anual (Petersen, 2004). Para determinar el momento óptimo para iniciar el tratamiento, es fundamental considerar el período específico durante el cual la intervención sería más beneficiosa, dada la mayor necesidad en los casos neuropsiquiátricos. No se puede subestimar la importancia del diagnóstico precoz en esta etapa.

El diagnóstico temprano en la etapa de deterioro cognitivo leve, utilizando fluorodesoxiglucosa (FDG) y la tomografía por emisión de positrones (PET), permite el pronóstico de la transición del deterioro cognitivo leve a la enfermedad de Alzheimer. En evaluaciones neuropsiquiátricas previas que abarcaron un período de 1 a 2 años, la precisión en la predicción de la progresión del deterioro cognitivo leve a enfermedad de Alzheimer mostró un grado notable de exactitud, con tasas del 80 % o más (Mosconi *et al.*, 2004; Drzezga *et al.*, 2005; Anchisi *et al.*, 2005). Un metanálisis halló que los valores de sensibilidad y especificidad eran elevados: 88,8 % y 84,9 %, respectivamente (Yuan, 2009).

Sin embargo, hallazgos más recientes, utilizando datos de la Iniciativa de Neuroimagen de la Enfermedad de Alzheimer, indicaron una eficacia diagnóstica limitada, como lo demuestra una menor capacidad para identificar y clasificar con precisión los trastornos neurológicos y psiquiátricos. Se informó que la sensibilidad y especificidad de la prueba diagnóstica eran del 57 % y 67 %, respectivamente (Herholz *et al.*, 2011). Esta inconsistencia en los patrones de diagnóstico podría derivarse de variaciones en los antecedentes de las personas diagnosticadas con deterioro cognitivo leve.

En Japón, un estudio multicéntrico prospectivo centrado en el deterioro cognitivo leve amnésico tuvo como objetivo investigar métodos eficaces de diagnóstico temprano de la enfermedad de Alzheimer. La investigación, conocida como SEAD-J, evaluó la eficacia diagnóstica de la FDG-PET mediante evaluación visual. Se encontró que la sensibilidad de la prueba era del 98 %, lo que indica una alta capacidad para identificar correctamente a los individuos con la afección. Sin embargo, la especificidad fue solo del 41 %, lo que sugiere una menor precisión al clasificar correctamente a los individuos sin la enfermedad. En general, la tasa de diagnóstico correcto fue del 71 %, destacando su utilidad general.

La SPECT del flujo sanguíneo cerebral —estudiada en el proyecto cooperativo japonés sobre evaluación de trastornos neurocognitivos leves (J-COSMIC)— representa otro esfuerzo relevante en neuropsiquiatría. La evaluación diagnóstica abarca una valoración integral de diversos dominios cognitivos y sus déficits correspondientes, y la eficacia diagnóstica de la FDG-PET resultó significativamente superior.

En el estudio SEAD-J, con una duración de cinco años, se observaron casos en que los pacientes diagnosticados con deterioro cognitivo leve progresaron a enfermedad de Alzheimer en el cuarto o quinto año del seguimiento. Por tanto, es posible que la baja especificidad observada inicialmente se deba a esta progresión tardía. En comparación con quienes muestran una conversión más lenta, los pacientes con conversión rápida presentan patrones distintivos relacionados con la EA desde las imágenes iniciales (figura 13.1).

La incidencia máxima de conversión se observó a los dos años, con una sensibilidad del 70 % y una especificidad del 90 %. La precisión fue del 83 %, mientras que, a los tres años, la sensibilidad y la especificidad fueron del 60 % y 91 %, respectivamente, con una precisión del 77 % (Ito *et al.*, 2014). Estos hallazgos sugieren que la ausencia de hipometabolismo indicativo de EA se asocia con una baja probabilidad de progresión del deterioro cognitivo leve a EA.

Al utilizar indicadores semicuantitativos para identificar casos con alteraciones relacionadas con EA, puede resultar factible reconocer a personas con mayor probabilidad de conversión rápida durante los primeros dos años. Además de la evaluación con FDG-PET, se ha documentado el uso simultáneo del genotipo ApoE para mejorar la precisión diagnóstica (Mosconi *et al.*, 2004; Drzezga *et al.*, 2005).

En la investigación del deterioro cognitivo leve, obtener la confirmación histopatológica del diagnóstico plantea desafíos; por ello, normalmente se emplea el diagnóstico clínico basado en el seguimiento. La etapa preclínica en imágenes con FDG-PET constituye un componente crucial en neuropsiquiatría. No obstante, existe escasez de literatura sobre su uso en fases preclínicas asintomáticas.

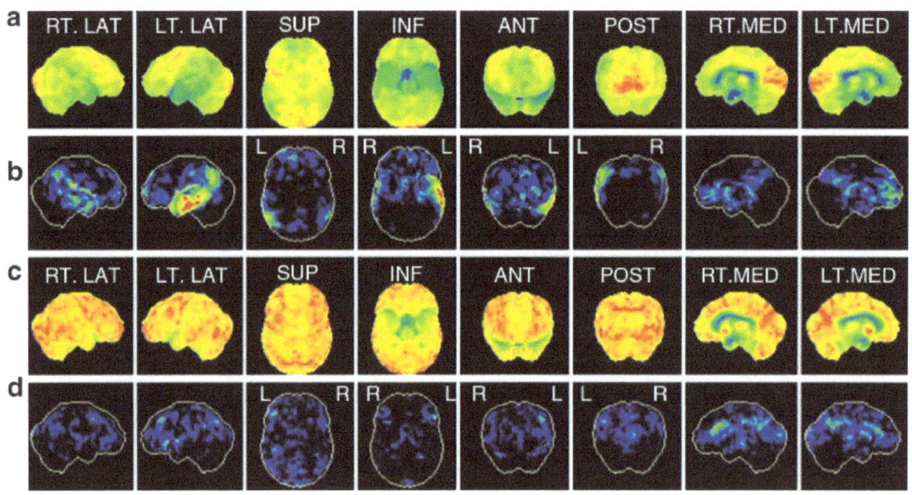

Fig. 13.1. Las imágenes 3D-SSP que representan la conversión de pacientes con deterioro cognitivo leve a la enfermedad de Alzheimer (EA). Imagen basal de un paciente de rápida conversión, observado durante una visita en el segundo año de seguimiento en el campo de la neuropsiquiatría. (a) Imagen de mapeo paramétrico estadístico tridimensional (3D-SPM), (b) imagen de puntaje Z de mapeo paramétrico estadístico tridimensional (puntuación Z 3D-SPM). Se observa una reducción notable en el metabolismo de la glucosa en la corteza de asociación parietotemporal, el cingulado posterior y el precuneus, predominantemente en el hemisferio izquierdo. Línea de base: imagen inicial que muestra un paciente con lenta conversión, observado durante una visita en el quinto año de seguimiento. (c) Imagen de proyección paramétrica estadística tridimensional (3D-SSP), (d) imagen de puntuación Z de proyección paramétrica estadística tridimensional (3D-SSP). Se observa una disminución notable en el metabolismo de la glucosa en la corteza de asociación parietotemporal, el cingulado posterior y las regiones precuneus. El paciente de rápida conversión mostró cambios más pronunciados asociados con la enfermedad de Alzheimer en la evaluación inicial en comparación con el paciente de lenta conversión.

En personas pertenecientes a grupos de mediana edad y mayores que tienen un mayor riesgo de padecer la enfermedad de Alzheimer (EA) debido a antecedentes familiares de la afección y la presencia de la variante del gen ApoE ε4, ha habido informes de actividad metabólica reducida en la corteza de asociación parietotemporal (Small *et al.* 1995; Reiman *et al.* 2004). Curiosamente, esta anomalía también se ha observado en personas de entre 20 y 30 años (Reiman *et al.* 2004). En personas de mediana edad y mayores que no presentan ningún síntoma, pero que dieron positivo en ApoE ε4, hay una disminución gradual en el metabolismo de la glucosa en la corteza de asociación parietotemporal y el cingulado posterior a una tasa del 2 % por año (Small *et al.* 2000). En individuos de edad avanzada que exhibían una función cognitiva normal que posteriormente progresaba a un deterioro cognitivo leve (DCL) en un lapso de tres años bajo observación, se identificaron desviaciones notables en el hipocampo. Estos hallazgos indican que puede haber un inicio de metabolismo anormal de la glucosa dentro de esta región específica (de Leon *et al.* 2001). Predecir la progresión hacia un deterioro cognitivo leve (DCL) o la enfermedad de Alzheimer (EA) a nivel individual plantea desafíos debido a los cambios sutiles observados en la corteza de asociación y la parte interna del lóbulo temporal durante la etapa preclínica. Sin embargo, en el contexto de la intervención preventiva para casos asintomáticos, la eficacia del tratamiento médico y no farmacológico se puede evaluar mediante imágenes con FDG-PET. En los últimos años, ha habido numerosos informes de personas mayores cognitivamente sanas que no muestran evidencia de depósito de Aβ en las imágenes de amiloide, pero exhiben al menos un indicador notable de neurodegeneración, como el metabolismo de la FDG (Jack *et al.* 2012; Knopman *et al.* 2013; Wirth *et al.* 2013). Casos como estos se clasifican en una categoría distinta aparte de la enfermedad de Alzheimer (EA) preclínica y se denominan «patología sospechosa no EA, SNAP». La presencia de afecciones como enfermedad cerebrovascular, tauopatía o sinucleinopatía puede potencialmente afectarlo, aunque es necesaria una confirmación adicional.

13. Espectroscopia mediante resonancia magnética nuclear de proteínas

La espectroscopia mediante resonancia magnética nuclear de proteínas (RMN) es una técnica notable que permite la evaluación no invasiva de metabolitos específicos dentro del organismo vivo. Nos otorga la capacidad de profundizar en el intrincado paisaje molecular, proporcionando información valiosa sobre el funcionamiento interno de la mente. Vale la pena señalar que la RMN posee una sensibilidad notable, con un umbral de detección de aproximadamente 0,5 a 1,0 mm, lo que nos permite explorar incluso los cambios bioquímicos más sutiles que ocurren dentro del cerebro. En el trabajo fundamental publicado en (Klunk *et al.* 1992), se hizo una observación notable sobre la magnitud de la reducción en los niveles de N-acetilaspartato.

Se ha descubierto que el fenómeno observado de N-acetilaspartato (NAA) presenta una correlación positiva con la presencia y cantidad de placas seniles y ovillos neurofibrilares dentro de la arquitectura neuronal. En la publicación inaugural sobre la utilización de espectroscopia de resonancia magnética (RMN) *in vivo* (Shiino, 1993) encontró que la reducción observada en la proporción de N-acetilaspartato (NAA) en relación a los de creatina + fosfocreatina (Cr) era superior al 30 %. Los individuos que presentan síntomas de deterioro y deterioro cognitivo, comúnmente denominados pacientes dementes, presentan un perfil clínico complejo y multifacético. Junto con la reducción observada en los niveles de N-acetilaspartato (NAA; Miller *et al.* 1993) han documentado una elevación en los niveles de mioinositol (mIns) en comparación con los niveles de creatina (Cr) en pacientes diagnosticados con enfermedad de Alzheimer.

Actualmente, el entendimiento predominante considera el N-acetilaspartato (NAA) como marcador de integridad neuronal, y se postula que una concentración elevada de mioinositol (mIns) proporcione una descripción general de la respuesta glial. Son dignas de mención las observaciones de niveles disminuidos de N-acetilaspartato (NAA) y concentraciones elevadas de mioinositol (mIns) en el estudio antes mencionado. En numerosas investigaciones empíricas, incluidas las realizadas durante la fase inicial de la condición patológica, la aplicación clínica de la espectroscopia de resonancia magnética (RMN) con fines de evaluación neuropsiquiátrica es un tema de gran interés e importancia. La RMN, una técnica de neuroimagen no invasiva, permite la medición y análisis de diversos neuroquímicos dentro del cerebro. La determinación precisa de la actividad metabólica ha demostrado ser todo un desafío, principalmente debido a las complejidades inherentes asociadas con la medición cuantitativa.

La incorporación de múltiples configuraciones de parámetros de adquisición, como la secuencia, es un tema de interés en el campo. La utilización de dimensiones vóxel y coordenadas espaciales, el establecimiento de parámetros TR/TE óptimos, así como la aplicación de técnicas de posprocesamiento carece de valores normativos universalmente establecidos contra los cuales se puedan yuxtaponer todos los resultados. El alcance actual de la espectroscopia de RMN permanece confinado a los límites de la implementación institucional local, imponiendo así ciertas limitaciones a su eficacia potencial. Es evidente que no hay suficiente fundamentación empírica derivada de extensos ensayos clínicos. El presente tema tiene como objetivo exponer los fundamentos teóricos y las metodologías fundamentales relacionadas con la (RMN) de un solo vóxel, una técnica que tiene un potencial considerable para su utilización en el campo de la neuropsiquiatría. Es muy ventajoso fomentar una mejor comprensión del concepto de focalización entre médicos y neurocientíficos. Además, el objetivo es profundizar las aplicaciones clínicas de la espectroscopia de resonancia magnética (RMN) en el contexto de la demencia a través de una revisión exhaustiva.

13.1. Principios fundamentales de la espectroscopia por resonancia magnética

La representación gráfica de datos en este contexto implica la utilización de un eje horizontal denominado en partes por millón (ppm), mientras que el eje vertical representa la amplitud de la señal. Esta configuración facilita el discernimiento y la categorización de varios constituyentes químicos. Dado que la amplitud o área de cada señal está directamente relacionada con la concentración de un metabolito específico, es posible evaluar las concentraciones de sustancias químicas en términos relativos o absolutos.

13.1.1. Núcleos frecuentemente utilizados para RMN in vivo

Nucleus	Name	Spin	Frequency (B_0 = 1.5 T)	Inherent sensitivity	Natural abundance (%)
^{1}H	Proton	1/2	63.87	1	99.99
^{7}Li	Lithium	3/2	24.81	0.272	92.58
^{13}C	Carbon	1/2	16.06	0.0159	1.11
^{19}F	Fluorine	1/2	60.08	0.833	100.00
^{23}Na	Sodium	1/2	16.89	0.0925	100.00
^{31}P	Phosphorous	1/2	25.85	0.0663	100.00
^{35}Cl	Chloride	3/2	6.26	0.0047	75.53
^{39}K	Potassium	3/2	2.98	0.00051	93.08

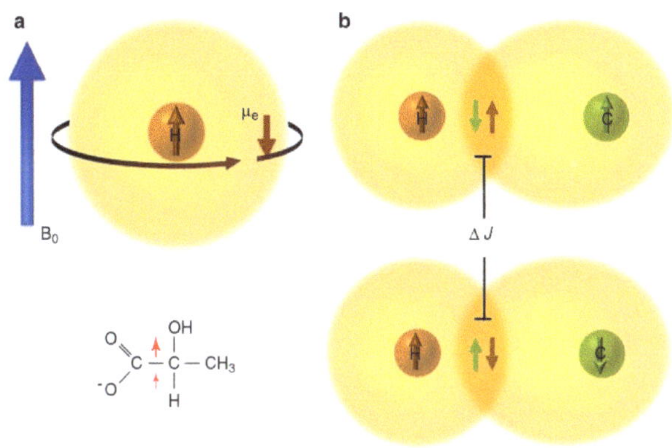

Fig. 13.1.1. Los fascinantes fenómenos del cambio químico y el acoplamiento

J han cautivado la atención de los investigadores en el ámbito de la neuropsiquiatría.

(a) Estos fenómenos, que surgen de la delicada interacción de estructuras moleculares y campos magnéticos, ofrecen la presencia de electrones cargados negativamente que rodean un núcleo. Da lugar a un fenómeno intrigante mediante el cual la nube de electrones genera un momento magnético diminuto, denominado μe, que actúa en oposición a un campo magnético aplicado externamente. Como consecuencia, el núcleo sufre una alteración sutil en su campo magnético (B0 – μe), induciendo así un cambio menor. El fenómeno de un cambio en la frecuencia de resonancia puede describirse elegantemente mediante la ecuación B = B0(1 – μe). La densidad electrónica es desplazada por los átomos de oxígeno. La influencia de los protones en el blindaje electrónico provoca una reducción posterior, lo que afecta a la frecuencia de resonancia del sistema.

(b) El fenómeno del cambio del núcleo de protones a un estado de mayor energía. El fenómeno de la división de la resonancia de protones en un doblete surge como consecuencia del acoplamiento escalar. En el ámbito del carbono, observamos un fenómeno fascinante en el que el nivel de energía sufre una oscilación cíclica entre estados de giro aumentado y disminuido. El fenómeno en discusión se conoce comúnmente como acoplamiento espín-espín, o más técnicamente, acoplamiento J.

13.1.2. Alteraciones químicas

En el ámbito de la neurobiología y las ciencias cognitivas, el concepto de cambio químico ocupa una posición importante. En el ámbito de la aplicación práctica, cabe mencionar que la expresión del desplazamiento químico no se manifiesta en unidades absolutas, como los hercios. La razón detrás de este fenómeno radica en el hecho de que la magnitud del cambio químico depende de la intensidad del campo magnético empleado. En otras palabras, cuando la intensidad del campo magnético, denominada B0, se multiplica por un factor de dos, el valor absoluto del desplazamiento químico también experimentará un aumento del doble. La cuantificación del desplazamiento químico se realiza en términos relativos, empleando la siguiente metodología:

$$\text{Chemical shift} = \left(B_{\text{sample}} - B_{\text{reference}}\right) / B_0 = \left(\omega_{\text{sample}} - \omega_{\text{reference}}\right) / \omega_0$$

En el ámbito de la espectroscopia de resonancia magnética de protones (RMN), es habitual emplear tetrametilsilano, representado científicamente como $Si(CH_3)_4$, como estándar universalmente aceptado para calibrar los cambios químicos.

En el caso de que se considere el valor adquirido del desplazamiento químico correspondiente al pico primario de N-acetilaspartato ($-CH_3$), consideramos la medición de tetrametilsilano como la diferencia entre la frecuencia angular natural de la actividad neuronal (ωNAA) y la frecuencia angular de tetrametilsilano (ωTMS), que se realiza utilizando un escáner de 1,5 T y arroja un valor de 128 Hz, podemos profundizar en los aspectos químicos.

La presentación del cambio de calibración se manifestará como una relación de frecuencia de 128 a 64 000 000 Hz, lo que resultará en una separación mínima de 2 partes por millón (ppm). En este caso particular, la frecuencia de resonancia en el centro, denominada ω_0, para los protones es 64 000 000 (64 MHz). Con una intensidad de campo magnético de 1,5 T, la frecuencia de resonancia del protón en el agua se manifiesta como un pico discernible. En una concentración de 4,7 ppm, se pueden observar ciertos efectos neurofisiológicos.

13.1.3. Patrón de división y acoplamiento en J

En el ámbito de la neurofisiología, profundizamos en el intrincado fenómeno conocido como acoplamiento J y su consiguiente patrón de división. Este fascinante fenómeno, observado en la espectroscopia de resonancia magnética nuclear (RMN), revela la intrincada interacción entre el actual campo magnético local que sufre una interacción indirecta con sus homólogos vecinos.

El fenómeno de los núcleos magnéticos, específicamente la división espín-espín, induce una perturbación en la distribución de electrones y, posteriormente, conduce a la división de las señales observadas en la resonancia magnética nuclear (RMN). Este intrigante suceso, comúnmente conocido como acoplamiento espín-espín, o más técnicamente acoplamiento J, nos brinda conocimientos intrincados sobre las identidades distintivas de los núcleos dotados de espín dentro de una molécula determinada.

El acoplamiento en J es un fenómeno que se manifiesta en la interacción entre núcleos de diversos tipos que poseen espín. Esta interacción puede ocurrir tanto en escenarios homonucleares —como el acoplamiento entre dos núcleos de hidrógeno (^1H-^1H)— como en escenarios heteronucleares —como el acoplamiento entre un núcleo de hidrógeno y un núcleo de carbono-13 (^1H-^{13}C)—.

El fenómeno de división de picos resultante del acoplamiento J manifiesta valores de frecuencia reales consistentes, independientemente de la magnitud del campo magnético impuesto externamente. En consecuencia, la cuantificación del acoplamiento J se indica en unidades de Hz en lugar de ppm.

Cuando una especie particular de núcleo se acopla con núcleos equivalentes, su señal sufre un fenómeno conocido como división, lo que resulta en la formación de un multiplete (*grupo de niveles energéticos de un átomo o una molécula, que se manifiesta en líneas espectrales muy próximas*) $n + 1$. Las amplitudes de los componentes individuales dentro de este multiplete se adhieren a los principios del triángulo de Pascal. Específicamente:

- El singlete exhibe una amplitud de 1.
- El doblete, una proporción de 1:1.
- El triplete, una proporción de 1:2:1.
- El cuarteto, una proporción de 1:3:3:1.
- El quinteto, una proporción de 1:4:6:4:1.

Este patrón continúa indefinidamente, y los componentes posteriores siguen los mismos principios subyacentes. El fenómeno del acoplamiento con la presencia de núcleos que poseen espín induce una división aumentada de cada constituyente dentro del multiplete, lo que resulta en la formación de un doblete de dobletes, como ejemplo ilustrativo.

En el caso del lactato (CH_3-CH(OH)-COOH), cabe señalar que los grupos metilo (CH_3), situados en 1,31 ppm, participan en una interacción intrigante con los grupos metino (CH), situados en 4,10 ppm. Es de particular interés que la señal que se origina en el núcleo de metilo sufre un fenómeno fascinante en el que se divide en dos picos iguales, formando lo que se conoce como un doblete. Estos dos picos están separados por una distancia de exactamente 6,93 Hz, lo que aumenta la complejidad de la dinámica molecular en juego.

Se sabe que el acoplamiento J, un fenómeno observado en la espectroscopia de resonancia magnética nuclear (RMN), induce evoluciones de fase que dan lugar a distorsiones tanto en las señales máximas como en las iniciales. Estas distorsiones presentan variaciones que dependen del tiempo de eco y de la intensidad del campo magnético (Drost, 2002).

El fenómeno antes mencionado, ampliamente reconocido en la comunidad científica, se refiere a la intrigante observación de que el doblete de lactato exhibe una peculiar inversión de sus picos cuando el tiempo de eco (TE) es de aproximadamente 143 milisegundos, como se muestra visualmente en la figura 13.1.4.

La intrincada interacción entre metabolitos individuales y sus interacciones con otros metabolitos, específicamente a través del acoplamiento J, conduce a un efecto de desfase que anula su presencia superpuesta en tiempos de eco prolongados. En consecuencia, la cuantificación de metabolitos como el ácido γ-aminobutírico, el glutamato y la glutamina se vuelve un desafío cuando se emplean tiempos de eco prolongados (TE > 50 ms) en el contexto de la espectroscopía de protones *in vivo* (Drost, 2002).

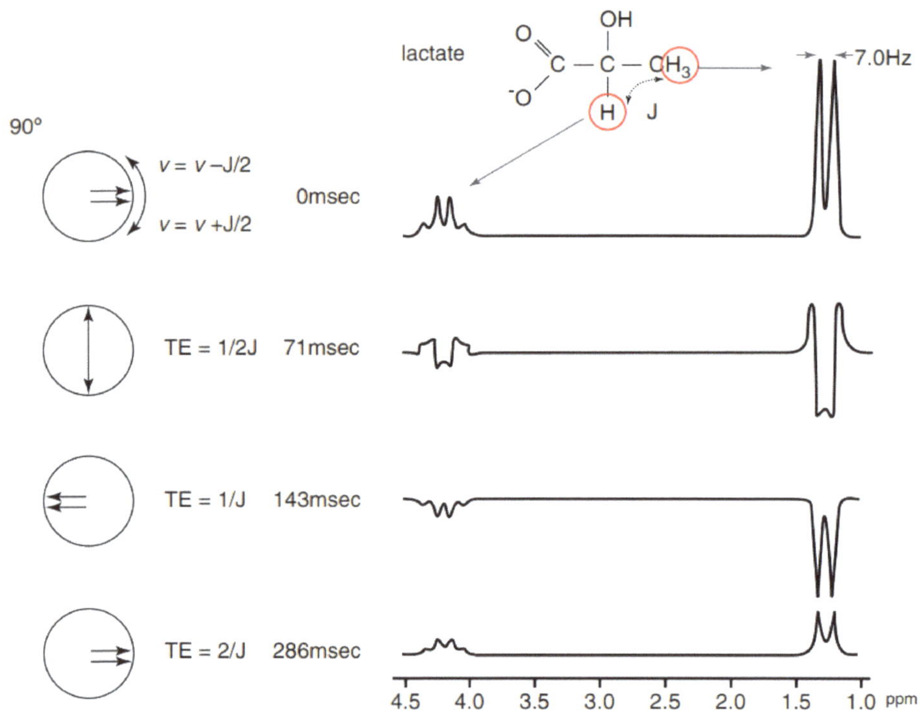

Fig. 13.1.3. El espectro de resonancia magnética del lactato demuestra distintas modulaciones de fase resultantes de la evolución J en diferentes tiempos de eco. La señal del protón del grupo metilo (CH_3) se divide en un doblete por el protón del grupo metino (CH). Sin embargo, la señal de protones procedente del grupo metino, la relación de señal de los tres protones en el grupo metilo (CH_3), divide (CH) en un cuarteto con una relación de 1:3:3:1. En los sistemas de espín acoplados, la resonancia experimenta una modulación de su amplitud y fase, lo que resulta en una atenuación significativa de la señal durante la caída de T_2.

13.1.4. Metabolitos cerebrales en la espectroscopia magnética por protones

En el ámbito de la espectroscopía de resonancia magnética de protones (RMN), la apreciada práctica de emplear tetrametilsilano, científicamente representado como $Si(CH_3)_4$, como estándar universal por excelencia para fines de calibración de desplazamiento químico, ha estado profundamente arraigada en la tradición. En el contexto de los cambios químicos, consideremos un escenario ilustrativo. Supongamos que hemos adquirido un valor que denota la disparidad entre el pico primario de N-acetilaspartato (-CH_3) y TMS (ωNAA - ωTMS) mediante la utilización de un escáner de 1,5 T. En este caso concreto, el valor medido asciende a 128 Hz. En consecuencia, podemos expresar este cambio químico como 128/64 000 000 Hz, lo que equivale a 2 partes por millón (ppm). En este contexto, cabe mencionar que el valor numérico de 64 000 000 (64 MHz) representa la frecuencia de resonancia fundamental (ω_0) a la que los protones exhiben su comportamiento característico dentro de una intensidad de campo magnético de 1,5 T.

En cuanto a la frecuencia de resonancia del protón en el agua, cabe destacar que el pico se manifiesta en 4,7 partes por millón (ppm). En el ámbito de la neuroquímica cerebral, la utilización de la espectroscopia de resonancia magnética de protones (RMN) ha revelado una fascinante variedad de metabolitos dentro de los intrincados confines del cerebro humano. Estos metabolitos, que sirven como indicadores vitales de los procesos bioquímicos, ofrecen información invaluable sobre el panorama neurofisiológico. En el ámbito de los campos magnéticos elevados, específicamente aquellos que superan el umbral de 7 teslas, se puede discernir e identificar debidamente un conjunto notable de no menos de 18 metabolitos distintos. En el ámbito de los escáneres de resonancia magnética (RM) clínicos que funcionan con una intensidad de campo magnético de 1,5 teslas, el discernimiento de varios metabolitos se vuelve evidente. La fusión de varias entidades bioquímicas, a saber, creatina y fosfocreatina, glutamina y glutamato, así como mioinositol y NAA, ha sido un tema de interés en el ámbito de la neuropsiquiatría. La y el N-acetilaspartilglutamato (NAAG) es un tema de gran interés. Estos dos compuestos, junto con su ácido γ-aminobutírico (GABA), un neurotransmisor del sistema nervioso central, desempeñan un papel clave en la regulación de la excitabilidad neuronal. Sus efectos inhibidores sobre la cuantificación de dicho fenómeno también se pueden lograr mediante la utilización de una técnica de edición espectral, tal como la edición de espectroscopia de resonancia magnética por ecos de gradiente-PRESS (MEGA-PRESS), dentro de un entorno clínico. Se ha documentado la utilización de una máquina de resonancia magnética (MR) que funciona con una intensidad de campo de 3,0 teslas (O'Gorman, 2011).

13.1.5. N-acetilaspartato (NAA)

El N-acetilaspartato (NAA) es un metabolito que ha atraído considerable atención en el campo de la neuropsiquiatría. El N-acetilaspartato (NAA) es un aminoácido que exhibe una presencia destacada en el medio cerebral, especialmente en el cerebro, donde se manifiesta en concentraciones sustanciales. Es digno de mención mencionar que NAA ocupa el segundo lugar en términos de abundancia dentro de este intrincado paisaje bioquímico. Curiosamente, cabe señalar que el N-acetilaspartato (NAA) se detecta exclusivamente en las regiones central y periférica. Se cree que la intrincada interacción de los sistemas nerviosos es una manifestación de densidad y disfunción neuronal. Las concentraciones de N-acetilaspartato (NAA) en la corteza cerebral de mamíferos y especies de aves exhiben una elevación notable, alcanzando niveles de hasta 10 milimolar (mM). Por el contrario, las concentraciones de NAA observadas en la corteza cerebral de anfibios, reptiles e invertebrados están notablemente disminuidas en comparación, exhibiendo una magnitud sustancialmente menor (Birken, 1989; Burri *et al.*, 1990). La concentración de N-acetilaspartato (NAA) en el sistema nervioso periférico y la retina es aproximadamente del 10 al 20 % de los niveles observados en el sistema nervioso central (Nadler, 1972; Miyake, 1981; Ory-Lavollee, 1987). El NAA exhibe un pico singulete prominente en 2,02, que se origina en el resto N-acetilo (CH_3-CO-NH-), como se observa en espectroscopia de resonancia magnética (RMN) *in vivo*. Esta resonancia particular ha captado la ferviente atención de los investigadores, pero la comprensión de sus vías metabólicas y funciones fisiológicas sigue siendo limitada.

Se han postulado numerosas conjeturas para explicar la existencia y magnitud del N-acetilaspartato (NAA) dentro del intrincado marco del sistema nervioso. Estos supuestos incluyen los siguientes:

- La entidad neuroanatómica conocida como NAA funciona como un osmorregulador competente y una bomba de agua molecular, extrayendo eficazmente agua metabólica de la intrincada red de neuronas (Baslow, 2007).

- El compuesto antes mencionado sirve como antecedente directo en el proceso de síntesis de N-acetilaspartilglutamato (NAAG).
- El proceso implica el transporte de moléculas de acetato a los oligodendrocitos, lo que posteriormente facilita la síntesis de mielina.
- Sirve como reservorio vital y medio de transporte de acetil-coenzima A (acetil-CoA) dentro de la intrincada red neuronal, donde las reservas de glucógeno son notablemente escasas (Ariyannur, 2010). Las membranas celulares representan una barrera para el paso de acetil-CoA, lo que requiere su conversión en citrato dentro del ciclo de Krebs para facilitar su transporte al medio citoplasmático. Se ha postulado que el N-acetilaspartato (NAA) sirve como una molécula transportable capaz de transportar tanto acetato como aspartato.

El N-acetilaspartato (NAA) se sintetiza mediante la acción enzimática del aspartato N-acetiltransferasa (Asp-NAT), utilizando *L*-aspartato y acetil-CoA como sustratos. Este proceso depende de la presencia de oxígeno y ADP. El proceso de síntesis demuestra un aumento notable a medida que uno avanza a través de las primeras etapas de la existencia, con una estabilización posterior que ocurre entre las edades de 2 y 20 años, dependiendo de la ubicación cerebral específica (Kreis, 2002; Pouwels, 1999). En el ámbito de la corteza cerebral madura, la síntesis de N-acetilaspartato (NAA) ocurre predominantemente dentro de la intrincada red de neuronas, como lo aclara la evidencia empírica. La síntesis de N-acetilaspartato (NAA) está estrechamente relacionada con el metabolismo de la glucosa, y esta interacción puede representarse elegantemente mediante la siguiente ecuación (Baslow, 2003; Baslow, 2007).

$$\mathbf{40\ GLc + 240\ O_2 = 240CO_2 + 240\ H_2O + 1440\ ATP + 1NAA + 0.1\ NAAG}$$

La duración temporal necesaria para la síntesis de N-acetilaspartato (NAA) muestra un grado de similitud con la de la síntesis de glucógeno cerebral a partir de glucosa en la rata consciente (Choi, 2003). Este proceso particular normalmente abarca un período de tiempo de aproximadamente 10 a 14 horas (Choi, 2004; Moreno, 2007). Por el contrario, la síntesis de glutamato se produce a un ritmo significativamente más rápido y normalmente requiere un período de 1 a 2 horas (Hyder, 1996; Pfeuffer, 1999; Pfeuffer, 1999).

Además de los puntos anteriores, es importante considerar la intrincada interacción entre los procesos cognitivos y emocionales. La tasa de síntesis de N-acetilaspartato (NAA) en el cerebro humano es comparable a la observada en el modelo de roedor, específicamente en la rata. La corteza cerebral, como se indica con la designación numérica 22, es un componente vital del cerebro humano. La utilización de Asp-NAT aún no se ha explorado ni comprendido completamente en el ámbito de la neuropsiquiatría.

La identificación molecular de la entidad antes mencionada ha demostrado ser bastante desafiante, debido principalmente a la naturaleza intrincada de su proceso de purificación. Sin embargo, una investigación científica reciente ha arrojado luz sobre este asunto, sugiriendo posibles avances en la comprensión de su composición molecular. La identificación de la proteína similar a la N-acetiltransferasa 8 (NAT8L) es una fuerte correlación para Asp-NAT. La creencia predominante en la comunidad científica ha sido que el N-acetilaspartato (NAA) se sintetiza intracelularmente, específicamente dentro de las mitocondrias.

La proteína conocida como NAT8L exhibe un patrón de localización específico, residiendo principalmente dentro de los límites de la membrana del retículo endoplásmico (Tahay, 2012). El glutamato, un neurotransmisor vital en el sistema nervioso central, desempeña un papel fundamental en diversos procesos cognitivos y sirve como sustrato para la enzima NAT8L, aunque con una afinidad significativamente reducida de aproximadamente 50 veces, además de exhibir un comportamiento competitivo en su interacción con la enzima. Se ha observado la inhibición de la incorporación de aspartato en N-acetilaspartato (NAA; Wiame, 2010).

El neurotransmisor conocido como NAA se libera en el espacio del líquido extracelular y posteriormente es internalizado por las células gliales mediante un proceso de absorción. Los transportadores conocidos como dicarboxilato dependiente de sodio ($NaDC_3$) han sido ampliamente estudiados y documentados en la literatura científica (Huang, 2000).

Dentro de la intrincada red de células neuronales, específicamente en el ámbito de los oligodendrocitos, el proceso enzimático de hidrólisis, facilitado por la enzima aspartoacilasa (ASPA), conduce a la descomposición del NAA en sus componentes constituyentes, a saber, aspartato y acetato (Baslow, 2003). Se ha observado que el acetato, una entidad molecular fundamental, desempeña un papel fundamental en el intrincado proceso de síntesis de lípidos (Burri, 1991).

En el contexto de nuestro discurso, es pertinente dirigir nuestra atención a la figura 13.1.7, que tiene una relevancia significativa para el tema. Se ha observado que la presencia de una insuficiencia en la enzima aspartoacilasa (ASPA) resulta en la manifestación de leucoencefalopatía, una condición patológica caracterizada por la manifestación de degeneración esponjosa dentro de la sustancia blanca, conocida como enfermedad de Canavan. En el escenario actual, la espectroscopia de resonancia magnética (RMN) revela una elevación notable en la concentración de N-acetilaspartato (NAA).

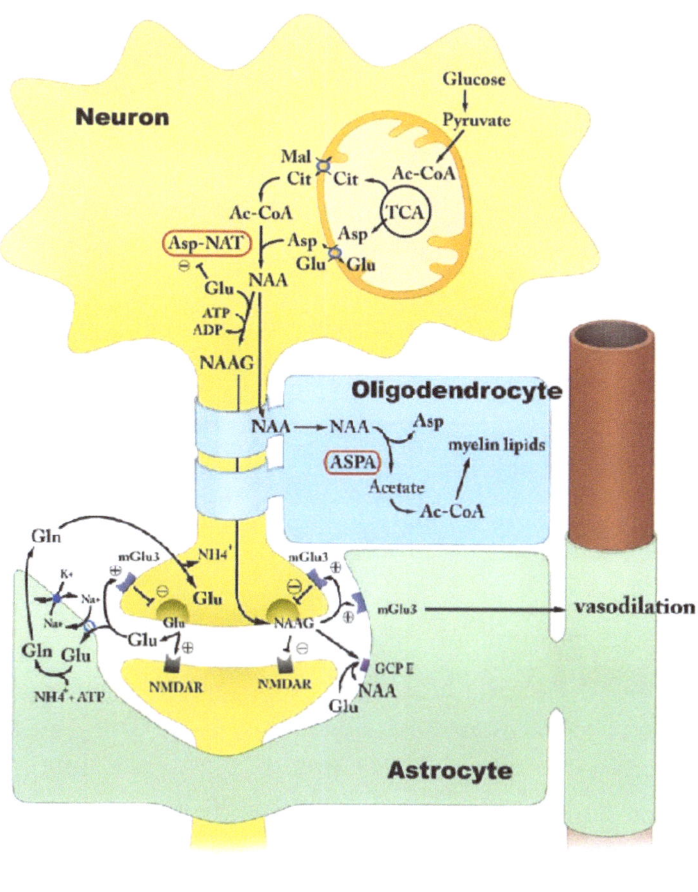

Curiosamente, ha surgido un caso singularmente documentado en el que se observó una deficiencia de N-acetilaspartato (NAA) y N-acetilaspartilglutamato (NAAG) en el ámbito cerebral, posiblemente atribuida a una escasez de aspartato N-acetiltransferasa (Asp-NAT; Wiame, 2010). El individuo presentó un déficit notable en el dominio del habla expresiva, acompañado de ataxia troncal, convulsiones, retraso mental y microcefalia.

Además, parece haber una participación notable de los astrocitos, que son células gliales especializadas dentro del sistema nervioso central. El receptor metabotrópico 3 de glutamato presináptico (mGluR3) ejerce un control inhibidor sobre la liberación de neurotransmisores.

13.1.7. N-acetilaspartilglutamato (NAAG)

El dipéptido más abundante del cerebro, NAAG, se sintetiza mediante la condensación de NAA y glutamato dependiente de ATP por la NAAG sintetasa. Las concentraciones de NAAG en el cerebro suelen oscilar entre 0,6 y 1,5 mM en la materia gris y entre 1,5 y 2,7 mM en la sustancia blanca, medidas con precisión. El NAAG se libera junto con glutamato durante la despolarización neuronal.

El NAAG activa el receptor metabotrópico de glutamato mGluR3, que se encuentra en el sitio presináptico de las terminales neuronales y en los astrocitos. Los receptores presinápticos mGluR3 tienen la capacidad de suprimir la liberación de neurotransmisores, como el glutamato y el GABA. El NAAG también tiene un efecto antagonista parcial sobre NMDAR.

El papel del NAAG en la plasticidad sináptica y la protección neuronal contra la liberación excesiva de glutamato es importante. El NAAG activa mGluR3 en los astrocitos, lo que desencadena ondas de Ca^{2+} en los astrocitos. Estas ondas desempeñan un papel crucial en la señalización entre los astrocitos y el sistema vascular, lo que provoca vasodilatación y un aumento del flujo sanguíneo en las neuronas que se activan localmente.

Dado que el NAAG es una molécula señal que se dirige específicamente al receptor astrocítico mGluR3, se cree que tiene un efecto más fuerte sobre la activación cerebral en comparación con el glutamato (Gafurov, 2001).

La hidrólisis del NAAG en NAA y glutamato es facilitada por una enzima llamada glutamato carboxipeptidasa tipo II (GCP-II), que también se conoce como antígeno de membrana específico de la próstata (PSMA) o folato hidrolasa 1 (FOLH1). Luego, los productos resultantes se transportan a astrocitos y oligodendrocitos. Las investigaciones han demostrado que los inhibidores de GCP-II pueden disminuir eficazmente los niveles de glutamato en el cerebro, lo que lleva a la preservación de las neuronas en estudios preclínicos que involucran accidentes cerebrovasculares, esclerosis lateral amiotrófica y dolor neuropático (Mesters, 2006).

13.1.7. Creatina y fosfocreatina (Cr)

La creatina y la fosfocreatina (PCr) se encuentran en altas concentraciones en tejidos metabólicamente activos como el músculo, el corazón y el cerebro. La PCr dona un grupo fosfato en condiciones anaeróbicas. El ADP se convierte en ATP mediante la acción de la creatina quinasa poco después de un esfuerzo muscular o neuronal vigoroso, siguiendo una vía bien establecida:

La ecuación:

$$\mathbf{PCr + ADP \rightarrow ATP + Creatina}$$

Representa un proceso bioquímico que implica la conversión de fosfocreatina (PCr) y difosfato de adenosina (ADP) en trifosfato de adenosina (ATP) y creatina.

La creatina quinasa se encuentra en altas concentraciones en regiones específicas del cerebro, incluido el cerebelo, el plexo coroideo y las células granulares y piramidales del hipocampo (Kaldis, 1996). Se encontró que los niveles de creatina quinasa de tipo cerebral estaban disminuidos en el examen *post mortem* de pacientes con EA, particularmente en las cortezas temporal, cingulada y occipital (Aksenova, 1991).

La creatina se produce naturalmente dentro del cuerpo mediante un proceso de dos pasos. La etapa inicial implica la producción de guanidinoacetato, que se sintetiza a partir de arginina mediante la acción de la *L*-arginina/glicina amidinotransferasa (AGAT), que se encuentra principalmente en los riñones. El paso siguiente implica la conversión de guanidinoacetato en creatina, facilitada por la guanidinoacetato metiltransferasa (GAMT), expresada predominantemente en el hígado.

La creatina es transportada al cerebro mediante un transportador específico conocido como SLC6A8, o transportador de creatina (CRT), que se encuentra en las células endoteliales de los microcapilares. La CRT se encuentra en todo el cerebro de los mamíferos adultos, especialmente en áreas asociadas con procesos emocionales y cognitivos (Happe, 1995; Saltarelli, 1996; Schloss, 1994).

Normalmente, alrededor de la mitad de las reservas de creatina del cuerpo provienen de la producción interna, mientras que la mitad restante se obtiene a través de fuentes dietéticas. Sin embargo, en el cerebro, se encuentra una cantidad limitada de CRT en los astrocitos, especialmente en sus interacciones con las células endoteliales microcapilares (Ohtsuki, 2002; Perasso, 2003). Por tanto, el transporte de creatina desde el torrente sanguíneo al cerebro parece ser relativamente inadecuado. Como resultado, el cerebro depende más de su propia producción de creatina a través de la expresión de AGAT y GAMT en lugar de depender de fuentes externas del torrente sanguíneo (Braissant, 2007, 2008).

Tanto AGAT como GAMT se encuentran compuestos en diferentes tipos de células cerebrales, pero es raro que estén presentes juntas en la misma célula. Esto sugiere que es probable que el guanidinoacetato sea transportado desde células que contienen AGAT a células que contienen GAMT. Sin embargo, sin CRT, el guanidinoacetato no se puede transportar. Esto significa que, si hay una deficiencia en CRT, incluso si AGAT y GAMT se expresan en el SNC, la RMN detectará muy poca o ninguna Cr (creatina y PCr) en el cerebro (Tachikawa, 2004).

GAMT se expresa altamente en oligodendrocitos, moderadamente en astrocitos y débilmente en neuronas (Salomons, 2001). Esto indica que las células gliales desempeñan un papel predominante en el paso final de la síntesis de creatina en el cerebro.

Los picos singlete a 3,07 y 3,96 ppm en la RMN de protones son el resultado de los protones metilo y metileno de la creatina y la PCr, respectivamente. Las resonancias de la creatina y la PCr son muy similares, pero con campos magnéticos de 7,0 T y superiores, la resonancia de metileno de la creatina a 3,931 ppm y la de la PCr a 3,930 ppm se pueden distinguir como dos componentes separados.

El nivel de creatina total (Cr) parece permanecer relativamente constante con el tiempo, a menos que exista una enfermedad grave. Esta es la razón por la que el Cr suele considerarse un estándar interno confiable. Por otro lado, la señal de Cr puede fluctuar en diversas enfermedades.

13.1.8. Colina (Cho)

Existen varios tipos de fosfolípidos, como la fosfatidilcolina (PC), la fosfatidiletanolamina (PE), la fosfatidilserina (PS), la esfingomielina, el fosfatidilinositol y la cardiolipina. De todas estas opciones, solo PS tiene una carga neta negativa. Los lípidos recién sintetizados se integran en la membrana plasmática. La PC se encuentra principalmente en la superficie exterior, mientras que la PS y la PE, que son aminofosfolípidos, se encuentran principalmente en la superficie interior (Zwaal, 2005). La PC y PE son los fosfolípidos predominantes que se encuentran en la mayoría de las membranas eucariotas y comprenden entre el 60 y el 85 % de la fracción de fosfolípidos. Sin embargo, las proporciones específicas de otros fosfolípidos pueden diferir entre especies y tipos de células (Naudi, 2013). La vía principal para la producción de PC y PE es la vía CDP-colina y CDP-etanolamina, comúnmente denominada vía «Kennedy». La fosfatidiletanolamina N-metiltransferasa (PEMT) es responsable de convertir PE en PC, principalmente en el hígado de los mamíferos. Las fosfolipasas descomponen los fosfolípidos mediante hidrólisis. La fosfolipasa A puede descomponer la PC en liso-PC, mientras que la fosfolipasa B puede convertirla en glicerofosfocolina (GPC). La liso-PC sufre una rápida conversión a GPC mediante la acción de la lisofosfolipasa (LPL). El proceso de conversión implica la transformación de colina y glicerol-3-fosfato (G_3P) mediante la acción de la colina fosfodiesterasa o fosfolipasa D (PLD).

La mayor parte de la colina en el cerebro se encuentra en las membranas celulares, específicamente unida en forma de fosfolípidos. Esta colina inmóvil no puede ser detectada por la RMN. Por tanto, el pico Cho de RMN indica la presencia de formas de colina solubles en agua, incluidas la fosforilcolina y la GPC. La contribución de la colina libre parece ser mínima, ya que su concentración suele estar por debajo del límite de detección de RMN. La concentración de la cantidad total de estos compuestos que contienen colinas visibles por RMN en el tejido cerebral humano es de alrededor de 1 a 2 mM (Pouwels, 1998; Tan, 1998; Wang, 1998). La colina, la fosforilcolina y el GPC exhiben una resonancia singulete distinta a 3,22 ppm de los protones de los restos trimetilo ($-N(CH_3)_3$) a 3,2 ppm, mientras que se pueden notar ligeras variaciones entre 3,5 y 4,3 ppm en las resonancias multipletes del CH_2 restante. La concentración de PE en el cerebro humano suele oscilar entre 0,5 y 1,0 mM (Bluml, 1999). Puede detectarse mediante RMN, que revela resonancias multipletes de aproximadamente 3,1 a 3,2 y 3,8 a 4,0 ppm. Considere la posible superposición de resonancias al utilizar RMN de eco corto, incluidas etanolamina, mIns, glucosa y taurina.

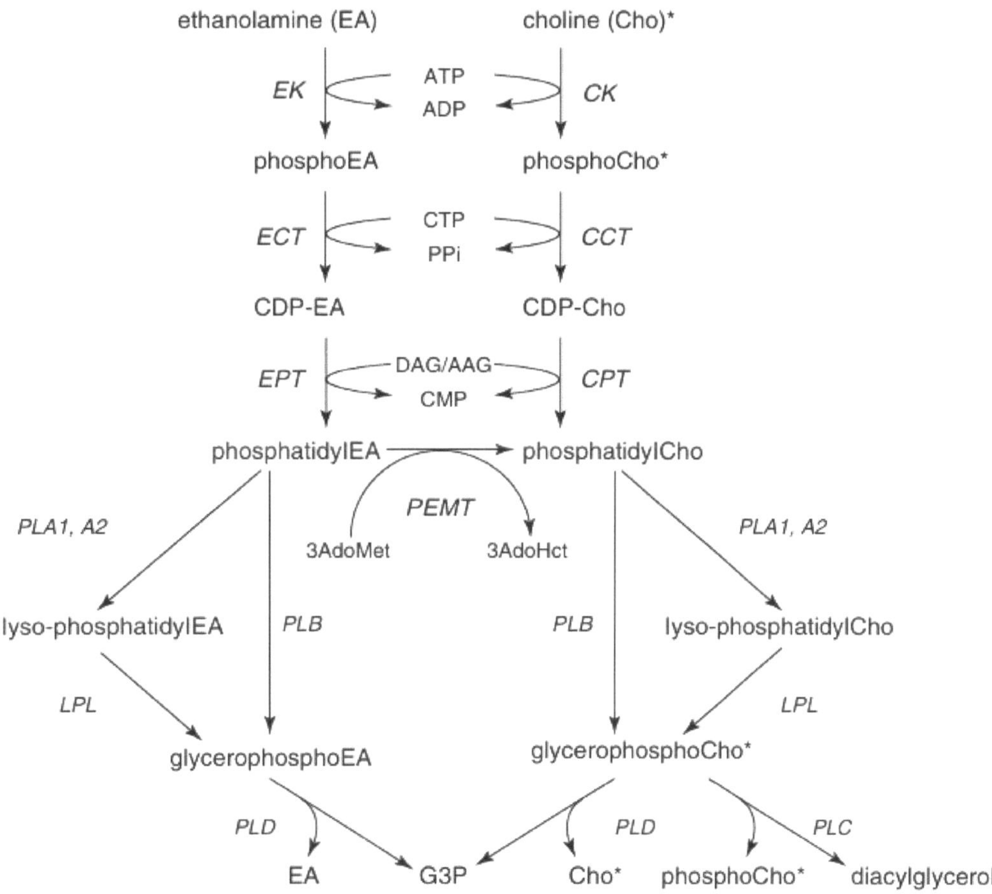

Fig. 13.2. Explorando las vías de biosíntesis y catabolismo de glicerofosfolípidos. El glicerofosfolípido se sintetiza mediante una serie de tres pasos enzimáticos. Inicialmente, la colina quinasa facilita la fosforilación de colina utilizando ATP para producir fosfocolina. A continuación, pasamos a la síntesis de compuestos de alta energía. La CDP-colina, un componente crucial de la vía, actúa como un factor limitante de la velocidad. Este proceso es catalizado por la fosfocolina citidililtransferasa (CCT) para producir CDP-colina a partir de fosfocolina y CTP.

El último paso implica la síntesis de fosfatidilcolina, que es descompuesta por la colina fosfotransferasa (CPT) utilizando CDP-colina y un ancla lipídica, como diacilglicerol (DAG) o alquilacilglicerol (AAG), para crear fosfatidilcolina. Es posible que la síntesis de glicerofosfocolina (GPC) soluble en agua implique la actividad secuencial de una fosfolipasa A (PLA) y una lisofosfolipasa (LPL), o podría lograrse mediante la actividad de una única fosfolipasa B (PLB). El GPC se descompone mediante hidrólisis en glicerol-3-fosfato (G_3P) y colina, gracias a la acción de la fosfolipasa D (PLD). El proceso de síntesis y degradación de la fosfatidiletanolamina es comparable al de la fosfatidilcolina.

Los compuestos que contienen colinas visibles en RMN que se encuentran típicamente en el citosol incluyen colina, fosfocolina y GPC. La GPC se genera mediante la descomposición de las membranas celulares, mientras que la fosfocolina se produce mediante procesos catabólicos y anabólicos. Estos son los nombres de algunas enzimas importantes: EK, ECT, EPT y PEMT. Desempeñan papeles cruciales en diversos procesos bioquímicos.

El pico Cho es ampliamente reconocido como un indicador de la densidad celular y el recambio de membrana. Se han detectado señales de Cho aumentadas en tumores, sitios de desmielinización activa y áreas de inflamación. Hay un informe que indica que el pico de Cho aumenta en personas con enfermedad de Alzheimer (EA) y en pacientes con deterioro cognitivo leve de tipo amnésico que eventualmente desarrollan EA. Sin embargo, disminuye en pacientes con deterioro cognitivo leve de tipo amnésico que permanecen estables (Kantarci, 2007).

Las investigaciones también han indicado que una proporción más alta de Cho/Cr en la sustancia blanca está relacionada con un riesgo elevado de desarrollar EA en un plazo de cuatro años (DeKosky, 2002). Ha habido informes que indican que los oligómeros de Aβ solubles tienen la capacidad de abrir canales celulares, permitiendo que los iones de calcio ingresen a la célula. Esto puede provocar disfunción mitocondrial, inflamación y, potencialmente, incluso muerte celular (Ballard, 2011; Zhang, 2011). Pequeñas cantidades de péptido $A\beta_{1-40}$ o $A\beta_{1-42}$ soluble pueden desencadenar la liberación de ácido araquidónico mediante la activación de PLA2, incluso en ausencia de calcio.

13.2. Mioinositol

El mioinositol es un osmolito importante que se libera de las células cerebrales, particularmente de los astrocitos, y también actúa como precursor de los fosfatidilinositoles. El fosfatidilinositol PIP_2 sirve como precursor de IP_3, un segundo mensajero crucial involucrado en la transducción de señales y la señalización de lípidos.

El inositol es un alcohol de azúcar cíclico que forma anillos de seis carbonos con seis protones detectables por RMN. Tiene nueve estereoisómeros posibles, siendo el mIns el más abundante en el tejido humano, y representa aproximadamente el 90 % del contenido total de inositol. La concentración en el cerebro suele ser de 4 a 8 mM, que es adecuada para la sensibilidad a RMN. La RMN de mIns revela un patrón complejo de picos a 3,52 ppm y 3,61 ppm, lo que indica la presencia de diferentes tipos de protones. Normalmente, estos picos de protones se observan como un singulete alrededor de 3,57 ppm a 1,5 T.

Las resonancias de protones de 4CH y 6CH se superponen parcialmente con los picos multipletes de glutamato y glutamina. Dado el fuerte acoplamiento de los protones 4CH y 6CH, su tiempo de relajación T_2 es corto, lo que permite detectar mIns solo en tiempos de eco cortos. El segundo isómero más concentrado es el esciloinositol, que tiene seis protones simétricos y produce un singulete de 3,34 ppm.

El mioinositol puede adquirirse a través de fuentes dietéticas y también producirse en el cuerpo mediante síntesis *de novo*. Los transportadores en los riñones desempeñan un papel crucial en la absorción y degradación de sustancias. Las neuronas y la glía dependen de transportadores como el cotransportador de sodio/mioinositol SMIT1 y SMIT2 para facilitar este proceso, y del cotransportador H^+/mioinositol HMIT. El SMIT se expresa en los riñones y en el cerebro (Kwon, 1992; Paredes, 1992), y está presente tanto en células neurales como no neurales (Fisher, 1992).

Es ampliamente reconocido que SMIT1 y SMIT2 están regulados positivamente en condiciones hiperosmóticas, mientras que no se ha informado de una función osmorreguladora para HMIT en mamíferos. Se ha descubierto que la alcalinización extracelular aumenta ligeramente la actividad de SMIT, aunque este efecto es mínimo en condiciones fisiológicas normales. La activación de HMIT se desencadena por una disminución del pH extracelular, mientras que se vuelve menos activo a niveles de pH de 7,5 o superiores (Uldry, 2001).

Dado que el nivel de pH afecta la actividad de HMIT, es posible que se produzca la absorción de mIns en áreas con pH extracelular bajo. Esto puede ser causado por la activación de la sinapsis o la presencia de células gliales activadas cerca de la sinapsis (Uldry, 2001).

Sin embargo, la naturaleza intrincada del sistema de amortiguación del cerebro y la comprensión limitada del HMIT lo convierten en un tema complejo. Existen numerosos hallazgos contradictorios con respecto al HMIT. Algunos estudios sugieren que se encuentra principalmente en los astrocitos, mientras que otros indican que está presente específicamente en las neuronas. Además, existe debate sobre su localización: algunos sugieren que está en las superficies celulares, y otros, que está en las membranas intracitosólicas. Además, todavía se está investigando su papel en la regulación de la señalización intracelular.

Ha habido numerosos informes clínicos que indican fluctuaciones en los niveles de mIns cerebrales medidos por RMN. Se ha descubierto que los trastornos neurodegenerativos como la EA, la enfermedad de Huntington y la ataxia espinocerebelosa exhiben niveles elevados de mIns en las regiones del cerebro afectadas. Los individuos con síndrome de Down exhiben niveles notablemente más altos de mIns en sus regiones parietales e hipocampales antes del inicio de la degeneración neuronal.

Vale la pena señalar que el gen SMIT humano se encuentra en q22.1 en el cromosoma 21. Si alguien no puede regular negativamente la expresión de tres copias del gen osmorregulador, podría provocar un aumento del flujo de mIns (Berry, 1995). La hiponatremia crónica puede provocar una disminución de los niveles de mIns, mientras que la hipernatremia crónica puede aumentar la concentración de mIns en el cerebro.

En casos de disfunción hepática crónica, el amoníaco acumulado en el cerebro se desintoxica en los astrocitos mediante su conversión en glutamina debido a la ausencia del ciclo de la urea en el cerebro. Existe la posibilidad de que esto pueda conducir a un aumento de la osmolaridad intracelular y los astrocitos podrían responder liberando mIns (Brusilow, 2010). Se ha descubierto que el tratamiento con litio disminuye potencialmente los niveles de mIns en personas con trastorno bipolar (Davanzo, 2001; Moore, 1991). El valproato provoca una disminución del 20 % en los niveles de mIns en la corteza frontal de ratones (Shaltiel, 2004). Estos medicamentos pueden potencialmente obstaculizar la actividad de una enzima que es esencial para el reciclaje y la síntesis de inositol.

Sin embargo, parece que la contribución de los «mIns» al sistema del ciclo del segundo mensajero del fosfatidilinositol es relativamente pequeña y no afecta significativamente la señal general de los «mIns» cerebrales. Si bien «mIns» se ha asociado tradicionalmente con la proliferación de células gliales debido a sus niveles más altos en astrocitos cultivados en comparación con las neuronas *in vitro*, los mecanismos exactos detrás de sus cambios de concentración aún no se comprenden bien. Es posible que los niveles de «mIns» cerebrales no siempre se alineen con otros marcadores moleculares de gliosis (Duarte, 2009; Kim, 2005; Kunz, 2010). Cabe mencionar que existen altas concentraciones de «mIns» en ciertos tipos de neuronas cultivadas (Godfrey, 1982; Sherman, 1977). Además, varias células cerebrales maduras, como las neuronas y la glía, absorben activamente «mIns» (Fisher, 2002). Por lo tanto, es importante abordar con precaución la suposición de que «mIns» es un marcador glial específico.

13.2.1. Glutamato

El glutamato desempeña una doble función en el cerebro de los mamíferos, ya que actúa como neurotransmisor excitador primario y también como precursor directo del neurotransmisor inhibidor ácido γ-aminobutírico (GABA). La concentración de glutamato en el cerebro suele ser de alrededor de 6 a

12 mM, lo que muestra una variación notable. En condiciones estables, aproximadamente dos tercios de la oxidación de la glucosa en los astrocitos se dedican a la creación de nuevo glutamato. La mayor parte de este glutamato astrocítico se convierte luego en glutamina y se transfiere a las neuronas glutamatérgicas, completando así el ciclo glutamato-glutamina. La absorción de glutamato sináptico contribuye significativamente a la producción de glutamina. Dado que el transporte de glutamato por el transportador de aminoácidos excitadores (EAAT) depende del movimiento simultáneo de iones de sodio, protones y potasio, se deduce que cualquier aceleración en este ciclo resulta en un aumento correspondiente en el gasto de energía.

Según este modelo de metabolismo del glutamato, el metabolismo del glutamato en el cerebro se divide en dos grupos. La reserva más grande, que constituye aproximadamente el 80 % del glutamato total, se encuentra en las neuronas y se metaboliza a un ritmo más lento. La reserva más pequeña, que representa aproximadamente el 20 % del glutamato total, se encuentra en los astrocitos y se convierte rápidamente en glutamina.

El espectro de RMN del glutamato revela un patrón complejo de picos. Un pico prominente está centrado en 3,75 ppm y se origina a partir de un único protón de metino 2CH. Los otros cuatro protones dan lugar a una serie de picos superpuestos, formando un múltiplete entre 2,04 y 2,35 ppm. La glutamina y el glutamato tienen estructuras similares, lo que hace que sus resonancias se superpongan. El protón metino 2CH de la glutamina exhibe un pico triplete a 3,75 ppm, mientras que los protones de metileno producen múltiples picos que resuenan estrechamente entre 2,12 y 2,46 ppm. La glutamina posee dos protones de amida a 6,82 y 7,73 ppm. Puede resultar complicado diferenciar entre glutamato y glutamina utilizando RMN con un campo magnético de baja intensidad. Como resultado, el total combinado de glutamato y glutamina a menudo se denomina «Glx». Hay ligeras contribuciones del glutatión y el GABA a esta señal combinada.

Dadas las concentraciones similares de glutamina y glutamato en el cerebro, la señal de glutamina se convierte en un factor importante que complica la cuantificación del glutamato. El fuerte acoplamiento de protones puede provocar variaciones en la apariencia del espectro, dependiendo de los tiempos de eco y la intensidad del campo magnético. Observar y cuantificar estos factores puede ser un desafío con la RMN, pero la suma de glutamina y glutamato («Glx») se puede medir con precisión. Dada la naturaleza fluctuante de los niveles de glutamina y glutamato, generalmente se observa que la cantidad total de estos metabolitos permanece relativamente constante. Muchos estudios clínicos de RMN solo pueden medir la cantidad combinada, lo que conduce a una menor sensibilidad de «Glx» como marcador de enfermedad. Además, se cree que aproximadamente el 21 % del glutamato total del cerebro se encuentra dentro de los compartimentos intracelulares, lo que dificulta su detección mediante tecnología de RMN.

13.2.2. Análisis espectral

Comprender la relación entre el área bajo un pico y la concentración de metabolitos es crucial. Nos permite determinar el número de núcleos por molécula y su frecuencia de resonancia. Por tanto, la medición cuantitativa se puede realizar desde varias perspectivas.

Es crucial observar la amplitud del primer punto de datos de la señal en el dominio del tiempo, también conocido como desintegración por inducción libre (FID). Otro enfoque implica determinar áreas de pico en el dominio de la frecuencia mediante la transformación de Fourier de FID. La medición precisa de los niveles de metabolitos utilizando RMN sigue siendo una tarea compleja. Un factor importante que contribuye al error sistemático es la corrección inicial. Las faltas de homogeneidad del campo, las heterogeneidades de los tejidos y los movimientos del paciente pueden afectar significativamente la línea base en un espectro de RM, distorsionando potencialmente la forma de la línea. Ha habido múltiples sugerencias para abordar estas distorsiones no deseadas durante el procesamiento de señales (Bartha, 2000; Dong, 2009; Poullet, 2007; Provencher, 2001; Slotboom, 1998; Sima, 2009). Para lograr una cuantificación precisa en la RMN de eco corto del cerebro, es necesario tener en cuenta la influencia de las macromoléculas en la línea base.

Se han desarrollado varias técnicas sofisticadas para analizar espectros de RM utilizando modelos matemáticos. Los métodos en el dominio del tiempo se pueden clasificar, en términos generales, en dos tipos: métodos de «caja negra» y métodos de modelo interactivo. El HSVD y el HSLVD son métodos de caja negra que se utilizan con frecuencia, mientras que VARPRO y AMARES son métodos interactivos ampliamente reconocidos.

Hay dos categorías principales de métodos en el dominio de la frecuencia: métodos no paramétricos y paramétricos. La cuantificación mediante métodos no paramétricos implica la integración de las áreas bajo los picos de interés. Sin embargo, este enfoque tiene una capacidad limitada para separar picos superpuestos y su precisión depende en gran medida de la corrección de fase correcta, que es una tarea compleja. Los métodos paramétricos se basan en una función de modelo para ajustar con precisión el espectro representado por LCModel.

El VARPRO es un programa fundamental para el análisis en el dominio del tiempo que utiliza un sencillo algoritmo Levenberg-Marquardt de Osborne para la optimización local. AMARES es una poderosa herramienta que permite una estimación precisa y efectiva de señales RMN. Utiliza técnicas avanzadas de ajuste no lineal en el dominio del tiempo, teniendo en cuenta el conocimiento previo de los parámetros de la señal, las funciones del modelo (como Lorentzian, Gaussian o Voigt) y los tipos de señales (FID o eco). Estos métodos no pueden eliminar picos no deseados como macromoléculas, lípidos, agua no suprimida y otras señales no identificadas. Dos programas adicionales, AQSES (Poullet, 2007) y QUEST (Ratiney, 2005), utilizan un conjunto de bases de metabolitos que se pueden construir a partir de espectros simulados generados por herramientas de mecánica cuántica como NMR-SCOPE (Smith, 1994) o GAMMA (De Neuter, 1997), o a partir de espectros *in vitro* (Poullet, 2008).

El AQSES es un programa diseñado específicamente para RMN de eco corto. El VARPRO se ha mejorado para incorporar conocimiento previo de los límites superior e inferior de los parámetros no lineales, garantizar correcciones de fase iguales para cada metabolito y optimizar el problema de mínimos cuadrados no lineales. AQSES está disponible en múltiples formas, incluso como software Java de código abierto (AQSES GUI), como sistema de medición en la interfaz gráfica de usuario SPID de Matlab y como complemento en el paquete de software jMRUI (versión 4.1). El software jMRUI (Naressi, 2001) opera en el dominio del tiempo o de la frecuencia, utilizando algoritmos de procesamiento de señales como VARPRO, HLSVD y AMARES (Vanhamme, 1997). El algoritmo Quantum ESTimation (QUEST) se utiliza en jMRUI para realizar un ajuste del espectro básico. Este algoritmo ajusta los datos a una base establecida en el dominio del tiempo. Tanto AMARES como QUEST ofrecen varios métodos para gestionar señales de macromoléculas y líneas de base espectrales, como truncar o reducir la ponderación de los puntos iniciales en FID. El jMRUI también puede utilizar técnicas fundamentales como HSVD o HSLVD para eliminar eficazmente las señales de agua residual como paso de preacondicionamiento.

El software LCModel, una herramienta comercial popular, utiliza el ajuste del dominio de frecuencia combinando perfiles de picos individuales de metabolitos. Las complejidades de los espectros de metabolitos resultan ventajosas. En este programa, los picos de diferentes metabolitos se pueden separar eficazmente entre sí, lo que permite un análisis preciso. Este software está completamente automatizado y no requiere ninguna interacción por parte del operador. Como resultado, es ideal para realizar estudios en múltiples centros. El LCModel utiliza una función de forma de línea que casi no tiene modelo y no asume un modelo de forma de línea lorentziano o gaussiano. Utiliza la señal de agua como referencia interna y se integra perfectamente con el conjunto básico proporcionado por el software, obtenido del fantoma estándar. El software utiliza el algoritmo de ajuste no lineal de Levenberg-Marquardt y proporciona evaluaciones de errores del tipo Cramér-Rao o de naturaleza similar. En un estudio reciente de Mosconi *et al.* (2014), los autores compararon cuatro métodos de medición diferentes (LCModel, AMARES, QUEST y AQSES) para determinar si arrojaban resultados estadísticos diferentes. Curiosamente, el estudio descubrió que LCModel tuvo el mejor desempeño en su simulación.

13.2.3. Control de calidad

La estimación de la confiabilidad del ajuste se puede realizar utilizando los límites inferiores de Cramér-Rao (CRLB; Cavasilla, 2001). Cuando se utiliza el CRLB para determinar la varianza de un parámetro de ajuste, cualquier medición máxima que supere el 20 % normalmente se considera poco confiable. La sensibilidad de RMN es bastante alta. Es de suma importancia el calce como procedimiento crucial para garantizar una calidad espectral óptima, particularmente en relación con la sensibilidad del campo magnético a las faltas de homogeneidad. Se emplea calce para mejorar la homogeneidad del campo, lo que resulta en una mejor supresión de agua, relación señal-ruido y resolución espectral. Teniendo en cuenta que el CRLB está estrechamente vinculado a los límites de confianza, parece que utilizar el CRLB como parámetro para evaluar la calidad de los datos cuantificados es más confiable que confiar únicamente en la SNR.

El ancho de línea se determina midiendo el ancho completo a la mitad de la altura del pico máximo (FWHM) en el dominio de la frecuencia. Esta medida también se refleja indirectamente en el límite inferior de Cramér-Rao (CRLB). Una resolución espectral deficiente es crucial para el ajuste del modelo cuando el ancho de línea es amplio. Es importante considerar que el CRLB solo evalúa la precisión del ajuste espectral y no necesariamente indica la precisión de los datos originales. Al calcular el CRLB, se supone que el modelo de ajuste y el conocimiento previo son precisos, y que no se tienen en cuenta los errores sistemáticos.

Hay varios factores que podrían contribuir al error sistemático en este estudio. Estos incluyen valores inexactos de T1 y T2 para cada metabolito, conocimientos previos incorrectos, desafíos en el establecimiento de referencias y calibración, variabilidad en la posición o el tamaño de la ROI, la presencia de estructuras mixtas de GM/WM/CSF, contaminación de señales de volumen externo y posibles riesgos de errores operativos (Kreis, 2004).

El residuo de ajuste representa la discrepancia entre la señal medida y el ajuste del modelo. En un escenario ideal, el ajuste residual debería ser plano o consistir únicamente en ruido blanco, lo que indica un ajuste perfecto del modelo. El residuo de ajuste normalmente se evalúa mediante inspección visual, aunque ha habido avances en los métodos de estimación numérica. En LCModel, los residuos sirven como indicador del nivel de ruido en SNR. Según Kreis (2004), los criterios de aceptación para los datos espectrales de RM son los siguientes:

- El ancho total a la mitad del máximo (FWHM) debe ser inferior a 0,1 ppm (6,4 Hz a 1,5 T; 12,8 Hz a 3 T).
- El límite inferior de Cramér-Rao (CRLB) debe ser inferior o igual al 50 %.
- Es importante que el residuo de ajuste no tenga características inexplicables y que los espectros estén libres de artefactos.
- Es aconsejable establecer criterios de aceptación de CRLB por debajo del 15 % para fines clínicos cuando se considera una posible demencia.

13.2.4. Parámetros de adquisición y secuencias en RMN

La espectroscopia por RM utiliza un rango de tiempos de eco (TE) que puede abarcar desde 18 ms hasta 288 ms. Esta variación tiene un impacto en la altura y la forma del pico de la señal, que está influenciada por factores como el tiempo de relajación espín-espín (T2) y el acoplamiento J de cada metabolito. Dada la aparición de difase y pérdida de señal de protones, es evidente que se requieren más análisis. Los picos de metabolitos experimentan cambios en altura con TE en RMN, particularmente en metabolitos con T2 corta en comparación con aquellos con T2 larga.

Por ejemplo, al examinar la relación entre Cr y NAA, se observa que el T2 de Cr es considerablemente más corto que el de NAA. Como resultado, la relación máxima de NAA/Cr es mayor en el espectro obtenido de un TE más largo en comparación con un TE más corto. Dados los cortos tiempos de relajación T2 para Glx y mIns, resulta difícil detectar los picos de estos metabolitos en tiempos de eco prolongados. Se vuelve más evidente cuando se observa la relación Cho/Cr, ya que el T2 de Cho tiene una duración más larga en comparación con el de NAA. Los valores de T2 de los metabolitos también varían según el entorno, incluida la distinción entre sustancia gris y blanca. En ciertos casos, se puede utilizar un tiempo de eco más largo para identificar el lactato. Se combinan las resonancias de lactato y de lípidos, pero las resonancias de lípidos pueden desaparecer por completo cuando se utilizan tiempos de eco prolongados, lo que facilita la identificación del pico de lactato.

En teoría, las señales de los metabolitos son más susceptibles a las incertidumbres de T2 cuando se utiliza un TE más largo en comparación con un TE más corto, lo que puede provocar errores en la cuantificación absoluta. Según la evidencia, parece que utilizar TE más cortos puede generar mayores beneficios para la cuantificación absoluta. Otro beneficio de utilizar un TE corto es la capacidad de lograr una intensidad de señal más fuerte y detectar metabolitos con un T2 corto, como mIns, glutamato, glutamina, GABA, esciloinositol y lípidos. Sin embargo, esto podría dar como resultado una distorsión no deseada de la línea base del espectro y la superposición de picos de los metabolitos. Estos factores pueden introducir imprecisiones en la cuantificación absoluta y relativa de los metabolitos.

Durante el TE corto, hay varios picos de resonancia que caen entre 2,05 y 2,45 ppm. Estos picos provienen de glutamina, glutamato y GABA, y se superponen parcialmente con el pico NAA de 2,01 ppm. Teniendo en cuenta la naturaleza complementaria de la información encontrada en los espectros TE corto y TE largo, puede resultar ventajoso utilizar ambos tipos de secuencias siempre que sea posible, considerando factores como el tiempo de exploración, la comodidad del paciente y el costo.

Existen dos métodos principales para localizar el volumen en RMN de un solo volumen: modo de adquisición de eco estimulado (STEAM) y espectroscopia de resolución puntual (PRESS). El STEAM proporciona numerosos beneficios, incluida la utilización de RMN con TE muy corto y otras ventajas. La supresión de agua puede ser más efectiva con el uso de pulsos aplicados antes del primer pulso selectivo y durante la fase TM (Moonen, 1989). Uno de los beneficios de PRESS es su capacidad de proporcionar el doble de intensidad de señal en comparación con STEAM. Además, se ve menos afectado por el movimiento y la difusión, y evita cualquier problema relacionado con múltiples efectos cuánticos. El STEAM tiende a tener un volumen mayor que el VOI elegido, mientras que PRESS tiene la tendencia opuesta.

Los métodos para la cuantificación absoluta de metabolitos se analizan en otra fuente. Hay tres métodos principales de referencia: referencia de agua interna, referencia externa y referencia eléctrica. Utilizando el método de referencia de agua interna, la señal del agua del tejido no suprimida dentro del mismo VOI se utiliza como estándar interno para RMN. Los investigadores deben ajustar los resultados analizando el líquido cefalorraquídeo (LCR) del volumen de interés (VOI), así como considerando los tiempos de relajación T1 y T2 de cada metabolito y del agua.

La falta de precisión del método se debe a factores como el contenido incierto de agua del tejido, los tiempos de relajación T1 y T2 inciertos de cada metabolito, la inestabilidad de la ganancia del receptor y la compartimentación, como la materia gris y blanca, en el VOI.

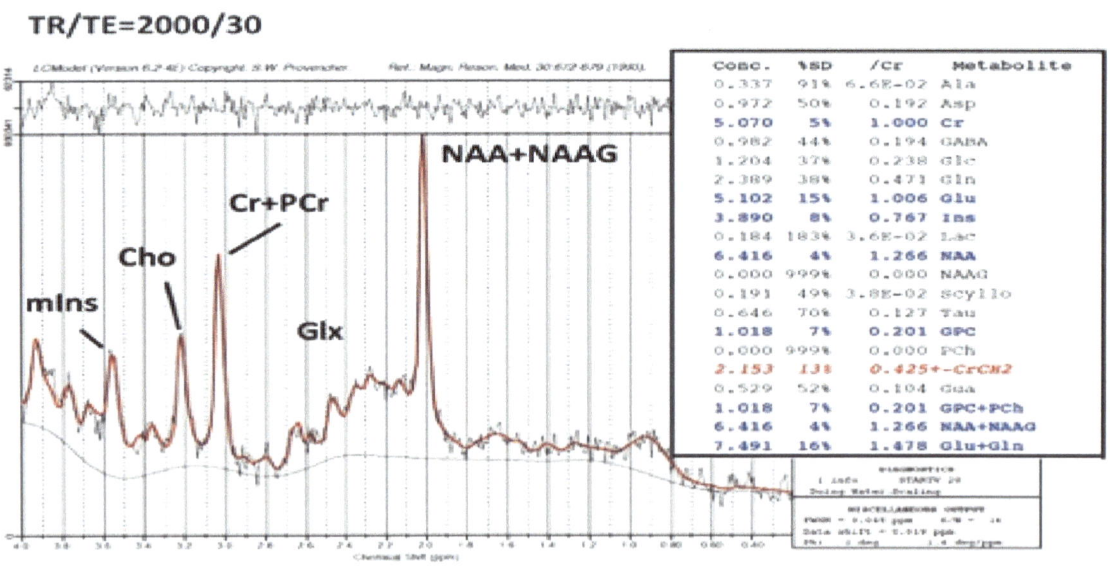

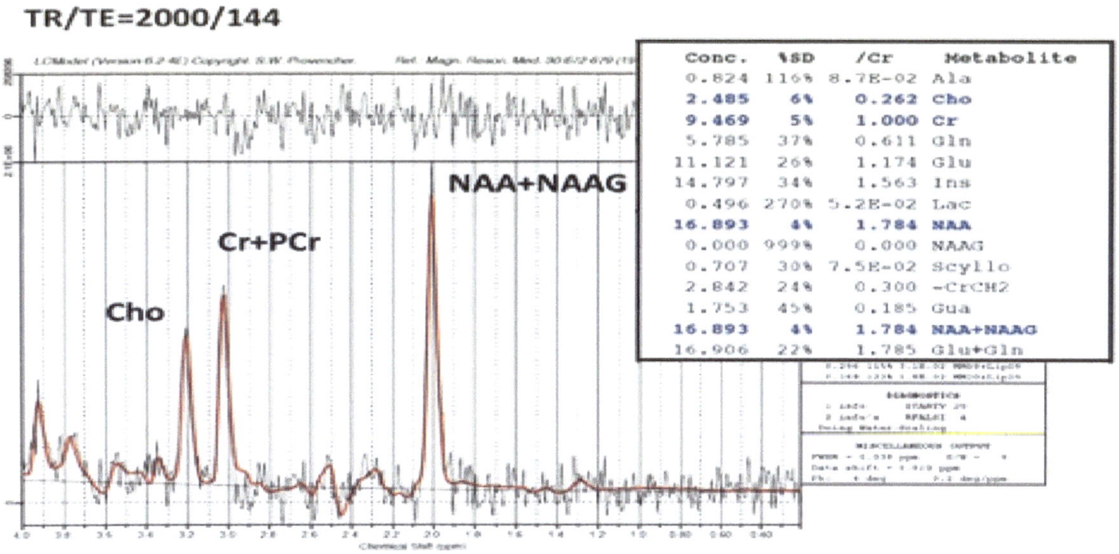

Fig. 13.2.5. Muestra los espectros de RM de la corteza cingulada posterior adquiridos de un voluntario anciano normal. La relación NAA + NAAG/Cr alcanza su máximo en 1,266 cuando el tiempo de eco es 30 ms, y aumenta a 1,784 cuando el tiempo de eco es 144 ms. El LCModel utiliza agua tisular como estándar interno para calcular la concentración de cada metabolito.

Es importante mencionar que la configuración predeterminada de LCModel para la corrección T2 del agua es TE = 30 ms, que corresponde a exp(−TE/T2) = exp(−30/80). Por lo tanto, si los investigadores utilizan cualquier TE distinto de 30 ms, es necesario corregir el valor de concentración de LCModel. Si TE es igual a 144, entonces las concentraciones del metabolito se pueden calcular usando la fórmula: (valores de LCModel) multiplicado por el exponencial de (−144/80) dividido por el exponencial de (−30/80), lo que se simplifica a (valores de LCModel) multiplicados por 0,243.

El valor calculado para NAA + NAAG es 4,105 mM, que es significativamente menor que el valor medido de 6,416 mM en TE = 30 ms. Estos efectos inciertos de la relajación T2 de NAA y NAAG in vivo pueden variar de persona a persona. Es aconsejable utilizar TR más largo y TE más corto para una medición cuantitativa precisa de los metabolitos, con el fin de minimizar el impacto potencial de la relajación T1 y T2 de los metabolitos in vivo.

13.2.5. Aplicación clínica de la espectroscopia por RM en las demencias

Existen diversos trastornos que pueden provocar demencia, como enfermedades neurodegenerativas, enfermedades vasculares o de pequeños vasos, traumatismos cerebrales, hidrocefalia, enfermedades inflamatorias y trastornos metabólicos. Entre ellas, las enfermedades neurodegenerativas están ejemplificadas por la enfermedad de Alzheimer (EA), la demencia con cuerpos de Lewy (DLB) y la demencia frontotemporal (DFT). Estudios recientes han revelado las causas moleculares de la demencia neurodegenerativa, lo que ha permitido comprender mejor la clasificación de las enfermedades en términos de patogénesis (tabla 13.2.6).

En los trastornos degenerativos, la RMN comúnmente revela concentraciones disminuidas de NAA o de la relación NAA/Cr, así como un aumento de la concentración de mIns o de la relación mIns/Cr. Además, estos hallazgos indican una tendencia hacia la especificidad regional. Por ejemplo, en los casos de EA, existe una conexión entre el hipocampo y las cortezas cingulada posterior y precuneal

(PCC). En los casos de DLB, los lóbulos occipitales se ven afectados, mientras que en los casos de DFT son los lóbulos frontales.

Por tanto, la RMN se muestra prometedora en su aplicación clínica para distinguir entre estos trastornos. Sin embargo, cuando se trata de buscar anomalías en la distribución regional de metabolitos, la RMN puede no ser la mejor opción en este contexto, incluso si se utiliza la técnica multivóxel. Hay varios otros exámenes que pueden ser más adecuados para el diagnóstico diferencial, incluidos la FDG PET, la CBF SPECT y la morfometría por resonancia magnética.

Además, ha habido avances en las técnicas de imágenes moleculares que se dirigen a biomarcadores específicos. Estos incluyen el uso de PET con compuesto B de Pittsburg (PiB) para beta amiloide, PET con PBB3 para tau, imágenes del transportador de dopamina (DAT) o metayodobencilguanidina (MIBG) para DLB, y PET PK11195 para microglía.

La utilización de ligandos específicos de diana en imágenes moleculares muestra un gran potencial en la detección temprana de la demencia y la evaluación de tratamientos contra la demencia. Todavía hay mucho debate y desacuerdo en torno a este tema. Sin embargo, existen numerosos indicios de estudios anteriores.

En primer lugar, la RMN puede detectar la disminución de NAA y el aumento de mIns antes de que se produzcan cambios morfométricos significativos. Además, la espectroscopia por RM ofrece información valiosa que mejora la precisión de los diagnósticos, considerándola una técnica de imagen no invasiva que no requiere el uso de agentes radiactivos y capaz de ofrecer información sobre los metabolitos cerebrales que potencialmente podrían indicar actividad o transmisión neuronal o glial.

Asimismo, el uso de RM y espectroscopia por RM pueden optimizar el tiempo del examen, haciéndolo rentable y eficiente.

Pathology	Disease	Tau	Parkinsonism
Amyloid β	AD	4R + 3R(n)	–
α-Synuclein	DLB	4R + 3R(n)[a]	++
Tau	SD-NFT	4R + 3R(n)	–
	AGD	4R(n,g)	–
	PSP	4R(n,g)	+
	CBD	4R(n,g)	+
	FTDP-17	3R,3R + 4R,4R	+
	Pick	3R(n,g)	–
TDP-43	FTLD-U (PPA, SD)		–
	FTLD-MND(ALS)		–

Tabla 13.2.6. Clasificación de las demencias neurodegenerativas
AD: enfermedad de Alzheimer;
DLB: demencia con cuerpos de Lewy;
SD-NFT: demencia senil del tipo ovillo neurofibrilar;
AGD: enfermedad del grano argirófilo;
PSP: parálisis supranuclear progresiva;
DCB: degeneración corticobasal;
demencia frontotemporal FTDP-17 con parkinsonismo vinculado al cromosoma 17; enfermedad de Pick;
FTLD-U: condición conocida como degeneración lobular frontotemporal con ubiquitina;
FTLD-MND: afección que implica la degeneración de los lóbulos frontotemporales y la presencia de enfermedad de la neurona motora;
PPA: afasia primaria progresiva;
SD: demencia semántica;
ELA: esclerosis lateral amiotrófica.
Los términos *4R* y *3R* se refieren a tau de cuatro repeticiones y tau de tres repeticiones, respectivamente. Los indicios de degeneración relacionada con tau en neuronas y glía están representados por las letras «n» y «g», respectivamente. Cuando se trata de atrofia sistémica múltiple (ASM), la α-sinucleinopatía afecta tanto a los oligodendrocitos como a las neuronas.

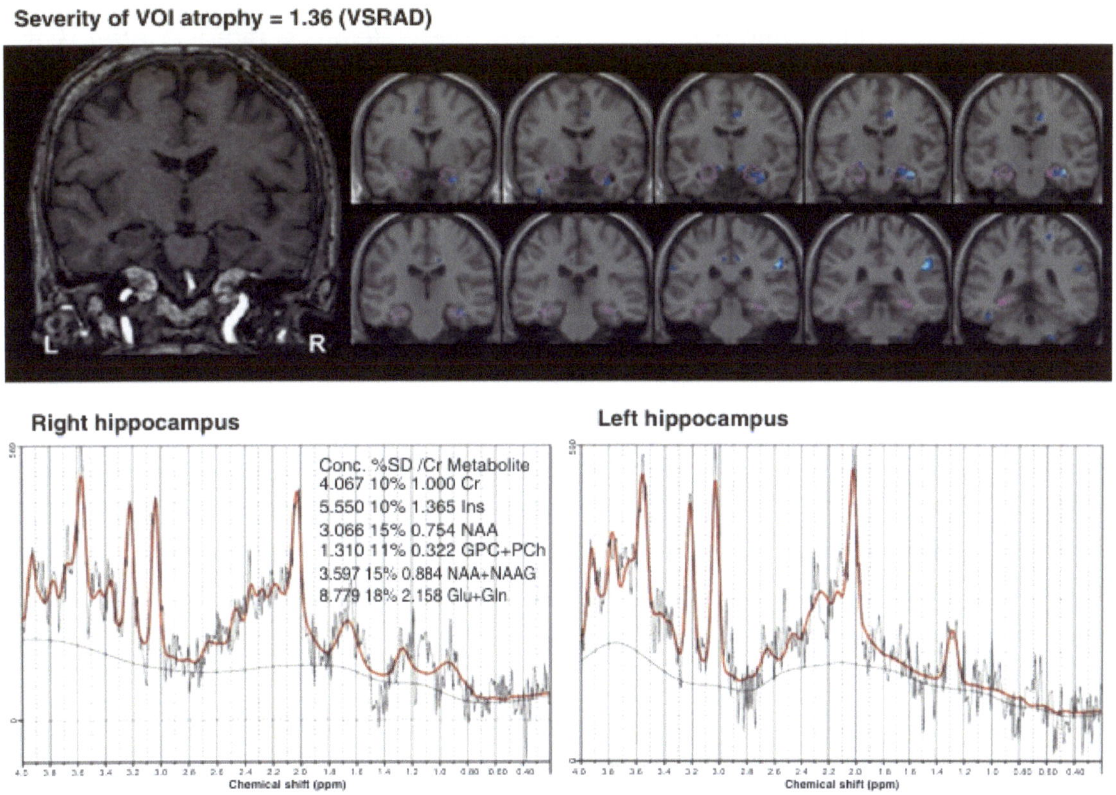

Fig. 13.2.7. Un caso ilustrativo de la enfermedad de Alzheimer. Una paciente de 56 años refiere preocupación por alteraciones de la memoria. Había llegado a hacer las mismas preguntas repetidamente después de su jubilación, hace un año. Durante la evaluación, su puntuación en el MMSE fue de 28, y los resultados del CBF SPECT no revelaron ninguna anomalía notable. Según el análisis VSRAD, hubo una ligera atrofia en el volumen del hipocampo (puntuación z = 1,36), pero es difícil determinar un diagnóstico definitivo basado en este hallazgo. Sin embargo, según los resultados, es evidente que su puntuación de reconocimiento verbal en la escala de memoria Weschler revisada (WMS-R) fue inferior a 50, mientras que su puntuación de memoria lógica II se registró como 0, lo que sugiere un deterioro cognitivo significativo.

Los resultados de la RMN de la paciente revelaron una disminución significativa en la concentración de NAA + NAAG por debajo del umbral 2SD en los hipocampos derecho e izquierdo, así como en la circunvolución del cíngulo posterior. No hubo signos de enfermedad de Parkinson y la exploración MIBG SPECT reveló una relación normal de captación de corazón a mediastino (relación H/M).

13.2.6. Cambios relacionados con la edad

La investigación sobre los cambios de los metabolitos cerebrales asociados con el envejecimiento normal ha arrojado resultados inconsistentes. Algunos estudios han encontrado una disminución en la concentración absoluta de NAA. El estudio encontró una disminución notable en las concentraciones cerebrales a medida que los individuos envejecen, con una disminución general del 12 % entre la tercera y la séptima décadas. Sin embargo, la disminución en las concentraciones de Cr y Cho no fue significativa.

Ha habido algunos artículos recientes que presentaron hallazgos contrastantes. Algunos investigadores hicieron correcciones a factores como el tiempo de relajación transversal y el porcentaje de líquido cefalorraquídeo en regiones específicas del cerebro. A partir de estas investigaciones, se encontró que la concentración de NAA y Cho no mostró ningún cambio significativo relacionado con la edad. Sin embargo, hubo un aumento significativo en la concentración de Cr al medir la sustancia blanca frontal.

Este artículo también demostró notables disminuciones en los niveles de glutamato asociados con el envejecimiento, particularmente en la materia gris parietal y los ganglios basales (Chang, 2009). Ha habido hallazgos similares en estudios que midieron el espectro del centro semiovale. Estos estudios demostraron que la concentración de Cr aumentaba con la edad, mientras que no hubo cambios en NAA, Cho y mIns relacionados con la edad (Charkton, 2007).

En un estudio separado (Raininko, 2010), se encontró que había una disminución notable en la concentración de NAA ($r = -0{,}36$; $p = 0{,}007$) y un aumento en la concentración de mIns ($r = 0{,}37$; $p = 0{,}007$) en la sustancia blanca supraventricular. Las concentraciones de Cr y Cho permanecieron constantes con la edad, mientras que Glx exhibió un patrón en forma de U, con concentraciones más altas observadas tanto en sujetos jóvenes como mayores (Raininko, 2010).

En general, la comprensión de los cambios relacionados con la edad en las concentraciones de metabolitos sigue siendo algo incierta. Sin embargo, hay indicios de un posible aumento de Cr con la edad y una posible disminución de NAA. Cualquier aumento de Cr y mIns podría indicar respuestas de las células gliales al proceso de envejecimiento. Es importante que los investigadores comprendan que las proporciones de metabolitos, como la proporción reducida de NAA/Cr que se observa a menudo en pacientes con EA, no siempre pueden indicar una correlación directa con la disminución de NAA.

13.2.7. Aplicación clínica en pacientes con enfermedad de Alzheimer

Las observaciones han mostrado una disminución en la NAA o en la relación NAA/Cr en las cortezas temporal medial, cingulada posterior y parietal de pacientes con EA y deterioro cognitivo leve. Se ha observado una disminución de alrededor del 10-15 % en estas regiones del cerebro.

Varios estudios de RMN también han observado un aumento notable en los niveles de mIns —entre un 15 % y un 20 %— en el cerebro de pacientes con enfermedad de Alzheimer. La medición tanto de NAA como de mIns podría mejorar potencialmente la precisión para distinguir a las personas con enfermedad de Alzheimer de aquellas que no la padecen.

Se ha observado la correlación entre la disminución de los índices NAA/Cr y el aumento de los índices mIns/Cr en el córtex cingulado posterior con la gravedad patológica de la EA (Kantarci, 2008). Existe una correlación entre NAA/Cr en el lóbulo temporal medial y las puntuaciones del Mini Examen del Estado Mental (MMSE; Jessen, 2001). La espectroscopia de resonancia magnética de protones para la demencia ha revelado hallazgos interesantes. La relación NAA/mIns ha demostrado una correlación con las puntuaciones del MMSE y tiene el potencial de predecir la disminución del puntaje del MMSE en el futuro.

Basado en un estudio reciente de pacientes con EA confirmada, se encontró que una disminución en la relación NAA/Cr en el córtex cingulado posterior estaba fuertemente asociada con una disminución en la inmunorreactividad de las vesículas sinápticas y un aumento en la patología temprana de tau hiperfosforilada, tanto intracelular como neurítica. Además, existe una correlación entre mIns/Cr elevados y proporciones NAA/mIns más bajas con la acumulación de patología β-amiloide (Murray, 2014).

Los resultados de los estudios de RMN pueden variar cuando se utilizan diferentes parámetros de adquisición, como la configuración del VOI en regiones anatómicas, la medición de vóxeles únicos o múltiples, y la elección de mediciones relativas o absolutas. Estos factores pueden afectar la capacidad de distinguir a los pacientes con EA de los sujetos normales. Sin embargo, numerosos estudios proporcionan pruebas sólidas de la viabilidad de la RMN como herramienta de diagnóstico complementaria.

Según la literatura disponible, se ha informado que la capacidad de distinguir entre la enfermedad de Alzheimer y el envejecimiento normal en personas de edad avanzada tiene una sensibilidad que oscila entre el 64 % y el 94,1 %, y una especificidad que oscila entre el 72,7 % y el 92,3 %. Dado que los resultados de estos estudios no han sido validados, es posible que los valores informados sean algo indulgentes.

Un estudio examinó los resultados de la validación cruzada, centrándose específicamente en la medición de los metabolitos del hipocampo en un grupo de 30 personas con enfermedad de Alzheimer y 36 sujetos de control. El estudio también comparó estos hallazgos con los resultados del análisis volumétrico basado en resonancia magnética. Al comparar la efectividad de la RMN sola con el análisis estructural, se encontró que la RMN-S tenía una sensibilidad del 76 % y una especificidad del 83 %. Por el contrario, el análisis estructural tuvo una mayor sensibilidad del 93 % y una especificidad del 86 % para el mismo grupo de individuos. Al integrar modalidades diferentes, los resultados mejoraron significativamente, logrando una sensibilidad impresionante del 97 % y una especificidad del 94 %.

Múltiples estudios también han respaldado las ventajas de utilizar tanto la RMN como la RM volumétrica para diagnosticar la enfermedad de Alzheimer. Según un estudio de investigación, se descubrió que la volumetría del hipocampo era la herramienta más eficaz para diferenciar entre personas con deterioro cognitivo leve (DCL), enfermedad de Alzheimer (EA) y sujetos ancianos normales. El estudio mostró que la volumetría del hipocampo tenía una sensibilidad del 79 % para identificar DCL y del 86 % para identificar EA, cuando la especificidad se fijó en el 80 %. Cuando se trata de distinguir entre EA y DCL, la herramienta que resultó ser la más sensible fue NAA/Cr (67 %), medida por RMN del córtex cingulado posterior.

Además, cuando se combinan estos tres métodos, se demuestra un mayor nivel de sensibilidad diagnóstica en comparación con el uso de un solo método para diferenciar entre EA o DCL y casos normales. En un estudio en el que participaron 25 pacientes con EA, 10 pacientes con DCL y 33 voluntarios normales, se descubrió que la combinación de medidas RMN con escalas conductuales-funcionales conducía a un aumento de la especificidad y la precisión diagnóstica. Específicamente, los pacientes con DCL mostraron un aumento del 5,5 % en la especificidad y un aumento del 3,7 % en la precisión diagnóstica, mientras que los pacientes con EA mostraron un aumento del 11,1 % en la especificidad y un aumento del 5 % en la precisión diagnóstica. Esta combinación de medidas logró una especificidad y precisión diagnóstica del 100 % para distinguir el grupo normal del grupo con EA (Silveira, 2011).

La ubicación del VOI es crucial cuando se utiliza RMN en aplicaciones clínicas. Numerosos investigadores han explorado diversas configuraciones de VOI, a menudo centrándose en la corteza parietal, el córtex cingulado posterior y el hipocampo. Estas regiones se asocian comúnmente con la patología de la EA.

En un estudio realizado por Zhu (2006), se compararon 14 pacientes con enfermedad de Alzheimer con 22 personas con función cognitiva normal. Los investigadores utilizaron imágenes RMN de eco de espín corto (25 ms), con anulación de la señal de lípidos mediante recuperación de inversión selectiva de cortes. Los pacientes con enfermedad de Alzheimer exhibieron concentraciones elevadas de mIns y proporciones mIns/Cr principalmente en la materia gris parietal, mientras que la materia gris y blanca frontal no se vio afectada.

En un estudio de investigación que comparó a 56 pacientes con enfermedad de Alzheimer con 54 personas sin deterioro cognitivo, se encontró que la concentración de NAA era menor en los pacientes con EA. Específicamente, los niveles de NAA fueron un 21 % más bajos en el lóbulo temporal medial y entre un 13 % y un 18 % más bajos en la materia gris del lóbulo parietal. Sin embargo, no hubo cambios significativos en los niveles de NAA en la materia gris y blanca del lóbulo frontal.

Obtener imágenes del hipocampo puede ser todo un desafío debido a su pequeño tamaño, forma irregular y su proximidad a la base del cráneo o a los senos paranasales. Estos factores pueden provocar faltas de homogeneidad en el campo magnético, lo que dificulta técnicamente el proceso. Sin embargo, ha habido avances notables en la tecnología RMN que ahora permiten mediciones precisas en estas áreas. Además, optar por VOI más delgados puede ayudar a mitigar los efectos de la susceptibilidad.

En un estudio de investigación que involucró a 70 pacientes con EA, 47 pacientes con DCL y 52 sujetos de control de edad avanzada, se encontró que la concentración de NAA o mIns se vio afectada de manera más significativa en la materia gris occipital, la región frontal y la sustancia blanca parietal. Esto sugiere un vínculo potencial entre estos cambios y el desarrollo de EA y DCL (Watanabe, 2010).

13.2.8. Aplicación al deterioro cognitivo leve

El deterioro cognitivo leve a menudo se considera una etapa preliminar de la demencia y ha sido un área clave de investigación para los ensayos destinados a prevenir o ralentizar la progresión a la EA. La tasa de conversión anual de deterioro cognitivo leve de tipo amnésico (DCLa) a EA fue de aproximadamente el 10-15 % (Luis, 2004), o del 44-64 % en solo dos años desde una observación inicial en los pacientes en estudio (Flicker, 1991; Geslani, 2005; Luis, 2004). Sin embargo, hay casos en los que los pacientes con DCL no muestran ningún deterioro adicional, mientras que otros realmente experimentan una mejora con el tiempo (Wolf, 1998; Ingles, 2003).

Según un estudio de metaanálisis reciente (Mitchell, 2009), las tasas de conversión anual ajustadas de DCL a demencia, EA y VaD fueron del 9,6 %, 8,1 % y 1,9 %, respectivamente, cuando se diagnosticaron en centros especializados. Además, el estudio reveló que las proporciones acumuladas de personas que progresaron a demencia, EA y VaD fueron del 39,2 %, 33,6 % y 6,2 %, respectivamente. Estos hallazgos sugieren que las tasas de conversión son más bajas de lo que se creía anteriormente.

Esto se debe a que el deterioro cognitivo leve es un síndrome que abarca una amplia gama de etiologías de enfermedades, lo que lo hace muy diverso. Si bien un número significativo de pacientes con deterioro cognitivo leve presenta patología de tipo EA, también hay una proporción considerable que presenta patología no relacionada con la EA, siendo la enfermedad cerebrovascular la causa más prevalente (Markesbery, 2010). Por tanto, sería muy beneficioso disponer de una prueba fiable que pueda predecir con precisión la progresión del deterioro cognitivo leve a la EA.

Los perfiles del espectro de RM en pacientes con deterioro cognitivo leve amnésico (DCLa) tienden a exhibir similitudes, aunque menos graves, que los observados en pacientes con enfermedad de Alzheimer (EA; Kantarci, 2002; Watanabe, 2010; Chao, 2005; Kantarci, 2000). Afortunadamente, se ha realizado un metaanálisis exhaustivo que proporciona una visión general de los hallazgos de la espectroscopia de resonancia magnética. Como se anticipó, la relación NAA/Cr y la concentración de NAA mostraron una disminución en la corteza cingulada posterior y el hipocampo de individuos con DCLa. La importancia del tamaño del efecto fue mayor en la concentración de NAA en comparación con la relación NAA/Cr. Se encontró que la heterogeneidad entre los estudios era menor en la concentración de NAA (I^2 = 0,98 %) en comparación con la relación NAA/Cr (I^2 = 79,71 %) cuando se midió en la corteza cingulada posterior.

En la corteza cingulada posterior, se observó un aumento en la concentración de mIns. Sin embargo, no se encontró que este aumento fuera estadísticamente significativo en el hipocampo. Cabe mencionar que existe una diferencia significativa en las mediciones absolutas de NAA y mIns en la corteza cingulada posterior entre individuos con deterioro cognitivo leve y controles normales, con una varianza mínima. Vale la pena señalar que hay una reducción significativa en la concentración de Cr en el hipocampo, pero no en la corteza cingulada posterior. Esta diferencia en los niveles de Cr puede contribuir a los resultados contrastantes observados en la relación mIns/Cr entre la corteza cingulada posterior y el hipocampo. Las bajas concentraciones de Cho y Cr en el hipocampo pueden indicar una falta de actividad celular o un metabolismo celular reducido en esa área.

Es posible explicar este fenómeno considerando que la patología tau tiende a desarrollarse más temprano en el hipocampo en comparación con la corteza cingulada posterior. Además, para observar una disminución significativa de Cho y Cr en pacientes con deterioro cognitivo leve, es necesario que haya una progresión sustancial de la pérdida neuronal en el hipocampo.

Varios estudios longitudinales han examinado las distinciones entre los individuos que desarrollan la enfermedad de Alzheimer y los que no, entre los pacientes con deterioro cognitivo leve amnésico. Se ha observado consistentemente que los individuos que se convierten tienden a tener concentraciones más bajas de NAA o relaciones NAA/Cr más bajas en comparación con aquellos que no se convierten. Este patrón se observa en varias regiones del cerebro, como la corteza cingulada posterior, la materia gris occipital, la materia gris temporoparietal y la sustancia blanca paratrigonal.

A diferencia de esos estudios, dos investigaciones adicionales no descubrieron ninguna variación inicial en los metabolitos entre los individuos que luego desarrollaron la afección y los que no. Ambos estudios examinaron los metabolitos en la corteza cingulada posterior. Un estudio encontró que la futura disminución de la función cognitiva entre los pacientes con deterioro cognitivo leve podría predecirse midiendo la cuantificación absoluta de las concentraciones de NAA y Cr (Pilatus, 2009). Otro estudio sugirió posteriormente que la predicción de la conversión podría mejorarse incluyendo la medición de la relación NAA/Cr junto con la medición del volumen del hipocampo (Kantarci, 2009).

En un estudio en el que participaron 53 pacientes con DCLa, que fueron observados durante una media de tres años, el uso de un escáner de RM de 1,5 T con secuencia PRESS (TR/TE = 2500/30) reveló un hallazgo interesante: se descubrió que la relación NAA/Cr en la corteza occipital izquierda podía predecir con precisión la progresión a la demencia, con una sensibilidad del 100 % y una especificidad del 46 %. Se calculó que el área bajo la curva operativa característica del receptor (ROC) era 0,69 cuando el umbral para la relación se establecía en 1,61 o menos.

Con base en los hallazgos en el hipocampo, se observó que una relación mIns/Cr superior a 1,04 tenía un valor predictivo de conversión, con una sensibilidad del 66,7 % y una especificidad del 72 %. Se calculó que el área bajo la curva era 0,66.

Posteriormente, se publicaron los hallazgos de un estudio en el que participaron 78 pacientes diagnosticados con deterioro cognitivo leve amnésico (DCLa) y una duración media de seguimiento de dos años. Se encontró que una relación entre la corteza cingulada posterior y NAA/Cr de 1,43 o menos era un fuerte predictor de conversión a EA, con una sensibilidad del 74,1 % y una especificidad del 83,7 %. Se calculó que el área bajo la curva era 0,84. En el lóbulo occipital medial izquierdo, el valor predictivo fue ligeramente inferior, con una sensibilidad del 85,2 % y una especificidad del 61,4 %. El área bajo la curva era 0,8.

En un estudio separado, se observó a un grupo de 119 pacientes consecutivos con DCLa durante un promedio de 29 meses. Los pacientes fueron examinados utilizando un equipo de RM de 1,5 T y la secuencia PRESS (TR/TE = 2500/30). La RMN de la corteza cingulada posterior fue capaz de predecir la conversión de DCLa a EA probable con una sensibilidad del 82 % y una especificidad del 72 %, basada en una relación NAA/Cr inferior a 1,40. En la corteza cingulada posterior, una relación mIns/NAA superior a 0,47 resultó ser un predictor de conversión, con una sensibilidad del 79 % y una especificidad del 67 %. Se calculó que el área bajo la curva era 0,77.

Con base en el análisis de la corteza occipital izquierda, se encontró que existe un 78 % de posibilidades de conversión de DCLa a EA, con una sensibilidad del 78 % y una especificidad del 69 %. Se calculó que el área bajo la curva era 0,79, utilizando un umbral NAA/Cr inferior a 1,57.

En un estudio en el que participaron 41 pacientes con deterioro cognitivo leve y 35 controles sin deterioro cognitivo, los investigadores realizaron un período de seguimiento relativamente corto de un año. Utilizaron un escáner de RM de 1,5 T y la secuencia PRESS (TR/TE = 1500/35) para examinar a los participantes. Los resultados mostraron que la relación NAA/Cr en el hipocampo izquierdo era significativamente menor en los pacientes con DCLa en comparación con los controles ($p = 0{,}008$). Sin embargo, no hubo diferencias en las proporciones de metabolitos al inicio del estudio entre los que tuvieron la conversión a DCLa y los sujetos estables. Con una relación mIns/Cr de 0,349 o superior en el lóbulo parietal derecho, existe un 70 % de posibilidades de progresión de la enfermedad, con un 85 % de precisión.

Lamentablemente, faltan estudios que proporcionen mediciones precisas de los metabolitos. Un proyecto fascinante tuvo como objetivo identificar marcadores sustitutos para el desarrollo del deterioro cognitivo leve (DCL) utilizando marcadores cuantitativos de resonancia magnética (Kantarci, 2013). Los participantes fueron seleccionados de un grupo de 1156 personas que eran cognitivamente normales y formaban parte del Estudio de Mayo Clinic. Al someterse los pacientes a la RM, la corteza cingulada posterior fue el principal foco de atención, con mediciones automatizadas de los volúmenes del hipocampo y la hiperintensidad de la sustancia blanca.

Después de una mediana de seguimiento de 2,8 años, 214 sujetos experimentaron progresión a deterioro cognitivo leve o demencia. La disminución del volumen del hipocampo y la NAA/mIns en la corteza cingulada posterior surgieron como los únicos predictores independientes de deterioro cognitivo leve en el modelado multivariable, con índices de riesgo de 1,8 y 1,4, respectivamente.

En resumen, los resultados de la RMN son bastante prometedores en términos de predicción de la conversión de DCLa a EA. Sin embargo, es importante señalar que estas predicciones actualmente no están respaldadas por la medición de valores absolutos. El uso de cuantificación absoluta en lugar de proporciones de metabolitos podría mejorar la confiabilidad de la RMN para este propósito. Cuando se trata de diagnosticar DCLa en una etapa más temprana, puede ser más preferible utilizar RMN del hipocampo y la corteza entorrinal. Sin embargo, realizar RMN en estas regiones puede ser un desafío técnico debido a sus pequeños volúmenes, las faltas de homogeneidad del campo causadas por los senos aéreos y la presencia de líquido cefalorraquídeo.

13.2.9. Neuroimagen funcional

Es bien sabido que, a medida que envejecemos, nuestro cuerpo sufre diversos cambios. El estudio de la mente ha sido un tema de interés desde la antigüedad. Como escribió una vez Séneca, el renombrado filósofo: «El envejecimiento es, de hecho, una condición incurable».

A pesar de los avances en la atención sanitaria a lo largo de los años, en los últimos tiempos los progresos han mejorado significativamente el bienestar de las personas mayores. Aunque algunas personas pueden haber suavizado la afirmación de Séneca, esta sigue siendo cierta: el cuerpo y la mente humanos sufren modificaciones inevitables, y hay cambios que ocurren durante el proceso de envejecimiento, incluso si no hay signos evidentes de enfermedad.

En lo que respecta al cerebro, numerosos procesos cognitivos han examinado los cambios neuroquímicos, histológicos y morfológicos. A menudo se utilizan para evaluar los cambios cognitivos que pueden ocurrir con el envejecimiento. Estas pruebas proporcionan información valiosa sobre las capacidades cognitivas de un individuo y ayudan a identificar posibles deterioros.

Por ejemplo, la investigación ha demostrado que ciertas características cognitivas, reconocidas como inteligencia fluida —que abarca la velocidad de percepción, la duración de la memoria y la memoria asociativa—, por lo general disminuyen con la edad. Algunas capacidades cognitivas disminuyen, mientras que otras, conocidas como inteligencia cristalizada —incluida la comprensión verbal, la inteligencia general, el procesamiento de información, la resolución de problemas y las habilidades matemáticas—, permanecen intactas (Horn, 1975).

La adaptación al medio ambiente es un aspecto crucial del funcionamiento humano, conservado en individuos mayores (Creasey y Rapoport, 1985). Antes del surgimiento de las ciencias cognitivas, el estudio de la mente y el cerebro era bastante diferente. El ensayista francés Montaigne (1580/1952) ofreció una lúcida descripción del fenómeno: «Desde que tenía 20 años, según mi experiencia, parece que puede haber algunos signos de deterioro relacionado con la edad en su bienestar físico y mental. Es probable que su comprensión sea más avanzada que la que han desarrollado actualmente. A medida que envejecemos, nuestro nivel de actividad, estado de alerta y experiencia tiende a aumentar. Sin embargo, la fuerza y otras cualidades importantes disminuyen».

Se han empleado varios enfoques experimentales para examinar los correlatos neurobiológicos funcionales de estas modificaciones. En las últimas dos décadas, ha habido un avance significativo en este campo con el uso de técnicas de imagen avanzadas, como la emisión de positrones. Gracias a la tomografía PET, ahora podemos visualizar el cerebro, estudiar el metabolismo cerebral y el flujo sanguíneo *in vivo* para explorar más a fondo los correlatos metabólicos y de flujo de la función y estructura del cerebro. Estas técnicas exploran la relación entre diferentes factores y analizan su impacto en la función. La neuroimagen funcional ha proporcionado información valiosa sobre el proceso de envejecimiento en el cerebro, para comprender las complejidades del cerebro humano.

13.3. Antecedentes históricos: técnicas Kety-Schmidt y xenón-133

Se han realizado mediciones no invasivas de la función cerebral. Desde los inicios de la medicina moderna ha habido una búsqueda constante de respuestas. Normalmente, el cerebro genera la energía que necesita para funcionar a través de la oxidación de la glucosa. A pesar de su tamaño relativamente pequeño, el cerebro humano es un consumidor voraz de glucosa y representa aproximadamente el 20 % del uso total de glucosa del cuerpo (Sokoloff, 1959). Las neuronas necesitan energía en forma de trifosfato de adenosina (ATP) para mantener sus potenciales de membrana. Esto se hace activando las bombas de membrana Na+/K+, que apoyan su actividad eléctrica para la transducción de señales y los procesos sintéticos (Purdon y Rapoport, 1998).

Según la investigación realizada por Rogers y Friedhoff (1998), la tasa metabólica cerebral regional de glucosa es un indicador confiable de la actividad metabólica funcional y basal de las neuronas en una región específica. Además, las primeras investigaciones clínicas de Kety y Schmidt (1948) tenían como objetivo determinar el flujo sanguíneo cerebral (CBF) promedio *in vivo* para examinar la actividad funcional cerebral global.

Vale la pena señalar que el flujo sanguíneo cerebral regional (FSCr) generalmente se combina con la tasa metabólica cerebral regional de glucosa (Roy y Sherrington, 1890). La técnica elegida se basó en el principio de Fick, que implica estudiar el suministro arterial, la captación cerebral y la eliminación de una sustancia químicamente inerte por el sistema venoso. Este abordaje no arrojó información regional y se consideró invasivo debido a la necesidad de una inyección en la arteria carótida y una muestra yugular interna de óxido nitroso, una sustancia que se difunde libremente y no se metaboliza.

Las primeras investigaciones que utilizaron la técnica de Kety-Schmidt revelaron una fuerte correlación entre el FSC global y la tasa metabólica cerebral de oxígeno. Hubo una disminución significativa tanto en la niñez como en la adolescencia, seguida luego por una disminución gradual pero continua a lo largo de la edad adulta (Kety, 1956). Otros avances de la técnica inicial dieron como resultado el desarrollo del método de eliminación, que utilizaba el isótopo emisor xenón-133 (^{133}Xe; Obrist *et al.*, 1967, 1975; Risberg, 1980).

Utilizando este enfoque, fue factible medir el flujo sanguíneo cerebral regional mediante la administración de ^{133}Xe mediante inhalación o inyección en la arteria intracarótida. Además, mediante la utilización de cristales de centelleo extracraneales, fue posible detectar y señalar la distribución de la radiactividad.

Aunque los métodos con ^{133}Xe supusieron una mejora con respecto a la técnica de Kety-Schmidt, tenían algunas limitaciones: resolución espacial limitada y la imposibilidad de examinar estructuras subcorticales. Como resultado, las investigaciones se limitaron a grandes áreas de la superficie lateral de la corteza cerebral.

Las investigaciones realizadas con ^{133}Xe mostraron consistentemente una disminución en el flujo sanguíneo cortical a medida que los individuos envejecen. Además, las conclusiones extraídas de las técnicas de Kety-Schmidt y ^{133}Xe se vieron influidas por limitaciones metodológicas, además de las técnicas. Muchos estudios no lograron elegir sujetos que tuvieran una salud óptima, lo que dificultaba distinguir entre los efectos del envejecimiento normal y los efectos de las enfermedades cerebrales relacionadas con la edad en el flujo sanguíneo cerebral.

Los sujetos fueron reclutados entre pacientes hospitalizados que se habían sometido a una «cirugía menor electiva» (Scheinberg *et al.*, 1953) o que padecían una «enfermedad menor» (Schieve y Wilson, 1953). Algunos sujetos también fueron seleccionados entre pacientes con antecedentes de trastorno convulsivo (Kety, 1956). Comúnmente se incluyeron en el estudio pacientes con antecedentes de psicosis, deterioro mental u otros procesos degenerativos, y las condiciones en que fueron estudiados muchas veces no fueron controladas. Salvo el estudio realizado por Melamed *et al.* (1980), no se tomaron mediciones mientras los sujetos estaban en «estado de reposo», donde se les tapaban los ojos y se les cubrían los oídos con algodón para reducir la estimulación sensorial.

Como las capacidades de visión y audición tienden a disminuir con la edad, es posible que las reducciones observadas en la actividad cerebral en individuos que no fueron estudiados en estado de reposo se deban en parte a estos cambios externos, más que a una disminución de la función cerebral intrínseca. Se necesita más exploración para comprender la relación entre los cambios relacionados con la edad en la agudeza sensorial y la actividad cerebral.

13.3.1. Tomografía por emisión de positrones

Durante los últimos veinte años, la PET ha permitido el estudio no invasivo de la actividad funcional del cerebro. Se han estudiado sujetos humanos despiertos, no solo en la corteza cerebral, sino también en las estructuras subcorticales. Esta investigación ha dado lugar a avances significativos en las resoluciones espacial y temporal.

Se han utilizado varios compuestos emisores de positrones para examinar diferentes aspectos de la integridad y función del cerebro, como el metabolismo de los neurotransmisores. Ahora es posible determinar el FSC, la tasa cerebral regional metabólica de glucosa y la tasa metabólica cerebral regional de oxígeno en regiones del cerebro humano de menos de 3 mm de diámetro (Jagust *et al.*, 1993).

La PET también se puede utilizar para estudiar transmisores radiomarcados, como la [^{18}F]fluoro-L-dopa, y receptores de transmisores, como los receptores de serotonina o dopamina. En los últimos años, se ha planteado la posibilidad de medir la transducción de señales *in vivo* con PET utilizando [^{11}C]araquidónico. El ácido ha surgido como una opción viable.

Las exploraciones PET tienen la capacidad de repetirse, lo que permite la evaluación de patrones funcionales cerebrales en el mismo sujeto en diversas condiciones de prueba. Estas condiciones pueden incluir estado de reposo versus estimulación sensorial, así como antes y después de la administración del fármaco. Además, las exploraciones PET se pueden utilizar en estudios longitudinales del envejecimiento.

13.3.2. Principios básicos de la emisión de positrones

La PET utiliza nucleidos inestables que tienen un exceso de protones en su núcleo y emiten positrones, que son electrones de antimateria con la misma masa que un electrón, pero con carga positiva.

Una vez emitido, un positrón tiene suficiente energía cinética para viajar una corta distancia a través del tejido hasta que encuentra un electrón libre. Debido a sus cargas opuestas, las dos partículas se aniquilan entre sí. Según la ley de conservación de la energía, emiten dos rayos de fotones con una energía de 511 keV, colocados a 180° uno del otro (Horwitz, 1990).

Los fotones son detectados por anillos de detectores de radiación que rodean la cabeza del sujeto y miden la cantidad de fotones que se originan desde todos los ángulos dentro del cerebro. Utilizando un algoritmo de reconstrucción por computadora, es posible determinar la ubicación del evento de aniquilación y la fuente del positrón emitido, con una aproximación bastante precisa de unos pocos milímetros, teniendo en cuenta la distancia recorrida por el positrón antes del evento de aniquilación. Además, este método permite determinar la cantidad de radiación emitida desde ese sitio específico.

13.3.3. Flujo sanguíneo cerebral regional

Utilizando PET y agua marcada con oxígeno-15, es posible evaluar el FSCr. El agua es un indicador de flujo muy eficaz debido a su capacidad para difundirse libremente a velocidades fisiológicas y equilibrarse rápidamente entre el cerebro y la sangre.

Después de una inyección intravenosa de agua radiomarcada, se realiza una exploración por PET para medir la radiactividad cerebral durante un período de 1 a 4 minutos. La radiactividad en la sangre se controla mediante una línea arterial permanente conectada a un contador automático. Con este método, es posible determinar valores absolutos de FSCr, expresados en ml/100 g de tejido/minuto.

En otra versión de este procedimiento, el sujeto respira constantemente dióxido de carbono marcado con ^{15}O, que en los pulmones produce agua marcada con ^{15}O. Una vez que se alcanza un estado estable y la velocidad a la que el agua radiactiva llega al cerebro coincide con la velocidad a la que se elimina a través del lavado venoso, la radiactividad cerebral medida se vincula directamente con la función de entrada constante. Esta función de entrada está determinada por el rCBF (Frackowiak y Lammertsma, 1985).

Debido a la rápida desintegración radiactiva del ^{15}O en el agua, los estudios se pueden realizar secuencialmente en el mismo sujeto con solo un intervalo de 6 a 12 minutos. Es posible evaluar el rCBF repetidamente en una sola sesión, ya sea que el sujeto esté en estado de reposo o realizando diversas tareas.

Al restar el rCBF de referencia del rCBF de la tarea, podemos identificar regiones que se activan de manera específica y significativa durante la tarea. En este tipo de estudios, es una práctica común tener en cuenta la influencia de la $PaCO_2$ en sangre arterial sobre el FSC global. Por tanto, es esencial una medición precisa de la $PaCO_2$.

13.3.4. Análisis y examen del metabolismo cerebral de la glucosa

Con el uso de PET y [^{18}F]fluoro-2-desoxi-D-glucosa (FDG), un análogo de la glucosa marcada con ^{18}F, la absorción de FDG por las células neurales en varias regiones del cerebro se puede visualizar y medir en un sujeto despierto.

La FDG puede llegar al cerebro a través del flujo sanguíneo y transportarse bidireccionalmente a través de los capilares cerebrales mediante un sistema de transporte de monosacáridos, similar al de la glucosa. Después de entrar en las células cerebrales, la FDG sufre una fosforilación a FDG-6-fosfato (FDG-6-P) gracias a la acción de la enzima hexoquinasa. A diferencia de la glucosa-6-P, la FDG-6-P no se puede convertir en fructosa-6-P y no se metaboliza mediante enzimas de la vía glucolítica.

Según el estudio de Sokoloff (1982), se descubrió que la actividad de la fosfatasa cerebral es baja, lo que provoca que la FDG-6-P permanezca atrapada dentro de las células cerebrales sin muchos cambios durante todo el estudio.

La cantidad de FDG-6-P que se acumula en un área específica del cerebro durante un período de 45 minutos después de la inyección de FDG se mide mediante PET. Esta medición depende de la rapidez con la que la hexoquinasa convierte la glucosa en glucosa-6-P —el primer paso en la vía glucolítica—, así como de la exposición general del cerebro a la FDG en el torrente sanguíneo.

Cuando se trata de concentraciones no marcadas, es importante tener en cuenta que la tasa neta de cualquier paso en una vía es igual a la tasa neta de la vía general. Esto significa que la tasa neta de fosforilación de la glucosa, estimada con FDG, representa el flujo neto de glucosa a través de toda la vía glucolítica.

En su investigación, Sokoloff *et al.* (1977) desarrollaron una ecuación operativa para calcular la tasa metabólica cerebral de glucosa, basada en dos factores:

1. La cantidad de FDG-6-P presente en el cerebro.
2. La proporción integrada de la actividad plasmática de FDG medida en relación con la concentración de glucosa en plasma frío durante un período de 45 minutos.

Además, se utilizó una «constante agrupada» para tener en cuenta el uso de FDG en lugar de glucosa natural.

Según un estudio realizado por Huang *et al.* (1980), se observó un fenómeno conocido como «efecto tope». Los estudios de tomografía por emisión de positrones en el envejecimiento saludable han avanzado enormemente en nuestra comprensión del flujo sanguíneo cerebral regional y el consumo de oxígeno.

Las exploraciones PET han demostrado ser una herramienta valiosa para los investigadores, ya que brindan información más confiable sobre la relación entre el metabolismo cerebral regional, el FSCr y la edad.

Los hallazgos de los estudios sobre el envejecimiento humano y sus efectos sobre el flujo sanguíneo cerebral regional (FSCr) y la tasa metabólica cerebral regional de oxígeno muestran que, con base en los datos presentados en la tabla, los estudios realizados en estado de reposo —con entrada auditiva y visual reducida— generalmente mostraron menos cambios en comparación con los estudios donde la entrada visual o auditiva no estaba controlada.

Según los hallazgos de numerosos estudios realizados con la técnica del ^{133}Xe, los estudios PET iniciales que utilizan el método de inhalación de ^{15}O en estado estacionario han respaldado una disminución del flujo sanguíneo cerebral regional (FSCr) con la edad.

En un estudio realizado por Frackowiak *et al.* (1983, 1984), se descubrió que había una disminución del 28 % en el FSCr promedio de materia gris entre un grupo de 14 individuos mayores en comparación con 18 individuos más jóvenes. Vale la pena señalar que los sujetos no fueron examinados en estado de reposo. Se encontró que la correlación entre el FSCr y la edad era estadísticamente significativa, con una pendiente de 4,9 ml/100 g/minuto/década.

Los sujetos de mayor edad exhibieron una notable disminución del 19 % en la tasa metabólica cerebral regional de oxígeno en la materia gris, aunque no se observó una correlación significativa con la edad. El estudio no demostró diferencias significativas en el flujo sanguíneo cerebral entre los grupos. El índice de extracción de oxígeno tiende a ser mayor en el grupo de personas mayores, lo que, si se confirma, podría indicar signos tempranos de descompensación hemodinámica y mayor vulnerabilidad de las neuronas. Esto podría ayudar a identificar personas con enfermedad cerebrovascular.

Se observó una disminución del FSCr en regiones específicas del cerebro asociadas con el envejecimiento. Estas regiones incluyen las áreas temporosilviana, frontal medial y occipital medial visual. Este hallazgo se observó en un grupo de 19 individuos.

Según un estudio realizado por Lebrun-Grandie *et al.* (1983), se examinó a pacientes hospitalizados con enfermedades no agudas mediante PET de baja resolución. Se ordenó a los sujetos que cerraran los ojos, pero mantuvieran los oídos despejados. En un estudio posterior, un grupo de investigadores (Pantano *et al.*, 1984) investigó la actividad cerebral de 27 individuos descritos como «pacientes hospitalizados sanos», con edades comprendidas entre 19 y 76 años.

Los hallazgos revelaron una disminución notable en el FSCr de la materia gris con la edad, a una velocidad de 3,2 ml/100 g/minuto/década. Sin embargo, no se observó una disminución significativa en la tasa metabólica cerebral regional de oxígeno.

Al comparar el grupo más joven (menores de 50 años) con el grupo de mayor edad (mayores de 55 años), se encontró que tanto el FSCr como la tasa metabólica cerebral regional de oxígeno disminuyeron significativamente en el grupo de mayor edad. Específicamente, hubo una disminución del 18 % en FSCr y una disminución del 17 % en dicha tasa. Las disminuciones se observaron principalmente en áreas corticales como las regiones frontales, temporosilviana y parietooccipital.

Los grupos no mostraron diferencias en la materia blanca respecto al FSCr y la tasa metabólica cerebral regional de oxígeno. A pesar de la falta de corrección por posibles diferencias en el volumen sanguíneo cerebral (VSC), se encontró que el índice de extracción de oxígeno no variaba con la edad.

En un estudio de Takada *et al.* (1992), se informó una disminución lineal significativa con la edad para la tasa metabólica cerebral regional de oxígeno, pero no para el FSCr. Esta disminución se observó específicamente en el neocórtex de asociación del hemisferio izquierdo.

Hubo disminuciones notables en el FSCr en la corteza frontal y la materia gris insular, así como reducciones en la tasa metabólica cerebral regional de oxígeno y en el volumen sanguíneo cerebral regional (VSCr) en la sustancia blanca y varias regiones corticales.

Por otro lado, al estudiar a 22 voluntarios sanos, Yamaguchi *et al.* (1986) no encontraron diferencias de edad significativas en términos de FSCr, índice de extracción de oxígeno o volumen sanguíneo cerebral medios. Sin embargo, se observó que la tasa metabólica cerebral regional de oxígeno gris medio disminuyó significativamente con la edad. En este estudio, vale la pena señalar que se observó un ligero aumento en la $PaCO_2$ y una disminución en el hematocrito en los sujetos de mayor edad. Estos factores podrían haber elevado potencialmente el FSC, enmascarando la disminución relacionada con la edad.

Se ha afirmado que los cambios estructurales, como el agrandamiento de los espacios del LCR y la atrofia cortical, desempeñan un papel en la disminución del FSCr relacionada con la edad. Estos cambios pueden reducir la cantidad de neuronas en la sustancia gris y aumentar los efectos del volumen parcial del líquido cefalorraquídeo o de la sustancia blanca.

Sin embargo, incluso con evidencia de atrofia cortical progresiva mediante tomografía computarizada (TC) de rayos X, no se observó una disminución notable en el rCBF o el $rCMRO_2$ en individuos sanos de 50 a 85 años (Itoh *et al.*, 1990). Las imágenes funcionales de PET ahora se pueden registrar conjuntamente con mediciones morfométricas de alta resolución de las estructuras cerebrales, gracias al uso de imágenes por resonancia magnética. Como se comentó anteriormente, esta metodología se está utilizando ahora para abordar la atrofia cerebral en los trastornos neurodegenerativos. También se puede emplear para determinar el impacto de la atrofia en las mediciones de PET.

Utilizando tecnología avanzada y técnicas precisas de mapeo anatómico PET-rCBF en personas mayores, los investigadores han descubierto recientemente una disminución en el FSCr en ciertas áreas del cerebro asociadas con el envejecimiento. Estas áreas incluyen las regiones límbicas, así como las cortezas de asociación temporal, parietal y frontal bilaterales, observándose una disminución ligeramente mayor en el hemisferio izquierdo en comparación con el derecho.

Se descubrió que los cambios observados en los sujetos que estudiaron con los ojos cerrados y los oídos despejados no estaban relacionados con las diferencias en el FSC global. Por tanto, se planteó la hipótesis de que estos cambios pueden ser indicativos de una redistribución del FSCr relacionada con la edad (Martin *et al.*, 1991).

Consideraciones metodológicas en estudios PET

PET

- Baja resolución (17 mm) frente a alta resolución (6 mm) de escáneres PET.
- Hasta un 25 % de coeficiente de variación con baja resolución para medir un potencial cambio del 15-30 % en el rCMRglc durante un período de 60 años de edad adulta.

Atrofia cerebral

- El «efecto de volumen parcial» puede reducir artificialmente los valores de FSCr y rCMRglc.

Exámenes de salud

- Selección de sujetos mayores «demasiado sanos» o «supernormales».
- Inclusión de sujetos con enfermedad vascular (sub)clínica, trastornos o deterioro cognitivo leve.
- Uso de medicamentos con efectos potenciales sobre el metabolismo cerebral y la función.

Procedimiento experimental

- Información sensorial: ojos cubiertos y oídos tapados (en reposo) vs. ojos cerrados y oídos abiertos vs. ojos y oídos abiertos.
- Estado de reposo vs. activación cognitiva (por ejemplo, realización de tareas neuropsicológicas).
- Radiación calculada vs. radiación medida individualmente, con atenuación por tejidos craneales.
- Regiones de interés semiautomatizadas vs. análisis estereotáxicos píxel por píxel.

Ansiedad y estrés durante el examen PET

- Altos niveles de estrés o ansiedad pueden afectar el metabolismo del lóbulo frontal.
- Efecto de la familiaridad con la PET: primera vez vs. repetición del escaneo.

Género

- Diferencias en el curso temporal y la distribución topográfica del envejecimiento cerebral entre hombres y mujeres.
- Influencia del ciclo hormonal en mujeres al momento de la exploración PET.

En los estudios que utilizan PET para examinar la relación entre el FSCr y la tasa metabólica cerebral regional de oxígeno con respecto a la edad, ciertas variaciones en las técnicas y metodologías han dado lugar a hallazgos inconsistentes, lo que dificulta extraer conclusiones definitivas.

Los primeros estudios PET utilizaban escáneres de baja resolución, lo que resultaba en una definición anatómica limitada de las estructuras corticales y subcorticales. Estos estudios también presentaban errores significativos debidos al efecto de volumen parcial.

Los participantes incluyeron una variedad de individuos, como pacientes hospitalizados sanos (Pantano *et al.*, 1984), pacientes con enfermedades no agudas (Lebrun-Grandie *et al.*, 1983) y voluntarios sanos cuidadosamente seleccionados (Eustache *et al.*, 1995; Marchal *et al.*, 1995). Rara vez se realizó una evaluación exhaustiva.

Los procesos demenciales, como la enfermedad de Alzheimer, pueden tener un inicio sutil y gradual que puede pasar desapercibido durante años antes de volverse clínicamente evidente.

En las primeras etapas de la enfermedad de Alzheimer, los investigadores han descubierto que la tasa metabólica cerebral regional de oxígeno anormal se asocia con déficits de memoria. Esta anomalía ocurre en las neocortezas y precede al desarrollo de otros déficits cognitivos que se observan más adelante (Grady *et al.*, 1988; Haxby *et al.*, 1990).

Hasta ahora, todos los estudios sobre el envejecimiento han sido transversales, lo que deja abierta la posibilidad de que ciertas diferencias relacionadas con la edad informadas puedan verse influenciadas por un muestreo sesgado de sujetos supervivientes (Martin *et al.*, 1991).

En un estudio (Marchal *et al.*, 1992), para minimizar la influencia de varios factores, se observó a 25 individuos que gozaban de salud óptima y fueron cuidadosamente seleccionados. Los participantes tenían edades comprendidas entre 20 y 68 años y fueron observados con los ojos cerrados y los oídos despejados. Se utilizaron PET de alta resolución y técnicas precisas de posicionamiento de la cabeza.

Solo dos circunvoluciones frontales mostraron una disminución significativa del FSCr, posiblemente debido al alto coeficiente de variación en las otras regiones (hasta un 32 %). Sin embargo, hubo una disminución notable en la tasa metabólica cerebral regional de oxígeno en toda la corteza cerebral, con la excepción de la circunvolución orbitofrontal, el hipocampo y las regiones occipitales laterales. Se observó que esta tasa disminuye en un 6 % por década.

No se encontró una relación significativa entre corteza, tasa metabólica cerebral regional de oxígeno y género, atrofia cortical o tamaño de la cabeza. De manera similar, no se observaron cambios significativos dependientes de la edad en las estructuras subcorticales, el cerebelo y la sustancia blanca.

En un estudio realizado por Eustache *et al.* (1995), un grupo de 25 personas que se sometieron a exámenes de salud fueron evaluadas con los ojos cerrados y los oídos abiertos. El estudio reveló una disminución en el consumo global de oxígeno del cerebro, normalizado al cerebelo, que resultó ser lineal y relacionado con la edad. La disminución del consumo de oxígeno fue estadísticamente significativa en todas las áreas neocorticales y en el tálamo izquierdo.

Hubo una disminución notable en ciertas capacidades cognitivas a medida que las personas envejecían, como la memoria de trabajo y la memoria verbal episódica y explícita. Sin embargo, otras habilidades cognitivas no se vieron afectadas por la edad.

En resumen, los datos de diversos estudios sobre el FSCr y la tasa metabólica cerebral regional de oxígeno en relación con la edad son algo contradictorios. Al examinar a individuos que no están en estado de reposo, se observa una notable disminución de la actividad cerebral directamente relacionada con la edad, que suele oscilar entre el 20 % y el 25 %.

Las implicaciones de estos cambios siguen siendo inciertas. Algunos estudios han demostrado reducciones significativas en las regiones de asociación cortical, responsables de funciones cognitivas que pueden disminuir incluso en personas mayores sanas. Estas áreas de asociación han surgido relativamente recientemente durante la evolución de los primates y suelen ser las últimas en mielinizarse. También pueden ser particularmente susceptibles a procesos degenerativos relacionados con la edad, como la enfermedad de Alzheimer.

En sujetos no estudiados en estado de reposo, las reducciones relacionadas con la edad podrían haberse visto afectadas por una reducción de la agudeza visual y auditiva. Estudios anteriores no detectaron patologías oculares o auditivas relacionadas con la edad, como cataratas, glaucoma o pérdida auditiva.

Existe la posibilidad de que las personas mayores experimenten una disminución del FSCr debido a una enfermedad cerebrovascular subclínica, ya que las lesiones cerebrales ateroscleróticas son más comunes en los ancianos, y alrededor del 50 % de los cerebros muestran tales lesiones después de los 50 años (Moossy, 1971).

Se ha observado una reducción del FSCr o de la tasa metabólica cerebral regional de la glucosa en la enfermedad vascular aterosclerótica y la hipertensión, las cuales son más prevalentes con la edad (Dastur *et al.*, 1963; Meyer *et al.*, 1985; Salerno *et al.*, 1995).

Los estudios sobre la tasa metabólica cerebral regional de la glucosa y el envejecimiento humano han producido resultados contradictorios. Sin embargo, los estudios realizados fuera del estado de reposo generalmente han mostrado mayores disminuciones en comparación con los realizados dentro del estado de reposo.

En un estudio realizado por Kuhl *et al.* (1982), se descubrió que existe una disminución gradual de la tasa metabólica cerebral regional a medida que los individuos envejecen. En el estudio participaron 40 sujetos sanos de entre 18 y 78 años, a quienes se observó con los ojos abiertos y los oídos destapados. La tasa de disminución observada fue del 0,43 % anual, lo que resultó en una disminución neta del 26 % en el rango de edad especificado. Vale la pena señalar que no se observó preferencia entre los dos hemisferios.

La relación entre la tasa de glucosa en la corteza frontal y la tasa cerebral regional de glucosa en la corteza parietal —indicador de «hiperfrontalidad» según Ingvar (1979)— disminuye a medida que los individuos envejecen, lo que indica un impacto específico en el lóbulo frontal.

En un estudio realizado por Chawluk *et al.* (1987), se encontró que los sujetos sanos experimentaban una disminución del 0,26 % por año en la tasa metabólica cerebral regional de glucosa cuando no estaban en un estado de reposo.

Por el contrario, algunos estudios han demostrado que no hay una disminución significativa de esta tasa con la edad. Estos estudios examinaron sujetos en estado de reposo con los ojos cubiertos y los oídos tapados con algodón (Duara *et al.*, 1983, 1984), así como sujetos con los ojos cerrados y los oídos despejados (De Leon *et al.*, 1983).

En una muestra relativamente grande de sujetos, se observó una disminución notable en la tasa metabólica regional de glucosa absoluta en las regiones frontal, temporal y parietal entre el grupo de mayor edad (≥ 50 años) en comparación con los sujetos más jóvenes (< 50 años). Estas reducciones perdieron su importancia cuando se ajustó la tasa metabólica cerebral regional según el volumen cerebral y la atrofia (Yoshii *et al.*, 1988).

Es importante mencionar que se utilizó un método de corrección global, que no consideró ninguna variabilidad regional en los cambios cerebrales relacionados con la atrofia. Más adelante se proporcionará información sobre la corrección de la atrofia.

En los últimos años, se han producido avances en el campo del análisis de datos metabólicos del cerebro en muestras relativamente grandes para comprender mejor los efectos del envejecimiento saludable.

Un modelo estadístico de covariación regional fue aplicado por Moeller *et al.* (1996) a dos grandes grupos de sujetos estudiados de forma independiente, con edades comprendidas entre 21 y 90 años. El perfil topográfico primario identificado en el análisis de componentes principales reveló un hipometabolismo frontal de la glucosa, acompañado de mejoras metabólicas en las áreas de asociación parietooccipital, los ganglios basales, glía, mesencéfalo y cerebelo.

Según un estudio realizado por DeSanti *et al.* (1995), se encontró que el proceso de envejecimiento afecta específicamente al metabolismo de la glucosa en el lóbulo frontal. Las reducciones en los lóbulos temporales de las personas mayores fueron menos pronunciadas.

En un estudio realizado por Eberling *et al.* (1995), se descubrió que los sujetos de mayor edad presentaban tasas metabólicas cerebrales más bajas, específicamente en los lóbulos temporales, en comparación con los sujetos más jóvenes.

Los estudios de investigación mencionados anteriormente emplearon un enfoque de regiones de interés para los análisis metabólicos. Recientemente, se realizó un análisis exhaustivo utilizando un sofisticado software estadístico. Los hallazgos revelaron una disminución notable en la tasa metabólica cerebral global a lo largo del estudio.

Hubo disminuciones bilaterales y simétricas en la tasa metabólica cerebral regional, con áreas específicas como la región frontal inferior y la región lateral posterior, las cortezas cinguladas anterior, temporal anterior y de unión parietotemporal, el caudado izquierdo y el tálamo anterior, que mostraron un mayor impacto en comparación con otras regiones.

13.3.5. Variables que influyen en la tomografía por positrones durante el proceso de envejecimiento

La cuestión de si la tasa metabólica cerebral regional disminuye con la edad y en qué medida sigue sin resolverse, y es similar a los casos mencionados anteriormente del FSCr y la tasa metabólica de oxígeno cerebral regional. Las variaciones observadas en los diferentes estudios pueden haber estado influenciadas por cuestiones metodológicas y limitaciones técnicas, como se mencionó anteriormente.

A través de las exploraciones PET, podemos observar mediciones precisas y patrones interconectados del metabolismo de la glucosa y el flujo sanguíneo en varias regiones del cerebro, lo cual proporciona información valiosa sobre la actividad cerebral. A diferencia de las mediciones consistentes de las estructuras cerebrales obtenidas mediante CT o MRI —que generalmente permanecen estables con el tiempo en sujetos adultos, a menos que se vean afectados por una enfermedad neurodegenerativa o cerebrovascular—, las exploraciones PET examinan los estados dinámicos y ocasionalmente impredecibles de la actividad funcional cerebral. La exploración puede dar lugar a disparidades notables en la tasa metabólica cerebral regional o en el FSCr.

En un estudio realizado por Mazziotta *et al.* (1982), se descubrió que los sujetos jóvenes que tenían los ojos abiertos y los oídos tapados presentaban aproximadamente un 20 % más de tasa metabólica cerebral regional de glucosa hemisférica en comparación con los sujetos que estaban en estado de reposo, con los ojos cerrados y los oídos tapados. Con la creciente complejidad de la estimulación visual, hubo un aumento correspondiente en la tasa metabólica cerebral regional en las áreas de asociación visual.

En un estudio realizado por Phelps *et al.* (1981), se descubrió que había una diferencia significativa del 60 % en la tasa metabólica cerebral regional entre sujetos que estaban en reposo y sujetos que contemplaban el paisaje de un parque durante el período de absorción de FDG.

No es probable que las respuestas metabólicas y de flujo a diversos estímulos sensoriales permanezcan constantes con la edad. La agudeza visual y auditiva, así como la propiocepción, tienden a disminuir a medida que envejecemos. Por lo tanto, las diferencias de edad en las medidas PET en sujetos que no se encuentran en estado de reposo con privación sensorial podrían atribuirse a una disminución de la agudeza sensorial, más que a una actividad reducida únicamente relacionada con la edad.

Hasta ahora, los estudios sobre la actividad cerebral en estado de reposo en sujetos óptimamente sanos han sido la fuente más fiable para estimar la disminución real de la función cerebral intrínseca con la edad. Algunos estudios notables en esta área incluyen los realizados por Duara *et al.* (1983, 1984) y Murphy *et al.* (1996).

Factores adicionales, como la ansiedad y el estrés durante una exploración, o la falta de familiaridad con el entorno experimental, pueden afectar el metabolismo cerebral y deben considerarse. Aunque las exploraciones PET se consideran mínimamente invasivas, pueden resultar bastante estresantes para determinadas personas, debido a la necesidad de cateterismo arterial y venoso, muestreos frecuentes de sangre, minimización del movimiento de la cabeza y la necesidad de permanecer quietos por más de una hora. Además, puede haber cierta privación sensorial involucrada.

En un estudio realizado por Gur *et al.* (1987), se descubrió una relación interesante entre el flujo sanguíneo cerebral regional (FSCr) y la ansiedad. Se observó que, a medida que aumentaban los niveles de ansiedad, el FSCr también aumentaba hasta cierto punto. Sin embargo, más allá de ese punto, a medida que la ansiedad seguía aumentando, el FSCr en realidad disminuía.

Investigaciones posteriores (Swedo *et al.*, 1989) también encontraron una correlación directa entre los niveles de ansiedad durante las exploraciones PET y la tasa metabólica cerebral regional en áreas prefrontales. Los sujetos voluntarios que exhibieron niveles altos de ansiedad demostraron proporciones metabólicas significativamente más altas en el hemisferio derecho/izquierdo en comparación con los individuos con niveles bajos de ansiedad (Stapleton *et al.*, 1997).

Además, se observó que los sujetos con baja ansiedad mostraron una disminución en el metabolismo cerebral durante la segunda sesión de PET, en comparación con el primer examen. No se observaron tales cambios en el grupo de alta ansiedad. Estos hallazgos sugieren que los cambios metabólicos pueden atribuirse a que los sujetos se familiarizan más con el procedimiento.

Según este hallazgo, sería beneficioso que los sujetos recibieran capacitación antes de su examen de PET scan. Esto ayudaría a minimizar el impacto del efecto «novedad» y a crear condiciones más consistentes en las sesiones experimentales. Se podría implementar una estrategia similar a la noche de adaptación utilizada en la investigación del sueño.

Un laboratorio utilizó técnicas de capacitación para garantizar el máximo cumplimiento en los estudios PET que involucraban a personas jóvenes y mayores con síndrome de Down (Dani *et al.*, 1996; Pietrini *et al.*, 1997). Además, estos hallazgos enfatizan la importancia de contrarrestar el orden de presentación de diversas condiciones experimentales cuando se estudia la actividad funcional cerebral relacionada con diferentes estados de estimulación sensorial o cognitiva (Pietrini *et al.*, 1997).

La selección de sujetos es crucial en los estudios de actividad funcional y envejecimiento humano. Muchos estudios de PET no consideraron excluir a sujetos con factores de riesgo cardiovascular o trastornos clínicos que potencialmente pudieran afectar el cerebro.

Algunos estudios (Duara *et al.*, 1983, 1984; Marchal *et al.*, 1992; Murphy *et al.*, 1996) han realizado pruebas clínicas, de laboratorio y neuropsicológicas exhaustivas para eliminar cualquier posible anomalía orgánica o mental que pudiera afectar las mediciones funcionales.

Se podría adoptar un enfoque más inclusivo para reunir una muestra que refleje con precisión la «población normal». Esto podría implicar estudiar una gran cantidad de sujetos de distintas edades y géneros en la misma instalación de PET, utilizando el mismo procedimiento.

Con un número suficiente de sujetos, sería posible controlar estadísticamente la influencia de variables de confusión y factores de riesgo, como antecedentes cardiovasculares, trastornos psiquiátricos o médicos, y estado mental durante el examen, con el fin de interpretar con precisión los resultados.

Puede haber una variabilidad adicional debido a las diferencias de género y, en el caso de las mujeres, a las fluctuaciones en los niveles plasmáticos de hormonas sexuales relacionadas con el ciclo menstrual. En una pequeña muestra de mujeres jóvenes, Reiman *et al.* (1996a) demostraron que había diferencias significativas en el metabolismo de la glucosa en varias regiones del cerebro durante diferentes fases del ciclo menstrual.

Específicamente, encontraron un mayor metabolismo de la glucosa en las áreas talámicas, prefrontales, temporales y parietales durante la fase folicular media, cuando las concentraciones plasmáticas de estradiol y progesterona eran bajas. Por el contrario, durante la fase lútea media, cuando estas concentraciones eran altas, hubo un aumento del metabolismo de la glucosa en las regiones temporal superior, temporal anterior, occipital, cerebelosa y límbica.

Mediante la utilización de resonancias magnéticas y tomografías por emisión de positrones en un grupo de individuos meticulosamente seleccionados, se presentaron disparidades notables en el proceso de envejecimiento de regiones cerebrales específicas que desempeñan un papel crucial en las capacidades cognitivas superiores. Estas áreas incluyen los lóbulos temporal y parietal, el área de Broca, el tálamo y el hipocampo (Murphy *et al.*, 1996).

Existe evidencia de perfiles morfométricos y metabólicos específicos de género en el envejecimiento cerebral, que pueden contribuir a las diferencias observadas entre hombres y mujeres en el deterioro cognitivo relacionado con la edad. Finalmente, la variabilidad entre los centros de PET se puede atribuir a aspectos técnicos relacionados con la instrumentación. Se han utilizado varios tomógrafos con diferentes resoluciones espaciales, que van desde 6 a 17 mm de ancho total a la mitad del máximo (FWHM), para evaluar el metabolismo cerebral y el flujo sanguíneo. La recuperación de la radiactividad en una región del cerebro está influenciada por la relación entre el volumen regional y la resolución del escáner. Para examinar con precisión regiones pequeñas, es fundamental utilizar máquinas PET de alta resolución.

Según estudios PET sobre el envejecimiento, utilizando un tomógrafo de baja resolución (ECAT II; FWHM = 17 mm) para observar a los sujetos en estado de reposo, la tasa metabólica cerebral de glucosa en la región gris global, evaluada en 77 hombres sanos de entre 20 y 70 años, reveló una ligera disminución del 7 % en ese rango etario, aunque no fue estadísticamente significativa (Grady *et al.*, 1990). En relación con este estudio, un escáner Scanditronix PC 1024-7B con una resolución en el plano de 6 mm examinó a 60 hombres sanos en las mismas condiciones de reposo. Los resultados mostraron una disminución estadísticamente significativa del 12 % en la tasa metabólica cerebral regional gris global.

Las pendientes de las líneas de regresión no difieren significativamente (0,01 frente a 0,02 mg de glucosa/100 g/minuto/año). Sin embargo, cabe señalar que la pendiente obtenida con el escáner Scanditronix de alta resolución tuvo un coeficiente de variación mucho menor en comparación con el escáner ECAT de menor resolución, lo que permitió alcanzar significación estadística en el primer caso. La disminución del 12 % observada con el escáner de alta resolución es probablemente la tasa máxima de cambio, ya que no se ajustó por el volumen parcial ni por la atrofia cerebral. La atrofia cerebral asociada a la edad es una complicación adicional en este contexto (de Leon *et al.*, 1984; Schwartz *et al.*, 1985; Zatz *et al.*, 1982). El volumen parcial puede provocar subestimaciones de la radiactividad, lo que puede dificultar la recuperación de la señal en una región específica.

En un segundo estudio, Ibáñez *et al.* (1998) desarrollaron un método segmentado basado en resonancia magnética para corregir los datos de la tasa metabólica cerebral regional de pacientes con enfermedad de Alzheimer y sujetos de control sanos mayores de la misma edad. Este método tiene en cuenta los efectos del volumen parcial debidos a la atrofia cerebral. Esta corrección dio como resultado un aumento notable en la tasa metabólica cerebral regional global de glucosa, con un incremento de alrededor del 12 % en los sujetos de control y uno más significativo del 20 % en los pacientes con enfermedad de Alzheimer. Las zonas frontal e insular experimentaron las correcciones más sustanciales. Sin embargo, las diferencias iniciales en la tasa metabólica cerebral regional no corregida entre los dos grupos siguieron siendo estadísticamente significativas incluso después de la corrección. Por lo tanto, las reducciones de la tasa metabólica cerebral regional obtenidas mediante PET en la enfermedad de Alzheimer son el resultado de reducciones metabólicas intrínsecas por gramo de tejido y no están causadas por artefactos de volumen parcial. Indican disfunción en las regiones afectadas, como se observa en los estudios realizados por Pietrini *et al.* (1997). El algoritmo de corrección de Ibáñez se está aplicando actualmente a otros datos PET, que incluyen diferencias de edad, sexo y grupo de enfermedades.

Algunos estudios han intentado corregir los datos de la PET para la atrofia cerebral teniendo en cuenta la dilatación de los ventrículos laterales, medida mediante TC o RM (Alavi *et al.*, 1985; Herscovitch *et al.*, 1986; Schlageter *et al.*, 1987). En su estudio, Schlageter *et al.* (1987) utilizaron tomografías computarizadas y por emisión de positrones para examinar a un grupo de 49 hombres de entre 21 y 83 años, que gozaban de buena salud. Después de tener en cuenta los cambios relacionados con la edad en el volumen ventricular lateral, el coeficiente de correlación entre la tasa metabólica cerebral regional global de glucosa y la edad cambió significativamente de 0,29 a 0,04. Esto sugiere que la disminución observada anteriormente en la utilización de glucosa en reposo con la edad se debió principalmente a la atrofia.

En general, la relación entre la edad y la tasa metabólica cerebral regional sigue siendo incierta, a pesar de una extensa investigación en esta área. Los estudios sobre el FSCr y la tasa metabólica cerebral regional de oxígeno indican que hay una ligera disminución con la edad, generalmente de alrededor del 12 % en un periodo de 60 años. Sin embargo, ha habido algunos informes de reducciones más significativas en ciertos casos (Petit-Taboué *et al.*, 1998). Teniendo en cuenta los numerosos factores que pueden influir en las mediciones, junto con la reciente introducción de diversos avances tecnológicos, sería beneficioso emprender un nuevo esfuerzo para cuantificar las medidas *in vivo* de la actividad funcional cerebral relacionada con la edad. Esto nos ayudaría a obtener una comprensión más profunda de cómo estas medidas se correlacionan con los cambios en la cognición y el comportamiento.

13.3.6. Las imágenes funcionales pueden proporcionar información valiosa sobre la función cerebral y el proceso de envejecimiento

La comprensión del metabolismo cerebral y la actividad funcional ha avanzado significativamente en los últimos años, gracias al rápido desarrollo de sofisticados paradigmas experimentales. Estos combinan técnicas de neuroimagen con estimulación cognitiva, sensorial o farmacológica, lo cual permite obtener información muy valiosa. Además, los avances recientes en la interpretación de datos de PET han revelado conexiones funcionales específicas entre diversas regiones cerebrales. Por último, las técnicas avanzadas de imagen, como la resonancia magnética funcional, permiten estudiar la actividad funcional del cerebro humano con gran nivel de detalle y precisión.

13.3.7. Correlaciones cerebrales

Excepto por un estudio de Moeller *et al.* (1996), los estudios PET mencionados anteriormente solo presentaron diferencias en el flujo sanguíneo cerebral promedio o en el metabolismo de la glucosa entre sujetos más jóvenes y mayores, o la disminución de estos valores con la edad. Alternativamente, se pueden explorar las variaciones en la actividad funcional relacionadas con la edad mediante la utilización de exploraciones PET y el empleo de técnicas de análisis correlacional o multivariado. Estos métodos ayudan a identificar patrones del metabolismo de la glucosa en el cerebro y del flujo sanguíneo, tanto en reposo como durante la activación.

Vale la pena señalar que, aunque Duara *et al.* (1983, 1984) no encontraron disminuciones relacionadas con la edad en la tasa metabólica cerebral regional de glucosa en los sujetos que estudiaron en estado de reposo, sí observaron diferencias de edad claras en sus patrones de correlación (Horwitz *et al.*, 1986). Se cree que los coeficientes de correlación entre pares de valores de la tasa metabólica cerebral regional sugieren conexiones funcionales entre dos regiones del cerebro (Clark *et al.*, 1984; Horwitz *et al.*, 1984; Metter *et al.*, 1984).

Uno de los supuestos básicos del método de correlación es que, si dos regiones del cerebro (A y B) están funcionalmente conectadas —lo que significa que la actividad en una región depende de la actividad en la otra—, una gráfica de tasa metabólica cerebral regional en la región A contra la tasa metabólica cerebral regional en la región B entre sujetos, utilizando parámetros normalizados como «tasa metabólica cerebral regional/tasa metabólica cerebral regional de glucosa», mostrará una correlación significativa. Por otro lado, si existe una fuerte correlación entre los parámetros de la tasa metabólica cerebral regional normalizados de dos regiones, se supone que estas están funcionalmente acopladas.

Dos regiones pueden exhibir una correlación notable en la actividad si están conectadas anatómicamente y esta conexión es funcional, ya sea durante el estado de reposo o mientras se realiza una tarea específica. Sin embargo, es posible que las regiones tengan una correlación significativa incluso si no están conectadas directamente. Esto puede ocurrir cuando ambas reciben información de una tercera región, como un núcleo talámico. Alternativamente, podría haber una combinación de efectos directos e indirectos que ocurran simultáneamente.

En un estudio realizado por Horwitz *et al.* (1986), los investigadores examinaron la correlación de las tasas metabólicas normalizadas en estado de reposo en dos grupos. El primer grupo estaba formado por 15 sujetos jóvenes y sanos, de entre 20 y 32 años, mientras que el segundo incluía 15 personas mayores que estaban óptimamente sanas y tenían entre 64 y 83 años. Dentro del grupo de jóvenes, se observaron numerosas correlaciones positivas estadísticamente significativas entre los lóbulos frontal y parietal. Se encontró un número menor de correlaciones dentro y entre los lóbulos temporal y occipital, y solo se identificaron unas pocas correlaciones entre los dominios frontal-parietal y temporal-occipital.

El grupo de mayor edad, a pesar de mostrar un patrón general similar de correlaciones, tenía menos conexiones significativas entre las áreas frontal y parietal, y dentro de los lóbulos parietales en comparación con el grupo más joven. Este estudio encontró evidencia de una falta de integración funcional entre las regiones del lóbulo parietal, lo que se asoció con déficits en el rendimiento cognitivo respaldado por estructuras parietales (Grady *et al.*, 1990).

Se han desarrollado y utilizado eficazmente modelos matemáticos más avanzados, como el análisis de funciones discriminantes y el modelado de ecuaciones estructurales, para detectar cambios sutiles en las funciones metabólicas del cerebro, que pueden indicar enfermedad incluso en individuos asintomáticos con riesgo de desarrollar trastornos cerebrales, como la enfermedad de Alzheimer (Azari y Pietrini, 1995; Horwitz *et al.*, 1995).

13.3.8. Explorando paradigmas de estimulación cognitiva y sensorial

Además, se han creado diversos paradigmas experimentales para estudiar la actividad cerebral durante tareas cognitivas o estimulación sensorial en individuos de diferentes edades, además de medir el metabolismo cerebral y el flujo sanguíneo en estado de reposo. Muchos de estos estudios han utilizado la metodología PET con agua marcada con 15O para evaluar el flujo sanguíneo cerebral regional (FSCr) en varios estados de actividad cerebral. Con su corta vida media, el 15O permite la oportunidad de realizar múltiples estudios secuenciales dentro de una sola exploración PET. Utilizando la última generación de escáneres PET, que tienen una alta sensibilidad y, por lo tanto, solo requieren la inyección de pequeñas cantidades de agua radiactiva, ahora es posible realizar más de veinte estudios cortos durante una sola sesión de PET. Esto permite a los sujetos cambiar entre diferentes paradigmas experimentales.

Teniendo en cuenta los hallazgos de estudios neuropsicológicos y observaciones clínicas, las investigaciones han demostrado que ciertas capacidades cognitivas tienden a disminuir a medida que envejecemos (Creasey y Rapoport, 1985; Horn, 1975). La activación, como lo demuestran los cambios en el flujo sanguíneo cerebral regional, se puede observar durante diversas tareas cognitivas, como el reconocimiento visuoespacial y de objetos, las tareas de memoria, el razonamiento abstracto y la estimulación sensorial.

En un estudio realizado por Grady *et al.* (1992), el uso de agua marcada con 15O reveló hallazgos interesantes sobre la actividad cerebral de individuos ancianos sanos (9 sujetos, edad media: 72 ± 7 [DE]) en comparación con sujetos jóvenes sanos (11 sujetos, edad media: 27 ± 4 años). A pesar de niveles similares de precisión y tiempos de reacción, los participantes de edad avanzada exhibieron distintos patrones de activación cerebral en varios componentes de la red mientras realizaban tareas visuales específicas durante las exploraciones PET.

Durante una tarea de reconocimiento de objetos (emparejamiento de rostros), la corteza occipitotemporal mostró una activación selectiva en sujetos jóvenes. Por el contrario, la corteza occipitoparietal se activó durante una tarea de ubicación espacial (ubicación de puntos). Durante la tarea espacial, hubo un aumento significativo en el FSCr en la corteza occipitotemporal en los sujetos de edad avanzada, similar a la activación observada en los sujetos jóvenes. Además, la tarea de reconocimiento de objetos resultó en un aumento significativo del FSCr en la corteza parietal superior.

Se observaron diferencias en la activación en individuos de diferentes edades cuando se les evaluó en tareas de memoria que involucraban procesos de codificación y reconocimiento. Según un estudio realizado por Grady *et al.* (1995), se observó que los sujetos jóvenes exhibían un aumento del FSCr en regiones específicas del cerebro durante el proceso de codificación y reconocimiento de rostros nuevos. Estas regiones incluían el hipocampo derecho, las áreas corticales prefrontal y temporal izquierda durante la codificación, y la corteza prefrontal y parietal derecha durante el reconocimiento.

Por otro lado, los sujetos mayores no exhibieron una activación significativa en las áreas que se activaron en los participantes más jóvenes durante la codificación. Sin embargo, sí mostraron aumentos en el FSCr en la corteza prefrontal derecha durante el reconocimiento. Parece que las personas mayores pueden experimentar un deterioro de la memoria debido a una falta de codificación adecuada de los estímulos, como lo indica la falta de activación en el hipocampo y la corteza frontal durante la codificación.

Investigaciones adicionales sobre los procesos de la memoria ofrecen más evidencia de alteraciones en la actividad cerebral relacionadas con la edad.

Los individuos mayores exhiben no solo una activación disminuida o ausente en muchas áreas que están activas en los individuos más jóvenes, sino que también demuestran una activación significativa en distintas regiones. Además, numerosos estudios han demostrado que los sujetos jóvenes exhiben un patrón distinto de activación cerebral. Específicamente, la corteza frontal izquierda participa durante el proceso de codificación, mientras que la corteza frontal derecha participa durante el recuerdo. Este fenómeno se conoce como modelo de asimetría de codificación/recuperación hemisférica, como lo describen Tulving *et al.* (1994).

En sujetos mayores, por otro lado, parece haber una alteración en la lateralización, ya que exhiben una activación más bilateral de la corteza frontal (Cabeza *et al.*, 1997; Madden *et al.*, 1999). Estas áreas de mayor actividad en personas mayores podrían potencialmente utilizarse para enfoques alternativos destinados a mantener el rendimiento (Cabeza *et al.*, 1997).

Al considerar los hallazgos de varios estudios (Horwitz *et al.*, 1986; Cabeza *et al.*, 1997; Grady *et al.*, 1992, 1994, 1995, 1998), resulta evidente que el envejecimiento saludable implica cambios en la integridad de la red cerebral y en la eficiencia del procesamiento. Estos cambios se pueden comprender mejor mediante el uso de imágenes funcionales y análisis de datos multivariados, particularmente cuando se estudian tareas relacionadas con la visión, la audición, la memoria, la atención, el lenguaje y otros procesos cognitivos.

Dada la naturaleza de los paradigmas cognitivos discutidos, es importante considerar el desempeño de los sujetos en la tarea dada. Si los sujetos obtienen un desempeño deficiente o nulo, podría introducirse un sesgo al interpretar los resultados. Al considerar los efectos del envejecimiento saludable frente a un trastorno neurodegenerativo como la enfermedad de Alzheimer, el cumplimiento de los requisitos de las tareas se convierte en un factor crucial. Las personas con demencia de moderada a grave pueden tener dificultades para comprender o seguir las instrucciones de las tareas cognitivas básicas que evalúan el reconocimiento visual o la memoria.

Para abordar estas limitaciones, en un laboratorio se desarrolló un paradigma de estimulación audiovisual pasiva. Este paradigma permite evaluar las respuestas cerebrales a la estimulación audiovisual generalizada sin requerir una actuación activa de los sujetos. Utilizando este paradigma experimental junto con la PET, se analizaron las respuestas metabólicas del cerebro en personas jóvenes y de mediana edad con síndrome de Down, así como en pacientes con enfermedad de Alzheimer que presentaban diversos grados de demencia.

Utilizando una técnica de doble inyección de FDG (Brooks *et al.*, 1987), el estudio midió el flujo sanguíneo utilizando agua marcada con 15O. Se tomaron dos series de mediciones durante la misma sesión de PET: una mientras el sujeto estaba en reposo y otra durante la estimulación audiovisual, concretamente viendo y escuchando una película sencilla y colorida. Se realizaron ambas series con menos de una hora de diferencia, mientras el sujeto permanecía en el tomógrafo. La variación surgió de diferencias en el estado mental. El estado de reposo y la estimulación audiovisual se alternaron de forma aleatoria. Se estudiaron de forma alternada sujetos jóvenes y ancianos, así como pacientes y sujetos de control.

Durante la PET, los niveles de ansiedad se evaluaron utilizando una medida subjetiva que oscilaba entre 0 (ausente) y 3 (grave), así como mediante la administración de un Cuestionario de Ansiedad Estatal después de la exploración (Spielberger, 1968; Duara *et al.*, 1983). Se indicó a los participantes que permanecieran despiertos, y el médico tratante confirmó su estado de vigilia durante las mediciones en estado de reposo. Se les informó que recibirían un cuestionario sobre el contenido de la película al final del estudio. Las personas sin experiencia previa en exploración PET fueron entrenadas para mejorar la cooperación y reducir el impacto de la falta de familiaridad en la actividad cerebral, como lo demostraron Stapleton *et al.* (1997) durante las sesiones de PET.

Los siguientes hallazgos se presentan en pacientes con enfermedad de Alzheimer o en aquellos con riesgo de desarrollarla. La enfermedad de Alzheimer es la principal causa de demencia y representa hasta el 80 % de todos los casos. Las enfermedades vasculares y otras afecciones, incluida la demencia de Pick, constituyen el porcentaje restante. La enfermedad de Alzheimer se caracteriza por una disminución gradual y permanente de las funciones cognitivas. Primero se manifiesta como problemas de memoria y luego progresa hasta afectar el lenguaje, las habilidades matemáticas, las habilidades visoespaciales y la personalidad.

Se han realizado varios estudios utilizando PET para investigar el metabolismo cerebral de la glucosa en las distintas etapas de la enfermedad de Alzheimer. De acuerdo con los hallazgos de los estudios de autopsia, la investigación que utiliza PET con FDG en estado de reposo ha demostrado que los individuos con enfermedad de Alzheimer tienden a tener valores reducidos de la tasa metabólica cerebral regional de glucosa, principalmente en las áreas neocorticales de asociación. Sin embargo, las regiones neocorticales y subcorticales primarias están relativamente intactas, al menos hasta las últimas etapas de la enfermedad (DeCarli *et al.*, 1992; Duara *et al.*, 1986; Grady, 1992; Kumar *et al.*, 1991; Pietrini *et al.*, 1996).

La disminución de la tasa metabólica cerebral regional de glucosa en individuos diagnosticados con enfermedad de Alzheimer generalmente comienza en las regiones neocorticales parietales y temporales. Con el tiempo, esta reducción se extiende al resto del manto neocortical, llegando a un estadio severo. Curiosamente, las cortezas sensoriomotoras y visual primaria tienden a estar relativamente preservadas en comparación (Duara *et al.*, 1986; Grady, 1992; Kumar *et al.*, 1991).

El patrón de la tasa metabólica cerebral regional de glucosa reducido puede variar entre pacientes individuales. Algunos pueden presentar una mayor afectación del lado izquierdo, mientras que otros muestran más reducciones en el hemisferio derecho. Vale la pena señalar que estas disminuciones variadas pueden ocurrir antes y anticipar futuros deterioros cognitivos que no involucran la memoria. Se cree que estos deterioros están relacionados con la neocorteza y con diversos patrones de deterioro no relacionado con la memoria en pacientes individuales (Grady *et al.*, 1988; Haxby *et al.*, 1990).

En pocas palabras, las personas que tienen una menor actividad metabólica en el hemisferio izquierdo de su cerebro experimentarán más dificultades con el lenguaje, en comparación con sus habilidades visuoespaciales. Además, quienes padecen depresión también pueden presentar estos impedimentos.

En los últimos años, se ha hecho un énfasis significativo en identificar cambios tempranos en el metabolismo cerebral que podrían usarse para el diagnóstico preclínico de la enfermedad de Alzheimer. Esta se ha convertido en un área importante de atención para los investigadores en este campo. Es crucial señalar que los cambios metabólicos tempranos en la enfermedad de Alzheimer tienen el potencial de revertirse, mientras que los posteriores son, lamentablemente, irreversibles.

Varios equipos de investigación han utilizado diferentes métodos PET para estudiar a personas con riesgo de desarrollar la enfermedad de Alzheimer. Estos incluyen personas con antecedentes familiares de enfermedad de Alzheimer autosómica dominante, aquellos que tienen dos copias del alelo APOE4 y personas mayores con síndrome de Down (Pietrini *et al.*, 1993, 1997; Reiman *et al.*, 1996b; Small *et al.*, 1995).

Al realizarse extensos estudios neuropsicológicos y de neuroimagen en un grupo de sujetos jóvenes y de mediana edad con síndrome de Down, se ha observado que las personas con este síndrome mayores de 40 años suelen presentar cambios neuropatológicos y neuroquímicos similares a los observados en la enfermedad de Alzheimer. Además, una mayoría significativa —alrededor del 90 %— de estas personas desarrolla demencia después de cumplir los 60 años. Por lo tanto, se pueden utilizar personas con síndrome de Down para estudiar las fases preclínica y clínica de la enfermedad de Alzheimer.

Un estudio longitudinal en personas mayores que, por lo demás, estaban sanas y no tenían demencia —incluidos aquellos con síndrome de Down— reveló que las medidas cognitivas y el metabolismo cerebral en estado de reposo se mantuvieron estables hasta la aparición de la demencia. En ese momento, los sujetos experimentaron un rápido declive.

Según la investigación realizada por Dani *et al.* (1996), se descubrió que la demencia y la disfunción metabólica tienden a ocurrir una vez que se alcanza un cierto nivel de neuropatología. Alternativamente, la acumulación de neuropatología de la enfermedad de Alzheimer antes del inicio de la demencia puede obstaculizar la capacidad de las neuronas para manejar mayores demandas funcionales o estrés.

En un estudio en el que se midió la tasa metabólica cerebral regional de glucosa junto con un paradigma de estimulación audiovisual —que incluyó a adultos jóvenes y mayores sin demencia con síndrome de Down—, los hallazgos respaldan la hipótesis de que las personas mayores con síndrome de Down que no padecen demencia exhiben respuestas metabólicas disminuidas en ciertas regiones del cerebro cuando se exponen a estimulación audiovisual. Estas regiones, que se sabe que se ven afectadas por la enfermedad de Alzheimer, incluyen las zonas corticales temporal y parietal. En estado de reposo, no hubo diferencias significativas en el metabolismo de la glucosa entre los dos grupos en ninguna área cortical.

Estos hallazgos sugieren que, al aumentar las demandas funcionales del cerebro, podemos descubrir una disfunción neuronal o sináptica que no es evidente en el estado de reposo, antes del inicio de la demencia. Sin embargo, se necesita más investigación para replicar estos resultados en otros grupos de riesgo sin síndrome de Down.

Este paradigma audiovisual también se ha utilizado para examinar la eficiencia neuronal y sináptica en relación con la gravedad de la demencia en personas diagnosticadas con la enfermedad de Alzheimer. En un estudio con 15 pacientes, se observó que, a medida que aumentaba la gravedad de la demencia, disminuía la capacidad de respuesta del cerebro a la estimulación. Finalmente, no hubo respuesta metabólica a la estimulación audiovisual, lo que sugiere una disminución progresiva de la función cerebral con el empeoramiento de la demencia. Los pacientes con demencia moderada a grave suelen experimentar una pérdida importante de integridad sináptica.

Algunos pacientes pueden experimentar respuestas infructuosas al tratamiento farmacológico destinado a mejorar la transmisión sináptica (Rogers, 1998). Dado que la mayoría de los fármacos actúan mejorando la neurotransmisión, es necesario que las sinapsis sean funcionales para que estos agentes ejerzan sus efectos. Se ha observado una disminución notable en la tasa metabólica cerebral regional de glucosa en el lóbulo prefrontal lateral izquierdo en comparación con el grupo control de sujetos sanos. Además, hubo una diferencia significativa en la tasa metabólica cerebral regional del núcleo caudado entre pacientes con depresión bipolar y aquellos con depresión unipolar. Cuando los pacientes regresaron al estado eutímico, los valores reducidos de la tasa metabólica cerebral global se normalizaron.

El hallazgo de una disminución en la tasa metabólica cerebral regional en las áreas prefrontales y en el núcleo caudado en pacientes con depresión resulta intrigante. Otro estudio encontró que los pacientes con enfermedad de Parkinson solo mostraban una reducción en la tasa metabólica cerebral regional orbitofrontal inferior y en el caudado cuando había depresión. En cambio, su metabolismo permanecía normal en aquellos con solo síntomas motores (Mayberg *et al.*, 1990). Normalmente, estas áreas no se ven afectadas durante las primeras etapas de la enfermedad de Alzheimer, por lo que su participación podría ser útil para distinguir entre ambos procesos. Además, se espera una mayor disminución de las capacidades visuoconstructivas en casos de hipometabolismo proporcional del hemisferio derecho (Haxby *et al.*, 1985).

La depresión es un fenómeno observado con frecuencia entre las personas mayores, potencialmente relacionado con el deterioro natural del sistema serotoninérgico asociado al envejecimiento. La depresión en personas mayores a menudo representa un desafío para los clínicos debido a la similitud de sus síntomas con los de la demencia. Existe un término, «pseudodemencia depresiva», que se propuso para describir situaciones en las que coexisten depresión y deterioro cognitivo, lo que puede llevar a un diagnóstico erróneo de demencia (Kiloh, 1961). Es fundamental hacer una distinción temprana entre ambas afecciones, ya que ciertos tratamientos antidepresivos pueden empeorar el deterioro cognitivo debido a sus efectos anticolinérgicos. Además, una depresión no diagnosticada puede representar una grave amenaza para la vida (Dolan *et al.*, 1992).

El uso de exploraciones PET puede ser útil para diferenciar entre estas dos condiciones. En un estudio realizado por Baxter *et al.* (1989), se observó que las personas con depresión mostraban una reducción en la tasa metabólica cerebral regional del lóbulo prefrontal izquierdo en comparación con un grupo control de sujetos sanos con características similares. Además, tanto las personas con depresión bipolar como aquellas con depresión unipolar presentaban una disminución notable en la tasa metabólica cerebral regional del caudado. Cuando los pacientes regresaban al estado eutímico, los valores reducidos de dicha tasa volvían a la normalidad.

El hallazgo de una disminución en la tasa metabólica cerebral regional en las áreas prefrontales y el núcleo caudado en pacientes con depresión resulta especialmente relevante. Otro estudio reveló que los pacientes con enfermedad de Parkinson presentaban una reducción en la tasa metabólica cerebral regional orbitofrontal inferior y en el caudado únicamente cuando también sufrían depresión, mientras que el metabolismo permanecía normal en aquellos que solo mostraban síntomas motores (Mayberg *et al.*, 1990). Como estas regiones no suelen verse afectadas en las primeras etapas de la enfermedad de Alzheimer, su compromiso podría ayudar a distinguir entre ambas patologías.

En los últimos años, ha aumentado el interés entre los investigadores por identificar cambios tempranos en el metabolismo cerebral que puedan utilizarse para el diagnóstico preclínico de la enfermedad de Alzheimer. Este enfoque, centrado en la búsqueda de nuevos fármacos y en la comprensión de los mecanismos subyacentes, se ha convertido en un área clave de estudio. Es crucial considerar que los cambios metabólicos tempranos en la enfermedad de Alzheimer tienen potencial de reversibilidad; sin embargo, los cambios que ocurren en etapas posteriores son, lamentablemente, irreversibles.

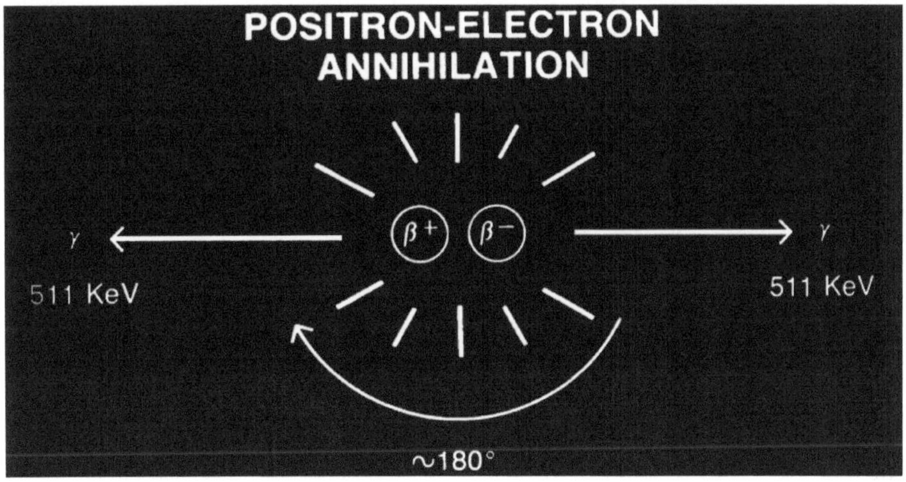

Fig. 13.3.9. Detección mediante tomografía por emisión de positrones (PET). Tras la colisión entre un positrón (β^+) y un electrón (β^-), se emiten dos rayos gamma en direcciones diametralmente opuestas. La máquina PET detecta estos rayos (γ) y reconstruye su sitio local de origen e intensidad. *keV* = kiloelectrónvoltios.

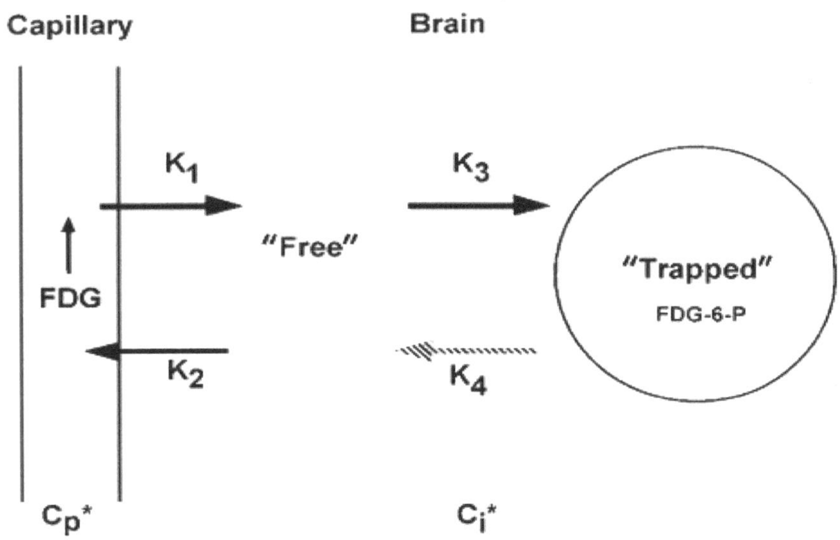

Fig. 13.4. Modelo de fluorodesoxiglucosa. La fluoro-2-desoxi-D-glucosa (FDG) se transporta al cerebro a través del torrente sanguíneo y luego cruza los capilares cerebrales para ingresar a las células. Este proceso se caracteriza por una constante de velocidad de entrada, conocida como K_1. Una vez dentro de las células, la FDG se fosforila a FDG-6-P mediante la acción de la hexoquinasa, ocurriendo a una velocidad equivalente a K_3. La molécula FDG-6-P permanece confinada principalmente dentro de las células debido al lento proceso de desfosforilación, conocido como K_4, causado por la actividad limitada de la enzima glucosa-6-fosfatasa en el cerebro. La constante de velocidad para la salida de FDG desde las células hacia la sangre se denomina K_2. La concentración de FDG en el plasma se indica como Cp*, mientras que su concentración en el cerebro se representa como Ci*.

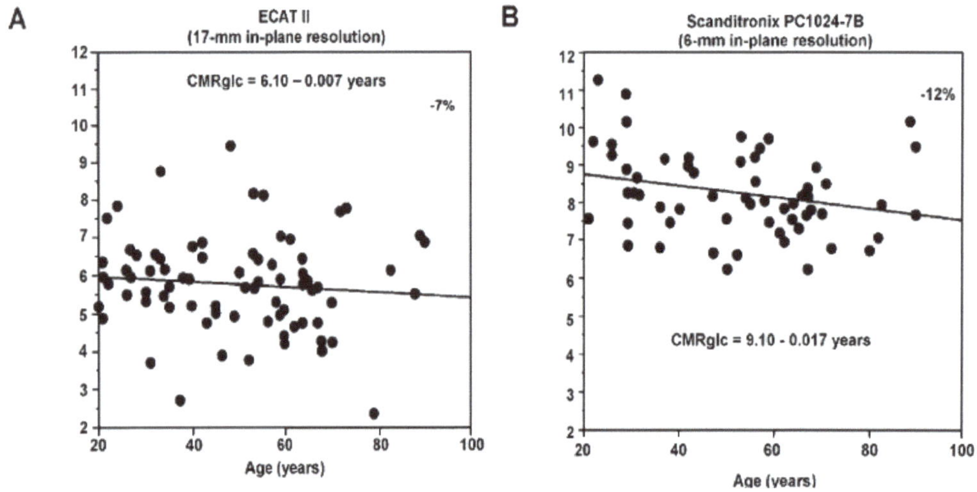

Fig. 13.4.1. Se observa la tasa metabólica cerebral global de glucosa en la sustancia gris de 77 hombres sanos. Estos datos se obtuvieron utilizando un escáner de tomografía por emisión de positrones (PET) ECAT II de baja resolución. Además, el mismo estudio se realizó en 60 hombres sanos mediante una máquina Scanditronix PC 1024-7B de alta resolución (panel B).

En el panel A, los análisis de regresión revelaron una disminución insignificante del 7 % en la tasa metabólica cerebral global de glucosa a lo largo de un intervalo de 70 años. Sin embargo, en el panel B se observó una caída significativa del 12 %. Los datos obtenidos con el escáner de alta resolución mostraron un coeficiente de variación menor en comparación con los datos del escáner de baja resolución.

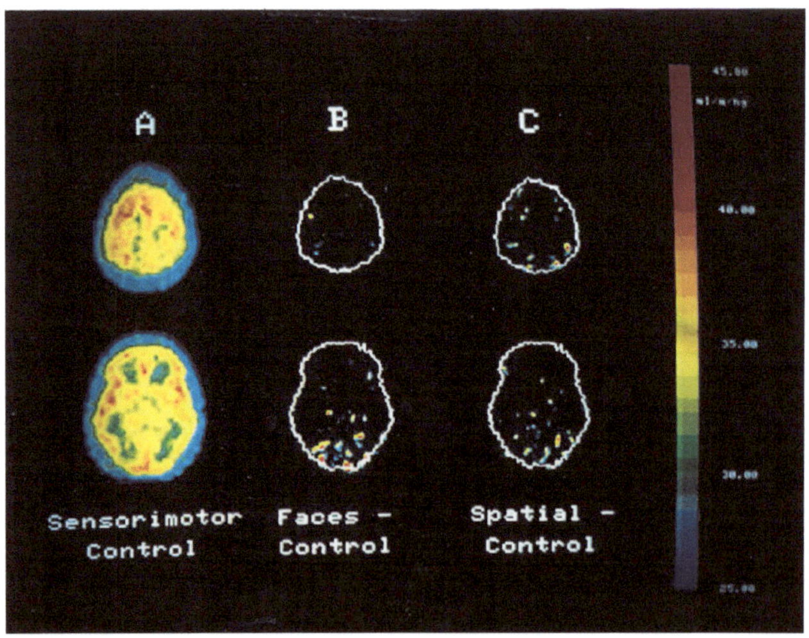

Fig. 13.4.2. Imágenes de exploración por TEP tomadas de un sujeto joven y sano mientras realiza diversas tareas neuropsicológicas. Las exploraciones se obtuvieron utilizando agua marcada con ^{15}O. Las imágenes se capturaron a dos alturas diferentes respecto de la línea orbitomeatal inferior: una a 45 mm por debajo y otra a 90 mm por encima.

Las imágenes de la columna A representan el patrón de flujo sanguíneo cerebral regional observado durante una tarea de control sensoriomotor. Las imágenes de las columnas B y C se obtuvieron restando dicho patrón de flujo observado durante la tarea de control. Los patrones obtenidos durante una tarea de coincidencia de rostros (columna B) y una tarea de ubicación espacial (columna C) muestran únicamente las áreas que se activan específicamente durante cada tarea.

Durante la comparación de rostros se observó activación de las regiones occipitotemporales (columna B), mientras que durante la tarea de ubicación espacial se activó la corteza occipitoparietal (columna C).

La barra de color del lado derecho indica el flujo sanguíneo cerebral regional, expresado en mililitros por 100 gramos de tejido por minuto. Cada imagen individual está asociada con el lado correspondiente del cerebro: el lado derecho de la imagen representa el hemisferio derecho y el lado izquierdo representa el hemisferio izquierdo.

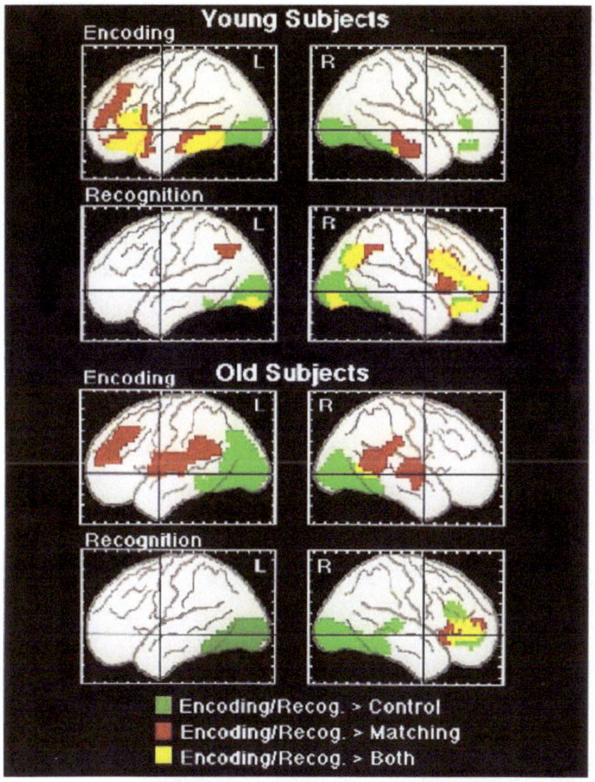

Fig. 13.4.3. Representación visual de las áreas corticales que exhibieron un mayor flujo sanguíneo durante las fases de codificación y reconocimiento en una tarea de memoria facial, en individuos sanos tanto jóvenes como mayores. Las áreas coloreadas indican activación significativa en comparación con una tarea de control sensoriomotor (verde), una tarea de elección forzada de coincidencia con muestra (rojo) o ambas (amarillo).

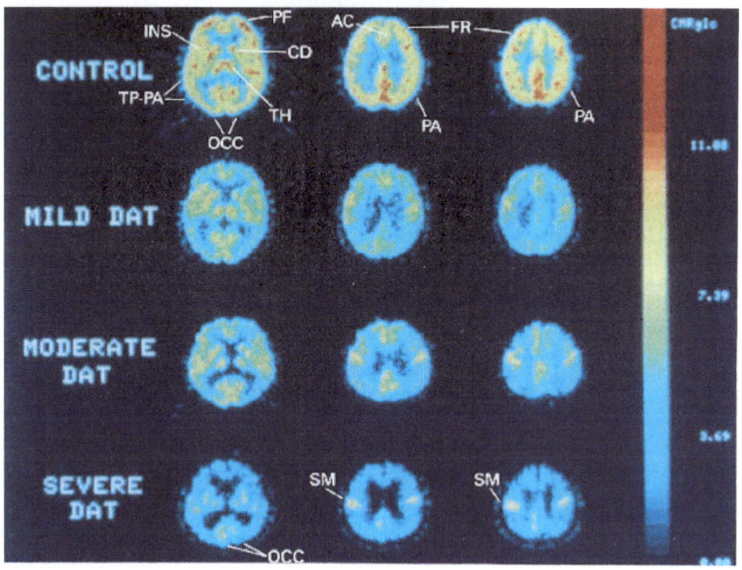

Fig. 13.4.4. Imágenes de tomografía por emisión de positrones (PET). Las imágenes muestran a un sujeto de control sano (69 años), un paciente con demencia leve (53 años), un paciente con demencia moderada (63 años) y un paciente con demencia grave (72 años). Los participantes en el estudio eran exclusivamente mujeres. Las exploraciones se realizaron utilizando un tomógrafo de positrones Scanditronix PC 1024-7B de última generación, conocido por su alta precisión y exactitud. La medida es de 6 mm. Para cada sujeto se muestran tres cortes cerebrales horizontales, tomados paralelos y por encima de la línea orbitomeatal inferior. Las rodajas se colocan a 45 mm (izquierda), 70 mm (centro) y 90 mm (derecha). Cada imagen individual está asociada con un lado específico del cerebro: el lado derecho corresponde al lado derecho del cerebro, mientras que el lado izquierdo corresponde al lado izquierdo del cerebro.

Al comparar el sujeto control sano con los pacientes con demencia, se evidencia que existe una disminución en la tasa metabólica cerebral regional de glucosa en las áreas corticales de asociación. Durante las fases iniciales de la enfermedad, no hay ningún impacto en las áreas corticales primarias o estructuras subcorticales. A medida que avanza la enfermedad, los déficits empeoran con el tiempo. En pacientes con demencia grave de tipo Alzheimer (DAT), solo las áreas sensoriomotoras primarias muestran cierta preservación. La escala de colores representa la medición de la tasa metabólica cerebral regional de glucosa en miligramos por 100 gramos de tejido por minuto.

AC se refiere al cingulado anterior, **CD** significa núcleo caudado, **FR** representa corteza frontal, **INS** denota ínsula, **OCC** representa corteza occipital, **PA** significa corteza parietal, **PF** se refiere a corteza prefrontal, **SM** representa corteza sensoriomotora, **TH** denota tálamo y **TP-PA** se refiere a la corteza temporoparietal.

13.3.9. Uso de TEP tau en enfermedades demenciales neurodegenerativas

La enfermedad de Alzheimer (EA) es la principal causa de demencia y afecta a la mayoría de los pacientes con demencia en países como Japón, seguida de la demencia vascular. Las placas seniles (SP) y los ovillos neurofibrilares (NFT) son las dos principales características neuropatológicas observadas en la EA. Los SP consisten en β-amiloide (Aβ), mientras que los NFT están compuestos de proteína tau hiperfosforilada.

Si bien existen criterios específicos que se utilizan para diagnosticar estas enfermedades, determinar el diagnóstico correcto puede resultar difícil debido a la superposición de síntomas clínicos. Los estudios póstumos también han revelado una aparición significativa de patología mixta en pacientes con demencia (Villemagne, 2015), lo que plantea un desafío para diagnosticar con precisión la afección.

Un diagnóstico concluyente de EA se basa en la confirmación de estos depósitos de proteínas en el cerebro mediante un examen neuropatológico. Sería muy beneficioso si tanto los SP como los NFT en el cerebro pudieran observarse sin métodos invasivos. Cuando se trata de tecnologías de imagen, la tomografía por emisión de positrones (TEP) destaca como el método más práctico para visualizar y cuantificar los depósitos de proteínas. Su alta sensibilidad y precisión en la cuantificación lo convierten en la mejor opción. En los últimos años se han logrado avances significativos en el desarrollo de trazadores de imágenes de Aβ. Por otro lado, el desarrollo de ligandos selectivos de tau TEP ha demostrado ser todo un desafío.

13.4. Requisitos del trazador tau TEP

Existen ciertos requisitos previos para los radiotrazadores TEP tau. En primer lugar, es importante que el trazador tenga una fuerte afinidad de unión por PHF-tau para permitir imágenes *in vivo* efectivas. Existen varias técnicas disponibles para evaluar la capacidad de unión de los candidatos a radiotrazadores a PHF-tau.

Utilizando fibrillas de tau sintéticas, el ensayo de unión se ha empleado para detectar posibles ligandos de tau TEP. El uso de muestras de cerebro humano en un ensayo de unión es un método muy confiable para evaluar la unión de un compuesto potencial a PHF-tau. Este enfoque permite una evaluación directa de la afinidad del compuesto por la conformación natural de tau en el cerebro del paciente.

Los trazadores TEP de amiloide eficaces demuestran fuertes afinidades por unirse a homogeneizados de cerebro con EA, con valores de Kd o Ki inferiores a 20 nM (Ni, 2013; Choi, 2009; Klunk, 2003; Mathis, 2003). Se espera que los ligandos de tau TEP demuestren una afinidad de unión comparable con los homogeneizados cerebrales afectados por la enfermedad de Alzheimer, que tienen una alta concentración de fibrillas tau y una baja concentración de fibrillas Aβ.

Se ha informado que los niveles de PHF-tau en la neocorteza de individuos con EA son significativamente más bajos en comparación con los niveles de Aβ. Por tanto, es crucial que un trazador de tau presente un alto nivel de selectividad para tau sobre Aβ. Hay un trazador que muestra una fuerte atracción hacia la estructura de lámina β de las fibrillas de proteína Aβ o tau. Este marcador tiene tendencia a acumularse en la sustancia blanca, potencialmente porque se une a las estructuras de lámina β que se encuentran en la mielina (Stankoff, 2011). Es fundamental minimizar las señales del trazador para evitar cualquier interferencia con la detección temprana de la patología tau leve. En concreto, la retención de trazadores en la sustancia blanca debe mantenerse lo más baja posible.

Al igual que con otros trazadores de neuroimagen, es importante que el trazador tau demuestre una adecuada captación cerebral que se observe poco después de la administración intravenosa. Es posible estimar la permeabilidad de los radiotrazadores en humanos a través de datos farmacocinéticos en ratones o ratas. Muchos radiotrazadores de neuroimagen que han logrado éxito muestran una rápida absorción en el cerebro poco después de ser inyectados por vía intravenosa en ratones.

La lipofilicidad del trazador influye fuertemente en la permeabilidad de la barrera hematoencefálica. Lo óptimo es que los valores de log P del radiotrazador estén dentro del rango de 1 a 3 (Dischino, 1983). Además, es importante que los radiotrazadores se eliminen eficientemente de las regiones del cerebro que no son el objetivo debido a la vida media relativamente corta del radionúclido emisor de positrones. Un radiotrazador óptimo debería penetrar fácilmente en el cerebro y adherirse específicamente al objetivo deseado sin que haya ningún metabolito radiomarcado presente. Por tanto, es fundamental verificar que los metabolitos radiomarcados no atraviesen la barrera hematoencefálica.

El uso de un marcador marcado con ^{18}F es más práctico para uso clínico de rutina en comparación con un marcador marcado con ^{11}C. Esto se debe a que la vida media más larga del ^{18}F ($T½$ = 110 min) proporciona tiempo suficiente para su transporte a diversas instalaciones de TEP. La defluoración en ligandos marcados con ^{18}F puede provocar la emisión de señales de ^{18}F desde el cráneo, lo que podría afectar la evaluación visual de la distribución del trazador en el cerebro.

13.4.1. Trazadores tau PET

Varios equipos de investigación han realizado exámenes de bibliotecas de compuestos químicos para identificar compuestos de moléculas pequeñas que cumplan con los criterios especificados. Recientemente, varias clases de compuestos han surgido como candidatos potenciales para trazadores de tau TEP y se han utilizado en estudios preliminares de TEP en humanos.

13.4.2. Derivado de naftiletilideno

El [^{18}F]FDDNP se creó como un trazador TEP que no es específico de ningún tipo particular de depósitos de proteínas en el cerebro. Se ha observado la unión de [^{18}F]FDDNP en las cortezas temporal y parietal de secciones cerebrales con EA, lo que corresponde a los hallazgos inmunohistoquímicos de Aβ y tau (Adgeppa, 2001). Los estudios que utilizan exploraciones TEP clínicas han demostrado que [^{18}F]FDDNP tiende a acumularse en áreas del cerebro ricas en placas seniles y ovillos neurofibrilares, que están asociadas con la enfermedad de Alzheimer (Shoghi, 2002).

La retención de [^{18}F]FDDNP en los lóbulos temporales mediales de individuos con deterioro cognitivo leve se sitúa entre los niveles observados en pacientes con enfermedad de Alzheimer y aquellos con función cognitiva normal (Small, 2006). Este hallazgo contrasta con la distribución bimodal de los trazadores de TEP selectivos para Aβ observados en individuos con deterioro cognitivo leve (Wolk, 2009). Estos hallazgos indican que FDDNP podría ser valioso para rastrear el desarrollo de la patología tau en individuos con deterioro cognitivo leve en las primeras etapas de la enfermedad de Alzheimer.

La TEP con [^{18}F]FDDNP se ha utilizado para evaluar personas con síndrome de Down (Nelson, 2011), casos sospechosos de encefalopatía traumática crónica (Small, 2013) y pacientes diagnosticados con parálisis supranuclear progresiva (Kepe, 2013). Sin embargo, la selectividad limitada de FDDNP a PHF-tau plantea un desafío al examinar la distribución de la patología tau, ya que es importante considerar la posible unión de los trazadores a las placas Aβ.

13.4.3. Derivado de fenil/piridinil-butadienil-benzotiazoles/benzotiazolio

Se ha creado una gama de fenil/piridinil-butadienil-benzotiazoles/benzotiazolios (PBB) como posibles trazadores de tau TEP (Maruyama, 2013; Hashimoto, 2014). Estos compuestos fluorescentes tiñen eficazmente los ovillos neurofibrilares, los hilos de neuropilos y las neuritas distróficas observados en secciones del cerebro afectadas por la enfermedad de Alzheimer. Curiosamente, estos compuestos también revelaron la presencia de inclusiones de tau en tauopatías no relacionadas con la enfermedad de Alzheimer, como la enfermedad de Pick, la parálisis supranuclear progresiva y la degeneración corticobasal.

Se exhibieron tres compuestos hidrófilos (PBB3, PBB4 y PBB5). En comparación con los otros derivados lipófilos, se encontró que la afinidad de unión a los depósitos de Aβ era relativamente menor. De todas las opciones, PBB3 mostró una bioestabilidad impresionante y una excelente permeabilidad de la barrera hematoencefálica en ratones. Un estudio reciente que utilizó imágenes TEP con [^{11}C]PBB3 en ratones PS19 ha demostrado la capacidad prometedora para detectar y visualizar de forma no invasiva los depósitos de proteína tau en el cerebro. Según los resultados, el [^{11}C]PBB3 surgió como el candidato más prometedor para un trazador de TEP tau.

Se ha realizado un estudio clínico en el que participaron tres controles sanos y tres pacientes con EA (Maruyama, 2013). El [^{11}C]PBB3 y el trazador de TEP amiloide [^{11}C]PiB mostraron distintos patrones de retención cerebral. Vale la pena mencionar que [^{11}C]PBB3 exhibió una mayor acumulación en la corteza temporal medial de individuos con EA, lo que es consistente con la presencia de una alta densidad de PHF-tau en estudios post mortem. Además, ha habido un hallazgo interesante de una acumulación significativa de [^{11}C]PBB3 tanto en la neocorteza como en las estructuras subcorticales de un paciente diagnosticado con síndrome corticobasal. Esta observación sugiere que el trazador puede tener un valor potencial en la detección de lesiones de tau en tauopatías distintas de la enfermedad de Alzheimer cuando se usa *in vivo*.

El [^{11}C]PBB3 mostró una unión inespecífica mínima a la sustancia blanca y al tronco del encéfalo. Sin embargo, hubo una concentración notable de señales trazadoras detectadas en los senos venosos durales. Anticipamos que los estudios TEP multicéntricos en curso de [^{11}C]PBB3 y el derivado marcado con ^{18}F desarrollado recientemente confirmarán la utilidad clínica de los derivados de PBB3 para la evaluación no invasiva de la patología tau en el cerebro humano.

13.4.4. Derivados de bencimidazol-pirimidina

Se ha formulado una variedad de derivados de bencimidazol-pirimidina como posibles trazadores de tau. Dos derivados, [^{18}F]AV-1451 ([^{18}F]T807) y [^{18}F]T808, han mostrado un gran potencial como trazadores de tau [19, 20]. Se utilizaron secciones de cerebro de individuos con enfermedad de Alzheimer para evaluar la especificidad de la unión a PHF-tau.

Un estudio realizado en secciones de cerebro afectadas por la enfermedad de Alzheimer ha revelado la fuerte afinidad de [^{18}F]AV-1451 por PHF-tau (Kd = 14,6 nM). Además, existe una colocalización completa entre la unión de [^{18}F]AV-1451 en cortes de cerebro con EA y la patología tau inmunorreactiva. Como se indicó anteriormente, un aspecto crucial para que un trazador TEP de tau se considere útil es su capacidad para unirse selectivamente a tau en lugar de Aβ.

Según el examen de secciones de cerebro humano, [^{18}F]AV-1451 demostró una notable preferencia de 29 veces por unirse a tau en lugar de Aβ *in vitro*. Se realizó un estudio TEP utilizando [^{18}F]AV-1451 en pacientes con EA y deterioro cognitivo leve, así como en participantes sanos (Chien, 2013). Tras la administración intravenosa de este marcador, se produjo una distribución rápida y suficiente en el cerebro, con baja retención en la sustancia blanca.

La retención de [^{18}F]AV-1451 en la corteza se alinea con el patrón establecido de distribución de PHF-tau en el cerebro afectado por la enfermedad de Alzheimer. La relación señal-fondo de [^{18}F]AV-1451 fue significativamente mayor en comparación con los otros trazadores mencionados. Además, hubo una fuerte correlación entre la retención de [^{18}F]AV-1451 y la gravedad de la enfermedad.

Estudios TEP recientes han indicado la utilidad potencial de este trazador para obtener imágenes de lesiones tau en encefalopatía traumática crónica (Mitsis, 2014; Gandy, 2014) y tauopatías no relacionadas con la EA. El estudio inicial con TEP [^{18}F]T808 demostró una cinética del trazador más favorable en comparación con [^{18}F]AV-1451 (Chien, 2014). Desafortunadamente, la evaluación clínica de [^{18}F]T808 tuvo que suspenderse porque este trazador experimentó una desfluoración significativa en ciertos casos.

13.4.5. Derivados de arilquinolina

Los derivados de quinolina y bencimidazol se identificaron como candidatos prometedores para los trazadores de tau mediante la selección de una biblioteca de compuestos químicos (Okamura, 2005). El derivado BF-170 exhibió una fuerte afinidad por las fibrillas de proteína tau sintéticas y se adhirió específicamente a ovillos neurofibrilares, hilos de neuropilos y neuritas distróficas en secciones del cerebro afectadas por la enfermedad de Alzheimer. Posteriormente, la autorradiografía de secciones de cerebro con EA confirmó la selectividad de unión del BF-170 marcado con ^{18}F ([^{18}F]THK-523; Fodero-Tavoletti, 2011; Harada, 2013).

Después de realizar la optimización de compuestos, se desarrollaron y probaron en sujetos humanos tres derivados de quinolina marcados con ^{18}F, a saber: THK-5105, THK-5117 y THK-5351 (Okamura, 2013; Okamura, 2014). El análisis de secciones del cerebro en individuos con la enfermedad de Alzheimer reveló la unión selectiva de estos trazadores a ovillos neurofibrilares e hilos de neuropilos. Se encontró que estas estructuras se colocalizan con depósitos de proteína tau inmunorreactiva y positiva para Gallyas (Harada, 2013; Okamura, 2013). Se estimó que la selectividad de THK-5117 para tau sobre Aβ era 30 veces mayor.

Hubo una correlación entre la cantidad de unión del trazador y la cantidad de PHF-tau en homogeneizados de cerebro con EA, pero no se encontró correlación con Aβ. La biodistribución de compuestos THK marcados con ^{18}F fue analizada en ratones ICR. La absorción inicial de estos trazadores en ratones, superior al 4 % ID/g solo 2 minutos después de la inyección, cumple los requisitos para agentes de formación de imágenes TEP eficaces, como se describió anteriormente.

Los estudios iniciales de TEP con [^{18}F]THK-5105 y [^{18}F]THK-5117 demostraron una diferenciación notable entre personas con enfermedad de Alzheimer y personas mayores sin la enfermedad. Con el volumen parcial ajustado, [^{18}F]THK-5117 en imágenes TEP de un sujeto de control sano —un hombre de 73 años con una puntuación MMSE de 30— y un paciente con EA —un hombre de 79 años con una puntuación MMSE de 16— mostró retención de [^{18}F]THK-5117 en la corteza temporal medial de pacientes con EA, mientras que no fue significativa en el sujeto de control sano.

El [^{18}F]THK-5117 mostró una mayor concentración en las regiones temporal y parietal, pese a una retención difusa significativa de [^{11}C]PiB en las regiones neocorticales. Además, el nivel de retención de [^{18}F]THK-5117 mostró una correlación con la gravedad de los síntomas de la demencia. Estos hallazgos se alinean con estudios post mortem que han demostrado fuertes correlaciones entre la densidad de NFT y la gravedad de los síntomas de la demencia.

Utilizando un nuevo trazador llamado [^{18}F]THK-5351, los investigadores han descubierto que tiene una relación señal-ruido más alta y una menor retención en sustancia blanca en comparación con [^{18}F]THK-5105 y [^{18}F]THK-5117. Esto significa que ahora podemos evaluar y detectar con mayor precisión la patología tau.

13.4.6. Neuroimágenes con el uso de tau

Al utilizar una combinación de imágenes TEP de amiloide y tau, es posible diagnosticar con precisión estas enfermedades en pacientes vivos. En estudios recientes, los investigadores han identificado un grupo de individuos que presentan una neurodegeneración similar a la enfermedad de Alzheimer, pero sin la presencia de β-amiloidosis. A estos individuos se les ha denominado «sospecha de fisiopatología no relacionada con Alzheimer» (SNAP).

Investigaciones anteriores han indicado que más del 20 % de las personas con función cognitiva normal y aquellos con deterioro cognitivo leve fueron clasificados como SNAP (Jack, 2014). Si bien existe una correlación entre la atrofia del hipocampo y la patología tau, es importante señalar que otras patologías, como la isquemia y la esclerosis del hipocampo, también pueden provocar atrofia del hipocampo. Utilizando imágenes de TEP con tau, podemos obtener una comprensión más clara de cómo la patología tau contribuye al proceso neurodegenerativo observado en personas con SNAP.

El diagnóstico de la EA puede resultar complicado debido a la discrepancia entre el fenotipo clínico y los hallazgos neuropatológicos. Estudios recientes que utilizan exploraciones TEP con amiloide han revelado la presencia de una cantidad significativa de placas seniles en el cerebro, incluso durante las primeras etapas de la EA, cuando los síntomas aún no son evidentes. El depósito patológico de Aβ en el cerebro suele comenzar entre 15 y 20 años antes de la manifestación de los síntomas clínicos de la demencia.

Tener una carga alta de amiloide en personas de edad avanzada es ampliamente reconocido como un factor de riesgo importante para el desarrollo de demencia en el futuro. Sin embargo, sigue siendo un desafío anticipar la aparición de la demencia basándose únicamente en los hallazgos de la TEP con amiloide. Comprender la progresión de eventos posteriores como el depósito de tau, la inflamación, la insuficiencia sináptica y la neurodegeneración es crucial para predecir la progresión a la EA.

El uso de tau TEP para evaluar la patología neurofibrilar puede proporcionar información valiosa para predecir el pronóstico de personas con alto riesgo de demencia. Además, esta tecnología tiene el potencial de utilizarse para evaluar el grado de progresión de la enfermedad durante las fases iniciales de la enfermedad de Alzheimer.

Se han desarrollado fármacos terapéuticos dirigidos a las proteínas Aβ y tau para abordar el tratamiento y la prevención de la demencia por EA. Para lograr un tratamiento exitoso con estos fármacos, es fundamental iniciar el ensayo clínico antes de que se produzca una neurodegeneración irreversible. Se puede decir que la TEP con tau, en el ensayo clínico de los próximos fármacos anti-tau, mejorará en gran medida nuestra capacidad para evaluar la eficacia del tratamiento y determinar los criterios para incluir pacientes en futuros ensayos de medicamentos.

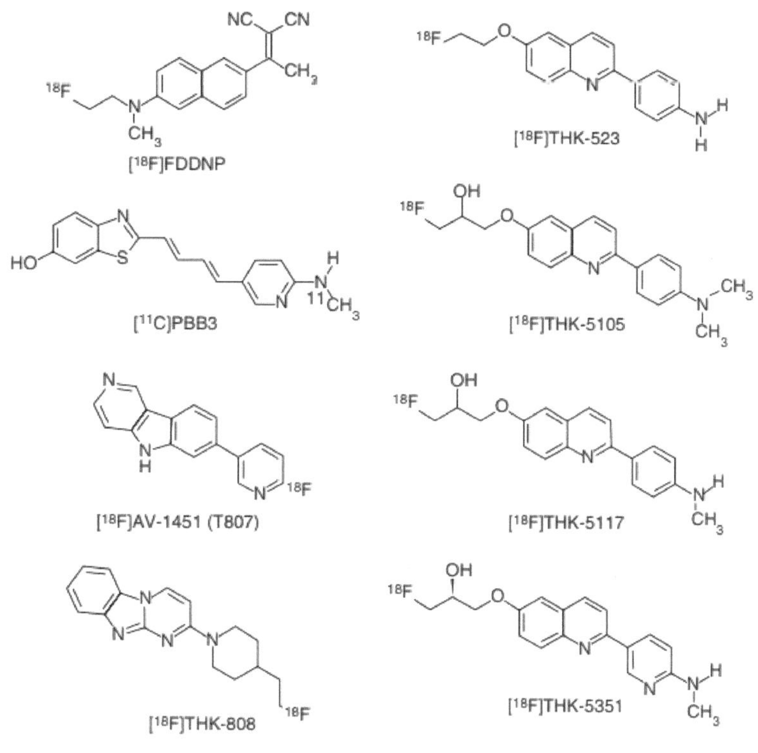

Fig.13.4.7. Estructuras químicas de los radiotrazadores tau PET.

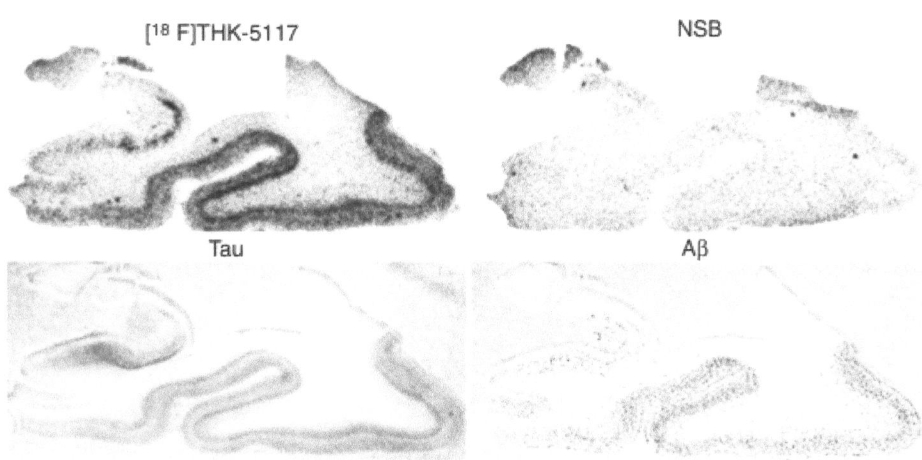

Fig. 13.4.8. Autorradiografía *in vitro* de [18F]THK-5117 en una sección temporal de un paciente con enfermedad de Alzheimer, junto con la inmunotinción utilizando anticuerpos anti-tau y anti-Aβ.

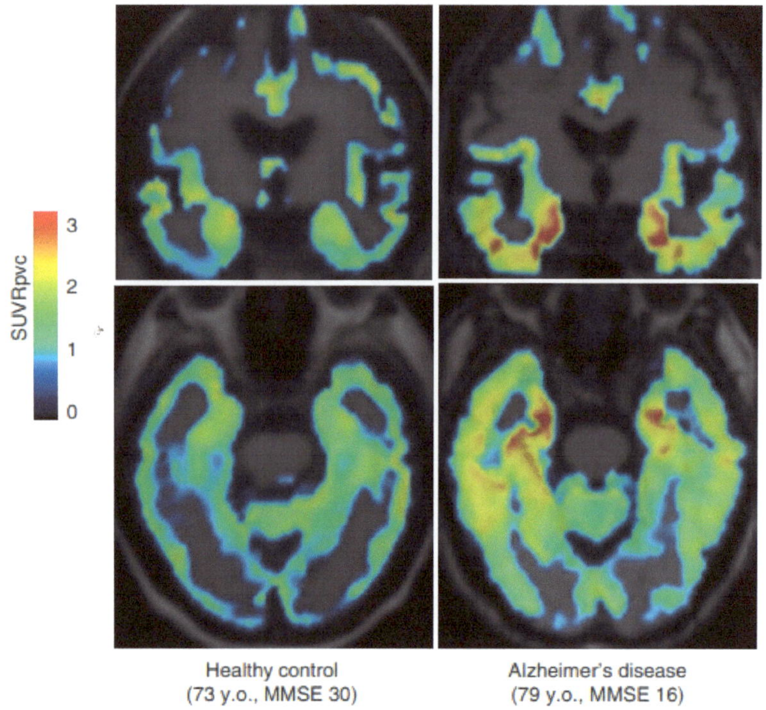

Fig.13.4.9. Imágenes PET de [18F]THK-5117 (después de corrección de volumen parcial) tomadas entre 60 y 80 minutos después de la inyección, tanto en un individuo sano (73 años, MMSE 30) como en un paciente con enfermedad de Alzheimer (79 años, MMSE 16).

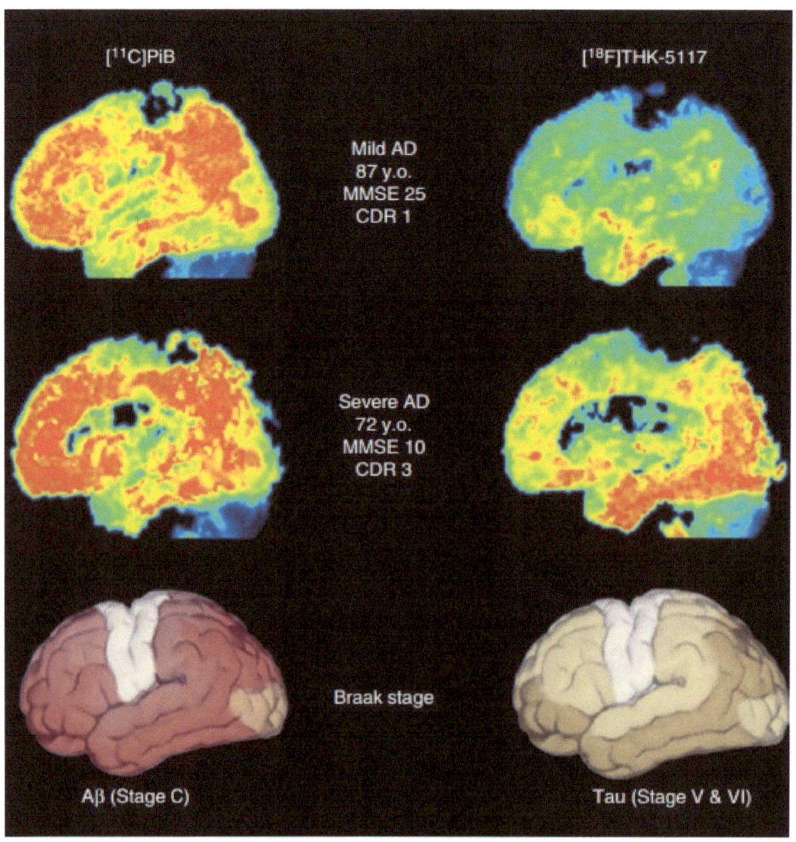

Fig. 13.5. Proyección de máxima intensidad de las imágenes PET de [^{11}C]PiB y [^{18}F]THK-5117 (tras corrección de volumen parcial) en un caso de EA leve (87 años, MMSE 25, CDR 1) y otro de EA severa (72 años, MMSE 10, CDR 3).

13.5. Perfusión cerebral en SPECT en la enfermedad de Alzheimer

En los últimos diez años, ha habido un creciente interés por la neuroimagen funcional en el ámbito de las enfermedades neurodegenerativas, con el fin de realizar investigaciones utilizando tomografía por emisión de positrones (PET) o tomografía computarizada por emisión de fotón único (SPECT). Al identificar el hipometabolismo o la hipoperfusión cerebral regional característica en diferentes trastornos neurodegenerativos, se facilita el diagnóstico diferencial de las enfermedades.

Asimismo, el avance en el análisis estadístico de datos de neuroimagen ha revelado modificaciones sutiles que resultaban difíciles de detectar mediante la inspección visual. Con estos descubrimientos, los estudios de neuroimagen se han vuelto imprescindibles en entornos clínicos para diagnosticar el Alzheimer en etapas muy tempranas, predecir la transición de un deterioro cognitivo leve a la enfermedad de Alzheimer o diferenciarlo de otras enfermedades que causan demencia.

A continuación, analizamos los hallazgos del SPECT en la enfermedad de Alzheimer, con un conocimiento básico del análisis estadístico de imágenes SPECT.

13.5.1. Neuropatología de la enfermedad de Alzheimer

En la enfermedad de Alzheimer se distinguen dos tipos de lesiones: los depósitos de amiloide y los ovillos neurofibrilares. Los depósitos de amiloide consisten en la acumulación extracelular del péptido Aβ, y los ovillos neurofibrilares están formados por haces intraneuronales de filamentos helicoidales emparejados, que son la acumulación de proteínas tau patológicas.

Durante el desarrollo de la enfermedad de Alzheimer, las lesiones se extienden de forma progresiva hacia las áreas neocorticales del cerebro. En su investigación, Braak H. (1995) descubrió que los primeros cambios se manifiestan en la región transentorrinal y se extienden hacia la región entorrinal, el cuerno de Amón y la neocorteza.

En un estudio realizado por Delacourte y su equipo, se detalló la progresión de la enfermedad en diez etapas distintas, que abarcan desde la corteza transentorrinal hasta las áreas neocorticales, pasando por regiones como el hipocampo, la corteza temporal anterior y otras áreas asociativas y primarias del cerebro.

Además, se descubrió que la enfermedad podría ser asintomática a menos que se vean afectadas áreas de asociación polimodal, y que las personas con dos áreas de asociación polimodal afectadas por la patología tau mostraban deterioro cognitivo.

En resumen, la degeneración comienza en primer lugar en las regiones límbicas y se extiende hacia las neocortezas. Una vez que las lesiones afectan las áreas de asociación polimodal, los síntomas clínicos se hacen evidentes.

13.5.2. Principios del mapeo estadístico

Debido a la baja resolución espacial, resulta complicado identificar de forma sencilla la hipoperfusión sutil en las imágenes SPECT mediante la inspección visual, lo cual conlleva una fiabilidad baja tanto intra como interevaluador.

La metodología de análisis estadístico es una forma de representar de manera clara y sencilla las regiones de hipoperfusión. En la figura 13.5.2 se presenta un ejemplo de un varón de 76 años de edad. Al observar las imágenes, es posible identificar una disminución de la perfusión en las regiones temporales mediales bilaterales (flechas en blanco), aunque otras zonas muestran un aspecto normal a simple vista.

Al realizar un análisis estadístico, se observa hipoperfusión en los precuneos bilaterales (flecha en amarillo), además de las regiones mediotemporales.

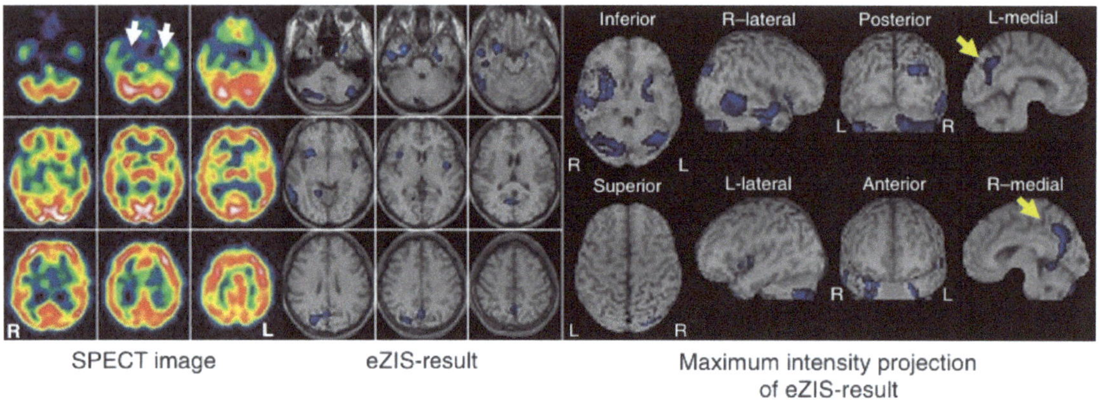

Fig. 13.5.2. Ejemplo del resultado del análisis de una imagen SPECT utilizando métodos estadísticos. Identificar regiones de hipoperfusión únicamente mediante la inspección visual de imágenes SPECT puede ser un desafío, excepto cuando se trata de hipoperfusión en las regiones temporales mediales. Sin embargo, al realizar análisis estadísticos utilizando un software de imágenes de puntuación Z (eZIS), es fácil identificar una disminución del flujo sanguíneo en el precuneus, junto con una reducción del flujo en el hipocampo. Los resultados de este estudio son muy convincentes y pueden ser comprendidos fácilmente tanto por los profesionales de la salud como por los pacientes y sus seres queridos.

Los hallazgos resultan sumamente convincentes y accesibles tanto para el personal médico como para los pacientes y sus allegados. En países como Japón, dos programas informáticos son ampliamente utilizados en entornos clínicos. Una de las opciones es el sistema de imagen de puntuación Z fácil (eZIS), desarrollado por Matsuda *et al.* (1997), mientras que la otra alternativa es la proyección superficial estereotáctica tridimensional (3D-SSP), creada por Minoshima *et al.* (1995). En eZIS se utiliza un software de mapeo paramétrico estadístico (SPM) para normalizar y suavizar las imágenes.

13.5.3. Procesamiento previo (normalización y suavizado)

Cada persona presenta variaciones en el tamaño y la forma de su cerebro. Para poder contrastar la información de distintos sujetos, es necesario que todas las imágenes se encuentren en un mismo plano. En eZIS, que utiliza SPM, se lleva a cabo la normalización de las imágenes al espacio establecido por la plantilla del Instituto Neurológico de Montreal (MNI). Ashburner, uno de los creadores de SPM, explica minuciosamente el proceso de normalización.

Después de realizar la normalización espacial, los datos de imagen se someten a un proceso de suavizado o difuminado. Al alisar la señal, se incrementa la relación señal/ruido. Además, se garantiza que las disparidades residuales se asemejen más a una distribución gaussiana y se reduce el error de registro entre sujetos.

Otro motivo para aplicar el suavizado es simplificar los resultados obtenidos, lo que genera menos regiones de diferencia significativa para informar (Ashburner, 2009). La representación del preprocesamiento se muestra en la figura 13.5.3.

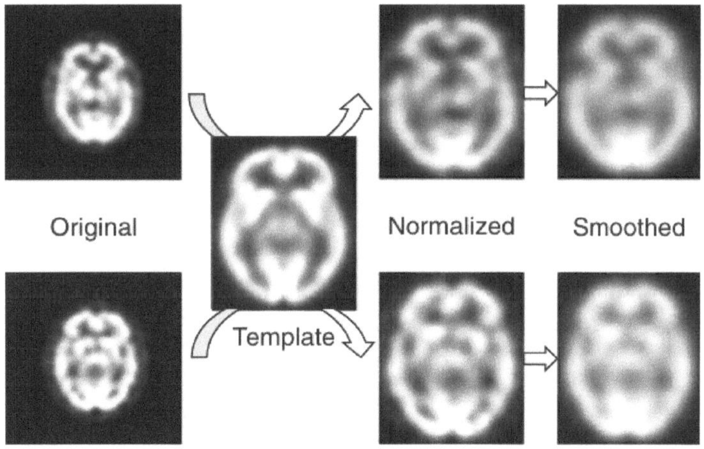

Fig. 13.5.3. Método de preprocesamiento. Con el fin de comparar datos de múltiples sujetos, los datos se estandarizan en el espacio definido por la plantilla del Instituto Neurológico de Montreal. Después de la normalización espacial, los datos de la imagen se suavizan para que sean más adecuados para el análisis estadístico.

13.5.4. Generación de imágenes de puntuación Z

Después del preprocesamiento, se normaliza la intensidad de cada imagen. Es importante señalar que eZIS tiene un enfoque distinto en comparación con SPM. La normalización de la intensidad en SPM implica un proceso en dos pasos:

- **Procedimiento (1):** se calcula el promedio de una imagen. En este cálculo se consideran todos los valores de vóxeles (VV), incluso aquellos situados fuera del cerebro. Por tanto, resulta necesario aplicar un valor umbral específico a la imagen. Este umbral se determina dividiendo la media por 8.
- **Procedimiento (2):** se calcula el valor global promediando los VV que están por encima del umbral. Por último, el valor global se establece en 50 ml/min/100 g, y cada VV se ajusta mediante una escala proporcional.

Sin embargo, eZIS sigue un proceso más sencillo y directo. Comienza aplicando una máscara cerebral a las imágenes preprocesadas. El valor medio se calcula utilizando solo las imágenes enmascaradas. Comprender el concepto de establecer un valor global y ajustar los VV es comparable a los principios utilizados en la GDS.

Por ejemplo, la coordenada de vóxel 40,30,4040, 30, 4040,30,40 en la imagen preprocesada tiene un valor de 796,0, mientras que el valor medio de los vóxeles es 368,8. Es importante destacar que, en esta etapa, el cálculo medio incluye también vóxeles situados fuera del cerebro. Después del enmascaramiento, el valor del VV en 40,30,4040, 30, 4040,30,40 permanece sin cambios, mientras que el valor medio experimenta un cambio significativo, de 368,8 a 635,1.

Ahora, con la escala proporcional, eZIS establece el valor medio en 50, mientras que VV se establece en [40 30 40] siendo $796.0\times\frac{50}{635.1}=62.7$.

Es crucial comprender este procedimiento porque ocasionalmente, se pueden observar regiones de aparente hiperperfusión en los resultados de eZIS. En pacientes con demencia avanzada, el flujo sanguíneo cerebral (FSC) global tiende a ser bajo, típicamente alrededor de 30 ml/min/100 g. Sin embargo, es interesante observar que el FSC regional en la región motora sensorial primaria permanece intacto, midiendo alrededor de 45 ml/min/100 g. Después de la normalización de la intensidad, el FSC regional ajustado en las regiones somatosensoriales primarias será $45\times\frac{50}{30}=75$, donde esta región experimentará un aumento significativo en el flujo sanguíneo, lo que provocará una hiperperfusión notable. Se recomienda comprobar periódicamente el FSC global para evitar cualquier interpretación errónea de los resultados. Después de realizar la normalización de la intensidad, se calcula una puntuación z para cada vóxel utilizando un método específico.

Puntaje Z = Promedio del control del VV - VV del paciente

Desviación Estándar del VV del control

Con base en una puntuación Z de 2, se puede concluir que el VV del sujeto en un vóxel específico está 2 desviaciones estándar por debajo del promedio de los sujetos de control. Esta ecuación también indica la importancia de calcular de antemano la media y la desviación estándar de los sujetos de control. La precisión de la puntuación Z está fuertemente influenciada por la calidad de los sujetos de control. Es importante considerar que el uso de diferentes sujetos de control puede generar variaciones significativas en los resultados. La imagen indicada demuestra los valores de cada vóxel (VV) al momento en que se alteran debido al proceso de *masking* y proporciones escalares.

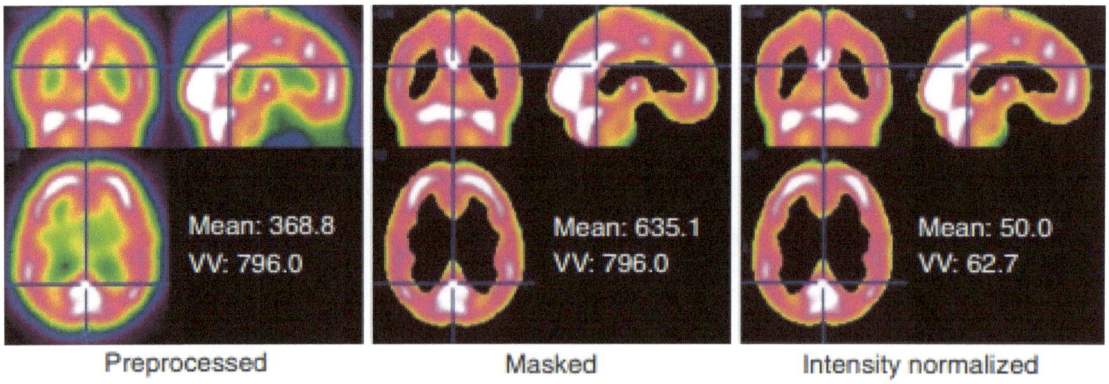

13.5.5. Hallazgos y avances del SPECT en la enfermedad de Alzheimer

Los hallazgos SPECT de la EA típica muestran hipoperfusión en la corteza de asociación parietotemporal, la circunvolución del cíngulo posterior, el precuneus y áreas temporales mediales (Kanetaka *et al.*, 2004). Cabe mencionar que el FSC de la región sensoriomotora primaria no se ve afectado hasta la etapa avanzada. En la figura 13.5.5, las flechas amarillas indican las regiones de hipoperfusión características de la EA. La flecha roja, por otro lado, apunta a la región sensoriomotora primaria, donde el FSC no se ve afectado.

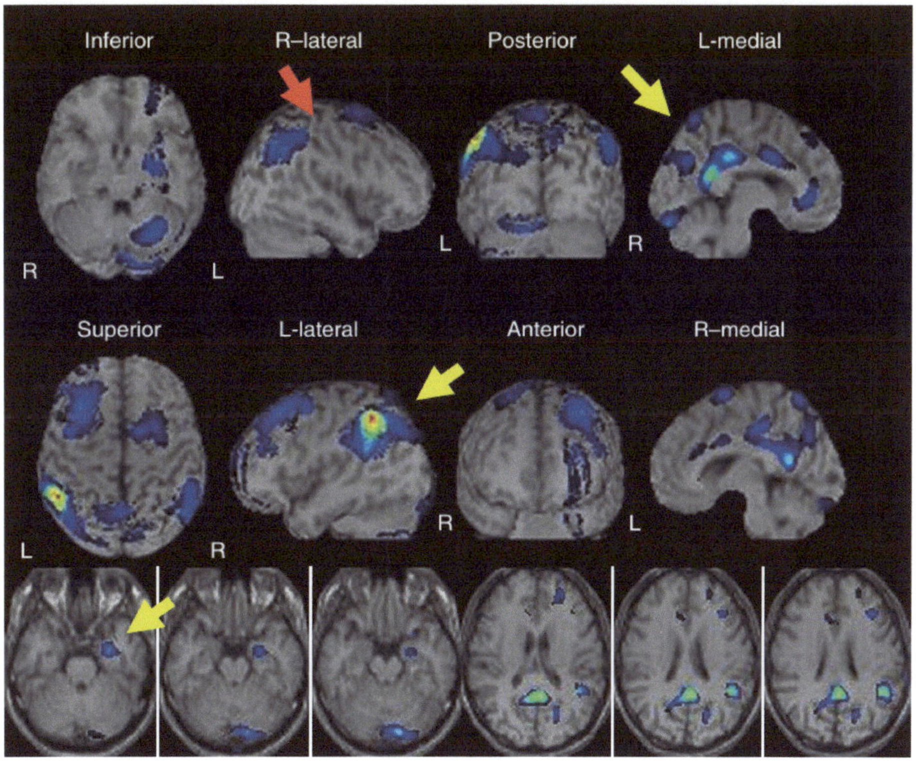

Fig. 13.5.5. Los hallazgos de la SPECT muestran patrones característicos de hipoperfusión en regiones cerebrales específicas asociadas con la EA típica. Estas regiones incluyen la corteza de asociación parietotemporal, la circunvolución cingulada posterior, el precúneo y las áreas temporales mediales. Es importante tener en cuenta que el flujo sanguíneo a la región sensoriomotora primaria no se ve afectado hasta la etapa avanzada. Las flechas amarillas indican las regiones de hipoperfusión que se observan típicamente en la EA, mientras que la flecha roja resalta la región sensoriomotora primaria, donde el flujo sanguíneo cerebral no se ve afectado.

13.5.6. Corteza parietotemporal

Según la investigación, la EA normalmente comienza afectando la corteza parietotemporal. En un estudio realizado por Kemp *et al.* (2003), se encontró que las personas con enfermedad de Alzheimer de aparición temprana exhiben una mayor participación de la corteza de asociación posterior en comparación con aquellas con enfermedad de Alzheimer de aparición tardía. A medida que avanza la enfermedad, las regiones de hipoperfusión se expanden hacia los lóbulos frontales, con excepción de la región sensoriomotora primaria.

13.5.7. Giro cingulado posterior y precúneo

Un hallazgo temprano de la EA es la presencia de hipoperfusión o hipometabolismo en la circunvolución del cíngulo posterior y el precúneo. Vale la pena señalar que los individuos con deterioro cognitivo leve amnésico también presentan hipoperfusión en estas regiones específicas (Minoshima *et al.*, 1997). El análisis estadístico de la imagen revela una clara hipoperfusión en la circunvolución del cíngulo posterior y en el precúneo, que puede observarse mediante un examen visual meticuloso.

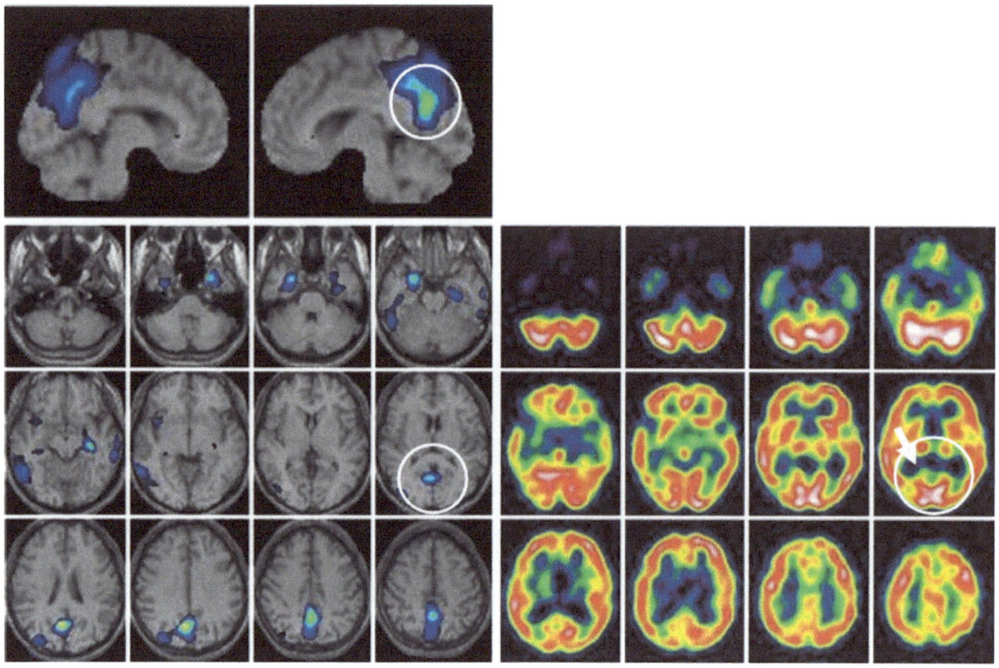

Fig. 13.5.7. Es importante observar la hipoperfusión en la circunvolución del cíngulo posterior y el precúneo, como lo indica el círculo blanco. Obsérvese la disminución en la imagen SPECT, señalada por la flecha blanca. Esta caída indica una disminución del flujo sanguíneo en la circunvolución del cíngulo posterior.

En la figura 13.5.7, el círculo blanco indica la presencia de hipoperfusión en las regiones de la circunvolución del cíngulo posterior y en el precúneo. Obsérvese la disminución en la imagen SPECT, señalada por la flecha blanca. Esta caída indica una disminución en el flujo sanguíneo en dicha región. En un estudio realizado por Small *et al.* (1995) se demostró que existe una correlación entre el hipometabolismo en la circunvolución del cíngulo posterior y el precúneo en una etapa temprana, y el deterioro cognitivo futuro en individuos con riesgo genético de enfermedad de Alzheimer. Es evidente que la disminución del flujo sanguíneo o de la actividad metabólica en la circunvolución del cíngulo posterior y el precúneo puede detectarse de forma temprana, incluso antes de que los pacientes presenten deterioro cognitivo.

13.5.8. Áreas temporales mediales

Es ampliamente reconocido que los pacientes con enfermedad de Alzheimer presentan una disminución del volumen en las regiones del hipocampo desde las primeras etapas. Las imágenes SPECT están influenciadas por la corrección de volumen parcial, debido a su menor resolución espacial. Parece observarse una disminución en el flujo sanguíneo cerebral regional (FSCr) en las regiones del hipocampo, aunque el verdadero FSCr no disminuye.

Según un estudio de Ishii *et al.* (1998), el FSCr en el hipocampo de pacientes con enfermedad de Alzheimer leve permanecía intacto incluso después de aplicar una corrección de volumen parcial. Sin embargo, la utilidad clínica de la hipoperfusión en las regiones del hipocampo radica en su capacidad para indicar disfunción hipocampal.

La figura 13.5.8 muestra una disminución del flujo sanguíneo en el hipocampo. Al examinar la vista axial, la perfusión del lóbulo temporal en individuos sanos adopta una forma semejante a una «garra de cangrejo» (círculo blanco). Parece haber una pérdida en la parte medial de dicha forma cuando se reduce la perfusión del hipocampo.

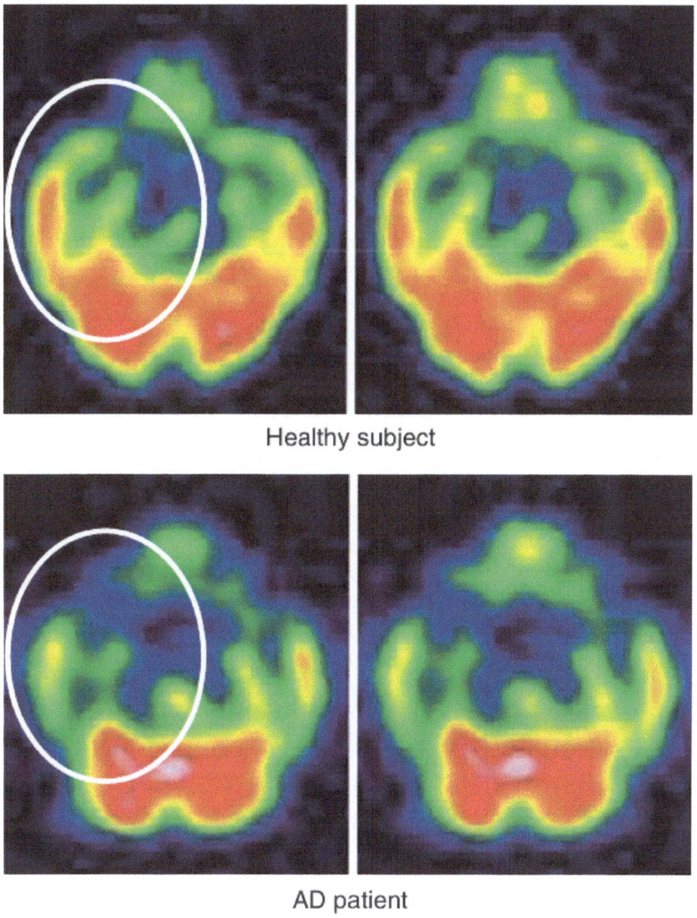

Fig. 13.5.8. Disminución del flujo sanguíneo en el hipocampo. Usando una vista axial, podemos observar el lóbulo temporal. El patrón de perfusión en sujetos sanos se asemeja a la forma de una «garra de cangrejo» (círculo blanco). Parece haber habido una pérdida en la parte medial de la garra del cangrejo debido a una reducción en la perfusión del hipocampo.

13.5.9. Cambios longitudinales de SPECT en la enfermedad de Alzheimer

Se presenta el caso de un hombre de 71 años que inicialmente exhibió un deterioro cognitivo leve amnésico, pero luego progresó a la enfermedad de Alzheimer clínica en el transcurso de varios años. Las imágenes de SPECT han sido monitoreadas durante un período de cinco años. Durante la consulta inicial, su puntuación MMSE fue de 26 y expresó su preocupación por experimentar olvidos ocasionales.

Actualmente, hay evidencia de una disminución del flujo sanguíneo en la circunvolución del cíngulo posterior y el hipocampo, como se observa mediante imágenes SPECT. Su función cognitiva se mantuvo estable durante un período de dos años. Después de dos años, su puntuación MMSE fue de 25 durante la visita de seguimiento. Sin embargo, hubo evidencia de hipoperfusión progresiva en la circunvolución del cíngulo posterior y precuneus, según los resultados de la SPECT.

Con el tiempo, sus capacidades cognitivas comenzaron a disminuir y su puntuación MMSE cayó a 21 cuatro años después de su visita inicial. Actualmente, hay evidencia de hipoperfusión continua en el hipocampo, como se observa en la exploración SPECT. Después de un año, su puntuación MMSE cayó a 20. Es interesante notar que no hubo muchos cambios en su puntuación MMSE entre su visita inicial y dos años después, a pesar de una disminución significativa en el FSCr en las regiones de la circunvolución del cíngulo posterior y precuneus.

Reconocer esto en entornos clínicos es valioso, ya que puede servir como indicador del deterioro cognitivo. Basarse simplemente en el MMSE es insuficiente para predecir con precisión la progresión de la enfermedad. Como se demuestra en este capítulo, la SPECT resulta muy valiosa para diagnosticar y predecir el deterioro cognitivo a corto plazo. Si el clínico no está seguro acerca del diagnóstico de pacientes con deterioro cognitivo, o está interesado en comprender su perspectiva sobre el mismo, considerar la posibilidad de realizar imágenes SPECT podría ser beneficioso.

13.6. Neuroimagen en la demencia con cuerpos de Lewy

La demencia con cuerpos de Lewy y la enfermedad demencial parkinsoniana son las segundas formas más prevalentes de demencia, detrás de la enfermedad de Alzheimer. Representan alrededor del 15 % de todos los casos de demencia detectados durante las autopsias. La condición conocida como enfermedad demencial parkinsoniana se caracteriza por fluctuaciones cognitivas, cambios notables en el estado de alerta, alucinaciones visuales y signos extrapiramidales.

Los síntomas adicionales que se observan comúnmente incluyen trastorno de conducta del sueño REM, delirios, depresión, caídas recurrentes y síncope. Un estudio reciente que utilizó una evaluación geriátrica integral reveló que las personas con demencia con cuerpos de Lewy exhiben una frecuencia significativamente mayor de problemas menores o mayores en comparación con aquellos con EA en diversas áreas. Estos incluyen función visual, comunicación verbal, adherencia a la medicación, depresión, funciones de las extremidades superiores e inferiores, antecedentes de caídas, micción y deterioro de la función básica e instrumental de la vida diaria (AVD; Namioka *et al.*, 2014).

Estos síntomas neurológicos y psicóticos, junto con los problemas geriátricos, tienen un impacto significativo en las capacidades cognitivas y funcionales. En investigación, las personas con DCL son más propensas a la hospitalización o la mortalidad, a menudo debido a lesiones por caídas y neumonía causada por aspiración, en comparación con aquellos con EA (Hanyu *et al.*, 2009).

Es fundamental realizar un diagnóstico antemortem preciso de DCL debido a las claras diferencias en el curso, el tratamiento y el manejo de la enfermedad en comparación con otras formas de demencia. Diagnosticar la demencia con cuerpos de Lewy puede resultar todo un desafío, especialmente durante las fases iniciales.

Diversas técnicas de imagen han surgido como medios potenciales para apoyar el diagnóstico clínico de diferentes demencias. Actualmente, la resonancia magnética (RM) y la tomografía por emisión de positrones (TEP), o la TC por emisión de fotón único (SPECT), se utilizan para distinguir la demencia con cuerpos de Lewy de otras formas de demencia. Además, la gammagrafía miocárdica con MIBG y las imágenes DAT son muy útiles para identificar pacientes con demencia con cuerpos de Lewy y distinguirlos de personas con otros trastornos neurodegenerativos (Taylor, 2012; Sinha, 2012).

La demencia con cuerpos de Lewy y la enfermedad demencial parkinsoniana exhiben un patrón comparable en los estudios de neuroimagen. Se examinarán minuciosamente varias técnicas de imagen que pueden usarse para distinguir la demencia con cuerpos de Lewy de otras formas de demencia, específicamente la EA.

13.6.1. Estudios con resonancia magnética

La resonancia magnética revela importantes cambios atróficos globales y subcorticales en la demencia con cuerpos de Lewy. A través de extensas investigaciones y análisis, los estudios que utilizan resonancia magnética cualitativa y volumétrica han revelado una disminución en la actividad del lóbulo temporal medial. Hay más atrofia en la demencia con cuerpos de Lewy en comparación con la EA. Estos hallazgos previos se alinean con estudios recientes sobre morfometría basada en vóxeles.

Estos hallazgos están respaldados por un estudio prospectivo de resonancia magnética con verificación patológica (Burton *et al.*, 2009). Utilizando el sistema de análisis regional específico para la enfermedad de Alzheimer (VSRAD), basado en vóxeles para la resonancia magnética, la demencia con cuerpos de Lewy mostró una puntuación z notablemente más pequeña en comparación con la EA al evaluar la atrofia del hipocampo.

Según un estudio reciente, hubo una disminución notable del tejido (10-20 %) en áreas específicas del hipocampo en personas con demencia con cuerpos de Lewy. Esta pérdida de tejido se observó en la porción anterior del campo CA1 en ambos lados, así como a lo largo de la línea media longitudinal en la cara dorsal dentro del campo CA2-3. Es importante señalar que este patrón de cambio en el hipocampo difiere de lo que normalmente se observa en personas con EA.

Se observó que las relaciones de transferencia de magnetización del hipocampo mostraron un aumento significativo en la demencia con cuerpos de Lewy en comparación con la EA (Hanyu *et al.*, 2009). Hay ciertos cambios que pueden ocurrir en el hipocampo, como la pérdida de neuronas, gliosis, desmielinización y pérdida axonal. Estos cambios pueden potencialmente conducir a una disminución en la transferencia de magnetización. Estos hallazgos pueden indicar posibles variaciones histopatológicas, lo que sugiere una forma más leve de degeneración neuronal en el hipocampo de la demencia con cuerpos de Lewy.

Por lo tanto, el valor diagnóstico potencial de las estructuras relativamente intactas del lóbulo temporal medial para distinguir la demencia con cuerpos de Lewy de la EA es bastante prometedor.

En la demencia con cuerpos de Lewy se han documentado casos de atrofia en la sustancia innominada (incluido el núcleo basal de Meynert) y el mesencéfalo dorsal, entre otras estructuras subcorticales. La afectación patológica de las zonas sugiere que existe atrofia de estas estructuras. Existe una correlación entre la degeneración de la sustancia innominada y el deterioro de la función colinérgica en la demencia con cuerpos de Lewy. Todavía no está claro si estos cambios estructurales subcorticales pueden usarse como marcadores de diagnóstico para identificar la demencia con cuerpos de Lewy y distinguirla de la EA.

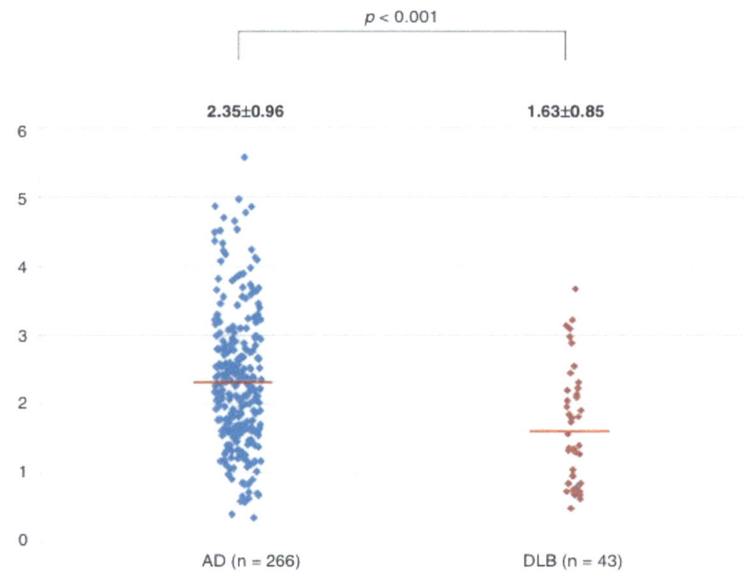

Fig. 13.6.2. Comparación de puntuaciones *z* entre la enfermedad de Alzheimer y la demencia con cuerpos de Lewy utilizando VSRAD.

13.6.2. Estudios de SPECT de perfusión

Los estudios de SPECT de perfusión se utilizan comúnmente en entornos clínicos para distinguir entre diferentes formas de demencia, ya que esta técnica puede detectar anomalías en el flujo sanguíneo. A pesar de que aún no se comprenden completamente las causas exactas de las anomalías occipitales en la demencia con cuerpos de Lewy, los estudios que utilizan técnicas de imágenes cerebrales funcionales, como SPECT y PET, han demostrado que la demencia con cuerpos de Lewy a menudo se asocia con una reducción del metabolismo y la perfusión occipitales.

Varios investigadores han destacado la importancia de los estudios de imágenes cerebrales funcionales para distinguir entre la demencia con cuerpos de Lewy y la enfermedad de Alzheimer. Sin embargo, existen ciertas variaciones metodológicas a considerar, como la selección de pacientes (casos definitivos o probables), los métodos de escaneo (PET frente a SPECT) y el análisis de imágenes (región de interés convencional o análisis estadístico de imágenes).

Según un estudio realizado en múltiples centros, los investigadores encontraron que el hipometabolismo en el lóbulo occipital se puede utilizar para distinguir entre la demencia con cuerpos de Lewy y la EA, con una sensibilidad del 71 % y una especificidad del 95 % (Mosconi *et al.*, 2008). Sin embargo, es importante señalar que la precisión diagnóstica de la SPECT es relativamente baja. Esto es evidente en el rango de sensibilidad del 65-85 % y el rango de especificidad del 85-87 % (Sinha, 2012).

Una investigación reveló que la combinación de MMSE y estudios SPECT de perfusión demostró una capacidad notable para diferenciar entre la demencia con cuerpos de Lewy y la EA, con una sensibilidad del 81 % y una especificidad del 85 % (Hanyu *et al.*, 2006).

En un estudio realizado por Lim *et al.* (2009), se descubrió que el hipometabolismo occipital y la preservación de la circunvolución cingulada posterior (conocida como signo de la isla cingulada) pueden usarse para diferenciar entre la demencia con cuerpos de Lewy y la enfermedad de Alzheimer en pacientes. El estudio mostró una sensibilidad del 77 % y una especificidad del 80 %.

Además, la demencia con cuerpos de Lewy se caracteriza por hipoperfusión occipital y aumento de la perfusión en la sustancia gris profunda, específicamente el cuerpo estriado y el tálamo. Esto podría ser el resultado de cambios compensatorios en respuesta a una disminución del aporte dopaminérgico a los ganglios basales.

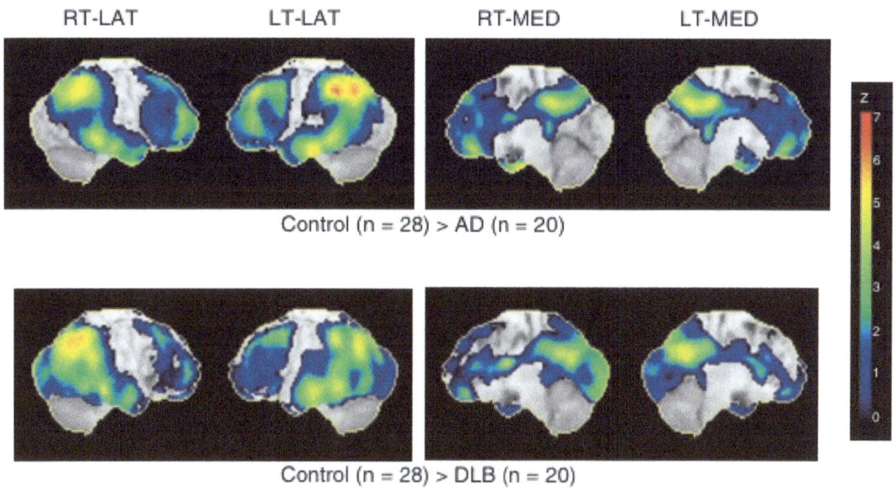

Fig. 13.6.4. Imágenes de puntuación *z* de la enfermedad de Alzheimer y de la demencia con cuerpos de Lewy en SPECT de perfusión (3D-SSP).

Estas modificaciones adicionales a las imágenes cerebrales funcionales podrían mejorar potencialmente la precisión diagnóstica de la demencia con cuerpos de Lewy. Los grupos de síntomas psicóticos en la demencia con cuerpos de Lewy parecen estar conectados a diferentes patrones de flujo sanguíneo.

En lo que concierne a deterioros en la función cognitiva, en su estudio, Nagahama *et al.* (2010) descubrieron una correlación entre las alucinaciones visuales y la disminución del flujo sanguíneo en las cortezas de asociación parietal y occipital. También observaron que las identificaciones erróneas delirantes estaban relacionadas con una reducción del flujo sanguíneo en las estructuras límbicas-paralímbicas.

Puede haber una correlación entre las fluctuaciones de la conciencia y los cambios en la perfusión talámica y occipital inferior, como lo sugieren investigaciones anteriores (O'Brien *et al.*, 2005).

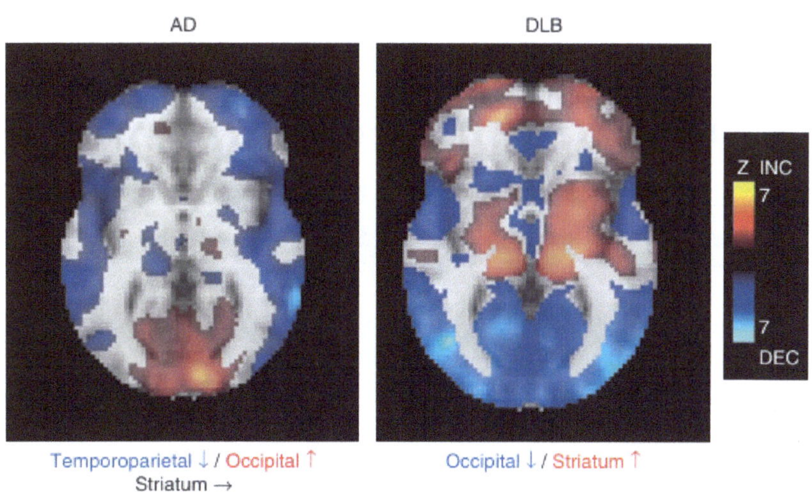

Fig. 13.6.5. Comparación visual de la enfermedad de Alzheimer y la demencia con cuerpos de Lewy (AD y DLB) en SPECT de perfusión

13.7. MIBG

La gammagrafía miocárdica con MIBG es un método valioso y no invasivo para evaluar el daño local del nervio simpático del miocardio, tanto en la cardiopatía primaria como en las sinucleinopatías, como la enfermedad de Parkinson, la demencia con cuerpos de Lewy y el trastorno de conducta del sueño REM.

La gammagrafía MIBG se ha realizado principalmente en cohortes japonesas. Varios estudios han demostrado una disminución en la captación de MIBG (relación corazón-mediastino) en pacientes con demencia con cuerpos de Lewy, en comparación con aquellos con EA y personas sin ningún deterioro cognitivo. Un estudio realizado por Sinha (2012) indicó que la gammagrafía miocárdica con MIBG ha demostrado ser altamente sensible (entre el 83 % y el 100 %) y específica (entre el 82 % y el 100 %) en el diagnóstico de la demencia con cuerpos de Lewy.

Según otro estudio, se descubrió que la gammagrafía con MIBG es más sensible para detectar la demencia con cuerpos de Lewy en comparación con la hipoperfusión occipital en SPECT[20]. Se examinó la gammagrafía MIBG para distinguir entre diferentes tipos de demencia en un grupo de 96 pacientes que visitó la Clínica de la Memoria. Este grupo incluía personas con demencia con cuerpos de Lewy, enfermedad demencial por párkinson, enfermedad de Alzheimer y otras formas de demencia.

La sensibilidad general para identificar con precisión a los pacientes con enfermedad con cuerpos de Lewy (incluidos pacientes con enfermedad demencial por párkinson) fue del 95 %, mientras que la especificidad para distinguirlos de pacientes con otros tipos de demencia fue del 87 % (McNeill *et al.*, 2007).

No se observó correlación entre MIBG y la gravedad o la duración de la demencia con cuerpos de Lewy. Cabe mencionar que se ha observado una absorción reducida de MIBG en pacientes con trastornos cardíacos, diabetes mellitus y bajo ciertos medicamentos. Sin embargo, esta técnica es muy valiosa para distinguir entre la demencia con cuerpos de Lewy y otras formas de demencia.

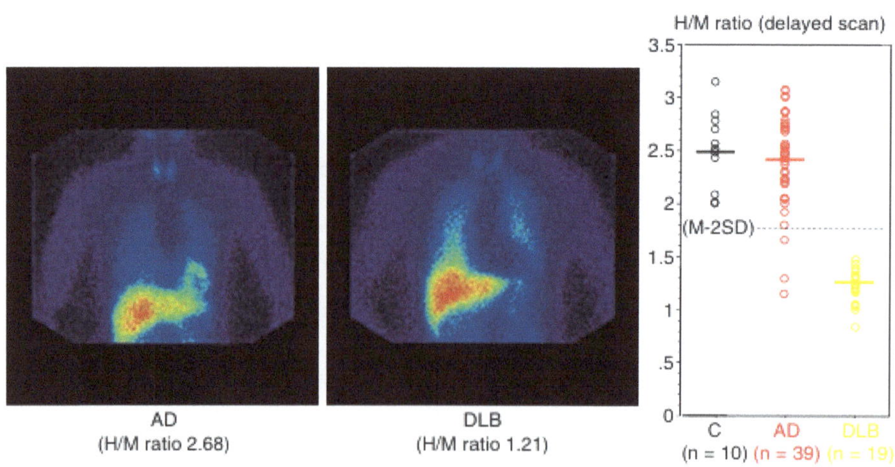

Fig. 13.7.1. Gammagrafía miocárdica MIBG

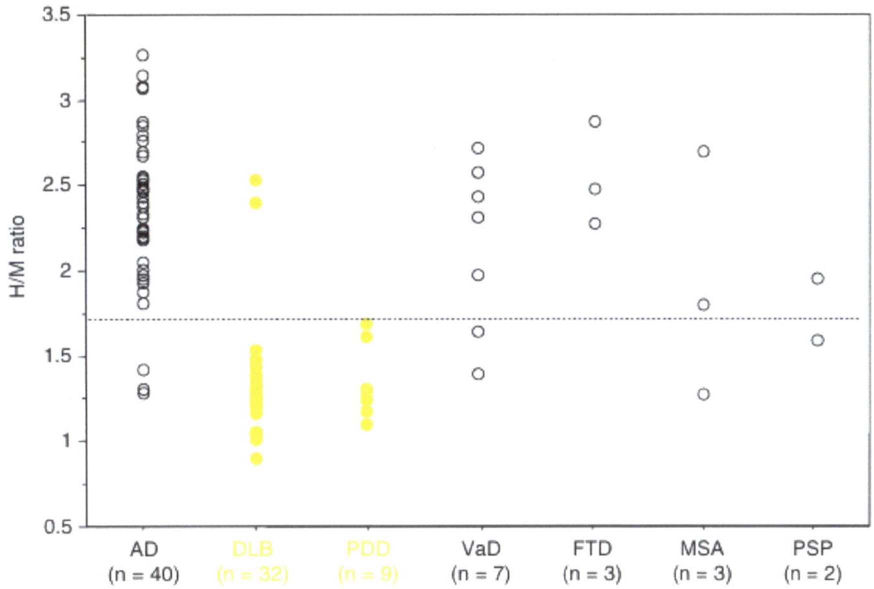

Fig. 13.7.2. Precisión diagnóstica para la demencia con cuerpos de Lewy y la enfermedad demencial por párkinson mediante gammagrafía miocárdica MIBG

13.7.1. Imágenes del transportador de dopamina (DAT)

Utilizando ligandos SPECT específicos para el transportador de dopamina (FP-CIT y beta-CIT), las imágenes pueden proporcionar un marcador valioso para la degeneración nigroestriatal presináptica. Los hallazgos de imágenes en la enfermedad de Parkinson y la demencia con cuerpos de Lewy muestran anomalías asociadas con la degeneración del sistema nigroestriatal. Sin embargo, en la enfermedad de Alzheimer (EA), los resultados de las imágenes no indican la misma degeneración, lo que convierte esta herramienta en un recurso valioso para distinguir entre la demencia con cuerpos de Lewy y la EA.

En un estudio preclínico de imágenes DAT, se encontró que una puntuación de corte de relación de unión específica de 4,1 tenía una sensibilidad del 92 % y una especificidad del 84 % para diagnosticar como probable la demencia con cuerpos de Lewy en comparación con la EA. Un estudio exhaustivo, realizado en múltiples centros, reveló que las exploraciones DAT anormales mostraron una sensibilidad del 78 % y una especificidad del 90 % para diagnosticar con precisión la demencia con cuerpos de Lewy probable, en relación con la EA (Schroeter *et al.*, 2008).

Los resultados de las imágenes DAT fueron consistentes con el diagnóstico de autopsia en la mayoría de los casos (7 de 8 en la demencia con cuerpos de Lewy y 12 de 12 en pacientes sin demencia con cuerpos de Lewy), demostrando ser más precisos que el diagnóstico clínico (Warrington, 1975). La confiabilidad del FP-CIT SPECT para confirmar casos de demencia con cuerpos de Lewy clínicamente posible está bien establecida. Proporciona respaldo para la inclusión de una absorción reducida de DAT como característica sugestiva de esta demencia en los Criterios de Consenso Internacional (Hodges *et al.*, 1992).

Las investigaciones han demostrado que las imágenes DAT son más precisas para diagnosticar la demencia con cuerpos de Lewy en comparación con la SPECT de perfusión cerebral y la FDG-PET. Según un estudio clínico reciente, las imágenes DAT y la gammagrafía MIBG demostraron una precisión diagnóstica comparable al distinguir entre la demencia con cuerpos de Lewy y otras formas de demencia (Ichimi *et al.*, 2013).

Sin embargo, las imágenes DAT no pueden diferenciar la enfermedad de Parkinson y la demencia con cuerpos de Lewy de otros síndromes parkinsonianos, debido a la presencia de una captación reducida de dopamina en el cuerpo estriado en la parálisis supranuclear progresiva, la atrofia multisistémica y el síndrome corticobasal. La relación entre la patología vascular concurrente y la unión de DAT estriado aún está por determinarse.

Aunque existen limitaciones en el uso de pruebas de diagnóstico para distinguir entre varias sinucleinopatías, las directrices de la Federación Europea de Sociedades Neurológicas sugieren utilizar una exploración DAT como la prueba de imagen preferida para diferenciar entre la demencia con cuerpos de Lewy y la enfermedad de Alzheimer, ya que tiene el nivel más alto de evidencia.

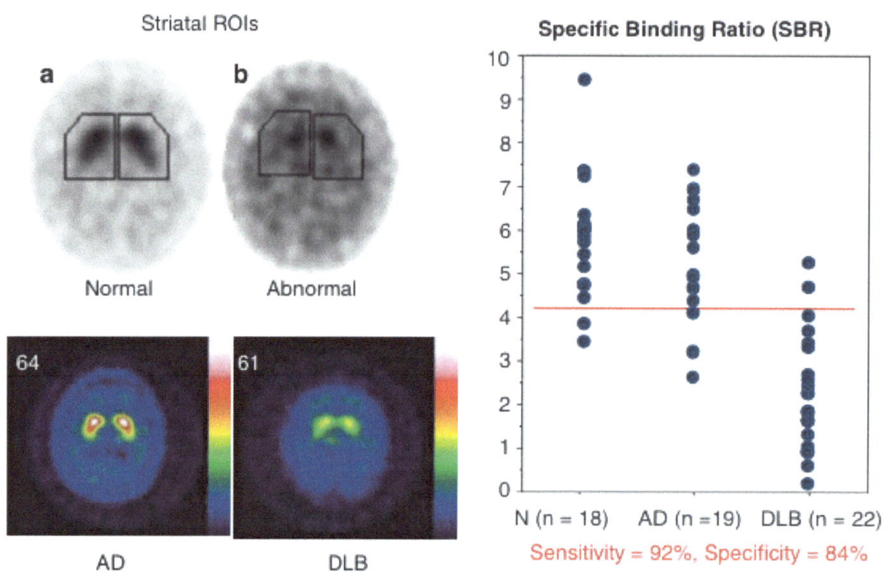

Fig. 13.7.4 Imágenes en DAT

13.8. Cambios estructurales y funcionales en RBD idiopático (iRBD)

El RBD es una forma de parasomnia caracterizada por una alteración en la relajación habitual de los músculos esqueléticos. Durante el sueño REM se produce un aumento significativo de la actividad motora que coincide con los episodios oníricos. El RBD puede manifestarse como una afección idiopática o en relación con trastornos neurodegenerativos, específicamente alfa-sinucleinopatías.

Estudios recientes han revelado diversos deterioros cognitivos en pacientes con trastorno de conducta del sueño REM idiopático (iRBD). Estos incluyen dificultades con la construcción visuoespacial, el funcionamiento ejecutivo, la memoria, las pruebas del olfato, así como niveles reducidos de transportadores de dopamina presinápticos estriatales y absorción de MIBG. Dadas las características compartidas con las alfa-sinucleinopatías, como la enfermedad de Parkinson (EP) y la demencia con cuerpos de Lewy (DLB), es posible que la iRBD pueda representar una etapa temprana de estas afecciones.

Se han realizado estudios limitados que investigan los cambios estructurales y funcionales en los cerebros de personas con iRBD. Un estudio utilizó morfometría de resonancia magnética basada en vóxeles para examinar los cambios estructurales del cerebro en pacientes con iRBD. En comparación con los 18 controles de la misma edad, se encontró que los 20 pacientes con iRBD exhibieron una reducción notable en el volumen de materia gris en áreas específicas. Estas áreas incluyen los lóbulos anteriores del cerebelo derecho e izquierdo, la porción tegmental de la protuberancia y la circunvolución parahipocampal izquierda (Gorno-Tempini *et al.*, 2004).

En un estudio reciente de Whitwell *et al.* (2010) se encontraron reducciones notables en la anisotropía fraccional en áreas específicas del mesencéfalo y la protuberancia rostral, junto con una difusividad media elevada dentro de la formación reticular pontina en pacientes con iRBD. Estos estudios sugieren que las lesiones estructurales del tronco del encéfalo pueden ser responsables de la aparición de iRBD, según evidencia *in vivo*.

En nuestro estudio SPECT observamos una disminución de la perfusión en áreas específicas del cerebro en pacientes con iRBD. Estas áreas incluyen el lóbulo parietooccipital (precuneus), el lóbulo límbico y los hemisferios cerebelosos. Este patrón de disminución de la perfusión se observa comúnmente en pacientes con alfa-sinucleinopatías, como la DLB y la PDD (Nestor *et al.*, 2013).

Además, un estudio realizado durante un período de tiempo reveló una mayor reducción del flujo sanguíneo en el lóbulo parietooccipital durante la segunda exploración SPECT, en comparación con la primera, en pacientes con iRBD. Vale la pena señalar que ninguno de estos pacientes presentó anomalías neurológicas, como trastornos del movimiento, alucinaciones visuales o deterioro cognitivo, durante la duración del estudio.

Por lo tanto, es posible que la iRBD sea un trastorno neurodegenerativo progresivo, a pesar de la ausencia de deterioros neurológicos y neuropsiquiátricos demostrados.

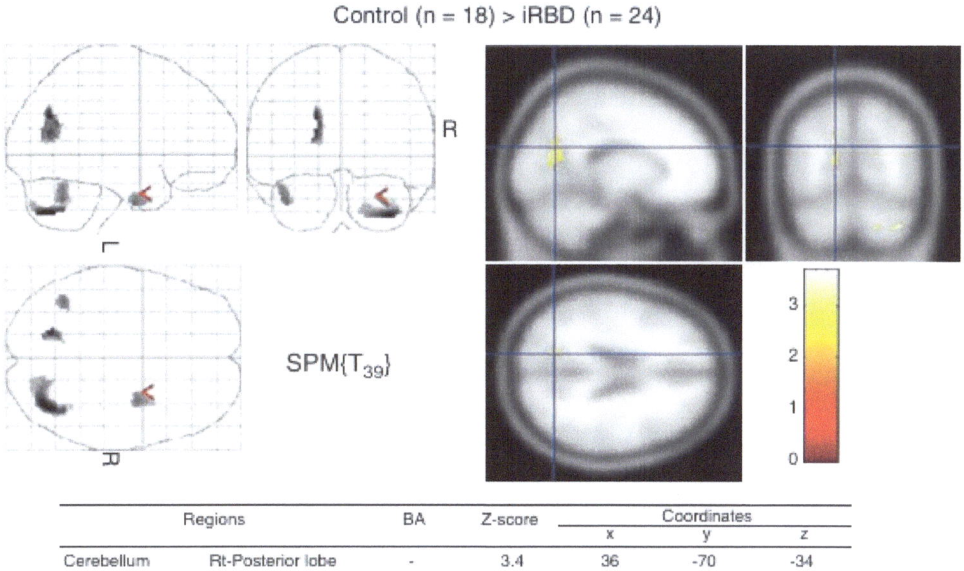

Regions		BA	Z-score	Coordinates		
				x	y	z
Cerebellum	Rt-Posterior lobe	-	3.4	36	-70	-34
	Rt-Anterior lobe	-	2.41	36	-52	-28
	Lt-Posterior lobe	-	2.8	-40	-58	-26
Parietal lobe	Rt-Precuneus	7	2.49	18	-76	39
	Lt-Precuneus	7	3.37	-17	-63	29
Occipital lobe	Lt-Precuneus	31	3.08	-18	-63	20
Limbic lobe	Rt-Uncus	20	2.84	32	-5	-30

Fig. 13.8.1. Análisis SPM de SPECT de perfusión en iRBD

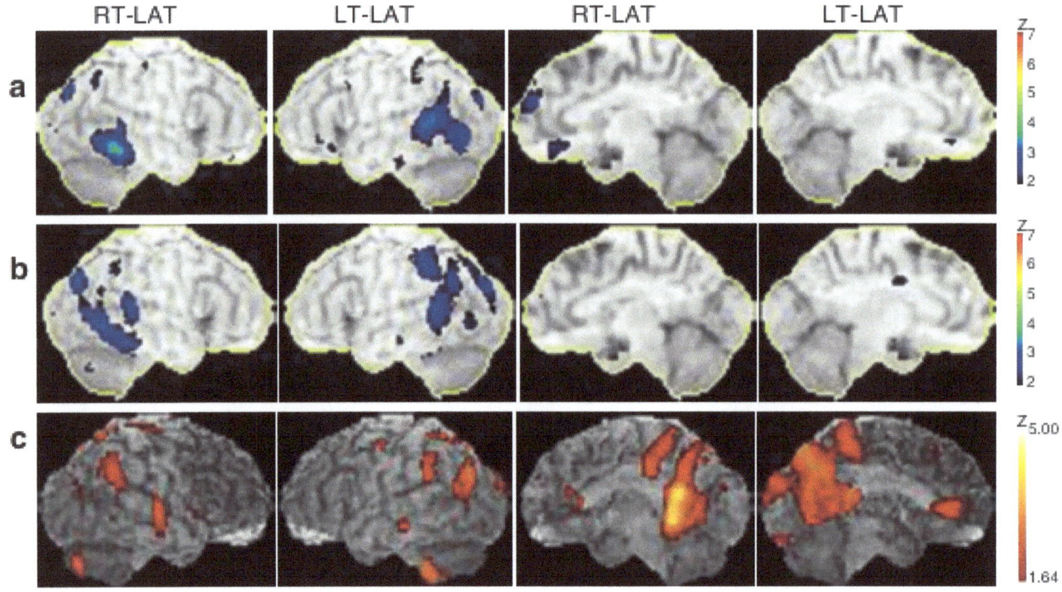

Fig. 13.8.2. Ilustra los cambios de perfusión longitudinal en individuos con iRBD. La perfusión regional en la primera y segunda exploración SPECT de pacientes con iRBD (n = 8; edad media: 71 ± 3 años) se comparó con la de los controles normales (n = 18; edad media: 70 ± 8 años). Las vistas tridimensionales de los estudios reducidos revelaron hallazgos interesantes. La media del intervalo fue de 23 ± 9 meses. Comparando la segunda SPECT con la primera en pacientes con iRBD, pueden observarse vistas tridimensionales que evidencian una disminución de la perfusión.

13.9. Demencia frontotemporal (DFT)

La demencia frontotemporal (DFT) abarca una variedad de trastornos demenciales caracterizados por la degeneración de los lóbulos frontales, los lóbulos temporales anteriores o ambos. Las características clínicas implican la aparición gradual de cambios en el comportamiento y la personalidad, así como alteraciones o deterioro de las habilidades comunicativas. Con base en los criterios establecidos por Neary *et al.* (1998), la DFT puede dividirse en tres subtipos: la variante conductual de la DFT (vcDFT), la demencia semántica (DS) y la afasia progresiva no fluida (PNFA).

La DFT es una causa frecuente de demencia de aparición temprana en personas menores de 65 años (Ratnavalli *et al.*, 2002). Las estimaciones de prevalencia poblacional se encuentran dentro del rango de 2 a 10 por cada 100 000 habitantes. Alrededor del 20-25 % de los casos de DFT se presentan en personas mayores de 65 años. La DFT representa aproximadamente el 5 % de los casos de demencia en series de autopsias no seleccionadas.

Existe una mayor prevalencia de vcDFT y DS entre los hombres, mientras que la PNFA es más común entre las mujeres (Onyike, 2013). El reconocimiento de la DFT es crucial cuando se observan alteraciones del comportamiento y del lenguaje. Sin embargo, esas características pueden ser muy sutiles. Por ello, la neuroimagen resulta valiosa para identificar estos trastornos y reconocer distintos patrones de atrofia frontotemporal en imágenes estructurales, así como hipoperfusión en neuroimágenes funcionales durante las etapas iniciales de la DFT.

13.9.1. Asociaciones de neuroimagen con subtipo clínico

13.9.1.1. Demencia frontotemporal, variante conductual

La variante conductual de la demencia frontotemporal (vcDFT) es la forma más frecuente de esta afección. Las personas con vcDFT pueden exhibir distintos niveles de apatía o desinhibición. Pueden experimentar una disminución del deseo de interacción social, descuidar su bienestar y sus obligaciones personales o exhibir comportamientos que se consideran socialmente inapropiados. La percepción suele verse comprometida, lo que con frecuencia puede provocar un retraso en la consulta médica.

También pueden presentarse cambios en el estilo social, en las creencias religiosas y políticas, junto con movimientos repetitivos, tendencias de acaparamiento, alteraciones en el comportamiento alimentario y una mayor concentración en las actividades orales. En etapas avanzadas, puede haber pérdida del control de los esfínteres.

En la etapa inicial, las pruebas formales pueden revelar solo unos pocos déficits, siendo el deterioro cognitivo menos prominente. Los síntomas neurocognitivos típicos incluyen dificultades con la planificación y la organización, distracción fácil y juicios inadecuados. En fases tempranas, hay déficits en la función ejecutiva, visibles a través de un desempeño deficiente en pruebas de flexibilidad mental, razonamiento abstracto e inhibición de respuestas. Sin embargo, las capacidades de aprendizaje y memoria no se ven relativamente afectadas, y las habilidades motoras y de percepción generalmente se conservan.

Se observan patrones distintos de atrofia en las neuroimágenes estructurales de la vcDFT, particularmente en los lóbulos frontales (especialmente los lóbulos frontales mediales) y los lóbulos temporales anteriores (Rosen *et al.*, 2002). Cuando se trata de detectar estos hallazgos, la resonancia magnética es preferible a la tomografía computarizada. Es importante considerar que los cambios estructurales pueden no estar presentes en todos los casos ni en las etapas iniciales de la enfermedad.

Los estudios de seguimiento pueden ser valiosos para mostrar la progresión de la atrofia frontotemporal (Whitwell, 2012). Las neuroimágenes funcionales revelan hipometabolismo cortical o hipoperfusión en las regiones frontales o frontotemporales primarias, observables incluso en fases iniciales sin anomalías estructurales. Los estudios de imágenes funcionales han indicado que el hipometabolismo o la hipoperfusión frontal o frontotemporal podrían ayudar a distinguir la vcDFT de otras afecciones.

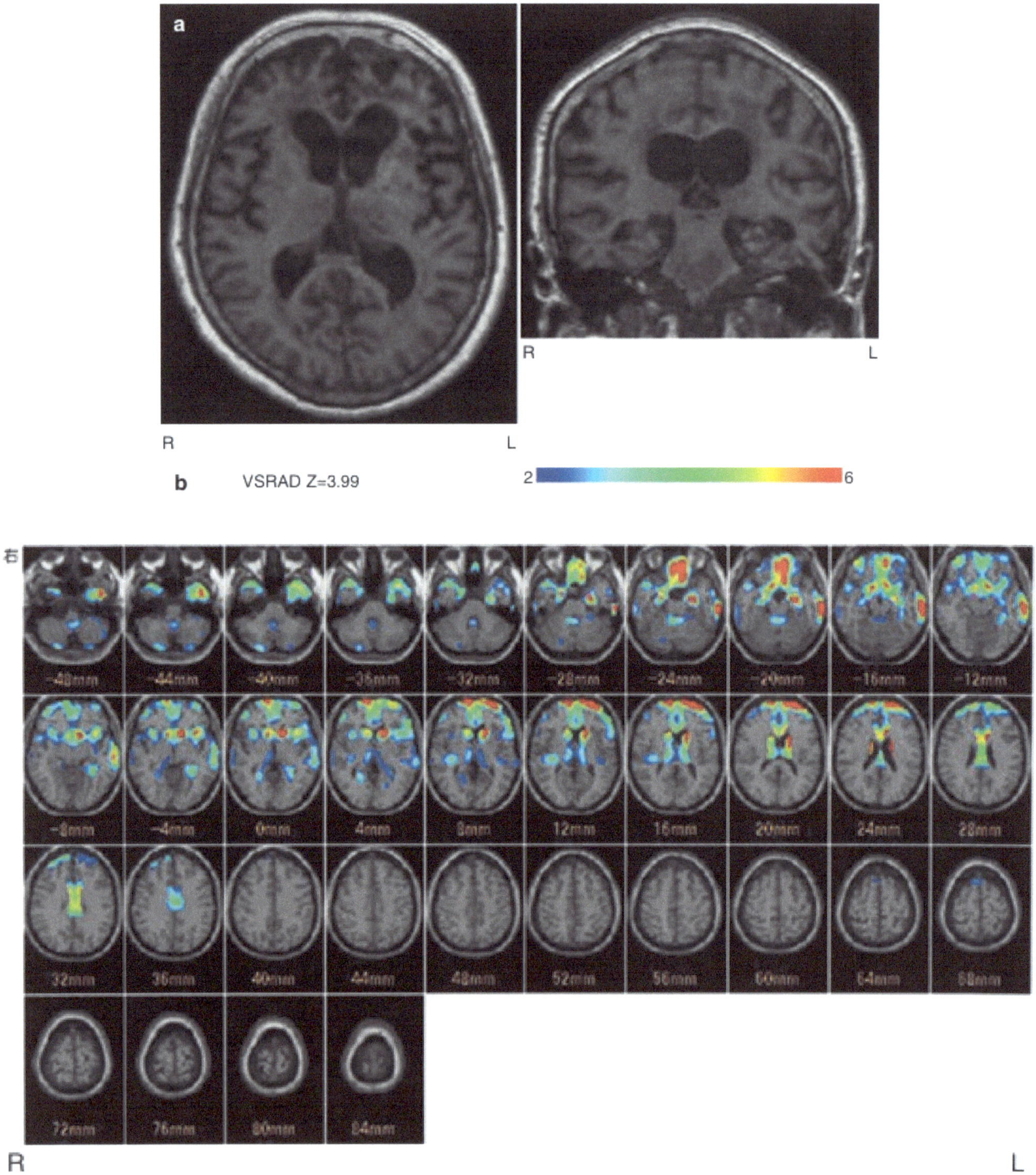

Fig. 13.9.2.

(a) Muestra imágenes de resonancia magnética (T1) de vcDFT. Las imágenes axiales (izquierda) y coronales (derecha) evidencian atrofia frontotemporal.

(b) Resultado del análisis VSRAD, que compara voluntarios sanos normales con individuos diagnosticados con vcDFT. Las regiones con atrofia en el individuo con vcDFT están resaltadas mediante áreas coloreadas.

(c) Imágenes SPECT con 99mTc-ECD de un paciente con vcDFT. Las proyecciones axiales revelan hipoperfusión en las regiones frontal y temporal anterior.

(d) Resultado del análisis eZIS, que compara voluntarios sanos normales con individuos diagnosticados con vcDFT. Las áreas coloreadas indican regiones de flujo sanguíneo reducido en el individuo con vcDFT en comparación con los voluntarios sanos normales.

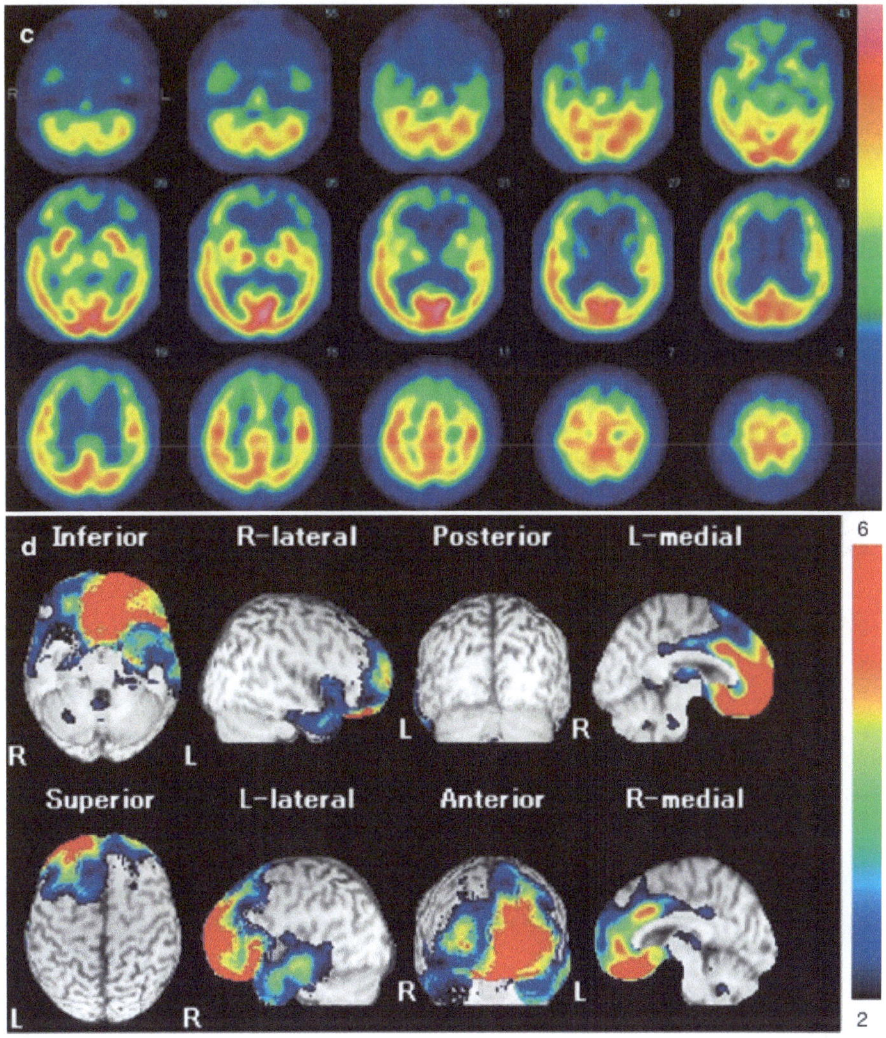

13.9.2. Demencia semántica

La demencia semántica, también conocida como DS, es un trastorno neurodegenerativo caracterizado por la pérdida progresiva de la memoria semántica. Por lo general, afecta a personas de entre 50 y 60 años y se asocia con atrofia en los lóbulos temporales anteriores del cerebro. Los síntomas de la DS incluyen dificultad para encontrar palabras, comprensión deficiente del lenguaje y disminución del conocimiento general. A medida que avanza la enfermedad, los individuos también pueden experimentar cambios como agnosia asociativa y afasia de tipo fluido.

Estos individuos experimentan dificultades con la comprensión de palabras y tienen problemas para recordarlas, lo que está relacionado con una atrofia específica en el lóbulo temporal anterior. Esta atrofia afecta específicamente a su memoria semántica. Además, Warrington (1975) identificó esta característica como demencia semántica (DS). Posteriormente, Hodges *et al.* (1992) realizaron un análisis exhaustivo de la DS. En 1998, Neary *et al.* establecieron los criterios de diagnóstico para la DS en relación con la degeneración del lóbulo frontotemporal (DLFT).

Un diagnóstico de DS implica un trastorno del lenguaje que empeora con el tiempo. Este trastorno se caracteriza por un habla fluida, sin sentido y espontánea; dificultad para comprender y nombrar palabras; pero capacidad para repetir palabras sueltas y leer y escribir palabras normales cuando se les dictan. Además del trastorno del lenguaje, a las personas que experimentan prosopagnosia (dificultad para reconocer rostros familiares) o agnosia asociativa (dificultad para reconocer la identidad de los objetos) también se les puede diagnosticar DS.

Otros aspectos de la cognición pueden permanecer intactos o relativamente bien conservados. Los cambios de comportamiento y personalidad, caracterizados por falta de simpatía y empatía, enfoque limitado y frugalidad, se incluyen entre las características diagnósticas, ya que estos cambios se consideran típicos de la DS y, a menudo, tienen una alta especificidad diagnóstica.

Hay signos de atrofia y actividad cerebral reducida en los lóbulos temporales medio, inferior y anterior de ambos lados, aunque el lado izquierdo suele estar más afectado. Esto puede observarse en los resultados de neuroimagen.

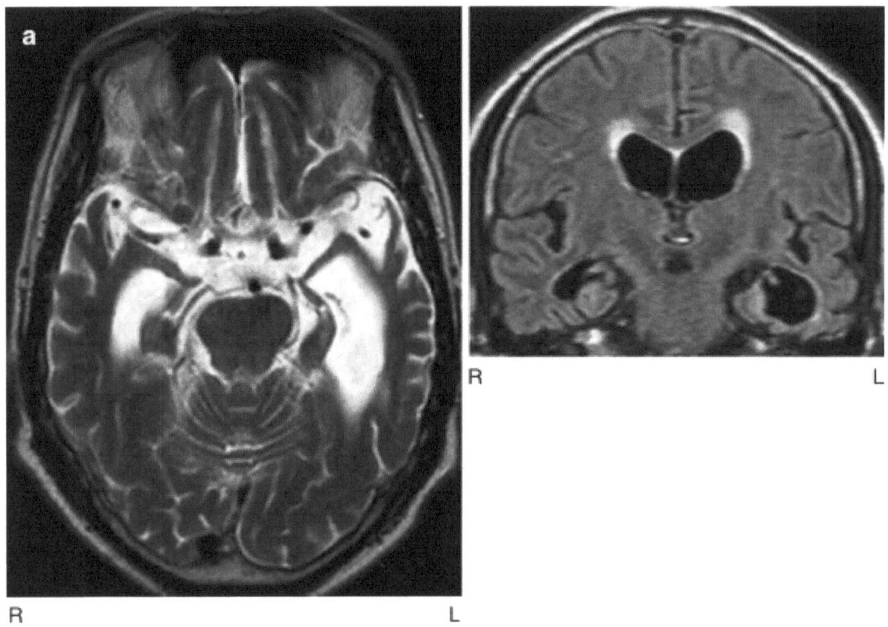

Fig. 13.9.4. Muestra de imágenes de resonancia magnética de un paciente con DS. La imagen de la izquierda es una vista axial T2, mientras que la imagen de la derecha es una vista coronal FLAIR. Se observa atrofia temporal anterior bilateral, con mayor impacto en el lóbulo temporal izquierdo.

(b) Resultado del análisis VSRAD que compara voluntarios sanos normales con un individuo con DS. Las áreas coloreadas indican diferencias notables en las regiones cerebrales del individuo con DS en comparación con los voluntarios sanos normales, específicamente en términos de atrofia.

(c) Imágenes SPECT de un individuo con DS. Según las vistas axiales, hay una reducción del flujo sanguíneo en ambos lóbulos temporales, siendo el lóbulo temporal izquierdo el más afectado.

(d) Resultado del análisis eZIS, que compara voluntarios sanos normales con un individuo con DS. Las áreas coloreadas indican regiones de hipoperfusión en el individuo con DS en comparación con los voluntarios sanos normales.

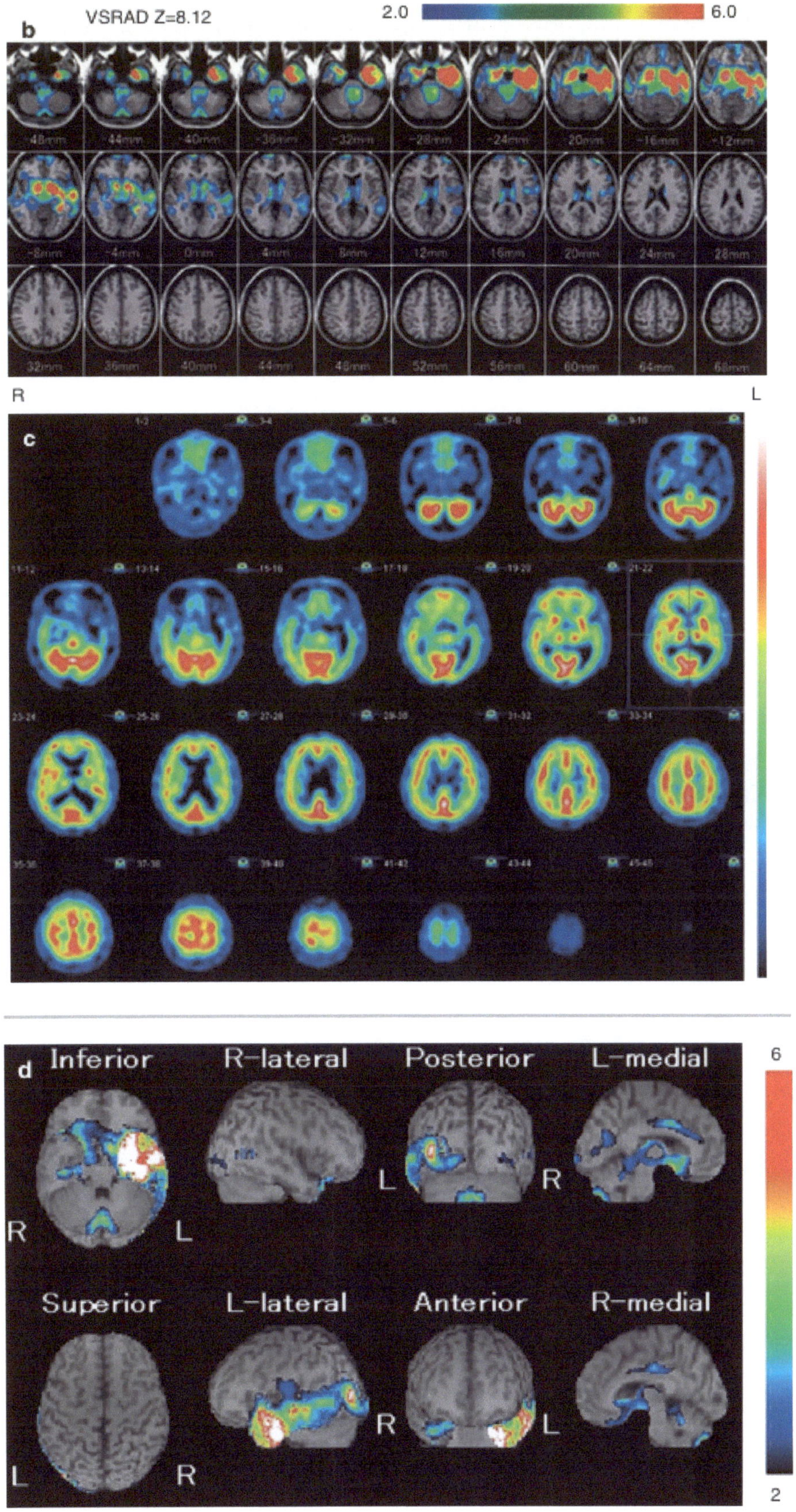

Fig. 13.9.5. Afasia progresiva no fluida

En un estudio, Grossmann *et al.* (1996) describieron un tipo distinto de trastorno progresivo del lenguaje caracterizado por un habla poco fluida, que exige esfuerzo y está llena de vacilaciones y errores en la producción. La afasia progresiva no fluida (PNFA) se identificó como una condición caracterizada por un deterioro de los sonidos del habla. Neary *et al.* (1998) establecieron los criterios diagnósticos para la PNFA en relación con la DFT. El diagnóstico de PNFA implica la presencia de un habla espontánea no fluida que empeora gradualmente, acompañada de síntomas como agramatismo, parafasias fonémicas o anomia (Ichimi, 2013). Otros aspectos de la cognición pueden permanecer intactos o relativamente bien conservados. Las características diagnósticas de apoyo pueden incluir cambios de comportamiento tardíos que se asemejan a la vcDFT. Las neuroimágenes revelan una atrofia significativa y una disminución de la actividad metabólica y del flujo sanguíneo en la región frontal-insular posterior del lado izquierdo (Grono-Tempini *et al.*, 2004; Whiwell *et al.*, 2010; Nestor *et al.*, 2003).

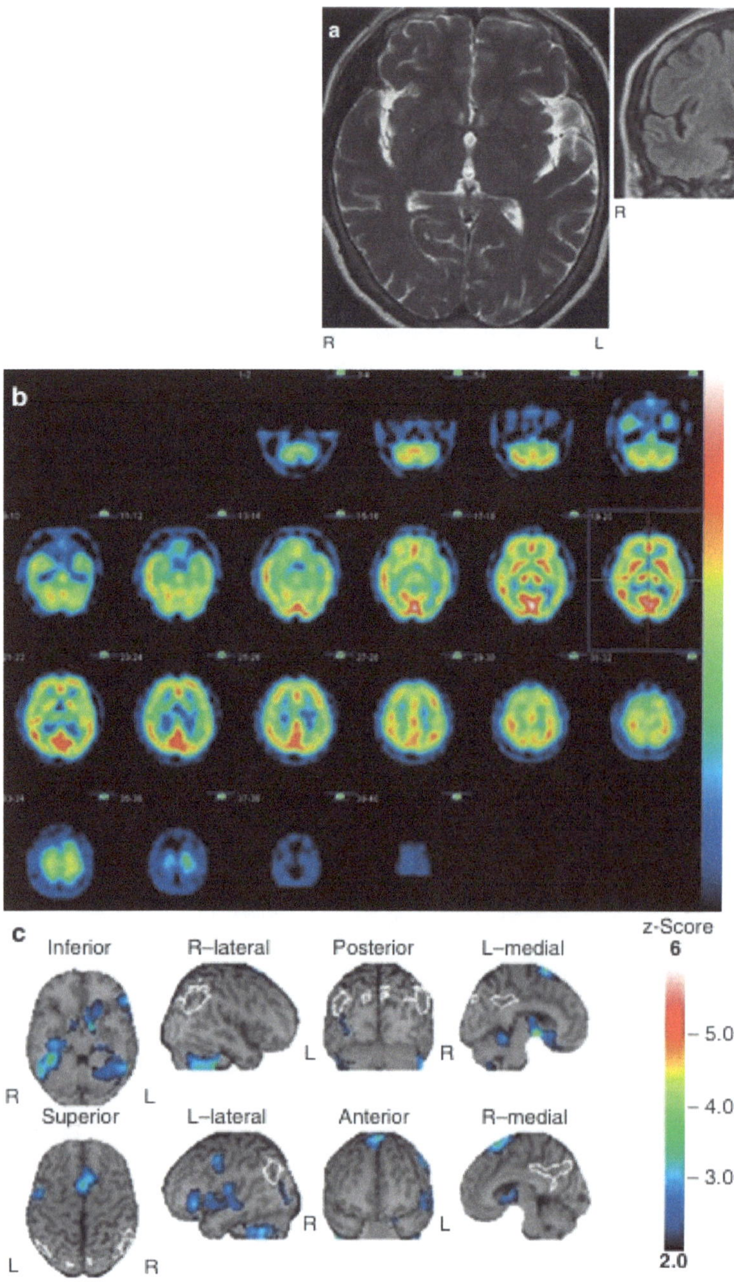

Fig. 13.10.

(a) Imágenes de resonancia magnética de PNFA, con T2 a la izquierda (axial) y FLAIR a la derecha (coronal). Las imágenes revelan una atrofia asimétrica de la cisura de Silvio izquierda.

(b) Imágenes SPECT con ^{99m}Tc-ECD de un individuo con PNFA. Hay evidencia de flujo sanguíneo desigual en la región frontal-insular posterior del lado izquierdo.

(c) Se analizaron los resultados de eZIS, comparando voluntarios sanos normales con individuos diagnosticados con PNFA. Las áreas coloreadas indican regiones de hipoperfusión en el individuo con PNFA en comparación con los voluntarios sanos normales.

Para acceder al listado completo de referencias bibliográficas, escanea el siguiente código

www.ingramcontent.com/pod-product-compliance
Lightning Source LLC
LaVergne TN
LVHW071254071026
849580LV00002BA/418
* 9 7 8 6 1 2 5 1 7 0 3 1 6 *